検死ハンドブック

Handbook of Autopsy

― 改訂3版 ―

東京慈恵会医科大学名誉教授
高津 光洋 著

南山堂

改訂3版の序

　本書の初版以来すでに約20年が経過した．この間，本書が死体検案や法医解剖等に携わる法医学者や死体検案医，検死や検視を担当する警察や司法関係者のみならず，法医学に興味のある一般の多くの読者に広く活用されていることは，筆者にとって望外の喜びである．

　初版の序に記載した通り，本書の基本的な目的は変わらず，異状死体の届出とそれに続く検視，死体検案，法医解剖等が適切に行われることである．筆者も初版以来20年以上の齢を重ね，健康で動ける間は1医師として高齢者の健康管理のお手伝いをしたいと考えている．現役時代も少しずつ高齢者の検案・解剖例が増えていたが，高齢化社会を迎えるにあたり，加齢現象や高齢者の特徴について加筆した．初版当時の医薬品による中毒の主役はバルビタール中毒であったが，最近の抗不安薬・睡眠薬の中心はベンゾジアゼピン系である．

　2009年の改訂2版以後，東日本大震災という大規模災害時の死体検案を経験し，死後CTへの過剰ともいえる依存や評価が進んでいる．また，臓器移植法の改訂，死因究明二法の制定，医薬品中毒やリスクの高い薬剤，法医解剖に役立つ簡易検査法などについて書き改め，あるいは加筆し，ハンドブックとして活用しやすいように心がけた．これらの改訂は和歌山医科大学法医学講座の近藤稔和教授の協力を得て行われた．心から感謝している．

　本書が法医学専門家や検視・検案実務家の役に立てるだけでなく，学生や法医学に興味のある一般の読者の法医学の理解や学習の一助となることを心から念願している．

　最後に，本書の改定の機会を与えて下さり，積極的なご尽力をいただいた南山堂編集部の皆様に心から感謝申し上げる．

　2016年　初春

高 津 光 洋

初版の序

　社会の高度成長，複雑化とともに，意に反してふつうに死ねなかった，いわゆる異状死の数も増加の一途を辿っている．このような死者の「尊厳を保ち，人権を守る」ためには，異状死体が適切に届出され，検視，死体検案，法医解剖などにより，死亡時刻，死亡の原因，種類（病死か，外因死か，後者であれば自他殺，災害死の別）などが医学的，社会的客観性をもって判断されることが最低限要求される．このような判断は犯罪死やその疑いがあれば重要視される傾向があるが，犯罪死に限らずすべての異状死に対して求められるべきである．

　本書はこのような視点から，異状死体の検視，死体検案，法医解剖などに携わる方々の実務に役立つハンドブックとして執筆した．このため，法医学者，病理学者はもとより，警察医，救急医をはじめ一般の臨床医のみならず，警察，司法関係，法曹界など異状死体の検視や検死に係わる方々も幅広く本書を利用できることを最大限に考慮した．

　特に著者の実務の現場における経験と信念から，適切な観察と判断のために現場で役立つ情報を中心にまとめる一方，種々の現象や所見の基礎的説明を重視し，法医学の理解にも資するよう心がけた．

　また，本書は図表を多くし，できる限り箇条書にして，重要部分は重複を厭わず記載し，索引を充実させることにより，実務の現場で利用しやすくした．本書が関係者の多くに利用され，異状死した死者の尊厳の保持と人権の擁護とともに，法医学の理解，学習の一助となれば幸いである．

　本書の発行にあたり，助言と援助を惜しまず，何よりも途中でくじけそうになった著者を激励していただいた，南山堂企画部の岩井一夫氏に心から感謝申し上げる．

　1996 年　初秋

高 津 光 洋

目 次
Contents

● Chapter 1　死体検案と法医解剖

- A．異状死体について……………… 1
  - 1．異状死体とは……………………1
  - 2．変死体との関連性………………3
  - 3．異状死体の届出…………………3
  - 4．異状死体の届出数………………5
  - 5．わが国における死亡者の
       取り扱い………………………5
  - 6．高齢者と異状死体………………6
  - 7．わが国における異状死体の
       死因究明体制…………………8
- B．死体検案………………………… 9
  - 1．死体検案とは……………………9
  - 2．種類と重要性……………………10
  - 3．検視との関連性…………………11
  - 4．死体検案の限界と法医解剖の
       重要性…………………………12
- C．法医解剖………………………… 14
  - 1．司法解剖と行政解剖……………14
  - 2．監察医制度………………………17
  - 3．診断事項…………………………17
  - 4．病理解剖か，法医解剖か………20
  - 5．解剖医の資格……………………22
  - 6．日本法医学会法医認定医，
       死体検案認定医，指導医………23
- D．法医鑑定………………………… 24
  - 1．鑑定とは…………………………24
  - 2．鑑定の手続き……………………25
  - 3．鑑定書について…………………25
  - 4．再鑑定……………………………28
  - 5．証人と鑑定証人…………………28
  - 6．裁判員制度との関連性…………29

● Chapter 2　死の診断学

- A．内容と重要性…………………… 31
  - 1．臨床領域での問題………………31
  - 2．死体検案に関する主な問題……31
- B．死の判定………………………… 31
  - 1．個体死について…………………31
  - 2．死の徴候…………………………34
  - 3．仮　死……………………………35
- C．死体現象………………………… 35
  - 1．生から死への移行………………36
  - 2．重要性と種類……………………36
  - 3．影響を受ける因子………………37
  - 4．早期死体現象……………………38
  - 5．晩期死体現象……………………46
- D．死亡時刻の推定………………… 49
  - 1．社会的重要性と問題点…………49
  - 2．実際の推定方法…………………50
- E．死因の判定……………………… 57
  - 1．重要性と問題点…………………57
  - 2．概念と分類………………………57
  - 3．死因判定の条件と実際…………59
- F．死因の種類……………………… 63
  - 1．定義と分類………………………63

2．社会的重要性と問題点…………64
3．病死か，外因死か……………67

4．判定の実際……………………69

● Chapter 3　死体検案の実際

A．一般的注意事項………………71
　1．死亡の確認…………………71
　2．死体や遺族への注意………71
　3．死体観察時の注意…………71
　4．検案時の問診………………71
　5．写真撮影時の注意…………72
　6．法医解剖との関連性………72
　7．後頭窩（下）穿刺について……73
　8．死後CT画像の法医学への応用
　　　……………………………74
B．用　具…………………………77
C．外表検査………………………78
　1．全身所見……………………78
　2．局所所見……………………80
D．創傷の検査……………………85
　1．一般的注意事項……………85
　2．損傷の定義と分類…………86
　3．各部の名称…………………88
　4．観察事項……………………89
　5．診断事項……………………99
　6．種類と特徴…………………99
　7．自為か，他為か……………117
E．交通事故死……………………118
　1．診断事項……………………118
　2．死体検案時の注意事項……119
　3．交通外傷の一般的特徴……119
　4．交通事故の力学……………119
　5．歩行者の損傷………………121
　6．運転者，同乗者の損傷……125
　7．自動二輪車事故……………129
　8．自転車事故…………………131
F．小児の死体検案………………132
　1．一般的事項…………………132

　2．嬰児殺………………………137
　3．児童虐待……………………152
G．窒息死体………………………156
　1．問題点と注意事項…………156
　2．窒息の基本事項……………156
　3．検案の実際…………………160
H．異常温度による死亡と死体検案
　　………………………………186
　1．分　類………………………186
　2．局所障害と全身性障害……187
　3．生前か，死後か……………187
　4．熱　傷………………………187
　5．焼　死………………………192
　6．熱中症………………………195
　7．低体温症（凍死を含む）……197
I．感電死体………………………201
　1．一般的事項…………………201
　2．死体所見……………………203
　3．診断と注意事項……………205
　4．雷撃死………………………206
J．強姦死体………………………207
　1．一般的事項…………………207
　2．強姦を疑う所見……………208
　3．検案時の注意点……………211
K．中毒死体………………………211
　1．問題点………………………211
　2．一般的事項…………………212
　3．死因の種類との関係………218
　4．診断と注意事項……………219
　5．薬毒物分析法の概略………230
　6．アルコール中毒……………235
　7．医薬品による中毒…………244
　8．危険ドラッグ………………247

9．その他の薬毒物中毒………248
L．診療（医療）関連死体………263
　　1．一般的事項………………263
　　2．救急医療に基づく主な損傷…265
　　3．電気的除細動……………265
　　4．気管内挿管………………266
　　5．気管切開…………………266
　　6．気管内吸引………………266
　　7．注射針痕（ドレナージ痕）…267
　　8．手術創痕…………………269
　　9．内視鏡やカテーテル挿入痕…269
M．白骨死体の検案………………269
　　1．一般的事項………………269
　　2．性別の判定………………271

　　3．年齢の推定………………276
　　4．身長の推定………………282
　　5．骨の異常…………………286
　　6．死後経過時間の推定……287
　　7．個人識別…………………288
N．大規模災害時の死体検案……289
　　1．一般的事項………………289
　　2．基本的事項………………290
　　3．死体検案時の注意事項…291
　　4．検案の実際………………292
　　5．東日本大震災の検視・検案の
　　　経験から学ぶ問題点………292
　　6．遺体安置場所について……294

● Chapter 4　死体検案書の作成

A．死亡診断書と死体検案書………295
　　1．意義と重要性……………295
　　2．法律上の交付義務………295
　　3．死亡診断書と死体検案書の使い
　　　分け…………………………297
　　4．様　　　式………………300
B．作成上の注意事項………………301
　　1．作成時の心構え…………301

　　2．記載上の注意事項………302
C．死胎検案書の作成………………310
　　1．意義と重要性……………310
　　2．死産証書（死胎検案書）作成
　　　の対象………………………310
　　3．死産証書と死胎検案書……310
　　4．作成上の注意事項………312
　　5．死体検案書との使い分け……319

● Chapter 5　個 人 識 別

A．一般的事項………………………321
　　1．個人識別とは……………321
　　2．個人識別が必要な場合…321
　　3．個人識別の指標…………321
B．個人識別の検査対象…………321
　　1．死体の外観の特徴………321
C．性別判定………………………322
　　1．外性器，内性器からの判定…322
　　2．法医生物試料からの性別判定法
　　　………………………………322

D．歯からの個人識別………………323
　　1．個人識別における歯の重要性
　　　………………………………324
　　2．歯から推定できること………324
　　3．歯の記録…………………326
　　4．死体における歯の観察……329
　　5．歯の特徴的所見…………330
　　6．歯の治療法と記載方法……332
　　7．歯の損傷…………………334
　　8．その他……………………335

- E．DNA 分析 ······ 337
  - 1．一般的事項 ······ 337
  - 2．DNA 多型の検査法 ······ 338
  - 3．DNA 分析の法医学的応用 ····· 340
- F．血液型判定 ······ 344
  - 1．血液型とは ······ 344
- 2．分　類 ······ 344
- 3．血液型の応用 ······ 346
- 4．検査試料 ······ 346
- 5．血液型検査法 ······ 346
- 6．検案，解剖時の注意事項 ······ 347

● Chapter 6　法医解剖の実際

- A．基本的事項 ······ 349
  - 1．意義と重要性 ······ 349
  - 2．原則的事項 ······ 349
  - 3．種類と対象 ······ 349
  - 4．作業のあらまし ······ 350
  - 5．執刀者について ······ 351
  - 6．注意事項 ······ 352
  - 7．写真撮影 ······ 354
  - 8．X 線撮影 ······ 355
  - 9．検査試料の採取，保存 ······ 356
  - 10．解剖記録の作成 ······ 359
  - 11．解剖結果の説明 ······ 361
  - 12．解剖報告書，鑑定書の作成 ····· 362
  - 13．病理解剖との相違点 ······ 363
- B．具体的な法医解剖の方法 ······ 363
  - 1．一般的事項 ······ 363
  - 2．外表検査 ······ 363
  - 3．内部検査 ······ 365
- C．突然死の法医解剖 ······ 378
  - 1．突然死とは ······ 378
  - 2．発生頻度と概要 ······ 379
  - 3．法医学的特徴と社会的重要性 ······ 379
  - 4．法医解剖の実際 ······ 381
  - 5．心臓突然死 ······ 382
  - 6．心疾患以外の主な疾患 ······ 384
  - 7．乳児の急死 ······ 392
  - 8．病死（内因死）か，外因死か ······ 396
- D．受傷機転の分析 ······ 398
  - 1．一般的事項 ······ 398
  - 2．凶器の種類の推定 ······ 399
  - 3．受傷機転の推定 ······ 401
  - 4．注意事項 ······ 402
- E．創傷と死因 ······ 402
  - 1．外力の直接作用による臓器損傷 ······ 402
  - 2．出　血 ······ 402
  - 3．ショック ······ 407
  - 4．塞栓症 ······ 411
  - 5．外傷性窒息 ······ 413
  - 6．感染症 ······ 414
  - 7．循環障害 ······ 414
- F．生活反応（生体反応） ······ 414
  - 1．定　義 ······ 414
  - 2．重要性 ······ 415
  - 3．判定の難しい場合 ······ 415
  - 4．生活反応の種類 ······ 416
  - 5．法医学上問題となる生活反応 ······ 418
  - 6．死体以外の状況からの生活反応の推定 ······ 420
- G．経時的変化の分析 ······ 420
  - 1．重要性 ······ 420
  - 2．受傷後の経過時間の推定 ······ 421
- H．受傷後の行動能力 ······ 424
  - 1．頭部外傷 ······ 424
  - 2．脊椎・脊髄損傷 ······ 426

3．頸部外傷……………………426	J．**身体部位別損傷**……………437
4．胸部外傷……………………426	1．頭部外傷……………………437
5．腹部外傷……………………427	2．顔面損傷……………………459
6．骨盤・四肢損傷……………427	3．頸部外傷……………………460
I．**組織学的検査**………………427	4．頸椎・頸髄損傷……………460
1．重要性………………………427	5．胸部外傷……………………463
2．組織学的検査の特殊性……429	6．腹部外傷……………………472
3．肉眼的観察の重要性………430	7．骨盤骨折……………………478
4．組織学的検査の実際………431	8．四肢損傷……………………479
	9．多発外傷……………………480

● Chapter 7　物 体 検 査

1．一般的事項…………………487	4．毛髪検査……………………497
2．血痕検査……………………488	5．その他の物体検査…………501
3．精液検査……………………492	

日本語索引…………504

外国語索引…………521

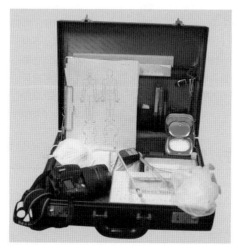

筆者愛用のカバン（第3章「用具」の項参照）

本文中で使用しているマークについて
❗ 重要項目
▷ 筆者のコメント

Chapter 1

死体検案と法医解剖

A．異状死体について

1．異状死体とは

a．異状とは

病理学的な，あるいは病的異常ではなく，法医学的な，あるいは不自然に死亡したと思われる状況をいう．特に死体で発見された場合はそれだけで異状である．

異状の解釈の基準（日本学術会議，2005）
1）純然たる病死以外の状況の存在（例えば外因死のすべて）
2）死因不詳の場合
3）不自然な状況・場所で死体で発見された場合

b．異状死と異状死体

犯罪性の有無にかかわらず，発症や死亡前後の状況から異状の経過で死亡した疑いのある場合を異状死，異状死した死体を異状死体という（**表 1-1**）．

▷実際には異状死，異状死体とも同義語的に用いられることが多い．
▷犯罪性の有無の判断は司法当局が行い，医師に法的判断の権限はない．

1）わが国では異状死（体）は法的に定義されていない．
2）日本法医学会の定義
  a）ふつうの死：診療を受けていた患者が，診断されていた疾病で死亡した場合．
  ▷病死および自然死は「ふつうの死」との考え方もある．ただし，担当医のみならず，第三者医師の判断が必要な場合もある．
  b）異状死：ふつうの死以外のすべての死をいう．
3）妊娠4か月以上の死児（死胎）に異状が認められれば，異状死胎である．
4）人体の一部（白骨，手や足，臓器など）も異状死体に含まれる．
5）純然たる病死であっても，着院時心肺停止状態（cardiopulmonary arrest on arrival；CPAOA）の患者や死体で発見された場合の多くは異状死として扱われている．**表 1-1** のどれかにあてはまれば，積極的に異状死として対処すべ

表 1-1. 異状死体として取り扱われるもの（日本法医学会ガイドライン）

① **外因による死亡**（診療の有無，期間を問わず）
② **外因による傷害の続発症や後遺症による死亡**
③ **① または ② の疑いのあるもの**
④ **診療行為に関連した予期しない死亡，またはその疑いのあるもの**
  1）診療行為中，あるいはその直後の予期しない死亡
  2）診療行為自体が関与している可能性のある死亡
  3）診療行為中，または比較的直後の急死で，死因が不明な場合
  4）診療行為の過誤や過失の有無を問わない
⑤ **死因が明らかでない死亡**
  1）死体で発見された場合
  2）一見，健康に生活していたひとの予期しない急死
  3）初診患者が受診後短時間で死因が診断できないまま死亡した場合
  4）受診歴があってもその疾病によって死亡したと診断できない場合
    ・最終受診後 24 時間以内であっても診断されている疾病によって死亡したと判断できない場合
  5）その他，死因が不明の場合
    ・変死体の疑いのある死体（病死か，外因死か不明）

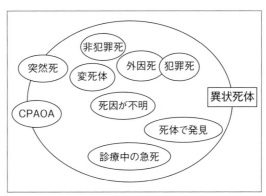

図 1-1. どんな死体が異状死体か
（日本法医学会ガイドライン）

きである．なお，診療関連死がすべて異状死かに関して現在議論がある．
▷**表 1-1** を簡略化して図示すると**図 1-1** となる．
 6）東京都監察医務院の統計では，異状死体の頻度は東京都 23 区内での全死亡者数の 18〜20％を占めている．

c．どのような診療関連死が異状死か

日本法医学会ガイドライン（**表 1-1**）の「診療行為に関連した予期しない死亡，また

はその疑いがあるもの」に対し臨床系学協会などから反論があり，医療事故再発予防や被害者救済処置も含めた議論がなされている．これまでの議論から異状死と考えられる診療中および診療直後の患者死亡は以下の場合である．
1）明らかな診療上のミスに起因した死亡，あるいはその疑いがある場合．
2）担当医は死因を医学的に説明できると考えても，第三者医師が担当医の説明に疑問を示した場合．
▷担当医が予期された合併症などによる死亡と考えた場合でもその通りか否かを医学的に担保する必要がある：病理解剖，異状死体届出による法医解剖，セカンドオピニオン．
・異状死か否かの判定の難しい，いわゆるグレーゾーンのケースにどう対応するかが問題となっている．
・最近の動き：現在，厚生労働省を中心に限られた地域で「診療に関連する調査分析モデル事業」が実施され，一方で医療安全調査委員会構想（設置法大綱案）が提示され，医師法第 21 条「異状死体等の届出義務」の変更も視野に入れて検討されている．

2．変死体との関連性

変死体

検死の対象となる「変死者」と「変死の疑いのある死体」とを総称したものをいう．警察や司法界で使用されているが，異状死体と同義語的に使用されることがある．
1）変死者：外因死（不自然死）の中で犯罪によるか否かが不明な死体をいう．
2）変死の疑いのある死体：外因死か病死（自然死）かが不明で，犯罪に起因しているのではないかと疑われる死体．
3）異状死体と変死体との関係：図 1-1 の如く，変死体は異状死体の一部である．
① 明らかに犯罪に起因した異状死体（犯罪死体）
② 明らかに犯罪とは無関係な異状死体（非犯罪死体）
③ 犯罪に起因しているか否かが不明な異状死体（変死体）

変死体とは，犯罪死体か非犯罪死体かが不明な異状死体をいい，厳密には明らかな犯罪死体や明らかな非犯罪死体は含まれない．

3．異状死体の届出

a．異状死体等の届出義務

明治時代の医師法の立法の趣旨は犯罪の早期発見と公安の維持であったが，現代では社会の多様化，複雑化，人権意識の高揚に伴い，異状死体の届出の範囲も拡大されている．
1）法律：医師は異状死体を検案した場合には，24 時間以内に所轄警察署に届出

なければならない（医師法第 21 条）．
2）解剖者の届出義務等：病理解剖などで解剖中に異状が認められた場合には，解剖者は 24 時間以内に解剖した地の警察署長に届出なければならない（死体解剖保存法第 11 条）．
3）届出の方法：口頭や電話でよく，文書で行う必要はない．死亡者の家族や関係者に届出るよう指示するだけでは不十分である．
4）所轄警察署：原則として，医師が異状死体を検案した地の警察署である．

b．罰　則
この届出義務に違反した場合には罰金が科せられる（医師法第 33 条）．

c．届出された異状死体
警察（厳密には検察官，司法警察員）はその死因，死亡の状況などを捜査するが，届出医師はこの捜査にできるかぎり協力することが望まれる（臨床経過の説明，医学的知識の提供など）．

d．犯罪に関係のない異状死体
行政検視の一環として届出医師が警察から死体検案を依頼されたら，積極的に行ってよい．
- 検案医の法的資格の規定はない．

e．初診後 24 時間以内に死亡したら？
- 異状死体の条件（前述）にひとつでも合致したら警察署に必ず届け出る．
- 病死と診断できれば届出の必要なく，死亡診断書を交付する．

> ［例］初診の患者が 3 時間後に死亡，高血圧と頭部 CT 検査で大脳出血を認め，外傷を認めなかった場合．

間違えやすい点

　無診察治療の禁止（医師法第 20 条）では，患者の死亡を医師が自ら診断して死亡診断書を交付することを義務づけている．ただし，診療中の患者が最終診療から 24 時間以内に死亡した場合，異状がなければ死体を診ないで死亡診断書を交付してもかまわない（できる限り検案することが望ましい）．この但書と混同して，初診後 24 時間以内に死亡した明らかな病死でも届出されることが少なくないが，その必要はない．
　しかし，最終診療後 24 時間以上経過した病死の場合，検案して，異状がなければ，死亡診断書でもよい（厚労省）．

4. 異状死体の届出数

a. 増加傾向がみられる
- 東京都監察医務院での取扱件数を図 1-2 に示す（2010 年の取扱件数は 1950 年の 3.7 倍）.

b. 増加の原因
1) 意識の変化と健康寿命の重視・延長:「衣食足りて健康第一」, ピンピンコロリン（PPK）
2) 高齢者の増加
- 老老介護, 認認介護, 貧困, 精神障害など特異な状況の有無に注意する.
3) 独居者の増加
- 高齢者を含め, 単身生活者（独居者）の孤独死：異状死の 60% 前後.

5. わが国における死亡者の取り扱い

わが国で死亡者がどのように取り扱われるかの概略を図 1-3 に示した.
- 診療中の患者が死亡しても, 異状の有無でその取り扱いが異なる.
- 異状死体の中では, 非犯罪死体と犯罪死体や変死体とではその取り扱いが異なる（「死体検案」,「検視」,「法医解剖」などは該当項目を参照）.

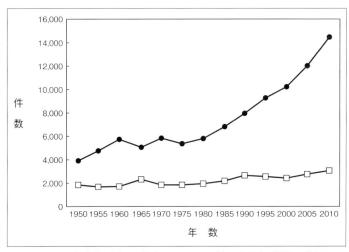

図 1-2. 東京都監察医務院における異状死体取扱件数の変遷
●：検案数　　□：解剖数

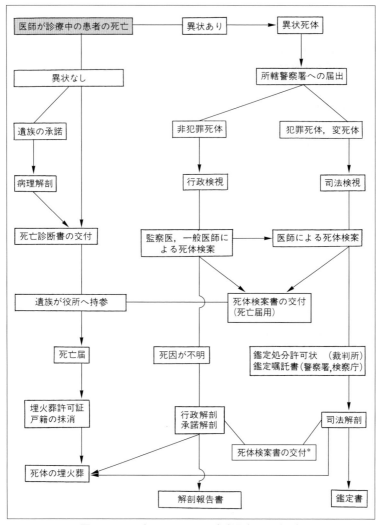

図 1-3. わが国における死亡者取扱いの概略
* 生命保険の請求などに必要な死体検案書には正確な死因の記載
が不可欠である．遺族の求めがあれば交付する．

6. 高齢者と異状死体

　高齢者の異状死体の増加に伴い，高齢者の特徴を理解しておくことは適切な死体検案・検死に重要である．

a．加齢に伴う生理的機能の低下

1）筋力や身体能力の低下（サルコペニア）と骨粗鬆症
- 転倒による頭部外傷，脊椎圧迫骨折（尻もち），大腿骨骨折などで寝たきりになると低栄養，脱水，感染症などで死亡しやすい．

2）水分量の低下：脱水になりやすい．

3）血清タンパク（特にアルブミン）の減少（低アルブミン血症）
- 薬物は血液中でタンパク質と結合し，結合していないフリーの薬物（遊離型）に薬効がある．
- 血清タンパクの減少は同量の薬物摂取でも遊離型が増え，副作用が出やすい．

4）主要臓器の機能低下：個体差が大きい．
- 腎臓および肝臓の機能低下：多くの薬物がこのいずれかで処理される．両者の機能低下は薬物の副作用が出やすい．
- 呼吸機能低下：肺活量の減少，残気量の増加は低酸素血症を起こしやすい．
- 脳萎縮と認知機能の低下：頭蓋内スペースが増加し，頭部外傷が発生しやすい．
- 低栄養，免疫機能低下：感染症（特に肺炎や尿路感染症）を起こしやすい．
- 嚥下機能の低下と嚥下性肺炎
- 腸管機能の低下による排便障害（便秘，下痢）

高齢者ではこのような生理的加齢変化を有するため，疾患や薬剤に対する予備能や代謝機能が低下している．

b．多臓器の疾患や機能障害の存在

1）複数の疾患の存在
- よくみられる疾患：高血圧症，認知症，脳卒中（脳出血や脳梗塞が多い），糖尿病，肺炎，尿路感染症，骨粗鬆症など．
- これらの2～3つを有することが多い．
- 認知機能障害は脳卒中や頭部外傷後の高次脳機能障害でもみられる．

2）ひとつの疾患やエピソードが多臓器の障害を惹起する
- 高血圧症，糖尿病，脳梗塞，虚血性心疾患などが代表的である．
- 転倒・転落による頭部外傷や脊椎・大腿骨骨折に起因した肺炎，下肢深部静脈血栓症，肺動脈血栓塞栓症など．

c．多剤服用者が多い

生理的加齢現象や多臓器の疾患・機能障害のため服用する薬剤数が多い．
- 多剤服用者：5～6種類以上の薬剤を長期間服用することをいう．
- 服用薬剤として鎮痛薬，抗不安薬，睡眠薬，降圧薬，糖尿病治療薬，利尿薬，下剤などの頻度が高い．
- 体内水分量の減少，低アルブミン血症，腎機能の低下などの生理的加齢変化によって血中の薬物の濃度が高まり副作用（有害事象）を起こしやすい：特に転

倒・転落，低血糖発作に注意．
 ・抗凝固薬服用者では出血傾向のため，外力の作用が弱くても多量出血や重症の硬膜下出血が生じることがある．
 ・認知機能障害があると薬物を一度に多量服用し中毒に陥ることがある．

d．虐待か否か？

生理的加齢現象や摂取薬物の副作用でよろめき，つまずき，転倒などのため外表の創傷が目立つ場合，介護者や家族による虐待の疑いがもたれる．

以上の理由から，高齢者では外因死の可能性があるので，死因を単に「老衰」，死因の種類を「病死および自然死」で片づけることは避ける．

7．わが国における異状死体の死因究明体制

わが国は死因不明社会といわれている．人が死亡した際，異状死か否かを問わず，死亡の原因（死因）やどのように死亡したか（死因の種類）を適切に判断することは，死亡者や関係者の権利や尊厳にかかわる重要なことである．

異状死体の死因究明が不十分となる原因として以下の点が指摘されている．

a．異状死体の警察への届出

1）警察は犯罪性・事件性の有無を判断し，解剖の要否やその種類（司法解剖，行政解剖，承諾解剖，死因・身元調査法解剖（いわゆる新法解剖））を判断している．
 ・犯罪性の有無が不明な場合，剖検には遺族の承諾が必要である．
2）非犯罪死と判断されると，多くは検死・検案による外表検査のみで死因を推定している．
3）その結果，死因統計の不正確さと犯罪の見落としが問題視されている．
4）さらに，保険請求や訴訟のうえで，死因や死因の種類をめぐる社会的混乱をもたらしている．このため，無用な裁判になることも少なくない．
5）以上から，突然死を含めた非犯罪死の死因究明が不十分となり，犯罪死が見逃される一方，異状死体の死因究明が困難となっている．

b．死因究明関連2法の成立

死因不明社会からの脱却と犯罪死の見逃しを少なくする目的で，死因究明2法，すなわち「死因・身元調査法」と「死因究明推進法」が制定された．

1）死因・身元調査法（警察などが取り扱う死体の死因または身元の調査などに関する法律）

警察に届出された異状死体について，調査，検査，解剖その他死因または身元を明らかにすることは警察の責任であることが明確になり，犯罪死か否か判断できない場合は法医学者の意見を聴き，必要となれば遺族の承諾なしで解剖できる．ただし，解剖は医師が行う．

- ⚠ 海上保安庁の取り扱う死体も含まれる.
- ⚠ 犯罪死体や変死体は除く.
- ⚠ 遺族が判明している場合,警察は解剖の必要性を遺族に説明することが義務づけられた.
  - a）解剖しない場合,医師が死体から血液や尿を採取し薬毒物検査ができる.ただし,専門的知識や技術を要しない場合は死体を傷つけない方法に限って警察官が行ってもよい.
  - b）礼意の保持,遺族への配慮,検死,医師や歯科医師への協力の要請などが成文化された.

2）死因究明推進法

死因・身元調査法が適切に運用されるためには医師,特に法医学者の役割が大きい.このためこの法律は医師の死体検案能力の向上や死体解剖体制の充実を目指している.

- a）基本理念：死因究明を適切に行うことは生命の尊重と個人の尊厳の保持,死者および遺族の権利利益につながることを認識し,犯罪性の有無の適切な判断,公衆衛生の向上などに資するため.
- b）重点的施策：検視実施体制の充実,医師の検案能力の向上,法医学にかかわる教育および研究拠点の整備,死体解剖実施体制の充実,死亡時画像診断の活用など.
- c）方法：死因究明推進会議の設立と死因究明推進計画の作成.

注意!!

① 異状死体では行政的,司法上の手続きのため解剖までに長時間を要することがあるが,遺族の心情には常に配慮する.
② 異状死体の届出を行わず,適当な死因をつけ病死として処理後,犯罪死体であったり,医事紛争に発展したケースが少なくない.

B．死体検案

1．死体検案とは

医師が死体の外表のみを観察,検査し,その所見に基づいて,以下の点を医学的に判断することをいう.

a．対象となる死体

異状死体が多い：妊娠4か月以上の死児（死胎）や人体の一部も含まれる.

b．診断事項

1) 死亡の確認：死亡診断を伴う場合や医師による死亡確認がされていない場合には，まずその個体の死亡を確認する．

❗人の死亡を判断，確認し，これを宣告することは医師しかできない．

2) 死亡の原因（死因）．
3) 受傷後（発症後）の経過時間．
4) 死亡時刻：死後の経過時間や死体以外の状況から推定する．
5) 死因の種類：病死か，外因死か，後者であれば自他殺，事故死の別の判定．
6) 創傷があれば，その部位，程度，成傷器（凶器）の種類，その用法，死因との因果関係，受傷時期など（「創傷の検査」p. 85，「創傷と死因」p. 402 参照）．
7) 個人識別：身元不詳や白骨死体の場合．

❗個人識別の参考となる医学的所見：身体的特徴，手術痕や創痕の有無，年齢，性別の推定，DNA 分析のための試料の採取など（「個人識別」p. 321 参照）．

8) 新生児死体の場合，胎齢，未熟児か否か，生産児か否か，出生後の生存時間など（「小児の死体検案」p. 132 参照）．
9) 犯罪との関連性：医学的所見に基づく意見を述べる．特に（司法）解剖の必要性があれば意見を述べる．
10) 死体検案のみで解剖しない場合，血液，尿，髄液などの採取を警察から依頼される場合がある．

❗必ず文書による同意書を遺族から得て行う．

2．種類と重要性

a．死亡診断を伴う検案

診療中の患者の死亡を宣告した後に医師法第 21 条に基づき，異状の有無を判断するために行う検案．臨床医が主役である．

▷医師法第 20 条の但書は，最終診療から 24 時間以内は死体検案することなく生前診断された疾病を死因として死亡診断書を交付できる点で例外である．最終診療から 24 時間以後は原則として死体を検案して死体検案書を交付する．

▷実際には，担当医は死亡時に診療中の疾病を死因と確認する，あるいは逆に明らかに異状死と判断できれば検案とみなされるので，改めて死体を観察する必要はない．

▷異状死か否かの判断が難しい場合（特に診療関連死）は客観的に判断できる医師や組織に相談できる．

❗医師法第 21 条は憲法第 38 条 1 項「何人も，自己に不利益な供述を強要されない」に抵触しないと考えられている．医療事故死の場合に問題となる．

b．警察の依頼による検案

既に異状死体として警察に届出された死体を警察の依頼で検案する場合.

- 検視の立会い医師として死体を検案する.
- 法医学者，警察医，監察医が依頼されることが多いが，一般の臨床医が依頼されることも少なくない.
- ⚠ 警察の依頼を拒否しても医師法の応召義務に違反しない.

3．検視との関連性

a．検 視

異状死体（変死体）が犯罪に関係あるか否かを判断するために，死体の状況を調査する行為をいう（刑事訴訟法第229条）．法律的に定められた検査手続きであって，死体を実際に検査する死体検案や検死のような事実行為とは区別される.

- 検視を行うのは検察官やその代行者である警察官（司法警察員）である（ほとんどの場合，司法警察員が行っている）．
- ▷ 検視は必ず医師の立会いのもとに行われる（検視規則第5条）．立会い医師は医学的判断を求められるが，それに適切に対応するために死体を観察（検案）する必要がある.
- ▷ 検視では，原則として死体の外表検査に限られるので（例外は後述），死体検案もこれに従う．死体解剖は検視には含まれない．
- 検視の対象：死体のほか，現場，衣類，所持品，病歴などの調査も含む．

b．司法検視と行政検視

1）司法検視：異状死体（変死体）が犯罪と関連あるか否かを調査する．
2）行政検視：行政法規に基づき，犯罪死体や変死体を除いた異状死体について，死因の究明を中心に行われる．

c．死体検案と検視との関係

警察の依頼による死体検案は検視の一環として立会い医師によって行われる．

d．検視の立会い医師

医師であれば検視を行う検事や司法警察員の求めに応じて，立会い医師になれる．ふつうは法医学者，監察医，警察医など，死体検案の知識や経験のある医師が依頼されるが，状況に応じて一般の医師に依頼している．

- 検案医は必ず死亡届用の死体検案書を交付する．この際，解剖になる場合には「死因」欄は「不詳」，「死因の種類」欄は「12．不詳の死」とする．
- ⚠ 歯科医師は死亡診断書を交付できるが，死体検案書は交付できない．したがって，死体検案はできない．

e．検 死（検屍）

警察官が死体を検査して，死因や犯罪性の有無などを判断することをいう．

・医師が行う死体検案と同意語のように用いられていることもある．
・検視は原則として死体の外表検査のみであり，検死もこれに従う．

f．検視官（刑事調査官）

変死体に関して豊富な知識と経験を有する者が検視を行うことによって死体の取り扱いを適正化するために，各都道府県警察本部に数名置かれている．10年以上犯罪捜査を経験し，大学の法医学教室などで法医学を研修した警部以上の司法警察員が任命されることが多い．

> **間違えやすい点**
>
> 検視に立会い，死体検案を行った医師は，得られた医学的所見と犯罪との関連性について意見を述べることができる．しかし，犯罪性の有無や司法解剖するか否かの判断は検視を行う司法警察員，あるいは検察官であり，死体検案した医師に権限はない．検察官から医学的判断について直接意見を求められることがあるが，その際，医学専門家としての意見を積極的に述べ，検察官の判断を補助することは差しつかえない．

4．死体検案の限界と法医解剖の重要性

死体検案では死体の外表しか観察，検査できないので，死体検案（検死）のみで死因や自他殺，事故死の別などを正確に医学的に判断することは困難な場合が多い．

・検案，解剖を問わず，その判断は法医学的判断である．
・法医学的判断とは，検案，解剖から得られた所見に基づく医学的判断と，死亡現場や死亡時の状況など，捜査や家族などからの聴取内容を資料とした総合的判断である．
・死体検案のみでは解剖所見を欠いているので，医学的所見が不十分である．

a．検案時の診断と剖検診断との不一致

1）ドイツでの統計

ドイツでは火葬される死体はすべて火葬前に法医学者の死体検案を受けなければならない．火葬場で死体と死亡診断書が検査され，問題があれば法医解剖できる．2，3の法医学者が火葬される死体すべてを解剖し，臨床（検案時）診断と剖検診断との不一致の頻度を検討している．

・Leipzigでの統計：6年間に3,092例（2,146例が病死，946例が外因死）を解剖したところ，外因死の10例（1.1％）は病死と診断されていた．病死例では，原死因の49.1％，直接死因の65％が剖検診断と不一致であった．

- Döbeln での統計:2,194 例（病死 1,648 例, 外因死 546 例）を解剖したところ, 外因死 3 例（0.6%）が病死と診断され, 病死例の原死因の 42.9% が剖検診断と不一致であった.

2）わが国での統計

柳田の統計:東京都監察医務院での症例. 検案時に病死と判断され, 剖検診断が外因死であったものは 4.6% であった.

- これらの結果は, 死体検案のみでは医学的資料が不十分であり, 死因や死因の種類の判定に限界があることを示しており, 法医解剖の重要性が強調される.
- 自験例:自ら検案時に病死と診断したものが剖検で外因死であったのは 4.1% であった.
- ▷表 1-2 に検案時に病死と診断されたが, 実は外因死であった例を示す.

b. どのような異状死体を解剖するか

異状死体は全例解剖するのが原則である. 現実には諸般の事情から解剖すべき死体を選択せざるを得ない.

▷解剖が必要な場合, 検案医が遺族にその必要性を説明する.

表 1-2. 病死と診断された外因死の例

死体検案時の診断	剖検診断
心臓衰弱	→ 急性 CO 中毒（自殺）
全身性動脈硬化症	→ 急性酢酸中毒（自殺）
冠動脈硬化症	→ 除草剤中毒（自殺）
老衰	→ 脳挫傷（他殺）
慢性心不全	→ 脳挫傷（災害死）
老衰	→ 外傷性脂肪塞栓症（災害死）
高血圧性脳卒中	→ 脳挫傷（災害死）
老衰	→ 骨盤骨折（災害死）
慢性心不全	→ 硬膜下血腫（災害死）
高血圧性脳卒中	→ 硬膜外血腫（災害死）
心筋梗塞	→ バルビタール中毒（不慮の中毒）
脳出血	→ 急性アルコール中毒（不慮の中毒）
慢性虚血性心不全	→ 凍死（災害死）
慢性アルコール中毒症	→ 硬膜下血腫（災害死）
高血圧性心不全	→ 頭蓋内損傷（災害死）
脳出血	→ 肝破裂（災害死）
急性心不全	→ 凍死（災害死）
心筋梗塞	→ 青酸中毒（自殺）
脳出血	→ 急性 CO 中毒（不慮の中毒）

> ［例］行政・承諾解剖の場合，警察の説明では犯罪と関係があると思われ，トラブルとなった．

▷解剖しない場合，解剖する選択肢のあることを遺族に説明する．

> ［例］解剖せずに SIDS と診断された乳児急死裁判例で「解剖について全く説明を受けていなかった．解剖の話があれば解剖に承諾していた」との遺族の主張があった．

❗筆者の基準：三位一体の原則 ➡ 検案医，警察官，遺族の三者が解剖しなくてもOKと判断した場合には解剖しないことにしている．この基準での剖検率は約50％である．

c．死体検案時の体液の採取

死体検案は検視の一環として行われるので，原則として外表検査のみである．しかし，明らかな中毒死，交通事故死，自殺死体など，解剖せず死体検案のみで終わる場合，より正確な医学的診断のために検案医が，注射器で血液，尿，髄液を採取することは，遺族の承諾があれば差しつかえない（「死体検案の実際」p. 71参照）．

❗この場合，必ず文書で遺族の同意を得ておくこと．

・同意文書には，検査結果が不利になる場合のあることを明記しておく．

> ［例］交通事故死の場合，エタノールや乱用薬物が高濃度に検出された場合．

・同意が得られない場合には法医解剖する．
・解剖が必要と判断されている場合には体液の採取は避ける．

C．法医解剖

1．司法解剖と行政解剖

異状死体に対し行われる法医解剖は司法解剖と行政解剖（承諾解剖，新法解剖を含む）とに大別される．

a．司法解剖

犯罪死体，あるいはその疑いのある死体に対し，刑事訴訟法に基づき行われる解剖．

1）対象：殺人，傷害致死のみならず，業務上過失致死被疑事件（交通事故，労働災害，医療事故など）も対象となることが多い．
2）必要書類：裁判官の発行する鑑定処分許可状と，検察官，あるいは司法警察員らの発行する鑑定嘱託書が必要である．
3）鑑定処分許可状（いわゆる令状）：鑑定人が死体を解剖することを法的に許可

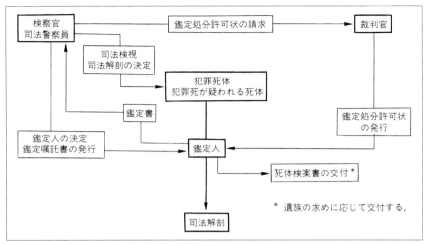

図 1-4. 司法解剖の手続き

する書類をいう．この書類があれば，遺族が解剖を拒否しても解剖できる．この書類を裁判官に請求するのは，鑑定人ではなく，検察官，司法警察員である．
4) 司法解剖までの手続き（**図 1-4**）：検視の結果，司法解剖の対象と判断されると，検察官，あるいは司法警察員は鑑定人を定めて鑑定嘱託書を発行し，裁判官に対し，鑑定処分許可状を請求する．両方の書類のもとに鑑定人は死体を解剖し，その結果に基づいて求められている鑑定事項について鑑定する．
5) 鑑定結果の報告：文書（鑑定書）で嘱託者に提出する．
6) 死体検案書の交付：生命保険の請求など，解剖結果に基づく詳細な死体検案書は，遺族の求めがあれば鑑定人（解剖執刀医）が交付する．

❷ 死体検案医が解剖結果を警察からの伝聞などに基づいて記載し死体検案書を交付することは，医師法第 20 条に抵触する可能性があるので避ける．

b．行政解剖，承諾解剖

犯罪に関係のない異状死体に対し，死体解剖保存法などの行政法規に基づいて行われる解剖をいう．

1) 死体解剖保存法第 8 条に基づく行政解剖
監察医制度（後述）．狭義の行政解剖は監察医の行うものをいうとの意見もある．

2) 死体解剖保存法第 7 条に基づく承諾解剖
・監察医制度が施行されていない地域での異状死体の行政解剖．
▷ 必ず文書による遺族の承諾のもとに行う（承諾解剖とも呼ばれる）．遺族の解剖承諾書の最も簡単な 1 例を**図 6-2**（p. 353）に示した．

- 遺族の希望で行われる解剖もこれに属する（篤志解剖とも呼ばれる）．
- 病理解剖もこの条項によって行われる．
- 最近の解剖承諾書は剖検後の臓器の保存，研究への目的外使用などについても遺族の承諾を得る書式を使用する機関が増加している．

3）行政（承諾）解剖の手続き

　a）監察医制度施行地域（後述）

　b）その他の地域：検視の結果，承諾解剖が必要とされたら，遺族の承諾のもとに，法医学者や病理学者によって行われる．

　🛈 最近は多くの県で承諾解剖の予算化による承諾解剖の増加がみられる．

4）行政解剖の重要性

　a）死因の究明：異状死体の死因を明らかにし，死因統計の精度の向上，中毒，伝染病などの早期発見，死因の種類の正確な判定に役立てるとともに，死亡者の権利を守り，尊厳を保つ．

　b）犯罪死体の発見：検視で非犯罪死と判断されても，解剖によって犯罪死と判明したり，疑いが生じたときは解剖地の警察に届け出る（死体解剖保存法第11条）．この場合，行政解剖は司法解剖に変更されることが多い（後述）．

5）わが国で行政解剖（承諾解剖）が少ない理由

- 遺族の承諾が得にくい．
- 取り扱い警察官の意欲，認識の欠如．
- 死亡者の関係者の権利意識の未熟．
- 法的認識の希薄：例えば，交通裁判の多くで死亡者の死因は剖検して確認されていない．

　🛈 なぜか交通事故死の多くは解剖されない!!

- 人的，物的に不十分な剖検体制：監察医制度や類似の制度の全国的普及が望まれる．

6）モデル事業による解剖

　診療関連死について，遺族の承諾のもとに，死因の究明と診療の適否の評価を目的とした解剖．解剖は学会などの推薦した臨床医立会いのもとに病理学者と法医学者が行い，評価委員会が診療内容を評価する．

c．再解剖

一度解剖された死体を再度解剖することをいう．

- 犯罪死の疑いが発生した場合がほとんどである．
- 司法解剖として行われることが多い．

1）対象死体

　a）船上の犯罪死のうち，外国の投港地で解剖されていた場合．

　b）行政解剖（承諾解剖）された場合．

⚠ 行政解剖を司法解剖に切り換え，同一執刀者がそのまま続ける場合は再解剖ではない．
- c）病理解剖された場合．
- d）土葬死体：剖検後に土葬された死体を発掘して，再検査する場合．
- e）最初の司法解剖が不十分なため再検査が必要な場合．
- f）証拠や検体の採取のため．

2）問題点
- a）臓器は摘出，切断されたり，残っていないことも多い．
- b）外表検査，組織学的検査，中毒学的検査などは可能なことが多い．
- c）執刀者が異なる場合の所見の整合性．
- d）死後変化による修飾．

2．監察医制度

死体解剖保存法第8条に基づき，届け出された異状死体の検案，解剖を監察医が行う制度をいう．

a．施行地域
東京都23区内，横浜，名古屋，大阪，神戸の5都市．

b．対　象
届け出された異状死体（表1-1参照）．

c．監察医
都府県知事が任命する．法医学者，一部病理学者などである．

d．監察業務（図1-5）
手続き：異状死体の届出のあった所轄警察署長の要請に基づき，行政検視の一環として死体検案を行い，死体検案書（第4章参照）と死体検案調書（図1-6）を交付する．死体検案のみで死因などの医学的判断が不十分な場合には行政解剖を行う．この場合，文書による遺族の解剖承諾書を必要としないが，解剖を円滑に進めるために，解剖の必要性を十分説明し，解剖の承諾を得る努力は必要である．

- ・東京都の場合，死体検案調書のみでは死亡時の状況などが不明であるので，警察から調査票（健康状態，生活環境，発見状況，救急医療の状況など）のほかに死体検案通報書が提出される．
- ・三多摩地区では状況報告書（慈恵医大）が提出される．

3．診断事項

a．司法解剖
鑑定嘱託書に記載された鑑定事項に相当し，以下の項目のことが多いが，事例によって適宜追加，あるいは削除される．

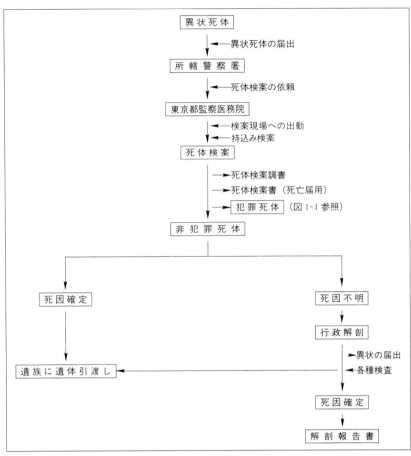

図 1-5. 監察医の業務の流れ（東京都の場合）

1) 死因
2) 創傷の部位，程度
3) 凶器の種類，その用法
4) 死後の経過時間
5) 既往歴，素因の有無と死因との関連性
6) 血液型
7) 飲酒，薬物使用の有無，程度
8) 姦淫の有無（女性死体の場合）
9) 生産，死産の別（嬰児屍の場合）
10) 年齢，性別（白骨死体の場合）

死亡者の住所	住所　　　　都県　　　　区市郡　　　　　　　丁目　　　　番・番地　　　号
氏　　　名	氏名
職業・性別・生年月日	職業　　　　　　　男・女　生年月日　明・大・昭・平　　年　　月　　日（満　　歳）
国　　　籍	国籍　　　　　　　　　生後30日以内の死亡は出生の時刻　午前・午後　　時　　分
検 案 日 時	平成　　年　　月　　日　午前・午後　　時　　分から 午前・午後　　時　　分まで
検 案 場 所	1　住居内 2　東京都　　　　市・郡　　　　町　　　丁目　　番　　号 （　　　　　　　　　　　　　　　　　　　　　　　　　　　）
死 亡 の 場 所	1　住　居　　　　　　　　　　　2　検案場所 3　東京都　　　　市・郡　　　　町　　　丁目　　　番　　号 （　　　　　　　　　　　　　　　　　　　　　　　　　　　）
死 亡 の 日 時	平成　　年　　月　　日　午前・午後　　時　　分
死 亡 の 原 因	
死 因 の 種 類	1　病死及び自然死 　外因死　　不慮の外因死　{ 2　交通事故　3　転倒・転落　4　溺水　5　煙・火災及び 　　　　　　　　　　　　　　火焔による傷害　6　窒息　7　中毒　8　その他 } 　　　　　　その他及び不詳の外因死　{ 9　自殺　10　他殺　11　その他及び不詳の外因 } 12　不詳の死

検案所見
1　全身所見
　身長　　　cm、体格(大・中・小)、栄養(良・中・普・極瘠)の　男・女死体。全身の皮色は一般に　　　色。
　死斑は躯幹部　　面、上下肢　　面に　　色、(強・中・軽・極軽)度に発現、指圧で褪色(しない・する)。
　死体硬直の発現は、顎　頸　肩　肘　手指　股　膝　足趾　である。
　頭部には　　頭部に長さ　　cmの(黒色・白色・褐色)頭毛を(密・粗)生。手爪のチアノーゼ(強・中・弱)。
　顔面は　　色で腫脹(はない・している)。眼瞼眼球結膜は　　色、血盞は　　で(蚤刺大・栗粒大・半米粒大)
　の溢血点が(ある・ない)。角膜は(透明・微濁・半濁・強濁)で瞳孔は透見(できる・できない)。
　口唇は(蒼白・淡赤褐色・チアノーゼ)で、舌尖は上下歯列(肉)の(後方・間・前方)にある。
　その他　下記の他には特記するような所見を認めない。
2　特に異状を有する所見並びに損傷に基因するときは、その部位及び程度

解剖の要否	行政解剖　要・否　：　司法解剖　1　慈恵医大　2　杏林大　3

以上のとおり検案します。　　　　　　　　　住所
　平成　　年　　月　　日
　警視庁　　　　　警察署長　殿　　　　　　氏名　　　　　　　　　　　　　　　㊞

図 1-6. 東京都で使用している死体検案調書（実物を約60%に縮小）

死体検案と法医解剖

11）医療行為の適否（医療過誤被疑事件の場合）
12）その他参考事項
　a）創傷のある死体では，創傷と死因との因果関係を明らかにする．
　b）身元不詳の死体では，個人識別の参考になる所見（歯牙，創痕，手術創など）を詳細に記載するとともに，DNA分析などの試料を採取する．
　c）交通事故では受傷機転についても判断が求められる（衝突創か，轢過創か，加害車両の特徴が印象されているかなど）．
　d）その他参考事項には，鑑定事項に入っていない事項であっても，事件や問題解決の参考となる剖検所見や検査結果，判断などを記載する．

b．行政解剖

原則として司法解剖の場合と同様の精度で行われるべきである．特に創傷のある死体，中毒死，診療行為中の死亡例などは，後に司法解剖に変更される可能性があるので，精度の高い鑑定書が書けるように所見，記録，写真をまとめておく必要がある．

4．病理解剖か，法医解剖か

a．病理解剖と法医解剖との違い

病理解剖と法医解剖との主な相違点を**表 1-3**に示す．

b．病理解剖か法医解剖かの判断

1）明らかな異状死体の場合
　a）原則として法医解剖の対象となる．異状死体の届出を行わず病理解剖を依頼された場合，病理医は担当医師に所轄警察へ届け出るよう指導する．

　　［例］明らかな医療関連死，外因による合併症や続発症など．

　b）検視の結果法医解剖されない死体は，遺族の承諾のもとに病理解剖してもかまわない．
　c）監察医制度非施行地域では，犯罪の疑いのない異状死体の死因究明のために，遺族の承諾のもとに，病理解剖を依頼されることがある．
　d）異状死体の病理解剖に際しては，後日の遺族や警察からの問い合せに対応できるように記録をまとめておく（特に医療事故死や，損傷のある死体では，損傷と死因との因果関係など）．
　e）異状死体を解剖する病理医は以下の事項に適切に対応できる必要がある．
　　 ⅰ）法医学的視点の重要性を認識
　　 ⅱ）外因（合併症，中毒などを含む）への対応
　　 ⅲ）死後変化への対応：生活反応か，死後変化か
　　 ⅳ）現場死（院外死）への対応
　　 ⅴ）死体検案書，解剖報告書など診断書類の適切な作成

表 1-3. 法医解剖と病理解剖

項目	法医解剖		病理解剖
	司法解剖	行政（承諾）解剖	
① 目的	● p.14 a. 司法解剖 参照	● 非犯罪死体の死因の究明	● 病因，病態の解明，治療の適否など
② 規則	● 刑事訴訟法	● 死体解剖保存法 ● その他の衛生法規	● 死体解剖保存法
③ 対象	● 犯罪死体，またはその疑い	● 犯罪に関係しない異状死体	● ふつうの死
④ 死因の種類	● 外因死が多い	● 病死あるいは外因死	● 病死がほとんど
⑤ 解剖範囲	● 必ず全身解剖	● 必ず全身解剖	● 遺族の承諾した範囲によって異なる
⑥ 必要書類	● 鑑定処分許可状（裁判官） ● 鑑定嘱託書（検察官，司法警察員）	● 解剖承諾書（監察医制度非施行地域）	● 解剖承諾書
⑦ 死後解剖までの時間	● 早くて数時間～白骨化		● 1～2時間が多い
⑧ 解剖の拒否	● 否	● 可あるいは否	● 可
⑨ 臨床経過，症状	● 不明な症例が多い		● 明らか
⑩ 報告書と提出先	● 鑑定書，嘱託者	● 解剖報告書，行政官庁	● 病理解剖報告書，依頼された医師

vi) 各種検査の実施や試料採取：特に中毒死体
vii) 遺族，警察，司法への対応
viii) 個人識別への対応

2) 異状死体か否か判断の難しい場合

a) 原則として積極的に剖検する．病理解剖中に異状が発見されれば剖検を中止して所轄警察署に届け，さらに剖検を続行してよいか否かの指示を受ける．

b) 初診後 24 時間以内の病死は，死因を医学的に説明できれば異状死体ではない．したがって，異状死体の届出の必要はなく，病理解剖を行ってよい．

c) 病理解剖の可否の判断の難しいのは，医療事故の疑いのある場合が多い．疑いがあれば，異状死体の届け出を考慮する．

d) 病理解剖しても後日，医事紛争に発展することがある．この場合，執刀病理医は剖検所見に基づく医学的判断を述べればよい．

c．行政解剖から司法解剖への切り換え

行政・承諾解剖の結果，外因死が疑われると，司法解剖に切り換わることがある．この判断は検察官や司法警察員が行う．

1）行政・承諾解剖は死体解剖保存法に基づき合法的に行われているので，鑑定処分許可状は必要ないことが多い．
2）剖検者は新たに交付された鑑定嘱託書の鑑定事項について鑑定し，鑑定書を作成する．
3）特別な事由がないかぎり，行政・承諾解剖の剖検者が鑑定を依頼されることが多い．
4）病理解剖を司法解剖に切り換える場合，病理学者が鑑定を嘱託される場合と，法医学者が解剖を引き継ぎ，鑑定する場合とがある．

5．解剖医の資格

a．死体解剖の資格のある者

解剖に際し保健所長の許可を必要としない．

1）厚生労働大臣の発行した解剖資格認定証を有する者
2）医学に関する大学の解剖学，病理学，法医学の教授，准教授
3）監察医
4）その他
・刑事訴訟法の手続きによる司法解剖
・食品衛生法や検疫法による解剖

⚠ 解剖資格のない者が解剖するときは，執刀者と解剖場所について解剖地の保健所長の許可を得なければならない（死体解剖保存法第2条）．

b．厚生労働大臣による解剖資格認定の要件

1）医師または歯科医師の場合

a）免許を受けた後，解剖学，病理学または法医学教室で2年以上解剖に従事し，直近の5年以内に20体以上の解剖または解剖補助を行う（うち15体以上は自ら解剖していること）．
b）適当な病理学指導者のいる病院などで上述と同様の解剖経験を有する者．
c）解剖に関し，上記の2者と同等以上の知識および技能を有すると認められた者．
d）医学部や歯学部の解剖学，病理学または法医学の教授や准教授が離職後も解剖に従事する場合．

2）医師，歯科医師以外の場合

a）医学または歯学に関する大学の解剖学，病理学または法医学の専任講師またはそれと同等と認められる者．

b）解剖学，病理学，または法医学の教授または准教授が離職後も解剖に従事する者．
　　c）5年以上解剖に従事し，かつ最近5年間に50体以上（うち25体は自ら解剖）の解剖業務に従事した者．
　c．厚生労働大臣の解剖資格認定の申請に必要な書類
　　・死体解剖資格認定申請書（死体解剖保存法施行規則第4号書式）
　　・解剖経験証明書（同第5号書式）
　　・履歴書（同第5号の2書式）
　　・最近の20体（医師，歯科医師以外は50体）についての解剖調書
　　・医師（歯科医師）免許証の写し
　　・その他
　　a）承諾書：大学関係者で，病理以外の科の者が病理解剖を行いたい場合，病理解剖責任者（医学部長や病理学教授）の承諾書が必要となる．
　　b）理由書：病院関係者で，病理以外の科の者が病理解剖を行いたい場合，認定を受ける必要性を記載した病院長の理由書が必要となる．
　d．認定申請書類の作成
　「死体解剖資格認定の申請手引き」（保健所でもらえる）を参考に記載する．
　e．認定申請書の提出先
　住所地を管轄する保健所（県によっては県庁）．

6．日本法医学会法医認定医，死体検案認定医，指導医

　日本法医学会は，法医学に従事する医師の精度の高い検案，解剖を行い社会に貢献するため，信頼できる死体検案医および法医解剖医を認定している．
　　・認定医の審査は運営委員会で資格審査と認定医試験によって行われる．
　a．法医学認定医の申請資格
　　1）日本国の医師免許証を取得している．
　　2）死体解剖保存法による死体解剖資格を取得している．
　　3）申請時に3年以上継続して日本法医学会会員であり，入会以来の会費を全納している．
　　4）大学法医学教室や監察医務機関に4年以上在籍し法医学の研修を修了，この間に200体以上の死体検案ないし法医解剖（補助を含む，ただし法医解剖は60体以上）を経験．
　　5）法医学に関する5回以上の学会報告および5編以上の原著論文がある．
　　6）大学法医学教室教授，あるいは監察医務機関の長の推薦がある．
　　7）医事に関して罰金以上，その他に関して禁固以上の刑に処せられていない．

b．死体検案認定医の申請資格
1) 日本国の医師免許証を取得している．
2) 死体解剖保存法による死体解剖資格を取得している．
3) 4年以上死体検案（法医解剖あるいはその補助を含む）に従事し，かつ50体以上の死体検案の経験を有する．
4) 法医学に関する1回以上の学会報告および1編以上の原著論文がある．
5) 法医学に関する研修を修了し，大学法医学教室教授，あるいは監察医務機関の長の推薦がある．
6) 医事に関して罰金以上，その他に関して禁固以上の刑に処せられていない．

c．法医学指導医の申請資格
1) 申請時に10年以上の法医認定医の資格を有している．
2) 法医認定医の期間中に500例以上の死体検案ないし法医解剖の経験を有する．ただし，そのうち法医解剖は300例以上であることを要し，150例以上は鑑定書を提出している．
3) 法医認定医の期間中に法医学に関する30回以上の学会報告（特に症例報告10題を要す）ならびに欧文10編以上を含む30編（筆頭者として5編以上）以上の論文（原著，総説，症例，技術報告を含む）または著書がある．
4) 医事に関して罰金以上，その他に関しては禁固以上の刑に処せられていない．

D．法医鑑定

1．鑑定とは

裁判上必要な知識，経験の不足を補うために，第三者に必要事項（鑑別事項）について検討させ，法則，あるいはそれを応用して得た具体的事実，判断を報告させることをいう．

a．鑑定人
鑑定を嘱託された学識経験者をいう．

b．法医鑑定
裁判上，必要な医学的事項についての鑑定をいう．
1) 鑑定資料，目的などによって，解剖鑑定，親子鑑定，物件鑑定，書類鑑定，精神鑑定などに大別される．
2) 鑑定結果は個人の人権にかかわるので，鑑定人は公正，中立に，合理性，科学性をもって全知全能を傾注することが要求される．
3) 鑑定人が自ら経験したり，検査を行う必要はなく，他人の経験，検査結果を利用して鑑定してよい（文献の活用，補助者による検査など）．

4）依頼されても事情によっては拒否できる．

2．鑑定の手続き

a．裁判所が命ずる場合

裁判所が鑑定人を選定し，承諾すれば鑑定人は法廷で宣誓する．鑑定事項，鑑定資料を受け取り，鑑定を開始，鑑定結果を文書（鑑定書）で裁判所に報告する．
・場合によっては鑑定結果を法廷で口頭で報告するよう命じられることもある．

b．検察官，司法警察員の嘱託による場合

法廷以外の場所で鑑定嘱託書を受け取り，法廷での宣誓は行われない．
1）解剖鑑定（司法解剖）が代表的である．
2）鑑定のために解剖したり，資料を損壊する場合に裁判官が発行する鑑定処分許可状が必要である．
3）鑑定結果は文書で嘱託者に提出する．
4）鑑定資料を生体から採取する場合には必ず被験者の同意を得る．
5）同意が得られず強制的に採取（採血，採尿など）する場合，裁判官発行の令状（身体検査令状や条件付捜査差押令状）が必要である．

c．弁護士，第三者の依頼による場合

裁判進行中，あるいは訴訟準備段階で弁護士などから特定の事項の鑑定や意見書を依頼されることがある．
1）民事および刑事事件では再鑑定を依頼されることもある．
2）鑑定の目的，鑑定資料などを検討し，鑑定を受諾するか否かを判断する．
・提供された資料が偏っていれば，判断も偏る可能性が大きい．
3）鑑定結果は報告書，意見書として依頼者に報告する．
4）裁判所，検察庁などから嘱託された鑑定の内容に関する当事者からの質問に回答する義務はない．回答する場合は嘱託者の許可を得る．
5）あくまで客観的根拠に基づいた鑑定であること．科学的根拠を無視し，依頼者の希望通りの鑑定は鑑定ではない．

3．鑑定書について

鑑定結果を報告するための文書．記載様式に特別な規定はない．

a．筆者の解剖鑑定書の記載事項

1）緒　言（一般的事項について記載する）
　a）被疑者氏名：鑑定嘱託書から移記する．
　b）事件名：鑑定嘱託書から移記する．
　c）嘱託者所属，役職，氏名：鑑定嘱託書から移記する．
　d）嘱託年月日：鑑定嘱託書から移記する．

e）解剖処分許可状の発行者の所属，役職，氏名：令状から移記する．
　　f）令状発行年月日：令状から移記する．
　　g）死亡者の氏名，年齢：令状から移記する．
　　h）鑑定事項：鑑定嘱託書から移記する．
　　i）解剖年月日，開始時刻〜終了時刻．
　　j）解剖場所．
　　k）執刀者および補助者の氏名，所属．
  2）解剖検査記録
　　a）観察記録であり，鑑定人の判断は入らない．
　　b）外表所見，内部所見．
　　c）各種検査記録：血液型，中毒学的検査，病理組織学的検査，その他の検査方法と結果を記載する．
  3）説　明
　解剖検査記録からいかなる根拠で鑑定結果に到達したかを医学的，論理的に説明する．
  4）鑑　定（主文）
　すべての鑑定嘱託事項に対し鑑定結果を明記する．
  5）鑑定開始，終了年月日，鑑定に要した日数
　日数計算には開始日および終了日も加算する．
  6）鑑定書提出年月日
  7）鑑定人の所属，氏名，印
　鑑定人の氏名はできる限り自著する．
  8）写真，付図など
　写真貼布の場合，割印を忘れずに．
　　・デジタルカメラによる写真の場合，割印は不必要である．
 b．**鑑定事項**（Chapter 6 参照）
 c．**鑑定書作成上の注意**
　必ず法医学的判断であり，科学的推論である．したがって，断定することは不可能である．
  1）「解剖検査記録」の項は鑑定の心臓部である．
　　a）観察が正確，詳細でなければ，適切な判断（鑑定）は生まれない．
　　b）再鑑定では最も重要な資料となる．
　　c）専門用語は用いてよいが，わかりやすく記載する．
　　d）必ず所見を記載し，診断名のみを記載することは避ける．
  2）「説明」に求められるもの．
　　a）医学専門家以外でも理解できるように平易に記載する．

b）医学専門家も了解し得る論理性と科学性を有する．
c）観察結果（所見）から導き出される客観的判断（鑑定）であること．
d）可能性を列記するだけでは鑑定にあらず．
3）鑑定主文
a）必ず鑑定人の判断が示されていること．
b）結論のみを簡潔に述べること．
c）与えられた鑑定嘱託事項に必ず回答すること．
4）その他
a）鑑定の内容は正当な理由がないかぎり公にしてはならない：関係者の秘密保持，公正な裁判維持のため．
b）必ず控えの鑑定書を作成，保存する．
c）できるかぎりワープロなどで清書し，図表，写真とともに綴じて割印する．
d）全ページにページ番号を付す．

d．司法解剖に伴う経費

解剖経費は司法解剖，行政（承諾）解剖および死因・身元調査法解剖で異なる．精密な法医解剖を実施するためには種々の検査が必要であるので，検査のための経費を切り離すことはできない．

1）司法解剖

司法解剖経費は東京都とその他の道府県で異なる．東京都では以前から検査経費と鑑定謝金が東京地検から支払われていた．一方，東京都を除く道府県では2006（平成18）年3月まで，一定額の鑑定謝金が関係官庁（道府県警察・海上保安部）から鑑定人個人に支払われていたが，精密な検査を実施するには不十分であった．2006年4月以降，関係官庁と各大学との受託事業（受託研究）契約の締結により，解剖ごとに必要な検査経費が支払われるようになった．

1）消耗品費
・感染予防費（ガウン，手袋，マスク，キャップ，前掛けなど）
・解剖施設消耗品費（吸排気フィルターなど）
・解剖器具消耗品費（メス，ハサミ，ピンセット，トリミングナイフなど）
2）検査費
　　検査項目（**表 1-4**）ごとに単価設定され，実施された検査項目の費用が支払われる．
3）謝金（鑑定人にのみ支払われる）
・解剖謝金：解剖従事に対する謝金（1時間当たり単価×解剖時間）
・鑑定謝金：提出した鑑定書に対する謝金（400字当たり単価×ページ数）

2）行政（承諾）解剖

都道府県の予算から解剖1体当たり定額の経費が大学に支払われているが，額面に

表 1-4. 司法解剖検査項目の例

検査項目	
・簡易薬物検査	・細菌検査
・薬毒物定性検査	・ウイルス検査
・薬毒物定量検査	・一酸化炭素検査
・血液生化学検査	・プランクトン検査
・組織学的検査	・精液検査
・アルコール検査	・DNA検査

ついてはそれぞれの自治体で異なる．ただし，司法解剖と比較すると低額である．ごく一部の地域では司法解剖と同様に検査費，消耗品費，解剖結果報告書謝金が支払われているところもある．

3）死因・身元調査法解剖（いわゆる新法解剖）

解剖1体当たり定額の経費が大学に支払われ，半分は警察予算（国費），残りの半分は都道府県の予算から支払われている．ただし，司法解剖と比較すると低額である．

4．再鑑定

鑑定書は法的証拠能力を有するが証拠として採用されるか否かは裁判官が判断する．裁判官が鑑定を不十分と判断し，別の鑑定人に再度鑑定させる場合を再鑑定という．

 1）解剖鑑定に対する再鑑定の最も重要な資料は原鑑定書の「解剖検査記録」欄および貼布されている写真である：観察の重要性が強調されるゆえんである．

 2）目的は真実の推定であって，原鑑定（人）を批判することではない．

・再鑑定人には，裁判記録など原鑑定人に比べて詳細な資料を与えられることが多い．

▷同業者間の相互評価と考え，依頼されたら積極的に対応することが望まれる．

 3）あくまでも公正，中立に，科学的，論理的に行うことが要求される．

・与えられた鑑定資料から判断の参考とした部分を抜粋して記載するとよい．

5．証人と鑑定証人

a．証　人

裁判所（裁判官）から自分の知り得た事実について供述することを求められた者．

・余人（他の人）では代わり得ない．

・証人としての出廷を正当な理由もなく拒否すると罰則がある．

b．鑑定証人

鑑定人が，すでに提出した自分の鑑定書の内容などについて，法廷で説明する場合をいう．

> ❗ 法廷において，鑑定資料以外の新しい資料，状況，供述内容などを加えて判断を求められることがある．これは新たな鑑定であり，鑑定証人としての範囲を越えるので，その場で証言できないこともある．この場合には無理して証言する必要はない．

6．裁判員制度との関連性

平成 21 年 5 月 21 日から刑事裁判に裁判員制度が開始された．これに伴い，裁判の迅速化に加えて，市民から選ばれた裁判員に鑑定結果をわかりやすく伝えることが求められる．以下の点が法医解剖執刀医に求められる．

- 代表的な対象事件として，殺人，強盗致死傷，傷害致死，危険運転致死，現住建造物等放火，身代金目的誘拐，保護責任者遺棄致死などが挙げられている．

a．鑑定書の記載（専門家以外にもわかりやすい文章にする）

- 創傷が多い場合は図表を活用するとよい．
- 公判前整理手続きとして，鑑定書を要約したレジメ（鑑定要約書）が要求されることがある．鑑定書の作成が遅れる場合が多いと思われる．
- 鑑定要約書の内容として，死因，主な解剖所見，特に死因と関連する主な創傷の部位，程度，推定される成傷器と受傷機転，主な写真，その他参考事項などが考えられている．

b．画像の活用

- 外表や解剖時の写真が裁判員にショックを与えるとの意見がある．写真の代わりにイラストや死後 CT 写真を活用して表現し，鑑定書に添付，あるいは法廷での説明に活用し，裁判員の理解を助けることが可能な例もある．
- しかし，イラストなどを誰が作成するのか，出来具合によっては誤解や混乱を招く恐れがある．また，ケースによってはイラストで表現し難いものもある．一方，写真でしか表現できない例も少なくない．
- 被害者の CT や MRI 画像を用いた三次元画像は創傷や受傷機転をわかりやすく表現でき証拠としての信頼度が高い．特に未遂事件では，救急医療で撮影された X 線 CT や MRI 画像から三次元画像を構築し，裁判で応用される例が増加している．読影，三次元構築方法，解剖所見との対比などについて現在検討されている．

Chapter 2
死の診断学

死体検案の対象は死体であるので，死を確認してはじめて死後の法的手続きが開始される．したがって，死の診断学 thanatology は死体検案の基本的事項である．

A．内容と重要性

1．臨床領域での問題
終末期医療と生命倫理の問題が中心である．
　1）ホスピス，生命の質（QOL），尊厳死，安楽死など
　2）災害医学におけるトリアージ

2．死体検案に関する主な問題
　1）死とは何か（死の概念，定義，判定）
　2）死亡の原因は何か（死因の診断）
　3）いつ死亡したか（死亡時刻の推定）
　4）死因の種類は何か（自他殺，事故死の別）

B．死の判定

死体検案の対象は死体であるので，その第一歩は死の確認である．ここでいう死とは個体の死（個体死）をいう．
　❗ 個体死の判定，宣告は医師しかできない．
　・警察署から異状死体の死亡の確認を依頼された医師はできる限り協力する．

1．個体死について
個体の生命現象に不可欠な酸素を体外から摂取し，全身へ分配することは，心，肺および脳の機能が有機的に統合されてはじめて可能となる（生命の環，図 2-1）．

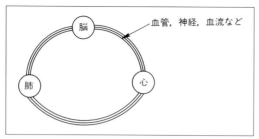

図 2-1. 生命の環 (錫谷)

a. 個体死とは
1) 心, 肺, 脳の機能のいずれかひとつの永久的停止をいう (臨床的死).
2) 人体を構成するすべての細胞の死を個体死とする考えもある (生物学的死).

b. 個体死の判定 (個体死の確認を含む)
1) 原 理
以下の2点が満たされた場合.
  a) 心, 肺, 脳の1～3臓器の機能の完全停止.
  b) a) の機能停止が現在の医療水準で永久的に持続すると判断されること.
2) 判定の根拠
死の判定を確実に行うためには情報量が多いほうがよい.
  a) 三徴候説:心停止, 呼吸停止, 脳機能停止の, いわゆる死の三徴候による死の判定.
  b) 二徴候説:心停止と呼吸停止による死の判定.
  ・両者によって脳機能はいずれ完全に停止すると考える.
  c) 一徴候説:心, 肺, 脳のいずれかひとつの永久的機能停止 (生命の環の断裂) による死の判定.
  ▷脳死の判定はこの説に基づいている.
3) 判定方法
  a) 生命維持装置を装着していない患者
    従来通り三 (二) 徴候説 (脳死に対し心臓死) によって個体死を判定する.
  b) 生命維持装置を装着している患者
  ・心停止が先行した場合:心臓死.
  ▷脳死を考慮する場合:改正臓器移植法の脳死の判定基準に従う.

c. 脳 死
生命維持装置の進歩, 普及によって生じた新しい死の概念である.
臓器の移植に関する法律 (臓器移植法) では,「脳死した者の身体」(脳死体) から

―― 必須条件 ――

(1) 器質的脳障害

(2) 深昏睡・自発呼吸の消失

(3) 原疾患の確定

(4) 原疾患の回復不能

―― 除外例 ――

(1) 生後12週未満
(2) 脳死と類似した状態になりうる症例
　　a) 急性薬物中毒…睡眠薬,鎮静薬の中毒
　　b) 低体温…6歳以上：直腸温で32℃以下, 6歳未満：直腸温で35℃以下
　　c) 代謝性または内分泌障害
(3) 年齢不相応の血圧（収縮期血圧）
(4) 被虐待児, またはその疑いのある18歳未満の児童

自発運動, 除脳硬直・除皮質硬直または痙攣がみられれば脳死判定を行ってはならない.

―― 判定基準 ――

(1) 深昏睡
　Ⅲ-3方式では300, グラスゴー・コーマ・スケールで3でなければならない. 顔面の疼痛刺激に対する反応があってはならない.

(2) 瞳孔
　瞳孔固定し, 瞳孔径は左右とも4mm以上

(3) 脳幹反射の消失
　a) 対光反射の消失
　b) 角膜反射の消失
　c) 毛様脊髄反射の消失
　d) 眼球頭反射（人形の目現象）の消失
　e) 前庭反射の消失（温度試験）
　f) 咽頭反射の消失
　g) 咳反射の消失

(4) 平坦脳波

(5) 自発呼吸の消失
　人工呼吸器をはずして自発呼吸の有無をみる検査（無呼吸テスト）は必須である. (1)〜(4)の状態が確認された後に行う.

(6) 時間的経過
　上記(1)〜(5)の条件が満たされた後6時間経過をみて変化がないことを確認する. 二次性脳障害, 6歳以上の小児では, それ以上の観察期間をおく.

図 2-2. 臓器の移植に関する法律施行規則（厚生労働省令）

臓器を摘出することができると規定している.

▷臓器移植法および法的脳死判定マニュアルは2009（平成21）年7月に改正された. 主な変更点は, 以下のとおりである.

死の診断学

改正臓器移植法および法的脳死判定マニュアルの主な変更点
　ⅰ）臓器の摘出および法的脳死判定の要件
　　・本人が書面で臓器提供の意思表示がある場合，遺族がこれを拒まない，または遺族がいないとき．
　　・本人の臓器提供の意思が不明，あるいは拒否の意思表示がない場合，遺族が書面で承諾したとき．
　　・本人の臓器提供の意思は運転免許証や医療保険の被保険者証などに記載できる．
　ⅱ）親族への優先提供
　　・臓器提供の意思表示とともに，書面で親族への臓器優先提供の意思を表示できる．
　ⅲ）小児の取り扱い
　　・家族の書面による承諾があれば，15歳未満の脳死児童から臓器提供が可能である．
　ⅳ）被虐待児脳死児童からの臓器提供の禁止
　　・被虐待児，またはその疑いのある18歳未満の児童は法的脳死判定の除外例に加える．
　ⅴ）判定間隔
　　・第1回目の法的脳死判定の後，6歳以上では6時間以上，6歳未満では24時間以上経過して第2回目の法的脳死判定を開始する．
　ⅵ）「臨床的脳死」でなく，「脳死とされうる状態」とする．

1）脳死の概念，定義
　a）全脳死：脳幹を含む全脳の永久的機能停止をいう．
　⚠ 臓器移植法の判定基準では，全脳死をもって脳死としている．
　b）脳幹死：脳幹の永久的機能停止をいう．
　・脳幹とは中脳，橋，延髄を含み，呼吸中枢など生命維持に不可欠な部位が存在する．
　c）全脳梗塞：脳への血流の完全途絶をいう．

2）脳死の判定
　臓器の移植に関する法律施行規則（厚生労働省令）に記載されている法的脳死判定基準（図2-2）に従う．

2．死の徴候
心臓死の直後から現われる変化を死徴という．これは確徴と不確徴に大別される．

a．死の不確徴
永久的か否かが不明で（仮死期），蘇生の可能性がある．すべてが20〜30分持続すれば，臨床的に真死と判定される（臨床的死）．ただし，体温降下，睡眠薬服用などの

状況下では，真死か否かの判断が難しいので注意を要する．
　　1）心拍の停止
　　2）自発呼吸の停止
　　3）瞳孔散大
　　4）対光反射，その他の反射の消失
　　5）筋肉の弛緩
　　6）皮膚の蒼白
　ｂ．死の確徴
　早期の死体現象（死斑，死体硬直，体温降下）の発現をいう．死体検案時の死亡の確認に応用できる．
　ｃ．死亡の確認に役立つ簡単な検査法
　循環や呼吸の有無を簡単に判定する方法．
　　1）爪の圧迫：循環があれば，消退した爪床の赤味が戻る．
　　2）指にヒモを巻く：循環があれば，指端部が紫赤色に変色する．
　　3）鼻口部に羽毛をあてる：呼吸があれば，微動する（風に注意）．
　　4）鼻口部に冷たい鏡をあてる：呼吸があれば，鏡がくもる．
　　5）水をいれたサラを前胸部におく：呼吸があれば，水面が微動する．

3．仮　死

　生命現象がきわめて微弱となり，外観上，真死と区別し難い状態をいう．早まった死亡宣告や死亡の確認ミスの原因となる．
　■仮死を起こしやすい状態
　　1）低体温：凍死，超低体温法（機能静止状態）
　　2）中毒：中枢神経抑制薬（アルコール，麻薬，睡眠薬など），向精神薬
　　3）溺死
　　4）中枢神経系疾患
　　5）外傷：特に頭部外傷
　　6）感電：雷撃も含む
　　7）内分泌障害：低血糖，尿毒症などによる昏睡

Ｃ．死体現象

　死体に発現するすべての変化をいう．死の確徴であり，死後経過時間の推定に役立つ．法医学的には生体反応との鑑別が重要である．

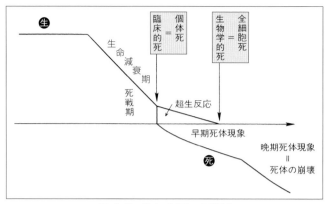

図 2-3. 生から死への移行

1. 生から死への移行

生から死への経過の概略を図 2-3 に示した．

a. 生死中間期

臨床的死と生物学的死との間をいう．個体は死んでも，これを構成している組織や細胞は生きているので，各種刺激に対して反応する（生死中間期反応，超生反応）．死体検案ではほとんど応用されていない．

1) 筋肉の収縮（死後 30 分〜4 時間）．
   a) 物理的刺激：叩打すると収縮する（特発性筋隆起，Zsakó の反射）．
   b) 電気的刺激：針電極を筋肉に刺し通電すると収縮する．
2) 瞳孔反応（死後 5〜15 時間）：縮瞳薬や散瞳薬による瞳孔の縮小や散大をいう．
3) 発汗現象：ピロカルピン，アセチルコリンを皮内注射すると発汗する．
4) 白血球の生存率の低下．
5) 精子の運動性など．

2. 重要性と種類

a. 重要性

1) 死の確徴である（「死の徴候」p. 34 参照）．
2) 死後経過時間推定の根拠となる（後述）．
3) 生命現象と鑑別する必要がある：生活反応か否か．
4) 生前の病態，死因を推定できる：たとえば，鮮赤色死斑から CO 中毒を疑う．

b. 種類

1) 早期死体現象

死亡直後から比較的早期にみられる現象をいう．

・以下の a）〜 c）は死の確徴となり，死後経過時間の推定に役立つ．
　　a）上位部皮膚の蒼白化と血液就下（死斑）
　　b）筋肉の弛緩，硬直（死体硬直）
　　c）体温降下（死体の冷却）
　　d）体表の乾燥
　　e）角膜の混濁
　　f）眼圧の低下
　2）晩期死体現象
　死体の崩壊が主体である．時期的には早期死体現象と平行して進行する．
　　a）自家融解
　　b）他家融解（腐敗）
　　c）ひからび化
　3）異常（特殊）死体現象
　死体の置かれた環境による通常と異なった死体現象をいう．死体の崩壊が停止し，半永久的に保存される（永久死体）．
　　a）死ろう
　　b）ミイラ化
　　c）Moorleiche（沼地の死体）
　　d）浸軟児と石胎
　　e）凍結
　　f）薬品による人工的固定（学生実習用やエンバーミングなど）
　4）動物による死体損壊
　動物に食べられ死体の崩壊が著しく促進される．生前の創傷と間違えやすいので注意する．
　5）その他の人工的な死体損壊
　　・焼損，化学薬品による凝固，液化など．
　　・生活反応の有無に注意する．

3．影響を受ける因子

a．死体側の因子
　1）年齢・体格
　2）栄養状態
　3）死因
　4）疾病の有無：細菌感染症が重要である
　5）死亡直前の状況：運動中か否かなど

b．環境因子

1) 気温，湿度：四季の変化，地方性など
2) 衣類，寝具などの着用の有無，種類，程度
3) 死体の置かれた場所：地面，水中，土中の別，保温状態
4) 動物による損壊の有無

4．早期死体現象

a．血液就下と死斑

1) 血液就下

循環停止によって血管内の血液が自らの重力で死体の低位部へ移動すること．

❗ 低位部の内臓の変色をうっ血や病変と混同してはならない．

2) 死 斑

就下した血液によって死体低位部の皮膚が変色した状態をいう．接地面や下着による圧迫部には出現しない（蒼白のまま）．

3) 検死で観察すべき事項

a) 発現の有無，部位：死体発見時の体位との間に矛盾はないかを確認する．
b) 程度：高度か，中等度か，軽度か．
c) 遅速：死亡時刻が明らかな場合にのみ判断できる．
d) 固定化の有無
e) 色調
f) 皮下出血との鑑別（**表 2-1**）

4) 時間的推移（**表 2-8**〔p.54〕参照）

a) 発現開始：淡赤色斑状模様として認められる．死後 30 分前後．
・ゆっくり死亡すると，死戦期から死斑と類似の変化がみられる．
b) 明らかな死斑の発現：斑状模様が融合して一面に着色する．死後 2〜3 時間．
c) 死斑の完成：死体低位部全面に拡大する．死後 12 時間前後．
・完成までの時間は高温では死後 8〜12 時間に短縮，低温では 24〜36 時間に延長されることがある．乳幼児ではさらに早まる．

表 2-1．死斑と皮下出血との鑑別

	死 斑	皮下出血
部 位	死体低位部	外力作用部で低位部に限らない
接地面	発現せず	無関係に発生可能
圧迫すると	早期には消失する	早期から消失しない
転 位	早期には可能	早期からしない
切開すると	凝血を認めず	凝血を認めることがある

d）最高度：死後 12〜15 時間で到達することが多い．
　　e）持続：死体の損壊が進行して不明になるまで持続する．
5）転位と固定化
　　a）死斑の（完全）転位：死後 4〜5 時間以内．体位を変換すると，新しい低位部に死斑が完全に移動し，もとの死斑は消える．

　　[例]　新鮮な死体では，背面検査のためにあお向けの死体をうつ伏せにすると，前面，特に顔面は紫赤色調を帯びるので必ず高位部から観察する．
　　　　　したがって，新鮮死体で解剖を要する場合には，検死時に長時間にわたり体位を変えたままにしない．やむをえない場合には死体発見時の記録と写真をしっかり残しておく．

　　b）両側（両面）死斑：死後 7〜8 時間以内に体位を変えると，死斑の一部は残存，低位になった側にも新たに発現する．すなわち，両面に死斑が認められる．
　　c）死斑の固定化：12〜24 時間以上．死斑の転位が認められない状態．
　　　i ）固定化の判定法：指や固いもので強く圧迫しても死斑が消えない．「指圧で消退しない」と表現される．
　　　ii）固定化の原因と経過
　　　　① 低位部の毛細血管内に集中した血液の液体成分が血管外に漏出し，血液が濃縮され，移動できなくなる（血液濃縮による固定化）．
　　　　② 血管内血液が溶血し，ヘモグロビンが血管外に漏出する（浸潤性死斑）．
6）死斑の色調と死因との関係
　　a）色調を決める因子：赤血球中のヘモグロビンの色調が重要である．
　・通常は紫赤色調である．高度の死斑は暗紫赤色，軽度のものは淡紫赤色，あるいは淡赤（紫）色などと表現される．
　　b）異常な色調の死斑
　　　i ）鮮赤色（鮮紅色）
　　　　① 一酸化炭素（CO）中毒：代表的である．CO-ヘモグロビンは鮮赤色調を帯びている（「一酸化炭素中毒」p. 248 参照）．
　　　　② 凍死：酸素ヘモグロビン（酸素と結合したヘモグロビン）の色調．
　　　・死因とは無関係に，低温下に置かれた死体の死斑は鮮赤色調を帯びる．
　　　　③ 青酸中毒：シアンヘモグロビンと酸素ヘモグロビンの色調．
　　　・酸素ヘモグロビンの増加は組織での酸素消費量の減少のためである．
　　　・血液は鮮赤色調を帯びるが，死斑では鮮赤色調が明瞭でないことが多い．
　　　ii）褐色調（チョコレート色）
　　　　① メトヘモグロビンの色調：ヘモグロビンの 50％以上がメトヘモグロビンに変化した場合にみられる（正常血液では約 2％である）．
　　　　② 塩素酸カリ中毒，白毛染め中毒など．

ⅲ）緑色調

　　　　① 硫化ヘモグロビンの色調：亜硫酸ガス，硫化水素などが代表的である．
　　　　② 腐敗で発生した硫化水素でも緑色調を帯びる．

7）死斑の発現程度と生前の病態

　　a）強い発現：循環血液量に異常なく，血液が血管内を移動しやすい場合

　　　ⅰ）流動性血液：急性窒息などの急性死

　　　ⅱ）毛細血管の拡張（血管麻痺）：睡眠薬中毒など

　　b）軽度の発現

　　　ⅰ）循環血液量の減少：多量の出血，病的貧血など

　　　ⅱ）就下血液量の減少：血管内で凝血し移動し難い場合

　　　　① 播種性血管内凝固症候群（DIC）を起こし得る疾患や外傷が存在する場合．
　　　　② 肝疾患：死後，線維素融解現象が減弱し，血液の流動化が障害されるため．

8）小出血巣の混在

　　a）発生原因

　　　ⅰ）死斑の発現が著しく高度の場合：毛細血管が破綻するため

　　　ⅱ）血管透過性の亢進していた場合：肝疾患など

　　　❗生前の点状出血や皮下出血との鑑別が重要である（**表 2-1** 参照）．

9）死斑と鑑別すべきもの

　　a）筋肉の透見：手背や足背でみられる

　　b）皮下出血（**表 2-1** 参照）

　　c）皮膚点状出血

b．死体硬直

　死後筋肉が収縮して硬くなることをいう．死亡直後の筋肉は弛緩する（一次性筋弛緩）．その後徐々に筋肉は収縮して関節が動きにくくなり，死亡時の姿勢に固定される．晩期死体現象の進行とともに再び弛緩する（二次性筋弛緩）．本来は筋肉の収縮であるが，実際には各関節の可動性で死体硬直の有無，程度を判定し，記載している．

1）検死で観察すべき事項

　　a）発現の有無，部位：顎，項，肩，肘，手，手指，股，膝，足，足趾の各関節の可動性を観察する．

　　b）程度：高度か，中等度か，軽度か．

　　c）遅速：死亡時刻が明らかな場合にのみ参考になる．

　　d）再硬直の有無：検死以前に人為的に緩解された場合．たとえば着衣を脱がせるなど．

2）時間的推移（**図 2-4**，**表 2-8**〔p.54〕参照）

　　a）発現開始：死後 2～3 時間．通常，まず顎関節の動きが悪くなる．

　　b）全身の諸関節に認められる：死後 4～7 時間．

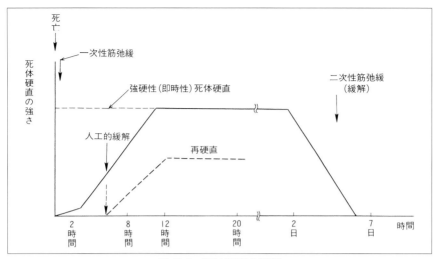

図 2-4. 死体硬直の経過

　c）最高度に達する：8〜12時間．
　d）持続時間：夏で2日前後，冬で4〜5日，春，秋で3〜4日が目安となる．
　e）再硬直：死体硬直が完成しないうち（死後7〜8時間以内）に硬直を人為的に緩解させても，再び硬直するが程度は弱い（図 2-4）．
　f）強硬性（即時性）死体硬直：一次性筋弛緩を経ないで死亡直後から全身の筋肉が収縮し，そのまま死体硬直に移行した場合をいう（例：弁慶の立往生）．
・除脳硬直であって死体硬直ではないとの考えもある．
3）発現順序
　a）下行型：通常みられるタイプ．死体硬直が下顎，項，体幹部，上肢，下肢の諸関節の順で下行して，全身へと及ぶもの（ニステンの法則）．
　b）上行型（逆行型）：下行型とは逆に下肢から上行性に硬直が発現するもの．
・運動中の急死にみられるというが，まれである．
4）発生機序
　a）生体における筋肉の収縮機転と同様である．すなわち，生体における筋肉の可逆的収縮が，死体においては不可逆的に進行して生じる．死後の筋収縮エネルギー系の各因子の変性，枯渇，特に ATP の不可逆的分解による ATP 再生の障害などが重要である．
　b）随意筋，不随意筋の両者に発現する．不随意筋の死体硬直は心筋，瞳孔括約筋と散大筋による瞳孔径の変化，立毛筋における鵞皮などが有名である．
　c）緩解は死後の筋収縮タンパクの変性による．

死の診断学

5）死体硬直の強弱に影響する因子
　　a）筋肉の発育：筋肉の発達した死体では発現が早く，かつ強い．
　　b）気温：気温が高いと発現が早く，持続時間は短い（死後2～4時間で硬直が完成する）．
　　c）死亡直前の状況：死亡直前に激しい運動をしていた死体は発現が早く，かつ強い．
　　d）死因：破傷風やストリキニーネ中毒などによる痙攣で発現が早く，リン中毒，敗血症，熱性疾患では弱い．

6）死体硬直と鑑別すべきもの
　　死体硬直と発生機序が異なるが，類似した現象に以下のものがある．
　　a）熱硬直（熱凝固）：焼死や熱傷死でみられる．筋タンパクの熱凝固による硬直（熱硬直）をいう．屈筋側が強く，いわゆるボクサー型姿勢をとる．緩解は腐敗によるが，かなり長時間持続する．
　　b）凍結硬直：筋組織の凍結による硬直をいう．
　　　ⅰ）凍結が軽度――解凍後に本来の死体硬直が発現することもある．
　　　ⅱ）凍結が高度――組織が破壊され，解凍後の死体硬直は起こらない．
　　c）脂肪硬化：低温で皮下脂肪が硬化し，関節の動きが鈍くなって硬直のようにみえる．

c．体温降下（死体の冷却）

　死後の熱産生停止による死体の体温の降下をいう．外気温と平衡化するまで持続する．熱の輻射，伝導，対流，気化熱の発散などによる熱放散が原因である．

1）死体温の測定
　　a）死体温とは深部温度（中心部温度）を意味し，皮膚温ではない．
　　b）測定部位：直腸内で測定する（直腸内温度）．
　　c）生体の直腸内温度：健康人で平均37.2℃であるので，死亡直後の直腸内温度は通常は37.0℃と仮定されることが多い．
　　d）測定方法：棒状温度計の感温部を直腸内にできるかぎり深く挿入して測定する（少なくとも5cm以上）．
　・デジタル温度計や深部体温計で測定することも多い．
　・最近では直腸温連続モニタリング（ボタン型データロガ）の実用化が試みられている（金武ら）．

直腸内温度測定時の注意

① 必ず正確な測定時刻を記録する．

② 外気温（環境温）を同時に測定する.
　③ 最初の測定から1時間おきに2～3回測定する.
　④ 読み取りは温度計を直腸内に挿入した状態で行う.
　⑤ 犯罪事件ではできるかぎり現場で測定する.
　⑥ 温度計は使用しやすく，精度の高いものを用いる.

2）死体の冷却曲線
　a）逆S字状曲線（図2-5a）：死体の直腸内温度の実測値に基づく冷却曲線.
　　ⅰ）第1期（プラトー形成期）：死後1～2時間はあまり冷却しないことが多い.
　　ⅱ）第2期：比較的直線的に下降する時期である.
　　ⅲ）第3期：徐々に外気温に平衡化する時期である.
　b）指数曲線（図2-5b）：ニュートンの法則に基づく理論的冷却曲線. 死体の皮膚温，頭蓋内温度の実測値は，この曲線に類似する.

3）冷却速度に影響を与える因子
　a）死亡時の体温：通常は37.0℃
　　ⅰ）高体温症（図2-6a）：熱中症，脳障害，感染症による発熱，破傷風，ストリキニーネ中毒，覚せい剤中毒，急性CO中毒などでみられる.
　　ⅱ）低体温症（図2-6h）：凍涏，凍死などでみられる.
　　ⅲ）死亡直後でも体温が上昇することがある（図2-6b）：体温調節中枢が破綻した場合や体温より高い外気温の場合.

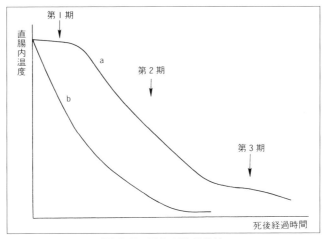

図 2-5. 死体の冷却曲線

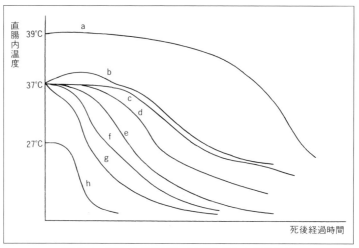

図 2-6. 種々の条件下における死体の冷却曲線

　　b）死体周囲の環境
　　　ⅰ）気温，湿度，通気性
　　　ⅱ）死体の置かれていた場所：地上か，水中か，土中か
　　c）死体を覆うものの性状（**図 2-6e** をふつうの冷却曲線と考える）
　　　ⅰ）裸体（**図 2-6g**），着衣の多少，性状（**図 2-6c**）
　　　ⅱ）寝具の有無，性状
　　　ⅲ）その他死体を覆うものの有無，性状
　　d）死体の身体的条件：年齢，体格，身長・体重（体表面積），栄養状態，性別，肥満（**図 2-6d**），やせ（**図 2-6f**），姿勢など．
4）体温降下の結果
　　a）触れると冷たい：死の確徴のひとつである．
　　b）結露：死体の汗ともいわれる．冷たい死体と温かい空気による死体表面の結露をいう．
　　c）脂肪硬化．
　　d）鮮赤色死斑：死体温が0℃に近いとき．
　　e）凍結：死体温が0℃以下のとき．
　　f）死体に触れたときの特有の感覚は体温降下，脂肪硬化，死体硬直の三者に原因している．
5）**体温降下度からの死後経過時間の概算法**（「死後経過時間の推定」p. 50 参照）
　前項のように，死体の冷却に影響する因子が多いため，体温降下度からの死後経過時間の推定は大変難しい．いくつかの方法や概算法が報告されている（**表 2-5, 6, 7,**

表 2-2. 角膜混濁の経時的変化の目安

死後経過時間	混濁程度	瞳孔の透見
直　後	ほぼ透明	可
～6時間	わずか	可
～12時間	軽度	可
～24時間	中等度～高度	可～不可
～48時間	高度	不可

注）開眼状態か否か，環境温度などで個体差は著しい．

図 2-7, 8)．

d．乾　燥

死後も体表面から水分は蒸発する一方，水分補充がないため，死体表面は急速に乾燥する．

1) 粘膜や陰のう表面の茶褐色変色・硬化：表皮剝脱と間違えやすい．
2) 半開眼状態では，眼球結膜の帯状変色（tache noir）が認められる．
3) 皮膚損傷部の革皮様化：表皮剝脱が代表的．破れた水疱，開放創の創角や創縁，動物咬傷などでもみられる．
4) 角膜の混濁（表 2-2），眼圧低下にも関与する．
5) 局所的ミイラ化：指趾，口唇，鼻尖部，耳介などでみられる．
6) 新生児では体重が減少することもある．

e．眼の死後変化

1) 角膜反射，対光反射の消失：脳幹部の機能停止を意味する．臨床的死の判定に応用される．
2) 瞳孔の大きさ：死後，瞳孔散大筋と瞳孔括約筋が弛緩すると，通常は中等度散大した大きさで固定される（ほとんどが 4～6 mm）．
3) 瞳孔反応：散瞳薬や縮瞳薬の点眼によって死後約 15 時間まで認められる（生死中間期反応）．
4) 死後の瞳孔径の変化：瞳孔筋の硬直による．硬直の程度，部位によって必ずしも正円形ではない．
5) 眼圧低下：循環停止直後から開始し，水分の蒸発，就下，周囲への拡散によって徐々に眼球硬度は減少し，変形する．
・閉眼状態で眼部を軽く圧迫してその程度を判定する：弾性硬，弾性軟などと表現する．
6) 角膜の混濁：死後数分以内で眼圧低下と乾燥によって生前の輝きを失う．乾燥による角膜含水量の減少，角膜の厚さの不均一，角膜や前眼房水のタンパ

ク変性によって次第に混濁し，瞳孔の透見が不能となる．開眼状態では閉眼の場合より早く混濁する．

7）tache noir（「乾燥」p. 45 参照）

> **注意!!**
> ① 生前の病的縮瞳（有機リン剤中毒，モルヒネ中毒，サリン中毒など）や瞳孔不同症（頭部外傷など）は死体検案時まで残存していない場合がある．したがって，検案時に左右同大で中等度散瞳していても，生前に上述の異常がなかったことにはならない．
> ② 瞳孔の大きさは通常，左右径を計測する．左右差が1mm前後までは瞳孔不同症としない．
> ③ 白内障（水晶体の病的白濁）や老人環と死後の角膜混濁との鑑別，緑内障（眼房水の排出障害）の死後の眼圧低下への影響などに注意する．

5．晩期死体現象

死後に死体が分解，崩壊する過程をいう．

a．死体の分解

人体を構成するタンパク質，脂肪，炭水化物などの高級，高分子有機化合物が分解されて低級，低分子になる現象をいう．自家融解と他家融解（腐敗）に大別され，終点は白骨化である．

b．自家融解

自己保有の酵素による無菌的，嫌気的分解をいう．
- 死亡による自己の酵素に対する制御能力と防御能力の消失が原因である．
- 死後の酵素の無制御な活性化と死後の細胞膜の透過性亢進による無制限な物質交換や拡散が必要である．
- 酵素の活性化は死後の乳酸蓄積によるpHの酸性化が関係している（死後のアシドーシス）．

以下の現象が含まれる．
1）臓器の軟化融解：膵，副腎髄質などで目立つ．
2）溶血：血色素浸潤（ヘモグロビンの拡散・浸潤による暗赤色調の着色）
3）胆汁色素の浸潤：周囲臓器の胆汁色着染．
4）胃壁の自家消化作用：穿孔することもある．
5）子宮内死亡の胎児の浸軟現象（浸軟児）．

c．腐敗（他家融解）

死体の分解の最も効果的な過程である．
- 細菌やカビによる死体の分解をいう．
- 細菌酵素による還元作用が主であるが，不完全分解のためメタンガス，硫化水素，アンモニア，インドール，スカトールなどを発生し，悪臭を伴う．
- 腐敗菌は腸内細菌や常在菌がほとんどである．細菌感染症があればその起炎菌が血液を介して全身に広がる．

1）腐敗現象
　a）血色素浸潤：微生物の溶血作用による．血管内膜や心内膜を赤く染める．
　b）皮膚変色：腸内細菌によって硫化水素が産生され，硫化-ヘモグロビンを形成する．死後20〜30時間で右下腹部から淡青藍色に着色し，全身に広がる．
　c）腐敗網（皮静脈の樹枝状模様）：皮静脈周囲にヘモグロビンや硫化-ヘモグロビンが浸潤し，外表から樹枝状に透見できる状態をいう．
　d）腐敗ガスの発生：ガス産生菌によって硫化水素やアンモニアなどのガスが産生され，死体の各部に貯留し，以下の現象がみられる．
　　 i ）巨人様観：顔面，陰のうの膨隆，腹部膨満，眼球突出，舌の突出など．
　　ii ）泡沫臓器：実質臓器にガスが貯留し，スポンジ状となる．泡沫肝が有名．
　　iii）体腔や組織内への出血：血管内の腐敗ガスによって血液が末梢に圧排され出血する．生前の出血との鑑別が重要である．
　　iv）腹腔内へのガス充満：横隔膜挙上による気道内泡沫液の漏出，胃内容の逆流，大小便の排出などがみられる．
　　 v ）棺内分娩：妊婦の場合，腹腔内ガス充満のため胎児が子宮から圧出されたり，子宮が体外に脱出する（子宮脱）こともある．
　e）腐敗水疱：腐敗による表皮下への体液の浸出をいう．破れやすく，いずれは全身に広がり，表皮は剝離して真皮を露出する．

2）死体検案での注意点
　a）裸にして全身を観察する：検案を早く片づけたい気持ちを抑えること．
　b）腐敗ガスによる胃内容の逆流を吐物吸引と，横隔膜挙上による気道からの血様液漏出を吐血や喀血と誤認しない．
　c）巨人様観を呈する死体では衣類による頸部圧痕を索溝と誤認しない．
　d）外表の創傷，特に表皮剝脱，皮内，皮下出血の判別が難しい．
　e）動物による損壊，溺死体のスクリュー創などでは生活反応の有無に注意する．
　f）死体の置かれた環境に十分注意し，死後経過時間の推定は慎重に行う：日当たりのよい密室，夏の閉め切った車内，入浴中死亡した死体，暖房の効いた部屋，堆肥の中，感染症のある死体などは腐敗の進行が異常に早い．**表 2-3** に腐敗の進行に影響を与える主な条件をまとめて示した．

表 2-3. 腐敗の進行に影響を与える因子

条件	促進	抑制
外的因子		
空　気	多い（裸体）	少ない（着衣），土中
湿　度	高い（地上）	低い（ミイラ化），水中
温　度	20～37℃	高温（ミイラ化），低温
微生物	多い（下水）	少ない
内的因子		
年　齢	若　者	高齢者，新生児
栄　養	良好（肥満）	不良（やせ）
死　因	窒息など急性死体	失血，バラバラ死体，制腐剤中毒（昇汞中毒など），焼死
疾　病	感染症，発熱，浮腫	無
外　傷	有	無

3）カビによる死体の分解（ひからび化）

細菌の活躍はタンパク質の分解によるアンモニア産生のためアルカリ化を招く（死後のアルカローシス）．アルカリ状態では細菌の活動は静止し，細菌に代わってカビの酸化作用による死体の分解が進行することもある．腐敗とひからび化の繰り返しで死体の分解は進行していく．

- ひからび化のみられない死体が多い．
- ひからび化は乾燥状態でみられることが多い．

4）キャスパー Casper の法則

死体全体の腐敗速度の目安を示したものである．

- 地上，水中，土中では腐敗の進行速度が異なる．
- ▷腐敗程度が同じであれば，地上の1週間＝水中の2週間＝土中の8週間．
- ❗水中死体を地上にあげると，腐敗の進行が加速されるので，水中での腐敗状況を詳細に観察・記録しておくこと．

d．ミイラ化

乾燥しやすく，風通しのよい場所に死体が置かれると，腐敗が進行しないでミイラ化することがある．

- 栄養不良者，断食者，乳幼児などはミイラ化しやすい．

1）一次性ミイラ：腐敗がほとんど進行せず，各臓器を残したままのミイラ化．
2）二次性ミイラ：腐敗がかなり進行した段階で腐敗が停止した状態のミイラ化．外表のみミイラ化し，内臓は消失していることが多い．

▷死体の水分が半分近くまで減少すると細菌の増殖は抑制されるという．

3）人工的ミイラ：エジプトのミイラなど．
　4）局所的ミイラ化：死体の一部がミイラ化した状態をいう．指趾，口唇，鼻尖部，耳介などに起こりやすい．

e．死ろう化
死体が水中や湿潤な土中に置かれ，空気の流通が悪い場合，腐敗は進行せず，皮下脂肪が灰白色チーズ状に硬化した現象をいう．
・全身に発現することはほとんどなく，体幹部を中心に形成される．
　1）マーガリン化：不飽和脂肪酸の飽和化，固形化による場合をいう．
・生体では中性脂肪は不飽和型が多い．
　2）石けん化：中性脂肪がグリセリンと脂肪酸に分解され，この脂肪酸に水中のCa^{++}，Mg^{++}などが作用して酸化し石けん化した状態をいう．
　3）水中死体では淡水中より海水中でできやすい．
　4）内臓は腐敗によって融解，消失していることが多い．
　5）水中では死ろう化に死後1〜2か月を要し，4か月前後で完成する．

D．死亡時刻の推定

1．社会的重要性と問題点
死亡時刻は社会における権利主体としての人の終止を意味する重要な瞬間である．
🛈 死亡診断書（死体検案書）には必ず記載する．

a．死亡時刻とは
1）心臓死の場合
心停止と呼吸停止（と瞳孔散大・対光反射消失）が現在の医療水準で不可逆的（永久的）であると判定された最初の瞬間をいう．

2）脳死の場合
脳死判定基準において脳機能停止が不可逆的（永久的）か否かを確認するための確認期間（成人6時間以上，小児24時間以上）を義務づけている．臓器の移植に関する法律の指針（ガイドライン）では，死亡時刻を脳死確認時刻とし，死亡診断書（死体検案書）の「その他特に付言すべきことがら」欄に最初の脳死判定時刻を記載することにしている．

b．社会的重要性
1）死亡届と戸籍の抹消
死亡時刻以後は死亡者のすべての社会的権利が法律上消滅し，戸籍から抹消される．

2）刑事的重要性
犯罪事件では，被疑者のアリバイ，犯行時刻の推定などのため，被害者の死亡時刻

は捜査上重要となる．

3) 民事的重要性
遺産相続，各種生命保険，労働災害か否かの認定などで重要となる．
- a) 死亡時刻と遺産相続
  - ⅰ) 法定相続人：血族的相続人と配偶者をいう．前者には順位がある．
  - ⅱ) 1回の事故や犯罪で法定相続人が2人以上死亡した場合，どちらが先に死亡したかによって相続権の有無，相続分などが異なってくる．
  - ▷救急搬入後に死亡確認された場合，確認順序と死亡順序とは同じでない．

> [例] 7人家族のうち強盗に4人が殺害された場合，死亡者4名の死亡時刻がいつかによって，相続額，法定相続権の有無などが異なる．
> 自然災害や飛行機事故などで家族の2人以上が現場で死亡し，各人の正確な死亡時刻が推定できない場合には，無理せず，同じ時刻に死亡したと推定するのがよい（民法上，「同時死亡の推定」が適用される）．

c．検死時の注意事項

1) 問診の重要性
死亡時刻の推定は捜査結果や家族や関係者の供述を参考にしてよいが，うのみにすることなく，死体所見と矛盾しないかを必ず客観的にチェックする必要がある．

2) 虚偽の記載は刑法違反
⚠ 家族や関係者から依頼され故意に虚偽の死亡時刻を死体検案書などに記載してはならない（虚偽記載の禁止，刑法第160条）．

3) 死亡確認時刻は死亡時刻にあらず
死体で発見された場合，死体現象などから死後経過時間を推定し，逆算して死亡時刻を推定すること．
- ▷死後明らかに半日以上経過したような死体において，死亡確認時刻が死亡時刻とされている例が少なくない．
- ⚠ 着院時心肺停止状態（CPAOA）の患者に死の確徴はなく，救命救急処置を行ったが死亡した場合には，診療中の患者とみなされ，死亡確認時刻を死亡時刻としてもよい．この場合，救急医療の費用は請求できる．

2．実際の推定方法

死体検案・解剖時の死亡時刻の推定は，まず死体現象を中心に死後経過時間を推定することから始まる．

a．死後経過時間の推定方法

1) 死体から推定する方法
- a) 死後に発現してくる種々の死体現象の時間的経過を根拠とする方法．
  - ⅰ) 生死中間期反応：死亡後間もなくの死体で応用可能であるが，実際に用い

表 2-4. 胃が空虚になるまでの時間

```
a．胃が空虚になるまでの時間
   ① 軽い食事……………………1〜1.5 時間
   ② 普通の食事…………………3〜4 時間
   ③ 多量の食事…………………4〜5 時間
b．食後経過時間
   ① 胃に未消化の食物が充満………食後間もなく
   ② 軽く消化されている……………食後 1 時間前後
   ③ 胃および十二指腸内……………食後 2〜3 時間
   ④ 胃は空虚，十二指腸にある……食後 3〜4 時間
   ⑤ 胃，十二指腸ともに空虚………食後 5〜6 時間
   ⑥ 回腸下部〜結腸…………………食後 6〜12 時間
```

　　　　られることは少ない．
　　ⅱ）各種死体現象の発現程度や性状：死体の冷却（直腸内温度），死斑，死体硬直，角膜の混濁，眼圧低下，腐敗現象，ミイラ化，死ろう化，白骨化などが通常用いられている．
　　ⅲ）その他：種々の方法が提案されているが，実際に用いられることは少ない．
　　［例］髄液の pH，タンパク量，眼房水カリウム濃度，染色性の変化，細菌学的分析など．
　b）死亡によって停止した生理現象を根拠とする方法：起算日が明らかな場合に応用可能である．
　　［例］胃内容の有無，消化の程度（表 2-4），膀胱内尿量，爪やヒゲの伸び具合など．

2）死体以外の現象や情報
　a）家族，関係者の供述：最後の生存確認，死亡時に立ち会った人の供述など．
　・最近では携帯電話やメールの送受信時刻が参考となる．
　b）死体周囲の状況：配達物の取り入れ状況，血痕，吐物の乾燥状況，服装，着衣の崩壊状態，直近の買物のレシートなど．
　c）蛆の長さ（後述）．

b．死後経過時間推定の原則
主に死体現象を指標とする．死体現象の進行速度は種々の因子で修飾されるので，
　1）可能なかぎり多くの死体現象を正確に観察する：それぞれの死体現象から得られた推定時間から総合的に判断する．
　2）ある程度の幅をもたせて推定する：12 時間前後（内外）と表現すれば前後 2〜3 時間の幅があると解される．したがって，死亡時刻は○○日頃（推定），あ

るいは○○時頃（推定）と記載することになる．○○分までの推定は死体現象のみからは困難である．

3）地方によって，あるいは季節によって死体現象の進行速度は異なる：教科書の記載をうのみにせず，自らの経験で日常的に死体現象の進行状態を確認しておくことが必要である．

c．直腸内温度からの死後経過時間推定

1）1回だけの測定値を利用する場合（1時点測定法）

通常の死体検案・解剖時に行われている．

表 2-5. 1時間当たりの直腸内温度降下度（外気温 17〜18℃の場合）

死後経過時間	℃/1時間	
	やせた人	ふとった人
0〜10	1.0	0.75
11〜20	0.5	0.5
補正：夏は推定値×1.4，冬は推定値×0.7		

表 2-6. 裸体の場合の直腸内温度降下度（実測値℃）

死後経過時間	外気温					
	24℃	21℃	18℃	16℃	13℃	5℃
1	37	37	37	37	37	37
2	37	37	37	36.5	36.5	36.5
3	36.5	36.5	36.5	36	35.5	35
4	36	35.5	35.5	35	34.5	33.5
5	35.5	34.5	34	33.5	33	32
6	34.5	33.5	33	32.5	32	30
7	33.5	33	32	31	30.5	28
8	33	32	31	30	29.5	26.5
9	32.5	31.5	30.5	29.5	28.5	25.5
10	31.5	30.5	29.5	28.5	27	24
11	31.5	30	28.5	27	26	22.5
12	31	29.5	28	26.5	25.5	21.5
13	30	28.5	27	26	24.5	20
14	29.5	28	26.5	25.5	23.5	19
15	29	27.5	26	24.5	22.5	18
16	29	27	25.5	24	22	18

注）体重70kg．着衣の場合は冷却率が3分の1になるものとして補正． （Prokop）

a）ふとんの中の死体の場合：季節に関係なく，1時間当たりの体温降下度は肥満型で0.4℃，やせ型で0.7℃を目安とする方法．

b）死後経過時間＝$\dfrac{37.0℃－直腸内温度（℃）}{0.83}$

　　補正：夏は推定値×1.41，冬は推定値×0.7とする．
c）時間当たりの体温降下度（表2-5）
d）裸体の場合（表2-6）
e）ノモグラムによる場合（Henssge法）（表2-7，図2-7, 8）
　ⅰ）推定方法（図2-7）
　　① 直腸温と外気温を直線で結ぶ．
　　② この線と基準線との交点と円の中の中心点とを線で結ぶ．
　　③ この線と死亡者の体重線との交点から死後経過時間を読みとる．
　ⅱ）体重の補正：死体の置かれていた状況により体重を補正する（表2-7）．
　ⅲ）本法が使用できない条件

表 2-7．Henssge法における体重の補正値

着衣，寝具など/乾燥	外気の状態		衣類，寝具など/湿潤	外気（水）の状態
		0.35	裸	流れのある水中
		0.50	裸	静水中
		0.70	裸	空気の動きあり
		0.70	薄手，1〜2枚	〃
裸	空気の動きあり	0.75		
薄手，1〜2枚	〃	0.90	厚手，2枚以上	空気の動きあり
裸	空気の動きなし	1.0 (標準状態)		
薄手，1〜2枚	〃	1.10	厚手，2枚	空気の動きなし
薄手，2〜3枚		1.20	厚手，2枚以上	〃
厚手，1〜2枚		1.20		
薄手，3〜4枚	外気の状況はほとんど影響なし	1.30		
5枚以上		1.40		
厚手の寝具		1.80		
着衣＋厚手の寝具		2.40		

注意：着衣などは下半身での有無が重要である．
例：体重70kgの人が薄手のパジャマ1枚を着用して室内で死亡していた場合，補正体重は
　　70×1.1＝77kgとなる．

① 死体が直射日光，ヒーター，クーラーなどにさらされていた場合
② 低体温症の場合
③ 死亡場所と放置場所とが異なる場合
④ 死後の外気温の変動が著しいと判断される場合

2）2回以上の測定値を利用する場合（多時点測定法）

1時間おきに2～3回測定して直腸内温度降下曲線を作成し，これから死亡時刻を指定する方法．

d．その他の死体現象と死後経過時間

表2-8を参照のこと．

表 2-8．死体現象による死後経過時間の推定

① 角膜の混濁	④ 腐敗現象
微濁（点状，斑点状）…………5～6時間	下腹部の青藍色変色
軽度混濁……………………半日～1日	……………1日（夏）～2日（冬）
高度混濁，瞳孔透見可能……1日～1日半	血色素浸潤，腐敗網
瞳孔透見不能…………………2日内外	……………夏：2日前後，冬：4日前後
② 死斑	腐敗水疱，表皮剥離
発現開始……………………30分前後	……………夏：2～4日，冬：10日以上
融合開始………………………2～3時間	巨人様観………夏：3日，冬：2～4週間
指圧で完全に消える…………4～5時間	水中死体の浮揚………………夏：1～2日
体位変換で完全転位…………4～5時間	（水深，水温にもよる）
指圧により不完全に消える	⑤ その他
……………………………6～8時間	地上で大人白骨化……………1か月以上
不完全転位（両側性死斑）……6～8時間	地上で小児白骨化……………2週間以上
低位部全域に及ぶ……………12時間内外	大人のミイラ化……数か月（最短17日）
固定化………………………12～24時間	小人のミイラ化………………2週間以上
最高に達する……………12～15時間以上	皮下脂肪の死ろう化開始（水中）
③ 死体硬直	……………………………1～2か月
心筋，横隔膜の硬直開始………30分前後	皮下脂肪の死ろう化完成（水中）
骨格筋の硬直開始（顎・頸部）	……………………………2～4か月
……………………………2～3時間	筋肉の死ろう化開始（水中）
全身に及ぶ……………………6～7時間	……………………………3か月前後
再硬直可能……………………7～8時間	地上死体の白骨化……………半年～1年
最高に達する…………………12～15時間	
緩解開始……………………20～24時間	
完全緩解（二次性筋弛緩）	
……………………2日（夏）～7日（冬）	

注）関東地方の春秋を中心とした場合．

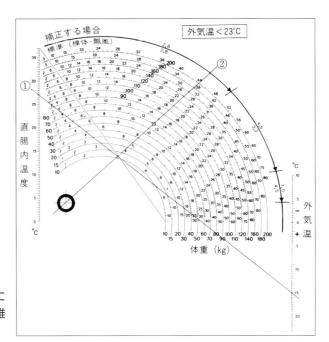

実際の使用方法
 直腸内温度 27℃
 外気温 15℃
 体　重 70 kg
 補正体重 70 kg
死後経過時間の推定
 13.5±2.8 時間

図 2-7. ノモグラムによる死後経過時間の推定（Henssge 法）

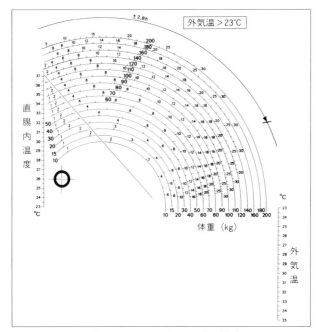

図 2-8. ノモグラムによる死後経過時間推定（Henssge 法）

死の診断学 55

> **注意!!**
> ① 前述の死後経過時間の概算法は死亡時の平均直腸内温度を 37.0℃とした場合である．生前，死戦期，あるいは死亡直後に直腸内温度が 37.0℃以上，あるいは以下の状態が考えられれば，これらの方法は応用できない（表 2-6）．
> ② 前述の概算法をできるかぎり多数応用し，他の死体現象を含めて総合的に判断することが不可欠である．
> **実例**：30 歳の男性．身長 168 cm，体重 80 kg．5 月のある日，室内で裸で死亡していた．死因は急性窒息死，直腸内温度 31℃，室温 19℃であった．死後経過時間の概算値：前述の c-1)-a)～e)の方法による推定値には 6～15 時間の幅があることになる．
> ③ 気温が 35.0℃以上の激暑では，死後何時間か経過しても体温はあまり低下していない．

1）食後経過時間の推定（表 2-4〔p.51〕参照）
  ・剖検が必要である．
  ・いつ，何を食べたか判明していること（起算日）．
  ・死亡者の精神的，肉体的状況，食物の性質などによりかなり左右される．

  > ［自験例］脳死状態での死亡例において，2 週間前に食べた食物が未消化で胃内に残存していた．

2）蛆の長さと死後経過時間
  a）蛆の発生と成長：ハエの種類，温度によってかなりの差がある．ギンバエの場合の概略を以下に示す．

  卵 —1～2日→ 蛆 —7～8日→ 蛹 —1～3週間→ 成虫 —1～2週→ 産卵
  (1 mm)   (2～12 mm)

  b）蛆の成長の目安：春秋で 1 mm/日，夏で 2 mm/日．
  c）蛆による皮膚侵蝕：死後 4 日以上．点状の侵蝕創．これより体内に侵入する．
  d）蛆による内臓食い尽し：1～4 週間．短期間で白骨化する．
  e）蛹の脱殻が発見されたら，ギンバエの場合，その死体は死後少なくとも 2 週間前後経過している．

E．死因の判定

　死因とは個体の死亡の原因を医学的に説明する概念である．死亡診断書（死体検案書）の「死亡の原因」欄に記入される．死亡時刻，死因の種類とともに最も重要な項目のひとつである．

1．重要性と問題点

a．重要性
1) 死因統計作成の資料：死因統計は疾病の予防，衛生行政のための資料となる．
2) 死因の種類を判断する根拠：外傷のある死体では病死か，外因死かの判断に不可欠である．
3) 人権への影響：加害者が複数の場合，死因となる損傷を誰が与えたか．
4) 臨床領域へのフィードバック：病理解剖の場合と同様に，診断，治療，病態の把握が正しかったか否かの判断の根拠となり得る．
5) 災害予防：集団災害において，死因分析から災害予防の資料を作成する．

b．問題点
1) 死因が正確に診断されたか：特に異状死体では死体検案のみで正確な死因の診断は困難なことが多い（「異状死体」p.1 参照）．
2) 診断名が適切に記載されているか：単に急性心不全，呼吸不全などの記載は不適切である（「死亡の原因」p.303 参照）．

c．国際疾病分類（ICD）
　WHO による「国際疾病，傷害および死因統計分類」の略称．死亡診断書（死体検案書）や死産証書（死胎検案書）に記載された死因の分類の基準である．これに基づいて死因統計の資料を作成する．したがって，これら診断書の死因も ICD に従って記載されることが望ましい．10 年おきに改訂され，現在は ICD-10 が用いられている．

2．概念と分類

a．直接的死因と間接的死因
　外因や疾病と死因との因果関係の程度による分類．直接的か間接的かの厳密な区別は困難で実際的ではなく，死因を考える際の思考過程として重要である．

1) **直接的死因**（一次性死因）
　外因や疾病と死因とが直接的（一次的）に結びついている場合（胸部刺創による心臓損傷など）．

2) **間接的死因**（二次性死因）
　外因や疾病と死因とが間接的（二次的）に結びついている場合をいい，合併症による死亡が代表的である（ゲタで頭部を殴打された挫創から破傷風に感染し死亡した場合）．

b．死因の概念による分類

1）外因死の場合

a）**外因的概念**：外因死を引き起こした外因の種類がそのまま死因となるもの．死因の概念としては低次元である（熱傷，凍死，中毒，圧死など）．

b）**形態的概念**：外因による高度の臓器損傷で機能障害を起こして死亡し，その臓器の形態学的変化（剖検所見）を死因とする場合（脳挫傷，心破裂，脳幹部損傷など）．

c）**機能的概念**：外因による形態学的変化ではなく，高度の機能障害で死亡した場合をいう（失血，窒息，塞栓症など）．

d）**症候的概念**：外因に起因した症候で死亡した場合をいう．生前の臨床症状，経過が明らかな場合には診断しやすい．剖検所見のみから診断する場合には形態学的変化に乏しいので慎重に行う（外傷性ショック）．

e）**死因競合的概念**：ひとつの現象（外因）で2つ以上の障害が発生し，いずれも死因となり得るような場合，これらが競合して死亡したと考える高次の死因概念である．

> ［例］ 家屋火災で死亡した場合，火傷，一酸化炭素中毒，その他の有毒ガス中毒，気道熱傷，酸素欠乏などが競合して個体を死亡させたと考える．

2）病死の場合

病死の死因は疾患名（疾病概念）で表現する．

a）**症候的概念**：症候名が疾患名となるもの．最も低次元の概念である（高血圧症など）．

b）**形態的概念**：最も普通で，多い．病理形態学的所見から疾病を診断する（肝硬変，腎盂腎炎など）．

c）**機能的概念**：機能異常による疾患名（アレルギー性疾患，代謝異常など）．

d）**病因的概念**：病因(疾病の原因)による疾患名(感染症，ビタミン欠乏症など)．

c．直接死因，先行死因，原死因

いずれも死亡診断書（死体検案書）の「死亡の原因」欄に関するものである．

1）**直接死因**：死亡した直接の原因をいう．前述の直接的死因とは異なる．

2）**先行死因**：直接死因のみが単独で生じることもあるが，多くの場合，これを引き起こした原因（先行死因）がある．

3）**原死因**：直接死因，先行死因と医学的因果関係でさかのぼっていった最初の原因をいう．次のように定義されている．

a）直接に死亡を引き起こした一連の病的事象の起因となった疾病や損傷．

b）致命傷を生ぜしめた事故または暴力の状況
ハンドル損傷による大動脈破裂に基づく失血の場合，以下のように考える．

> 直接死因：失血
> 先行死因：大動脈損傷
> 原死因：前胸部への外力

> **注意!!**
> 死亡診断書（死体検案書）では間接的死因が直接死因となることもある．
> 　例：頭部挫創から敗血症で死亡した場合，直接死因は敗血症，原死因は頭部への外力である．

3．死因判定の条件と実際

情報収集，観察，判断の3条件が必須である．臨床医学の問診，診察，診断に相当する．

a．死者に関する情報収集

1）収集方法

　a）検案医が家族などから直接聴取する場合：臨床医学の問診の要領で行う．

　b）警察官から捜査結果の聴取：捜査は犯罪性の有無が主体なことが多い，初動捜査の段階では十分に聴取されていない，立会官自身が検視に参加していない，伝聞や記録に頼っているなど，聴取内容は不十分なことが多い．

　・できる限り詳細に聴取するが，聴き置く程度がよい．

　c）臨床医からの臨床経過の説明：救急医療体制の整備に伴い，死亡者が医療を受けているケースが増加している．臨床医は死体検案，法医解剖に際し，積極的に情報を提供し，協力することが望まれる．

　❗個人情報保護法は協力しない理由とはならない．

　d）死者に関する記録の閲覧

　　 i ）医療機関から：診療録〔カルテ〕，画像，心電図，検査結果など

　　 ii ）警察から：死体見分調書，遺書，交通事故に関する記録や写真など

　　iii ）その他：当事者の供述調書など

　e）加害者や被疑者の供述：検案時や剖検時には得られないことが多い．必ずしも真実が語られているとは限らないので注意を要する．

　f）新聞やテレビの報道：誤報に注意する．

　g）その他：専門家の助言，医学文献など．

2）どんな情報が必要か
- a）既往歴（既往症，持病，外傷やその後遺症，輸血歴，妊娠歴，アレルギー体質か否かなど）
- ・乳児の急死の場合（異常発見時や死亡時の状況，妊娠や分娩の状況，出生後の健康状態，発育状況など．母子健康手帳を参考にする）
- b）臨床経過，症状（診療録の閲覧，担当医の説明など）
- c）死亡時や死体発見時の状況
- d）習慣（飲酒歴，医薬品の使用の有無や種類，喫煙歴など）
- e）その他（精神状態，職業，生活様式など）

3）診療録（カルテ）の閲覧
- ・捜査機関は死亡者の診療録の閲覧，コピーを求めることができる：特に医療過誤被疑事件の場合．
- ・検案医，剖検医の医学的判断の資料として重要である：警察を介して要求することが多い．
- ・上述の求めがあった場合，担当医は医業の公共性から協力することが望まれている．
- ⚠ 警察，剖検医，検案医とも閲覧した診療録の内容を正当な理由なく漏泄してはならない：守秘義務．

4）予断（先入感）の問題

法廷で弁護士などから情報収集によって剖検診断，検案時診断，鑑定などが予断（先入感）をもって行われたのではないかと問われることがある．
- ・臨床医学を含めた医学の領域では医学的根拠に基づいた予断は種々の可能性を考え，見落しを避けることに通じる．
- ・このような予断は検案，解剖を含む適切な医学的判断のために不可欠である．

b．観察の重要性

死体検案，解剖の基本は観察である．「初めに観察ありき」を胆に命じる．
- ・臨床医学では診察に相当する．
- ・判断（診断）は必ず観察（診察）の結果に基づいて客観的になされるべきである：医学的根拠のない主観的診断は空想，空中楼閣に等しい．
- ⚠ 適切な診断には適切な観察が不可欠である．
- ・許される誤診：観察は正確かつ詳細で適切であったが，結果的に判断が誤っていた場合．医学的な討論が可能である．
- ・許されざる誤診：いい加減な観察の当然の帰結として判断を誤った場合．たとえば，所見の見落しは誤診に直結する．
- ・死因の診断も例外ではない．
- ・判断の精度を高めるためにはまず，観察の精度を高める必要がある．

ｃ．適切な死因の診断

死亡者に関する情報や死体の観察結果に基づいて医学的に総合的に診断する．

1）判断の基準（「死因の判定」p. 57 参照）

ある死因に対する概念はその時代の医学水準，検案や解剖の精度，診断技術の進歩によって変遷する．

　［例］　乳児急死の死因について．

　ａ）鼻口閉塞，あるいは吐乳吸引による急性窒息
　・両者とも外因死で機能的概念に基づく診断である．
　・解剖せず，うつ伏せ寝や吐乳などの状況のみで急性窒息と診断しない．
　・死亡状況調査や解剖検査結果を総合すると，うつ伏せ寝による鼻口閉塞が死因のことは十分にあり得る(特に顔面を真下に向けたうつ伏せ，寝具の状況など)．
　ｂ）ウイルス性肺炎など
　・剖検の精度が高まると，このような診断が増加する．
　・病死で形態学的，病因論的概念に基づく．
　ｃ）乳幼児突然死症候群（SIDS）
　⚠ 病死で症候的概念に基づく診断である．病名ではない．
　⚠ 剖検診断名である：剖検せずに診断してはならない．
　・除外診断である：死亡状況調査や精度の高い剖検などを行っても死因を説明できない場合にやむをえず下される診断名である．
　・残念ながら，精度の低い剖検や剖検せずに SIDS と診断されるケースが少なくない（わが国の死因統計の SIDS の 60〜70％は解剖されていないという）．
　ｄ）SIDS の病因の時代による変遷
　・窒息死：外因死，機能的概念

注意!!

① 保育所や病院での乳幼児死亡例の裁判では SIDS が問題となるケースが多い．
② 国際的にも SIDS が犯罪や外因死のかくれみのとならないよう注意を喚起している．
③ SIDS は死亡時の状況や解剖しても医学的に死因が説明できないため，やむをえず診断されるべきである「はじめに SIDS ありき」ではなく，「最後に SIDS しかなかりき」でなくてはならない．

- ウイルス感染症：病死，病因論的概念
- ミルクアレルギー：病死，機能的，病因論的概念
- 無呼吸発作：病死，症候的，機能的概念

2）診断名が適切か否か

死因の表現は医学的でなければならないが，一方社会的にも理解される必要がある．

① 病死の診断名は原則として病名（疾患概念）で表現する．分子・細胞レベルの個々の現象は死因には含まれない．

> [例] 冠動脈血栓症に原因した心筋梗塞で死亡した場合．
> ○「心筋梗塞←冠動脈血栓症」
> ×「心機能不全←心筋壊死←心筋巨大分子の漏出←不可逆的細胞膜崩壊←……←心筋虚血←冠動脈血栓症」

② 外因死の場合，簡潔な，わかりやすい，医学的診断名で表現する．

ⓐ わかりやすさの目安：できるかぎりポピュラーな診断名を用いる：たとえば，溺死，焼死，頭蓋内損傷など．

ⓑ 簡潔に：解剖鑑定書の場合，外因による死亡までの病態生理学的分析や経過は「説明」欄に詳しく記載し，死因の診断名は簡潔にまとめる．

> [例] 転倒して頭部を強打し，脳挫傷で死亡した場合，
> ○「頭部打撲による脳挫傷」で十分である．
> ×「頭部打撲による脳挫傷に起因した脳腫脹，頭蓋内圧亢進に基づく脳機能障害」

ⓒ 医学的に，論理的に：剖検所見と死因との間に医学的因果関係が読みとれる表現とする．

> [例] 例：運転中の衝突事故で前胸部を強打し，胸部大動脈破裂で失血死した場合，
> ○「前胸部への外力による胸部大動脈破裂に基づく失血」
> ×「前胸部外力による失血」
> ×単に「大動脈損傷」あるいは「失血死」

ⓓ 多数の重篤な損傷や病変が存在する場合，死因との因果関係は死因の競合の概念に注意して簡潔に表現する．

ⓔ 多数の重篤な損傷が存在する場合，生活反応（後述）の有無に注意する．死後の損傷と判定されれば死因の判定根拠から除外する．これらの判断は受傷順序の推測にも役立つ．

3）死戦期の現象と死因

死戦期に随伴的に発生した現象は死因判定の根拠から除外する．

> [例] 吐物の吸引．

病因に関係なく発生し，人工呼吸でも誘発され得る．直接死因を短絡的に「吐物吸

引による急性窒息」としないこと．ただし，吐物を吸引したときに，死への経過が始まっていたか否かを見極めることが重要である．

4）法医学的判断
- 犯罪死体では，単に死因のみならず，外力の種類，程度，作用方法，作用順序など，原死因の実体を分析することまで要求される．
- 法医学的判断はあくまで科学的（医学的）推論である．

F．死因の種類

1．定義と分類

死因の種類とは死因となった変化がどのように発生したかによって，個体の死亡を分類したものをいう．以下のように大別される．

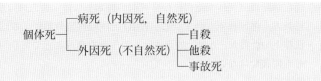

- 死亡診断書（死体検案書）では死因の種類となっている（「死因の種類」p. 307 参照）．
- 「不詳」の重要性：病死か，外因死か，あるいは外因死は明らかでも自他殺，事故死の別が判断できないときは「不詳」とすることに躊躇してはならない（p. 66 参照）．

a．病　死
疾病による死亡，加齢による自然死（老衰）をいう．死体検案の対象となるのは異状死体として届け出された病死である（「異状死体」p. 1 参照）．

b．外因死
外因とは，体外からの機械的，電気，熱および化学エネルギーが生理的限界を越えて人体に作用することをいう．
- 機械的外因を単に外力ともいう．
- 外因死とは，外因に起因して死亡した場合をいう．
- 外因の作用様式により自殺，他殺，事故死に大別される．

1）自　殺
a）定義：死亡者が自らの意思で死ぬことを目的として，自ら致死的な外因を積極的，あるいは消極的に自分に作用させて死亡することをいう．
- 自殺未遂の後遺症や続発症による死亡も自殺に含まれる．

・定義に含まれる条件のひとつが欠けても自殺ではない．しかし，現実には識別が困難な場合が多く，慎重な判断を要する．
　b）積極的行為：縊死，自傷，飛び降りなど．
　c）消極的行為：絶食．
　d）心中：特別な人間関係にある複数の個体の死のうち，少なくとも1人に自殺意図がある場合をいう．
・無理心中：母子心中，一家心中など．
・合意の有無によって自殺，他殺に分かれる．
・小児が道連れの場合は他殺とする．
　e）嘱託殺人：死亡者自らの意思で死ぬことを目的として，他人に外力の作用を依頼し，その結果死亡した場合．
2）他　殺

他人から加えられた外力による死をいう．
▷死亡診断書（死体検案書）の「死因の種類」には，殺人のほか，自殺関与，同意殺人，傷害致死も含まれる（WHOの国際疾病分類による）．
・法律上の「殺人」とは，故意に他人の生命を奪うことであり，「他殺」とは必ずしも同義ではない．

3）事故死

自殺と他殺を除いた外因死のうち不慮の事故によるものをいう（災害死ともいう）．
・一部は法律上「過失致死」として扱われる．

c．死亡診断書（死体検案書）における死因の種類

死亡診断書では「死因の種類」と表現され，医学上の死亡の種類を意味する．
・個体死は病死，外因死，不詳の死の3つに大別されている（図2-9）．
・「11．その他および不詳の外因死」は，外因死であることは明らかであるが，自他殺・災害死の別が不詳の場合に○をする．
・2～10の項目では，後遺症による死亡も含まれる．

2．社会的重要性と問題点

a．一般的事項

1）死亡者，加害者，あるいはその家族の権利に直接関連している．

> ［例］　心筋梗塞の持病のある72歳の男性．歩行中，乗用車と接触，転倒して頭部を打撲し，翌日，開頭手術を受けた直後に死亡した．この例では身体的素因（高齢，心筋梗塞），交通外傷（頭部外傷），医療事故（開頭手術）の三者の死亡への関与の程度によって，加害者の責任，医療事故か否か，誰が損害を賠償するのかなど，「死因の種類」の判定結果で異なってくる．

❗家族や関係者からの死因の種類の改ざんや虚偽の記載の要求には決して応じ

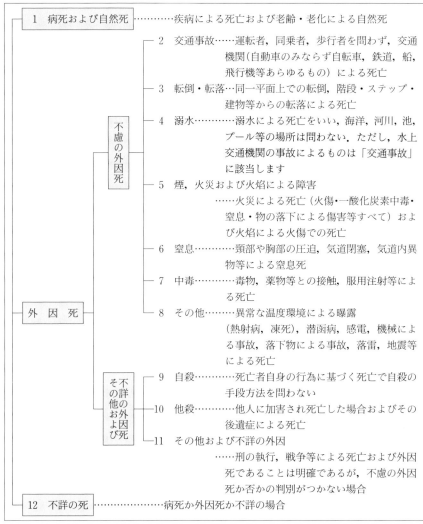

図 2-9. 死亡診断書（死体検案書）における死因の種類の分類

(厚生労働省マニュアルより)

てはならない．
- 不明な場合は死因の種類が不詳（図 2-9 の 11. あるいは 12.）に○をつけ，決して無理をしない．
2）法律上の分類・判別の根拠となる：犯罪の疑われる外因死が主体であり，医学的に外因死であることが前提である．

死の診断学　65

> ［例］ ケンカをして転倒し，頭部外傷で死亡した場合，医学的には他殺，法律的には傷害致死傷に分類される．

3）死因統計の資料の一部となる．

b．病死
外傷のある突然死では病死か外因死かの鑑別が重要となる．死体検案のみでの判断は多くの場合困難であり，剖検が不可欠である（「病死か，外因死か」p. 396 参照）．

c．不慮の事故死
- 中毒死が疑われる死体では，死体検案のみで死因の判定は困難であるので，剖検が不可欠である．
- 医療行為中の急死には，突然死の症例も少なからず混在しているので，剖検が不可欠である．
- 溺水による死亡：水中で発見された死体は必ずしも溺死ではない（後述の f.「不詳の死」参照）．

d．自殺
- 自殺の診断は死亡者やその家族に重大な意義があり，慎重に判断する．
- 死体検案時の家族や関係者への問診では，必ずしも真実が語られるとはかぎらない．
- 遺書があれば，自殺の可能性が高いが，遺書がないからといって自殺を否定できない．ただし，虚偽の記載，偽造，死亡者自身の筆跡か否かなどに注意を要する．
- 遺書は書類に限らず，メール，パソコン，テープなどに残されることもある．

e．他殺
- 毒殺はわが国では少ないが，病死と誤認されやすい．
- 児童虐待がしつけによる体罰と主張されることが多い．

f．不詳の死
死因は明らかでも，死因の種類が不明なことがある．

> ［例］ 多摩川を漂流中の死体．死因は溺死であった．
> ① 疾病で倒れた先が多摩川だった（病死）
> ② 他人に多摩川に突き落とされた（他殺）
> ③ 多摩川で入水自殺した（自殺）
> ④ 足を滑らせて多摩川に転落した（不慮の事故死）

①〜④のいずれかを状況や死体検案のみで判別できない場合，「不詳の死」とする．同様の状況は高所からの墜転落死でもいえる．

3. 病死か，外因死か

突然死はいつ，どこででも，誰にでも発生するので，外傷（外因）を伴うことが多いという特徴がある．この場合，外傷は原因か，結果か，すなわち，外傷と死因との因果関係の有無が重要な問題となる．

a．死因の判定
死因の正確な判定が不可欠であるので，以下の点を詳細に検討する．
1) 外傷や病変の部位，程度，性状
2) 生活反応の有無
3) 外傷と病変との経時的変化の対比
4) 受傷機転
5) 死亡者の既往歴，臨床経過，症状
6) 死亡時の状況

b．注意事項
1) 上述の点を明らかにするには死体検案のみでは不可能であり，法医解剖が不可欠である．
2) 病死を犯罪のかくれみのにしないことが重要である．特に乳児．鼻口部閉塞による他殺がSIDSとされていた例も少なくない．

c．疾病，外傷および死の関係（図2-10）
1) 病死（図2-10の①，③）

病死の経過中に発生した随伴現象を死因や死因の種類の判定の根拠としてはならない．

> ［例］ 死戦期の吐物吸引：死因をこれによる急性窒息とし，外因死と判定するのは不適当である．

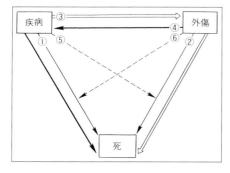

①および③は病死，②および④は外因死，⑤は身体的素因，⑥は外傷の死への寄与度を表す．

図 2-10．疾病，外傷および死との関係

2）疾病が外傷（外因）に先行した場合（図 2-10 の③）
・疾病が原因となり重篤な外傷を引き起こし，この外傷で死亡した場合をいう．
⚠ 死因の種類は病死とする．
・機能障害が外傷（外因）の原因である場合には臨床経過，症状を参考にして慎重に判断する．

> ［例］　入浴中のてんかん発作による溺死，高所での作業中の心臓発作による転落など．

・突然死に随伴して外傷を受けた場合，生活反応の有無，程度が目安となる．

> ［例］　大動脈解離に基づく心タンポナーデによる突然死の過程でストーブの上に倒れ，火災を起こした場合（焼死の生活反応の有無が重要となる）．

・救命救急処置による損傷（多発肋骨骨折，肺損傷，肝破裂など）に注意する．

3）外傷に起因した病変で死亡した場合（図 2-10 の④）
　a）重症な外傷に起因する場合．

> ［例］　頭部外傷に続発した気管支肺炎，ストレス潰瘍穿孔による化膿性腹膜炎など．

　b）外傷自体が死因となり得る場合：続発病変を死体検案書の「死亡の原因」欄の「その他の身体状況」欄に記載してもよい（「死亡の原因」p.303 参照）．
　c）軽度の外傷に起因する場合：最も問題となりやすく，剖検しないと判別できない．

> ［例1］　縊死未遂者の脳梗塞（自殺）：縊首による内頸動脈内膜の亀裂から血栓を形成し，脳梗塞で死亡した例（当初，病死が疑われた）．
> ［例2］　交通事故による膝関節部打撲後の肺動脈血栓塞栓症（交通事故死）：後膝窩静脈の内膜損傷と静脈血栓症に起因していた（当初は病死が疑われた）．

4）**身体的素因**（図 2-10 の⑤）
死亡者の身体的素因（疾病や体質）が外傷に対する抵抗力の低下，外傷性変化の増悪，異常反応の出現などをもたらし，通常人が耐え得る外傷で死亡したり，死期が著しく早められる状態をいう．高齢者でよく問題とされる．

> ［例1］　陳旧性心筋梗塞と肺脂肪塞栓症：交通事故による左大腿骨骨折で入院中の突然死．
> ［例2］　肝硬変と外傷：出血傾向のため比較的軽度の外力で硬膜下血腫や出血性ショックを起こし死亡する場合．
> ［例3］　薬剤アレルギーによるアナフィラキシーショック．
> ・交通事故と持病：加害者側は死亡者の疾病こそ死因であり，病死を主張することもある．

5）外傷の寄与度（図 2-10 の⑥）

病死に問題はないが，外傷が死亡にどの程度寄与したかが問題となる．

　　［例］　交通事故による左大腿骨骨折で入院中に突然死した．死因は脳底部動脈瘤破裂によるクモ膜下出血であった．

6）軽微な外力による突然死

通常人では何でもない外力の最中や直後に死亡することがある．
潜在性疾患や基礎疾患の代表的なものは以下の通りである．

　a）クモ膜下出血：脳底部動脈輪の動脈瘤，動脈解離および動静脈奇形（吻合）が多い．
　・外傷性クモ膜下出血と鑑別する．
　・外傷性動脈瘤か否かの鑑別には組織学的検査が不可欠である．
　・動脈硬化性動脈瘤や椎骨動脈解離は発見されにくい．
　・刑事上，外力（外因）と動脈瘤破裂との因果関係が争点となる．
　b）心臓死：先天性，後天性を問わず，心疾患のある場合．
　c）出血傾向：白血病，血友病，肝硬変などがあると，出血性ショック，喉頭粘膜下血腫による気道狭窄で死亡することがある．
　・抗凝固薬服用者（特にワーファリン）では，軽微な外力で多量出血することがある．
　d）腫大臓器の破裂：白血病による肝，脾の腫大など．

4．判定の実際

a．一般的事項

　1）死体所見，死亡時の状況，死亡者の生前の健康状態，既往歴，生活習慣まで，あらゆる情報を総合して判定する．
　2）このためには，捜査結果，家族や関係者の供述などが参考となるが，内容を十分吟味する．
　3）また，死体所見と情報との間に矛盾がないかを必ずチェックする必要がある．
　4）矛盾があったり，判定が困難な場合は決して無理せず，死体検案書の記載に当たっては，「（推定）」を付記したり，「11．その他および不詳の外因」「12．不詳の死」の項目を利用する（図 2-9〔p.65〕参照）．

b．死体所見

　1）外傷のない場合：必ずしも病死ではない．
　a）中毒死：特有な死体所見のない中毒死も多い．
　b）外表に痕跡を残さない内臓損傷：特に腹部外傷や頸椎・頸髄損傷の場合．
　・急性窒息でも鼻口部や頸部に創傷を認めないことが少なくない（特に乳児）．

2）外傷のある死体．
   a）死因の種類の判断に役立つ特徴的な創傷の有無：ためらい傷（自殺），防御創（他殺），バンパー創やタイヤマーク（交通事故死），頸部の扼痕（他殺）など．
   b）自為の可能性の有無．
   c）伝聞情報との矛盾の有無．
   d）正確な死因の判断：積極的に解剖することが第一である．

c．伝聞情報
   1）既往歴：持病，手術の有無，薬物の使用状態，自殺念慮や自殺未遂の有無，飲酒，薬物乱用の有無など．
   2）死亡前の言動：目撃者の供述，遺書，遺言，自殺を思わせる言動の有無など．
   3）死体発見現場の状況：有毒物質発生源，薬毒物服用の痕跡，目貼り，吐物などの有無，縊首の痕跡など．
   4）溺死，墜転落死，焼死，電車などによる轢過などは自他殺，事故死の判断が難しい事例が少なくないので慎重に対応する．

d．死因の種類の検案時と剖検診断との不一致率

　死体検案時の死因の種類の判断が，その後の捜査や剖検結果と一致しないことが少なくない．死因の種類の検案時診断と剖検診断との不一致率は，筆者の経験例では，東京都監察医務院での死体検案例で4～5％，承諾解剖例（検案医の多くは警察医）で約14％に達する．このため，死体検案時の死因の種類の判定は，特に解剖しない場合，決して無理せず，「不詳」とすることが重要である．

　❷ 死因の種類の判断に際し，家族や関係者の希望に応じてはならない．

Chapter 3

死体検案の実際

A．一般的注意事項

1．死亡の確認

死亡が確認されていない場合には，まずその個体の死亡を確認する．
1) 死の確徴が発現していれば容易である．
2) 死の確徴がまだ発現していない場合は三(二)徴候説に従い慎重に確認する．
・仮死に注意する：死体検案時に生命徴候が認められ，あわてて病院に収容されたという報告もある．

2．死体や遺族への注意

1) 死体の取り扱い，遺族へのことば遣い，検案時の服装などに十分気をつける．
2) 検案時に血液や髄液を採取する場合，遺族に十分説明して承諾を得る．
3) 着衣，部屋，棺などを血液や漏出体液で汚さない．
4) 死体を傷つけない：死体検案には必ず無鈎ピンセットを使用する．

3．死体観察時の注意

死体を十分観察できる状態で検案する．すなわち，棺から出し，全身裸にし，明るいところで医師が自らていねいに死体の外表を見落しなく観察する．

⚠ 死体検案の現場には遺族を立会わせない．

・観察結果は正確に詳細に記録する：立会い警察官に記録を依頼してもよい．
・現場，着衣，交通事故での車両，自殺に用いられた用具などを積極的に観察し，死体所見と矛盾しないかを検討する．

4．検案時の問診

可能であれば検案医自ら家族や関係者から以下の点をできるかぎり詳細に聴取する．

a．聴取内容
1）既往歴：特に突然死の場合．
2）生前の健康状態：臨床経過，症状，受診医療機関，服薬の有無，状況など．
3）死亡時の状況：事故時や死体発見時の状況．
4）生活習慣，嗜好品など．
5）現場の状況：吐物，喀血，失禁の有無など．

b．注意点
1）医学的観点から聴取する：特に警察の捜査が医学的判断資料として不十分な場合．
2）受診していた場合，担当医師からできる限り直接聴取し，臨床検査データやX線写真があれば参考にする．
3）警察の捜査結果，家族や関係者からの聴取内容と死体所見とが矛盾しないかを必ず検討する．

5．写真撮影時の注意

死体検案時には，必要に応じ写真撮影する．
　a）メモ代わりになる：特にデジタルカメラでは書類作成時の参考となる．
　b）接写レンズ，広角レンズを用意しておくと便利である．
　c）自ら撮影しない場合には，どのように撮影するかを撮影者に具体的に指示する．
　d）撮影時には氏名，年齢，警察署名，年月日などのメモと一緒に顔面を撮影しておく：特に死体検案のみで終わる場合．
　❗個人情報が漏出しないように注意する．
・後で犯罪性が認められた場合の参考となる．
　e）創傷の撮影は，そのままの状態と，血液などを除去した状態で行う．
・必ずスケールをおいて撮影する．
・拡大写真では部位や左右が判別できるように撮影する（全体と局所）．
・重要部分には矢印を付す．
　f）フラッシュで重要部分が光って判別できない写真を見かける．フラッシュ使用の有無を判別するため，フラッシュを使用しない場合も撮影する．
　❗撮影時の影か出血かなどが裁判で問題視される事例が少なくない．

6．法医解剖との関連性

検案によって死因が不明な場合には，無理して死因などを診断せず解剖をすすめる．
・筆者は検案医，立会い警察官，遺族のいずれかが疑義を示せば，法医解剖（ほとんどが承諾解剖）が必要としている．すなわち，三者一体で解剖の必要を認めない場合のみ検案で終わらせている．

- 最近では遺族からの解剖の申し出が少なくない．
- 検案医が司法解剖の必要性を認めた場合には立会い警察官に意見を述べる．

7．後頭窩（下）穿刺について

検案時に髄液の性状を検査するために小脳延髄槽の髄液の性状を観察する．
- 通常は髄液が血性か否かによって出血の有無を判断している．
- 新鮮死体では血性でなくても混濁の有無などにも注意する．
混濁があれば，遠沈して沈渣の塗抹標本を作成しておく．
- HE染色で白血球が多ければ細菌性，リンパ球が主体ならウイルス性感染症が疑われる．

a．方　法

通常行われている方法は，後頭骨正中の直下から眉間正中の方向にゆっくりと内套付長針を刺入し，感触で硬膜を貫通したと思われるところで止め内套を引き抜いて放置する．適切に刺入されていれば，髄液が自然に滴下するので，その性状を観察する．髄液検査のために採取する場合は，注射筒で静かに吸引する．

- 血液を混入した髄液が流出すれば，クモ膜下に出血している疑いがある．
- 色調の観察にはティッシュペーパーなど白紙の上に滴下させるとよい：わずかな血液の混入やキサントクロミー（黄色化）がわかりやすい．
- 刺入時や脳表面の血管を損傷した場合，しばらく放置すれば透明な髄液が滴下してくる．
- 脳出血の脳室内穿破で凝固している場合や脳腫脹が著しいと髄液が流出しないこともある．
- 腰椎穿刺でもよい．

b．注意事項

1）遺族の承諾を得て行う．
2）あくまでも補助的な手段である：死亡者の情報や臨床経過を参考に実施の有無を考慮する．場合によっては頭蓋内出血を否定するために行うこともある．
3）髄液が血性であっても外傷性頭蓋内出血を否定できない．脳出血の脳室内穿破とクモ膜下出血との鑑別も難しい．
4）適切な手技で行う：血液？　血性髄液？
5）解剖を行う場合には行わない．また，後頭窩穿刺の結果から解剖が必要と判断した場合には書類などに後頭窩穿刺を実施した旨を記録する．
6）着衣や寝具を血液で汚さない：刺入部位にカット絆などを貼布するとよい．

8．死後 CT 画像の法医学への応用

　X 線 CT 撮影装置の普及に伴い，わが国の解剖場にも撮影装置を付置し，比較的容易に死体の CT 撮影が実施されるようになった．死体検案は死亡状況調査と死体外表の観察を総合した法医学的判断で死因などを医学的に推定する作業である．死後 CT 画像で内部に異常が発見されれば，検案時の死因判断の精度を高めるとともに，解剖時の参考となるので，積極的に活用する．

- あくまでも補助的に用いるべきで，これに頼り過ぎると，犯罪見逃しに通じる可能性が大きい．

⚠ X 線 CT 検査を外因死や犯罪死の隠れみのにしてはならない．

⚠ 死後 CT 検査のみで解剖は必要ないとの意見があるが，暴言と言わざるを得ない．

a．死後 CT 画像の読影について

　死後 CT 画像の読影は放射線科医に依頼されることが多い．筆者の経験では以下の問題点を指摘したい．

　a）死後 CT 画像読影の経験が浅い放射線科医が少なくない．
- 死体現象の CT 画像について理解する必要がある．

　b）死亡状況調査を警察がどの程度伝えているか．
- 依頼した警察との認識の乖離：放射線科医の真摯な医学的判断と警察の判断（例えば犯罪性の有無）との間の乖離が大きい．

　c）放射線科医は死体検案書を交付しないことが多い．
- 放射線科医への警察の伝達内容によっては検案医の責任問題に発展することもある．

　d）読影結果はまず遺族や警察に説明されることが多い．
- 死後の血管内ガス貯留を空気塞栓と診断され，遺族は医療事故を疑った．

　e）死後 CT 画像の読影と診断は医療行為であるので．診療放射線技師の読影は医師法違反に問われかねない．

　これらの問題点を解決するためには，死後 CT 画像を読影する放射線科医は法医学的判断ができる必要があり，法医学者は将来 CT 画像が自ら読影できる必要がある．

- 現在，法医学領域では死後 CT 画像と解剖結果とを比較検討する作業が行われている．

b．重要性と利点

　a）死後 CT 撮影は非破壊的に身体内部の状態を描出するので，死後 CT 撮影に対する遺族の承諾を得やすい．

　b）死体そのもののデータであるので，証拠価値は高い．

　c）検案時の死後 CT 画像は死因診断の補助として役立つこともある．

［例］　外傷のない高血圧患者の脳出血．

d）外傷性変化の発見：解剖前の死後 CT 画像は解剖の方針決定に役立つ．

［例］　骨折の有無・部位や弾丸など体内異物の位置確認．

e）死後 CT 画像は遺族や警察への説得力のある説明が可能．
・死因や解剖の必要性の説明に利用される．
f）犯罪死未遂事件では救急医が撮影した CT 画像を三次元に構築し，裁判に応用されている．

c．死後 CT 画像の条件および装置

死後 CT 画像の機種および撮影条件が施設によって異なるので，マニュアル作成などで撮影条件や画質を担保する必要がある．
・全身を CT 撮影することが前提となる．
a）死後 CT 撮影で望まれる画像，画質
・軟部組織の分解能が高い画像．
・頭部はコンベンショナルスキャンでの撮影．
・矢状断や冠状断，3D 画像など再構成画像の作成に対応できる．
・三次元構築を念頭におき最低で 5 mm，できれば 1〜2 mm 間隔での撮影．
・死体では被曝量を考慮する必要がないので高い線量での撮影．
b）死後 CT 撮影に望ましい装置の性能
・死後 CT 撮影専用の 16 列 CT 装置が望ましい．
・矢状断，冠状断および 3D 画像に対応できる画像解析ソフトの併設．

d．法医解剖時における死後 CT 画像読影の主な着目点

1）骨折の有無の検索：頭蓋骨，脊椎骨，肋骨，四肢骨，骨盤など．
・紛らわしい場合は解剖で確認する．
2）異物の有無：体内の高吸収異物（薬剤，結石，銃弾，折れた刃物の先端など）
・頭部射創では脳の射創管周囲に細かな骨片や金属片を認めるが，両者の鑑別が可能．
3）個人識別：外内生殖器，動脈硬化の程度，長管骨の長さ（特に白骨の場合）
・生前の CT 画像があれば比較しやすい．
4）病変の検索：大動脈解離，大動脈瘤破裂，心タンポナーデなど
・外傷性か否かの鑑別に注意が必要．

e．主な注意すべき蘇生術後および死後変化

a）心臓マッサージによる多発肋骨骨折（外傷による多発肋骨骨折と誤判）
b）心血管系，脳血管および肝臓血管内のガス貯留（空気塞栓と誤判）
c）血液就下，特に頭蓋内（クモ膜下出血と誤判）

d）肺動脈の軟凝血塊（肺動脈血栓塞栓症と誤判）
 f．死後 CT 画像による死因の判断について
多くの場合，死後 CT 画像のみで外因性と内因性の鑑別は不可能である．

> ［例］ 脳内出血，クモ膜下出血，硬膜下血腫，心タンポナーデなどの出血は死後 CT 画像で診断は可能であるが，外因性の可能性の有無を検討する必要がある．

 1）比較的判断しやすい所見
   a）大血管や胸腹腔内臓器損傷（血胸，腹腔内出血）
   b）硬膜外・硬膜下血腫・脳内出血・クモ膜下出血
   c）気道内異物
   d）気胸
 2）判断が困難な所見
   a）虚血性心疾患
   b）肺動脈血栓塞栓症
   c）薬毒物中毒
   ❗ 死後 CT 検査が普及した結果，解剖体数は増加している．
 g．死後 CT 検査のさらなる法医学的応用
 1）高次元画像解析
　全身，または取り出した臓器の CT 画像を三次元データとして保存し，三次元または四次元的にコンピューター上で再構築し解析する．以下の点が可能である．
   a）データをコンピューター上に保存し，必要に応じて解剖できる（virtual morgue, virtual autopsy，髙津）
   b）種々の定量的解析が可能である．
   c）機能的指標の解析
   d）生前の病態のシミュレーション
   e）画像を用いた説得力のある説明
   f）研究への応用（必要に応じて遺族の承諾）
具体的に以下の解析がなされている．
　・刺創の成傷メカニズムの解析
　・銃創の弾道解析
　・頭蓋内血腫や腫瘍の定量化
　・心臓における梗塞巣の定量化
　・凶器と創傷の関係の解析（特に殺人未遂事件で応用されている）

B．用　具

　死体を検案する機会の多い場合には，以下のものを常備し，いつでも出動できる準備をしておくと便利である．

 1．専用カバン：アタッシュケース型が便利である．現場や自動車の中で書類を書く際に下敷としても利用できる．
 2．印鑑：朱肉入れのある容器に入れておく．
 3．必要書類：死体検案書，死体検案調書，人体図など．メモ用紙を忘れずに．
 4．筆記用具：油性ボールペン（黒）が望ましい．その他，シャープペンシル，マーカーなど．
 5．ピンセット：有鈎と無鈎ピンセット各1本．死体には無鈎ピンセットを使用する．
 6．ルーペ：軽微な変化や小さな異物の観察に用いる．
 7．物差し：自動巻取りできる巻尺で十分である．
　・創傷などの計測にはカバンに入る10〜30 cmの物差しを持参すると便利である．
 8．ペンライト：臨床領域で使用されているもので十分である．
 9．注射器：現場では洗浄できないことが多く，注射筒はディスポーザブル（10 mL），注射針は内套付き長針（ルンバール針で十分）が便利である．筆者は18G以下の太い注射針を用いている．
10．温度計：直腸内温度や外気温を測定するので棒状のものがよい．
　・警察は深部体温計を準備しておくと便利である．
11．白衣，ゴム手袋，マスクなど：種々の状況下で検案するので，自分の衣類の汚れを気にしていては十分な検案ができない．検案時の感染予防に十分注意する．
12．試験管：密栓のできるディスポーザブル試験管が便利である．採取した試料を入れる．
13．消毒薬：検案終了後，手や使用器具の消毒に使用する．往診用のもので十分である．
14．カメラ：接写レンズとストロボ（リングストロボが便利）は必須である．最近ではデジタルカメラがよく用いられ，メモの代用にもなる．
15．その他：事例によってはpH試験紙，毒物の予備試験用試薬，コッヘル，ハサミ，脱脂綿，ガーゼ片，手軽な法医学書などが必要となる．

C．外表検査

1．全身所見

　見落しをなくすために，筆者は全身から局所，頭部から足方へと検査している．現場での検案では，死体の位置，周囲の状況，衣類，吐物，糞尿の失禁の有無なども参考にする．

・見落としをなくすために各自の方法を確立しておくとよい．

a．体位，肢位

1）死斑や死体硬直の発現状況と矛盾しないか？
2）吐物，よだれ，失禁などの位置と死体の位置，体位などに矛盾はないか？

b．皮膚の変化

1）死斑の有無，発現部位，色調，程度，固定化の有無（「早期死体現象」p. 38 参照）．
2）腐敗性変色（「腐敗」p. 47 参照）．
3）顔面のうっ血，浮腫（「頸部圧迫」p. 164 参照）．

・顔面皮膚の溢血点を伴うことがある：絞頸，扼頸，胸部圧迫など．
・内頸静脈怒張の有無：顔面のうっ血とともに急性心臓死でよくみられる．
▷浮腫の有無は上眼瞼で識別しやすい．

4）黄疸の有無，程度，色調．

・眼球結膜で識別しやすい．
・自然光で識別しやすい．

5）点状出血：長幹骨骨折による全身性脂肪塞栓症，その他 DIC，敗血症などで発現する：皮膚毛細管の栓子や血栓による閉塞が原因である．
6）浮腫：全身性か局所性か？
7）救命救急処置による変化：注射痕，電極痕，緊急手術痕など．
8）その他：個人識別の参考となる刺青，瘢痕，手術痕，皮膚病，薬疹，ほくろなどの有無，部位，形状．

c．死体硬直 （「死体硬直」p. 40 参照）

d．計　測

1）身長，体重

　a）検案時は巻尺，剖検時は巻尺や特殊な棒状物差しを使用している．
　b）死体硬直による下肢の屈曲，腹部膨隆などに配慮してできるかぎり正確に計測する．

・膝関節などの拘縮があれば，膝下高で身長を推定できる．
　膝下高 (S)：膝関節を直角に曲げた状態で，足踵から膝関節上端までの長さ (cm) (図 3-1)．

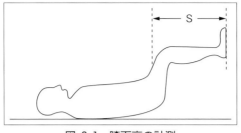

図 3-1. 膝下高の計測

　男性：64.19－(0.04×年齢)＋(2.02×膝下高)
　女性：84.88－(0.24×年齢)＋(1.83×膝下高)

2）頭髪，陰毛

前者は前頭部や頭頂部で，後者は恥丘部で計測する．

3）直腸内温度（深部温度の測定）

　a）棒状温度計やデジタル温度計を肛門から直腸内にできるかぎり深く挿入し，5分前後おいてそのまま読み取る．
　b）必ず測定時刻を記録し，死体周囲の温度を合わせて測定する．

4）白骨死体

身長の推定のために主な長幹骨の長さを測定する（「白骨死体の検案」p.269 参照）．

5）新生児

成熟度，胎齢の推定のため，身長，体重のほか，各種計測値，頭毛，爪，臍帯の長さなどを計測する（「小児の死体検案」p.132 参照）．

e．体格，栄養状態

1）体格とは長さ，幅，厚さの三次元における身体の発達程度をいう．身長，体重，骨格などを基準に判断する．
2）法医学領域では，体格は身長，栄養は皮下脂肪を基準に簡略に判断される．わが国での大略の目安を**表 3-1** に示す．

・最近の若者の身長から各段階とも 5〜10 cm 加えるという意見もある．
・わが国における標準体重（最近では体重指数 BMI）が 25 以上を肥満，18.5 以下をやせ（低体重）とされる．
・低栄養の場合，その原因についても推定する．

　標準体重（BMI）＝ 体重/身長^2（kg/m^2）：18.5〜25
　ブローカ指数（桂変法）では標準体重（kg）＝（身長 cm－100）×0.9

表 3-1. 体格判定の目安

体　格	身　長 (cm)
大	♂　170＜ ♀　160＜
中	♂　160〜169 ♀　150〜159
小	♂　　＜159 ♀　　＜149

f．その他

　損傷，奇形，湿疹（薬疹）の有無，晩期死体現象があれば，その状態，医療行為による損傷（注射，除細動，心電図，静脈切開，開胸式心マッサージ，挿管，ドレナージ，緊急手術などの痕跡の有無），褥瘡の有無，程度などを記録する．

2．局所所見

a．頭　部

　頭毛が叢生していると創傷などを見落しやすいので，指で丹念に触って検査する．
　　1）頭毛：ハゲの状態，白毛の量，染色，植毛，カツラの有無，長さ，髪型などは個人識別に役立つ．白人では色も重要である．
　　2）損傷の有無，程度：頭毛のため，頭蓋内損傷が高度でも，頭皮の創傷は軽度のことがある．耳介後面の出血（バトル徴候）の有無に注意する．
　　3）手術痕，創痕：手術痕は頭部外傷や頭蓋内疾患の既往を示唆している．児童虐待では頭皮に多数の新旧さまざまな創痕を認めることがある．
　　4）頭毛の採取：腐敗死体の血液型判定，覚せい剤の検出，身元不明死体ではDNA分析などのため，必要に応じて毛根付着のまま採取する．
　　5）その他：頭蓋冠の変形，褥瘡（後頭部が多い）の有無など．

b．顔　面

1）顔　貌

　特徴的な顔貌は診断に役立つ．

> ［例］　ダウン症候群など．

2）うっ血

　急性心臓死でも認められることがある．頸部や胸部の圧迫があれば著明である．皮膚や眼瞼眼球結膜下の溢血点，浮腫を伴うことが多い．腹臥位では死斑と鑑別する．浮腫は眼瞼が腫れぼったくみえることで判断できる．

3）眼鏡様出血

この部が打撲，圧迫された場合（直達的外力）と，頭蓋底骨折（眼窩上蓋や眼窩形成骨の骨折）の場合（介達的外力）があり，いずれかを鑑別することが重要である．

▷表皮剥脱や挫創があれば直達外力を疑う．

4）眼瞼眼球結膜

溢血点の有無，大きさ，程度を検査する．眼球結膜では黄疸の有無にも注意する．数の少ない溢血点は急性心臓死や頻回の嘔吐でもみられる．

5）角　膜

混濁の程度，瞳孔が透見できるかなどを観察する．開眼状態と閉眼状態で，その程度や進行速度は異なる（表 2-2〔p. 45〕参照）．

6）瞳　孔

大きさの測定．左右同大か，不同か，縮瞳，老人環の有無など．

筆者は左右径を測定している．

7）眼球硬度

通常，弾性硬，あるいは弾性軟などと表現される．乾燥による眼圧低下で徐々に軟化し，眼球が陥凹する．

8）鼻

変形，創傷，鼻骨骨折の有無など．突出しているので鼻尖部は外傷を受けやすい．

・眼鏡常用者では鼻根部に圧痕を認めることがある．
・鼻出血：直達外力によるほか，頸部圧迫時の急性うっ血で発現することがある．ほとんどがいわゆる locus Kiesselbachii（Little area）から起こる．

9）口唇粘膜

チアノーゼ，創傷，腐蝕の有無に注意する．

・歯による損傷の可能性を考慮する．
・乳幼児では死後の乾燥を創傷と間違えない．

10）口腔粘膜

粘膜下溢血点の有無が重要である（頸部圧迫の場合）．

・突然死では溢血点は通常認められない．
・粘膜損傷：びらん，粘膜剥離，粘膜下出血，粘膜挫創．

11）歯

う歯，義歯，咬耗程度などを観察する．特に身元不明死体では精密に検査し，記録しておく（「歯からの個人識別」p. 323 参照）．

12）舌尖の位置

歯列（顎堤）の前方にあるか，間か，後方か．歯列の間にあれば生前に咬まれたものか，死体硬直による圧痕かを区別する（出血の有無に注意する）．

13）口腔内

異物，吐物，吐血，喀血などの有無に注意する．強直のため開口しにくい場合，奥にあるものは見落としやすい．状況的に異物が疑われるとき（誤嚥や吐物，吐血の吸引）には解剖して確かめる．

 ▷口腔内にチリ紙やハンカチをつめて自殺している例もある（特に留置所内や精神科病院入院中など）．

14）白色泡沫

新鮮な溺死体では，鼻口部から微細な白色泡沫がキノコ状に漏出，また胸部を押えると漏出することがある．

 ・蘇生術が施されると不明なことが多い（「水中死体」p. 174 参照）．

15）耳出血

頭蓋底骨折のほか，頸部圧迫時のうっ血でも発現することがある．

16）その他

ヒゲの伸び具合，奇形（兎唇，口蓋裂，その手術痕），鼻口部周辺の創傷の有無（特に乳幼児）などに注意する．

c．頸　部

1）索溝や扼痕の有無：重要な所見である．顔面のうっ血が著しい場合には特に注意深く観察する（簡単のようで難しいケースが多い）．

・索溝があれば，走行，幅，性状，結紮形成の有無，縊頸であれば状況と索溝との矛盾の有無などを詳細に観察する．

・自然のヒダ，腐乱死体では衣類による圧痕と鑑別する．

❗索溝があればその高さにおける頸部周囲長を測定しておく．

2）甲状腺腫，リンパ節腫脹の有無．

3）異常可動性：頭部を持ち，静かに前後左右に動かしてみる．頸椎骨折があれば，軋裂音を感じたり，異常可動性を認めることがある．

・通常は死体硬直で固定されているので，強引に動かすことは避ける．

・硬直の未発現，あるいは緩解している場合は判別が難しい．

4）手術痕，創痕：甲状腺手術痕（カラー状），気管切開痕の有無に注意する．

d．胸腹部

1）腹部の膨隆：腹水，腹腔内出血，化膿性，あるいは癌性腹膜炎など．

▷波動の有無：一方の側腹部に手掌を当て，他方を叩打すると，手掌に波動を触れる．

・腸内ガスの貯留と鑑別する．叩打によって鼓音を呈す．

2）乳房：男性では女性化乳房の有無，女性では発育，乳輪，乳頭の着色，乳汁分泌や腫瘤の有無に注意する．

3）損傷の有無：腹部では，軽微な創傷でも内臓損傷を伴っていることがある．

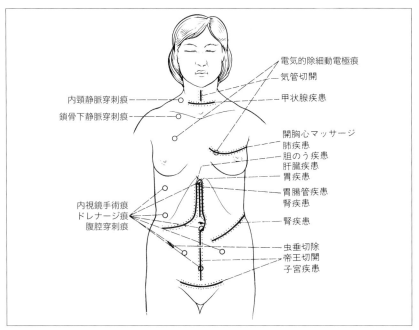

図 3-2. よくみられる手術の皮膚切開創

- 肋骨骨折, 胸郭変形の有無：心マッサージによるものか否か.
- 側胸部の肋骨骨折は上腕を介して外力が作用しても生じるので, 上腕の創傷や骨折の有無に注意する.

4) 腹部の触診：腹部腫瘤, 肝・脾腫大の有無に注意する. 下腹部正中の腫瘤では, 妊娠子宮や膀胱の尿充満を疑う.

5) 手術痕：皮膚切開創の部位で手術の種類を推測できることがある（図 3-2）.

- 癒着による絞扼性腸閉塞の可能性がある.

❗ 腹部の陳旧性手術痕の有無を必ず記録する.

6) 皮下気腫：触れると捻髪音を感じ, 押すと凹む. 高度になると, 顔面や下肢にまで及ぶ.

- 胸腔内臓器損傷のほか, 気管内挿管の合併症としても認められる.

e. 背 面

必ず背面全域が観察できる状態で観察する.

1) 脊柱の変形, 骨折：頸椎から腰椎まで棘突起を指で強く圧迫して検査する. 特に交通事故死や高所からの墜転落死例では慎重に観察する.

2) 創傷, 創痕の有無.

死体検案の実際

3）褥瘡：仙骨部，肩甲部，足踵後面などに発生しやすい．

f．上肢・下肢
1）肢位（骨折，脱臼による異常肢位の有無を観察する）
2）太さ，長さ
- 左右差があるか否か．あれば周囲径や長さを計測する．
- 生前の跛行，筋萎縮の有無の推測に役立つ．
- 股関節の中心性脱臼：交通事故，特に運転者にみられる（「運転者，同乗者の損傷」p. 125 参照）．
3）爪の検査（創傷，チアノーゼの有無）
4）奇形の有無（特に手指や足趾）
5）注射針痕
- 医療行為によるもの：生前の受診時か，救急医療によるものか．
- 覚せい剤などの薬物乱用によるもの：刺青で隠されたり，目立たない部位に注射していることもある．新旧のものが混在していることもある．
6）浮腫，皮下気腫
7）水疱形成（ホルツァー Holzer の水疱〔バルビタール疹〕）
- 睡眠薬中毒では，足踵の接地面，膝関節内側に水疱形成，皮内出血を認めることがある．
8）創　傷
- 新旧多数の創傷：アルコール依存症．神経系疾患保有者，被虐待児など．
- 大腿前面の左右対称的な皮下出血：救急医療時の痛覚反応検査を考慮する．
- 上腕内側の左右対称的皮内，皮下出血：他人に押え込まれた場合や，救急搬入時に握られて形成されることが多い．
- 防御創：前腕，手掌，手指に注意する．
9）その他
- 手指の変形，欠損：指をつめたのか否か．
- 創痕：手関節部前面の多数の線状創痕はリストカットの既往を示唆している．
- 拘縮の有無
- 予防接種痕：種痘によるものは年齢推定に役立つことがある．

g．外陰部，肛門
1）男性の場合
- 陰茎の変形，皮下への異物挿入の有無
- 外尿道口の位置：尿道下裂の有無
- 尿道内異物，膿，血液の有無
- 陰のう内に睾丸を触れるか：特に新生児
- 陰のう腫大，鼠径ヘルニア，水腫，腐敗ガス貯留など．

- 睾丸の萎縮，低形成：アルコール依存症や内分泌系疾患など．
- 創傷の有無
- 陰のう血腫：二輪車事故でよくみられる．

2）女性の場合
- 大陰唇，小陰唇の色調，形状，奇形の有無：妊娠では色調はリビドを呈する．
- 腟入口部粘膜の創傷の有無．
- 処女膜の形状：破瓜の有無，経産婦か否か，新鮮な破瓜があるか．
- 創痕：陳旧性会陰切開創があれば経産婦である．
- 精液付着の有無：肉眼的には難しい．必要に応じて検体を採取する．
- 姦淫が疑われた場合，腟入口部や腟内容を採取する．

3）肛 門
- 開いているか．糞便による汚染の有無．
- 同性愛者では粘膜の肥厚を伴うことがある．必要に応じて精液検査の検体を採取する．
- 異物挿入，下血，脱肛，痔などの有無．

h．高齢者での注意事項
- 多剤服用者が多いので，必ず服用薬物について情報を得る．
- 褥瘡の有無に注意する．
- 低栄養や転倒・転落などによる外因死が混在しているので，死因を安易に老衰，肺炎などと考えない．

■ 眼瞼結膜下の溢血点
- 性状：蚤刺大〜粟粒大の点状出血として認められる．
- 重要性：絞頸，扼頸，非定型縊死，胸部圧迫など顔面の高度のうっ血をもたらす状況下で多発する．急性心臓死などでも発現することがあるが，数は少なく，大きさは小さい．
- ▷検査法：眼球結膜移行部がみえるまで眼瞼を翻転して観察する．溢血点は出血の一種であるので，圧迫しても消えない．
- ▷注意：眼瞼の翻転には必ず無鈎ピンセットを使用する．

D．創傷の検査

1．一般的注意事項

創傷の適切な診断のためには，見落としのない観察が不可欠である．また，第三者に観察や判断の結果を伝達し，理解してもらうためには客観的な記録が不可欠である．まず，死体検案における一般的な注意事項を以下に示す．

a）診断に必要な観察事項を確認し，見落しのない自らの観察方法を確立する．
   b）死因に関連した創傷のみならず，軽度の創傷も軽視しない：成傷器の推定，受傷機転の分析に必要である．
   c）検案者が検案時に新たな創傷を形成したり，異物を付着させてはならない．
   d）腐敗死体や焼死体では，創傷の有無が判別しにくいので，慎重に観察する．
   e）解剖すべき死体では，後頭窩穿刺や創口へのゾンデの挿入などを行わない．
   f）成傷器が判明していても，創傷の所見と矛盾しないか検討する：他殺のほか，交通事故，自殺，労働災害などの場合に特に重要である．
   g）着衣，死体周囲の状況と創傷の所見との間に矛盾がないかを検討する．
   h）写真撮影はそのままの状態と，着衣，血液などを除去した状態とで行う（「写真撮影時の注意」p. 72 参照）．

2．損傷の定義と分類

a．損傷，外傷，創傷

1）損　傷
身体を構成する組織の生理的連続性が断たれたり，機能が障害された状態をいう．
　▷外因性のほか，内因性も含まれる．

2）外傷：外科的損傷
損傷のうち外因性のものすべてをいう．
　・外因性：機械的，熱，電気，化学，放射線などのエネルギーによる傷害をいう．

3）創傷：法医学的損傷
外傷のうち，機械的エネルギーによるものをいう．
   a）機能障害も含まれる：たとえば，脳振盪症や心臓振盪症など．
   b）創：開放性損傷（挫創，切創，射創など）．
   c）傷：非開放性（閉鎖性）損傷（脳挫傷，肺挫傷，心臓挫傷など）．
   d）実際には，損傷，外傷と厳密に区別されることなく使用されることが多い．

b．傷害，暴行

1）傷　害
外因によって他人の健康状態を害し，生理的機能を損する一切の加害事実をいう．刑法上，傷害罪が適用される．

2）暴　行
正当な理由なく，他人の意志に反して身体髪膚に力を加えることをいい，加えられた外力の大小，強弱を問わない．
　▷加害事実があれば，損傷が認められなくても暴行とみなされる．

c．損傷の分類（表 3-2）
   1）表皮剥脱と擦過傷とは同義語ではない：擦過によらない表皮剥脱もある．

表 3-2. 損傷の分類

a．成傷器（凶器）による分類
　1）機械的外力による損傷（創傷）
　　① 鈍器，鈍体による創傷
　　　● 圧迫痕，表皮剥脱，皮内出血，皮下出血，挫創，裂創，骨折，脱臼，挫傷（筋肉，内臓など），破裂（内臓），挫滅など
　　② 鋭器による創傷（主として刃器）
　　　● 切創，刺創，割創
　　③ 刺器による創傷（刃器，有尖器）
　　　● 刺創
　　④ 銃器，火薬による創傷
　　　● 銃創（射創），爆創
　2）異常温度による損傷
　　① 高温による
　　　● 熱傷（火傷，湯傷）
　　② 低温による
　　　● 凍傷
　3）電気による損傷
　　　● 電撃創（電流斑），電紋（雷紋）
　4）化学物質による損傷
　　　● 腐蝕（傷）
　5）光線や放射線による損傷
　　　● 火焼け（日光性紅斑），放射線皮膚炎，放射線潰瘍

b．成傷機転と成傷器を示唆した創傷名
　1）鈍器，鈍体
　　① 擦過傷，打撲傷（創），圧迫痕，圧挫創，挫断（切断）
　　② 交通外傷：衝突創，バンパー創，転倒創，轢（過）創，轢圧創，タイヤマーク，デコルマン（剥皮創），伸展創
　　③ 杙創
　　④ 剥皮創
　　⑤ 穿破創
　　⑥ 咬傷（歯痕），蚕蝕痕
　　⑦ 笞傷，縛傷，爪傷（痕），二重条痕
　　⑧ 絞痕（絞溝），縊溝，扼痕
　　⑨ 防御創
　2）鋭器（刃器）や有尖器
　　① 切創，刺創，刺切創，割創，弁状創，面創，切断
　　② 防御創，ためらい傷（逡巡創）
　3）銃器や火薬
　　① 銃創（射創）：貫通銃創，盲管銃創
　　② 散弾創
　　③ 爆創

2）デコルマンは主として交通外傷（轢過創）に使用される．
- 頭髪が機械に巻き込まれ頭皮が帽状腱膜とともに剥離した場合には，剥皮創と呼ばれることが多い．

3）咬傷は，程度によって圧痕，皮内，皮下出血，表皮剥脱，挫創，裂創，挫裂創，内臓損傷（特に動物による場合）を生じる．

4）挫裂創，刺切創：挫創と裂創，刺創と切創が同時に生じた場合に用いる．両者のいずれか不明な場合には「挫創，裂創，あるいは挫裂創」と表現し，単に挫裂創とはしない．

d．成傷器（凶器）

1）固 体

鈍器（体），鋭器，刺器，銃器に大別される．使用方法によって前三者のいずれにもなり得るものもある：たとえば，日本刀．

2）気 体

　a）爆風が代表的：鼓膜損傷など．

　b）二次的損傷：爆風で身体が飛ばされて壁などで強打する，あるいは爆風で飛ばされたガラス片などが突き刺さるなどの場合．

3）液 体

高所から水中に転落したり，飛び込んだ場合，水面で強打する．

3．各部の名称（図3-3）

　a）創の所見の記載に必要である（第三者にも理解しやすい）．

　b）創各部の形状が創の診断，凶器の種類，その用法の推定に役立つ．

　c）創洞：刺創では刺創管，射創では射創管と呼ばれる．前者では，その長さは刺器の作用部の長さの推定に応用される．面状創（図3-13〔p.104〕）にはない．

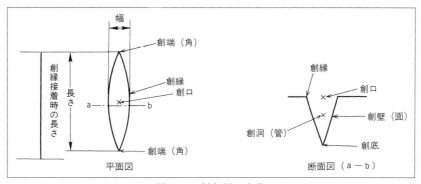

図3-3．創各部の名称

d）創縁接着時の長さ：刺創では刺創長と呼ばれ，刃器などの作用部の刃幅の推定に応用される．
e）創端（角）：刺創では鈍か鋭かが凶器の推定に役立つ．面状創にはない．

4．観察事項

a．基準となる部位と位置

創傷に限らず，外表の変化の部位や位置を記載する際には基準となる部位，位置，面，方向に従う必要がある．基準がないと，記載者ごとに表現が異なり，創傷の位置的関係に混乱が生じる．

> ［例］ 胸部と腹部に射入口がある場合，基準では胸部のものは腹部のものより常に**上方**にある（図 3-7）．基準を守らないと，あお向けでは両者はほぼ同じ高さになったり，逆立ちすると腹部のものが上方になる．

1）人体の部位

頭，顔，頸，胸，腹，背，上肢，下肢，会陰の 9 つの部位に区別されている（図 3-4）．
　a）頭，顔，頸の部位を合せて頭頸部ともいう．
　b）胸，腹，背，会陰の部位を合せて体幹部（躯幹部）ともいう．
　c）上肢と下肢の部位を合せて体肢という．

2）人体の区域別名称

前述の 9 つの部位はさらに細分化されている（図 3-5，6）．
・臨床領域では腹部を 4 区分，または九区分で表現している（図 3-7）．

3）基準となる姿勢

人体の位置関係を表現する際の基準となる姿勢とは，足底を床につけ，両足を揃えて正面に向け，上肢は体幹に沿って垂らし，手掌を正面に向け，手指を伸ばした状態をいう（図 3-4〜8）．

> ⚠ 上肢を自然に垂らすと手掌が体幹方向に向き，拇指が前方に位置するが，この姿勢で上肢の位置的関係を表現してはならない．

4）人体の位置関係の表し方

前述の基準となる姿勢に基づいて，位置関係，方向，面などが表現される（図 3-8）．
・体位，肢位には関係ない：前（腹側）は腹壁に近い方をいうが，これはどのような体位でもこのように表現される．

5）体位の種類

① 起立位：足底を床面につけて全身を支持する直立位をいう．
② 坐位：殿部を床面につけて体幹を支持する直立位をいう．
③ 仰臥位：あお向けに寝た体位をいう．背位，背臥位ともいう．
④ 腹臥位：うつ伏せに寝た体位をいう．

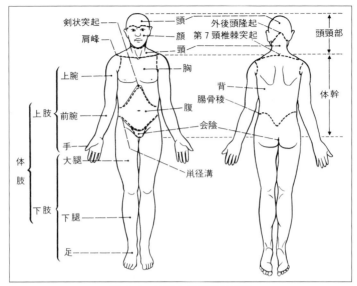

図 3-4. 体表の解剖学的部位

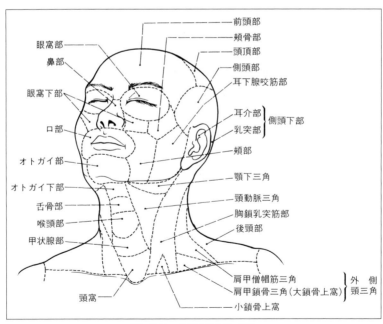

図 3-5. 人体の区分（1）

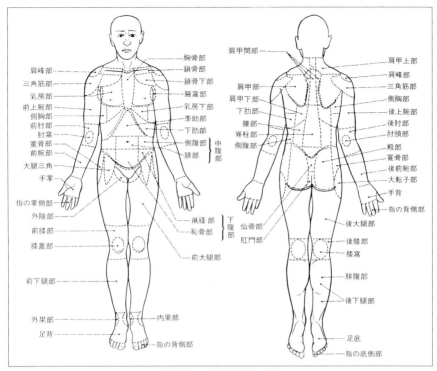

図 3-6. 人体の区分 (2)

⑤ 側臥位：横向きに寝た体位をいう．横臥位ともいう．
⑥ 膝胸位：四つんばいになり胸を床面につけた体位をいう．
⑦ 膝肘位：四つんばいになり前腕を床面につけた体位をいう．
⑧ 切石位：あお向けで膝を曲げ，大腿を軽く外転して腹部前面に向けて曲げた体位をいう．砕石位，背仙位ともいう．
⑨ 側腹位：腹臥位から一側の大腿と膝を曲げて床面から離し，他方の下肢を軽く曲げた状態をいう．半腹臥位ともいう．

6）体重に対する身体各部の重量比

体重に対する身体各部の重量比の概略を**表 3-3** に示した．

b．観察事項

1）位置の記載

a）存在部位や位置はできるかぎり解剖学的基準に従い記載する（**図 3-4〜8**）．

b）具体的かつ正確な記載には，原則として基準点や基準線（**図 3-9**）からの距離を測定する（「具体的な記載例」p.95 参照）．

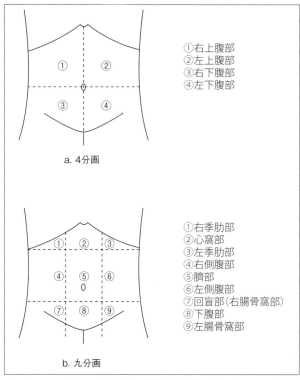

図 3-7. 腹部の区分

- 乳房の発達した成人女性では乳頭線は変動するので，鎖骨中線が用いられる．
- ⚠ 個体差の大きい部位，移動しやすい部位（たとえば髪際，女性乳頭など）を基準としないこと．
- 各人が利用しやすい人体図を作製し，検案時にメモ用に利用すると便利である．また創傷を人体図に記入してみると，創傷分布の規則性や偏りが判断しやすく，受傷機転の分析に役立つ（図 6-3〔p.360〕は筆者の使用している人体図）．
- c）歩行者の自動車事故死では，加害車両や受傷機転の推定のために，創傷の足踵からの高さを測定する．
- d）死体検案調書への記載では，人体図を書いて創傷の部位，性状などを書き込むとわかりやすい．

2）個　数

a）創傷が多数の場合，各創傷に呼び名をつけるとわかりやすい．

［例］個数に応じて A, B, C, …，ア，イ，ウ，…，1, 2, 3, ….

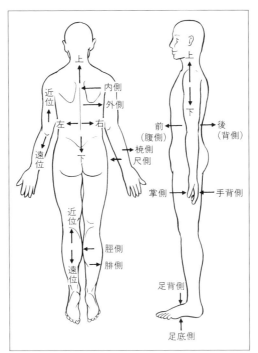

図 3-8. 解剖学的記述用語

表 3-3. 体重に対する身体各部の重量比（成人）

部 位	重量比（％）	
	男 性	女 性
頭	4.4	3.7
頸	3.3	2.6
体幹	47.9	48.7
上腕	5.3	5.1
前腕	3	2.6
手	1.8	1.2
大腿	20	22.3
下腿	10.7	10.7
足	3.8	3

注）四肢の値は左右を含む　　　　　（松井 1958）

死体検案の実際

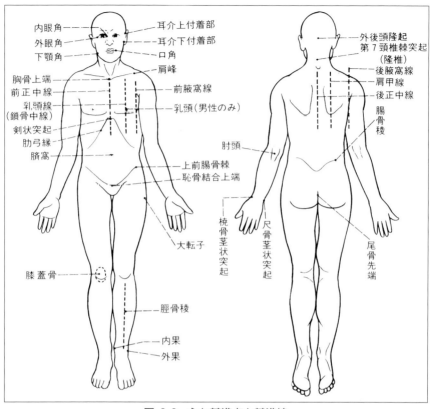

図 3-9. 主な基準点と基準線

b) 見落としを防ぐために，命名順序は各人決めておく．

[例] 上から下へ，左から右へなど．

c) 方法：粘着力の強い絆創こうや片面テープに記（番）号を記入し，該当する創傷周囲に貼布する．油性マジックで直接皮膚に書き入れるのは避ける．

d) 解剖では，内臓損傷や骨折が外表のどの創傷に相当するかを確認する．

3) 配列状態，分布

多数の創傷がある場合，配列や分布の規則性，方向性，偏りなどの有無を観察する（成傷器，受傷機転の推定に役立つ）．

4) 形

a) 成傷器の作用面の形を印象しているか否か．

[例] タイヤ痕，靴底の模様など．

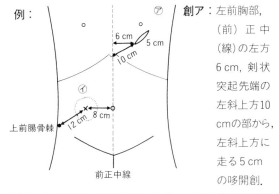

具体的な記載例
① 創傷の存在する場所が身体部位のどこに属するか.
② 具体的かつ正確に位置を決めるため，2つの基準点（線）からの距離を測定する.

創ア：左前胸部，（前）正中（線）の左方6cm，剣状突起先端の左斜上方10cmの部から，左斜上方に走る5cmの哆開創.

創イ：右中腹部，臍窩の直右方8cm，右上前腸骨棘の左斜上方12cmの部を中心として，径約4cmの類円形表皮剥脱.

③ 頭部や顔面など平面的でない部位では3つの基準点（線）からの距離を測定しておく.

 b) 開放創では創縁接着時の長さや形状を観察する.
 c) 透写：創傷の形を正確に記載し保存する場合，ビニールやセロファンを創傷に密着させ，細い油性マジックで創傷をトレースするとよい．この際，必ず基準点や基準線も記入しておく.
 d) 表現方法：実生活で誰でも知っている文字や物にたとえ表現するとわかりやすい.
  [例] 直線状，点線状，破線状，類円形，類楕円形，三角形，不規則地図状，「へ」字型，「T」字型，富士山型，柳葉状など.

5) 大きさ

創傷の大きさの計測は成傷器の推定に不可欠である.
 a) 客観的大きさ
  i) 長さと幅，直径，長径と短径，弧と弦，高さなどを形状に応じて計測する.
  ii) 計測単位：一般的にはcmで，小数点以下1けたまで記載することが多い.
 b) 主観的大きさ：身近なものにたとえて大きさを表現する（表3-4）.

表 3-4. よく用いられる大きさの表現 (平面的)

① 蚤刺大（針先で突いた大きさ）	⑪ 鶏卵大（約 5×4 cm）
② ケシの実大（直径 0.1 cm 前後）	⑫ 鵞卵大（約 6×5 cm）
③ 粟粒大（直径 0.2 cm 前後）	⑬ リンゴ大（約 8×8 cm）
④ 米粒大（約 0.5×0.3 cm）	⑭ 小指頭（面）大（小指末節部の大きさ）
⑤ あずき大（小豆大，約 0.7×0.4 cm）	⑮ 示指頭（面）大（示指末節部の大きさ）
⑥ 大豆大（直径 0.7〜0.8 cm 前後）	⑯ 拇指頭（面）大（拇指末節部の大きさ）
⑦ エンドウ大（約 1.5×0.8 cm）	⑰ 手拳大（約 8×9 cm）
⑧ さくらんぼ大（桜実大）（2×1.5 cm）	⑱ 指掌面大（手指を含む）
⑨ クルミ大（約 4×3 cm）	⑲ 小児頭（面）大（約 11×9 cm）
⑩ ミカン大（約 5×5 cm）	⑳ 大人頭（面）大（約 15×14 cm）

 ⅰ）成傷器の推定などに重要であるので，客観的大きさも併記するとよい．
 ⅱ）類円形のものはコインの大きさに例えられる．

［例 1］ 500 円コイン（径 2.7 cm），100 円コイン（径 2.2 cm），1 円コイン（径 1.9 cm）
［例 2］ 「鶏卵大，すなわち上下方向に長軸を有する 5×4 cm」

 ⅲ）表 3-4 に記載の大きさより少し小さいときには「小」，少し大きいときには「超」をつけるとよい．

［例］ 小鶏卵大，超大豆大など．

 ⅳ）倍数で表現してもよい．

［例］ 2 倍手掌面大．

 c）腫瘤や血腫の大きさ
  ⅰ）客観的大きさ：タテ，ヨコおよび高さ（厚さ）を計測する．
  ⅱ）主観的大きさ：表 3-4 を参照（ただし，「面」の字をとる）．
  ⅲ）血腫は除去後，容積（mL），あるいは重さ（g）を計測しておく．
 d）表現法の例
  ⅰ）「長さ 15 cm, 幅最広部で 5 cm の…」
  ⅱ）「上下方向に 15×5 cm の大きさの…」
  ⅲ）「鶏卵大，すなわち 5×4 cm の…」
 e）必ず計測すべき事項
  ⅰ）成傷器の形状を印象している創傷：各部分の長さ，幅，間隔，角度など．
   ▷計測値を写真上やトレース上に記入するとわかりやすい．
  ⅱ）刺創：創縁接着時の長さ，創端が鈍な場合はその幅．
  ⅲ）挫創：創縁の表皮剥脱の幅．

ⅳ）二重条痕：平行創の各幅や長さのほかに間隔．
　　　ⅴ）射創：類円形の場合，直径，類楕円形の場合，長径と短径，射入口と射出口を結ぶ線と水平線とのなす角など．
　　　ⅵ）円弧を描く創傷：弧の長さ，弦の長さ，幅．
　　　ⅶ）交通外傷：足踵からの高さ．
　　f）図，写真の活用
　　　ⅰ）利点：ことばによる表現不足を補う．計測もれの防止，わかりやすさなど．
　　　ⅱ）トレース，あるいはスケッチして計測値を記入しておく．
　　　ⅲ）写真撮影の際，必ずメジャーをつける．
　　g）広さの概算：熱傷（火傷，湯傷）における熱傷面積（「熱傷」p. 187 参照）．
　　h）開放創の深さ
　　　ⅰ）創傷の診断，死因，重症度，受傷機転の推定のために重要である．
　　　ⅱ）体腔内に進入している場合には，死体検案のみで深さの正確な計測は困難である．
　　　ⅲ）細いゾンデを挿入してはならない：先端が鈍円な，鉛筆の太さ，長さ 30 cm 位のものを用意しておくと便利である．
　　　ⅳ）創洞の方向も合せて観察する．

6）性　状

成傷器や受傷機転の推定に重要である．

　　a）所見と診断名との区別：所見の記載には観察の所見のみを記載し，検案者の判断（すなわち診断）を含めない．ただし，死体検案のみの場合には経験則に従いやむをえず推定診断名を記載せざるを得ない（表 3-2〔p. 87〕参照）．

例：

所　見	診　断
△紫赤色皮膚変色部 △加割すると皮下組織内に出血を認める	→△皮下出血

　　b）所見としての創傷：表皮剝脱，出血，断裂（破裂），骨折，脱臼，変形など．
　　　ⅰ）表皮剝脱：剝離片の付着部位から剝離方向がわかる．
　　　ⅱ）開放創：創縁，創端，創壁，創底，創洞の方向，架橋状組織片の有無，出血の有無，異物付着の有無を観察，これらを総合して挫創，切創，刺創，割創，射創などと診断する．
　　　ⅲ）索溝：表皮剝脱の有無，程度から軟性索溝か，硬性索溝かを診断，性状，幅，走行，頸囲から索状物の推定を行う．

7）程　度

　　a）死体検案のみでは，内部損傷の程度は正確に観察，判断できない．

b）外表の損傷の程度と内部損傷の程度とは必ずしも平行しない（特に交通外傷や墜転落死）．
　　c）死体検案時の内部損傷の有無，程度の推定方法．
　　　ⅰ）変形：頭部，顔面，胸郭，骨盤部の扁平化，陥凹，段差形成によって骨折を推定する．軋轢音を触れることもある．
　　　ⅱ）偏位：関節の脱臼．
　　　ⅲ）異常肢位：長幹骨の骨折，脱臼．短縮を伴うこともある．
　　　ⅳ）異常可動性：脊椎骨折，特に頸椎骨折．
　　　ⅴ）腹部膨満：波動を触知すれば，血液，膿汁などの貯留を示唆している．
　　　ⅵ）皮下気腫：肺や肋膜損傷，肋骨骨折．
　　　ⅶ）貧血：死斑の発現が軽度である．体腔内，体外への出血で発生する．解剖しない場合は，遺族の承諾のもとに胸腔内，腹腔内穿刺で確認する．胸腔内あるいは腹腔内臓器損傷を推定する．
　　　ⅷ）後頭窩（下）穿刺：腰椎穿刺でも可能．血性髄液であれば，頭蓋内出血が推測されるが，外傷性か否かは不明である．
　　　❗解剖が予定されている場合は行ってはならない．
　　　ⅸ）Ｘ線撮影：遺族の承諾のもとに可能であれば死後 CT 撮影を行う．
　　　ⅹ）耳出血，鼻出血，眼鏡様出血（ブラックアイ），バトル徴候，髄液漏出：頭蓋底骨折の疑いがある．
　　　ⅺ）頸部の索溝と顔面のうっ血：絞頸，扼頸，非定型的縊死．
　　　ⅻ）外表の損傷程度が高度でも内部損傷が軽度なこともある．
8）損傷相互の位置関係の重要性
　　　ⅰ）二重条痕：2 本の平行した皮内，皮下出血をいう．棍棒状の凶器による強打で形成される．両者の間隔が凶器の作用部の太さを示す．
　　　ⅱ）ためらい傷（逡巡創）：多数の平行した切創が多い．
　　　ⅲ）タイヤ痕：一定の間隔で配列する表皮剝脱や皮内，皮下出血．デコルマンを伴うことがある．
　　　ⅳ）衝突創：身体の一側に偏した多数の創傷．
　　　ⅴ）上腕外側の創傷と側胸部の創傷：刺創や射創では，上腕の創傷の位置によって刺創管や射創管が側胸部の創傷と連続する．
　　・鈍体による強打では，介達的に肋骨骨折，肺挫傷などを伴うことがある．
9）その他
　　　ⅰ）異物：損傷部から凶器の破片や塗料，被覆物片，土砂などが発見されれば，凶器の推定とともに物的証拠としても重要であるので，慎重に扱う．
　　　ⅱ）血痕：損傷部からの流下血痕の有無，方向，量などが生活反応の有無，死亡時の体位，死体移動の有無などの判定に役立つ（図 7-1〔p. 489〕参照）．

ⅲ）生活反応（「生活反応」p. 414 参照）．
　ⅳ）受傷後の経過時間（「創傷と死因」p. 402 参照）．

5．診断事項
上述の詳細な観察結果に基づいて，以下の点について診断することが要求される．
　a）創傷の種類，程度（重症度）
　b）成傷器（凶器）の種類，その用法（成傷機転）
　c）生前の受傷か否か（生活反応の有無）
　d）生前であれば，受傷後の経過時間（創傷の経時的変化）
　e）創傷の結果（死因との因果関係）
　f）自為創か，他為創か（自他殺，事故死の別）

6．種類と特徴
a．圧　痕
皮膚が限局性に長時間強く圧迫された場合に形成される．
　・成傷器によっては，圧迫部や辺縁部に表皮剥脱や皮下出血を伴う（後述）．
　・咬傷，索溝などが代表的である．
死後も強い圧迫が持続すると陥凹していることが多い．
b．表皮剥脱
1）分　類
成傷器の種類，作用機序などによって以下の4つに大別される．
　a）ひっかき傷
　・先端が尖鋭なもので擦過され形成される：ヒトやネコの爪による線状表皮剥脱
　　が代表的である．
　・真皮に達し，出血することが多い．
　b）擦過傷
　・作用面の粗い鈍体で擦過され形成される：路面での擦過が代表的である．
　・擦過傷と表皮剥脱は厳密には同義ではない．
　c）摩擦性表皮剥脱（鈍体による摩擦で形成されるもの）：硬性索溝が代表的であ
　　る（「窒息死体」p. 156 参照）．
　d）圧迫性表皮剥脱
　・鈍体による皮膚の圧迫に際し，辺縁部の表皮が伸展して形成される．
　・成傷器の作用面の模様を印象していることが多い．
2）特徴，重要性
　a）性状
　・表皮剥離部は乾燥しやすく，赤褐色調を帯び，硬くなる（革皮様化）．

・粘膜の表皮剥脱は粘膜剥離という．
  b）成傷器の推定
  c）受傷機転の推定：表皮剥離片がどの辺縁に付着しているか（外力の作用方向の推定に役立つ）．
  d）生活反応の有無
・死後でも形成されるので，表皮剥脱自体は生活反応の指標ではない．
・皮内，皮下出血を伴えば，生前に形成されたと判断する．
  e）受傷時期の推定
・治癒機転の進行状態から判断する．
・受傷直後：出血，リンパ液の滲出，フィブリン析出などによって湿潤である．
・数日：乾燥し，痂皮（かさぶた）を付着する．
・7〜10日：痂皮の脱落，蒼白化，陥凹化．
  f）その他の表皮剥脱との鑑別
・第2度熱傷，腐敗，皮膚疾患，薬剤などによる水疱の破れなどによる．
・必ず真皮を露出している．

c．皮内出血

皮膚の打撲，圧迫，吸引によって生じる表皮下，あるいは真皮内出血をいう．

> ［例］キスマーク

1）性　状

点状出血の集合, 淡赤色皮膚変色として認められる．皮下出血を伴うことが多い（皮内・皮下出血）．

  2）重要性
    a）生活反応である
    b）受傷部位の判断
      　必ず外力の作用した部に発生する：皮下出血と異なる．
    c）成傷器の推定
      　表層性のため，成傷器の作用面の形状を残しやすい．

d．皮下出血

1）一般的事項
    a）発生：鈍体で打撲，あるいは圧迫されて生じた皮下組織内の出血をいう．
・打撲傷とは同義ではない．
・通常は成傷器の作用部に発生するが，その周囲に発生することもある（辺縁性出血，図3-10）．
    b）色調：皮膚を介すると青紫色〜紫赤色を帯びる．
  ▷確定診断は皮膚を切開し出血を確認する．

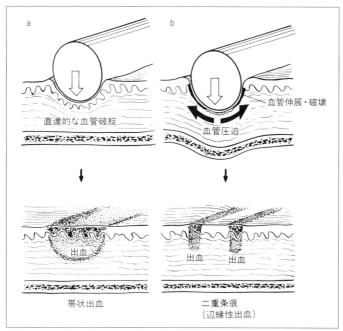

図 3-10. 皮下出血のタイプ

▷色調の変化は受傷時期の推定に重要である（後述）．
c）程度：点状出血から血腫形成まで．
・皮下結合織が疎な眼瞼部や外陰部では拡大しやすい．外力の程度と皮下出血の大きさとは必ずしも平行しない（後述）．
d）二重条痕：棒状鈍器で強打されて形成された2条の皮下出血（辺縁性出血の一種）である（**図 3-10**）．

2) **特徴と重要性**
　a）生活反応の指標のひとつである．死斑との鑑別が重要である（**表 2-1**〔p.38〕参照）．
　b）受傷時期の推定：色調の変化が重要である．
　▷出血した血液中のヘモグロビンの経時的変化による：ヘモグロビン→ヘモジデリン→ヘマトイジン．
　・青紫色→緑青色（約1週間）→黄緑色（約2週間）→黄色と変色する．
　c）死因との関連性：全身性，広範，高度の皮下出血では外傷性ショックや出血性ショックの原因にもなり得る．

3）死体検案時の注意点

　a）病的出血との鑑別：外傷性か否か.

　▷出血傾向を有する場合：特に肝硬変，DIC，抗凝固薬服用など.

　・褥瘡か否か.

　b）外力の作用部や程度と皮下出血の部位，程度とは必ずしも一致しない.

　　ⅰ）皮下結合織の疎な眼瞼，前頸部，外陰部では皮下出血が拡大しやすい（程度の不一致）.

　　ⅱ）浸潤性皮下出血：他の部位の出血が上述の部位では浸潤しやすい（部位の不一致）.

> ［例］　頭蓋底骨折におけるブラックアイやバトル徴候.

　　ⅲ）出血傾向があると，軽度の外力で高度の皮下出血を生じることがある（程度の不一致）.

e．挫　創

主に鈍体による打撲に基づく組織の破綻をいう.

1）発生部位

　▷外力が直接作用した部に発生する.

　▷好発部位：皮膚の直下が骨の部位（頭部，顔面，肘頭部，脛骨陵部など）.

2）性　状（図 3-11）

　a）創縁：不整．表皮剥脱，皮内出血を伴うことが多い.

　b）創端：鈍的．小さな裂創を伴えば鋭的となる.

　c）創壁：不整，頭部では毛根の露出.

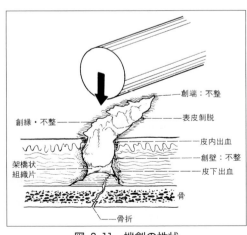

図 3-11．挫創の性状

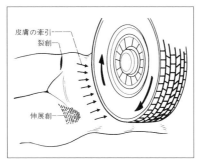

図 3-12. 腹部を轢過された場合の
鼡径部の裂創や伸展創

d）創洞：血管，神経，結合織などが架橋状に両創壁を連絡している．
e）創底：不整．創口より広いこともある．
f）その他：裂創を伴うことがある（挫裂創）．ただし，挫創には多かれ少なかれ微細な裂創を伴うので，わざわざ挫裂創という必要はない．

f．裂 創
皮膚が過度に伸展され，弾力性の限界を越えて生じた創をいう．
1）発生部位
  a）挫創に随伴することが多い（挫裂創）．
  b）外力の作用部から離れた部：必ずしも外力の作用部と一致しない（図 3-12）．
2）性 状
挫創との鑑別が重要である．
  a）創縁：不規則直線的で表皮剥脱を伴わない．
  b）創端：披裂状で正鋭である．
  c）創壁：比較的平坦．しかしながら架橋状組織片を伴う．

g．デコルマン（剥皮創）
皮膚が断裂することなく，皮膚と皮下組織が筋膜との間で剥離し，その間隙に血液やリンパ液を貯留している状態をいう．
1）デコルマン：代表的な轢過創を意味することが多い（「歩行者の損傷」p. 121 参照）．
2）剥皮創：頭髪が強力に牽引され，頭皮と帽状腱膜との間で剥離した場合など．

h．切 創
有刃器の刃や類似物（ガラス片など）を長軸方向に引いたり，押して切られた創をいう．

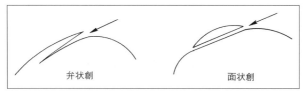
図 3-13. 弁状創と面状創

1）性　状
 a）創口の長さに比べて創洞が浅い：刺創との鑑別点として重要である．
 b）創縁：直線的正鋭．時に屈曲や切れ込みを認める．
 c）創壁：平坦．架橋状組織片を認めない：挫創との鑑別点として重要である．
 d）創端：両創端とも正鋭．しばしば皮内に止まる浅い創を伴う．
 e）創洞：創口の長さより浅い．
 f）弁状（切）創と面状（切）創（図 3-13）．

2）危険度：死因との関連性
頸部の切創は最も危険度が高い．
 a）失血，出血性ショック
 ・頸部や四肢の切創でも太い動静脈が切断されると発生する．
 ・大血管の損傷を確認する．
 b）空気塞栓
 ・頸部切創：内頸静脈損傷の場合に多い．
 c）気道内血液吸引による急性窒息
 ・頸部切創：気管損傷を確認する．
 d）感染症
 ・敗血症，破傷風などの創傷感染の場合．

3）特殊な切創
 a）ためらい創（逡巡創）：手首，頸部，腹部の多数の浅い切創．
 b）防御創：受傷時の防御によって形成され，上肢，特に手に多い．

4）死体検案時の注意事項
 a）成傷器の具体的形状の推測は困難である．
 b）裂創，刺創，割創との鑑別：裂創とは架橋状組織片の有無，刺創とは創洞の深さ，割創とは骨損傷の有無などで鑑別する．
 c）自為か，他為か：ためらい傷，防御創などの有無が参考となる．

i．刺　創

細長い物体を長軸方向に突き刺して形成される創をいう．先端が尖鋭な有刃器によることが多い．

1) 刺　器（刺創の成傷器をいう）
　a） 有尖有刃器
　　ⅰ） 有尖片刃器：ナイフ，包丁，日本刀など
　　ⅱ） 有尖両刃器：両刃のナイフ，剣など
　b） 有尖無刃器：アイスピック，千枚通しなど
　c） 先端刃器：ノミ，彫刻刀など
　d） その他：木の枝，洋ガサの先端，火バシ，ハンドル，鉄パイプなど
　・杙創（よくそう）：太い棒状鈍体が突き刺さった場合をいう．

　　［例］　高所から杭の上へ墜落した場合など．

2) 性状と特徴
　a） 各刺器による構成部の主な特徴を**表 3-5** に示した．
　b） 特徴：創口（刺入口）の長さ（刺創長）のほうが創洞（刺創管）の深さよりも短い．
　c） 種類：貫通刺創と盲管刺創．
3) 成傷器の推定
　有刃器による刺創は成傷刃器の形状を比較的推定可能な創傷である．このために以下の点の観察，計測が不可欠となる．
　　a） 刺創口は必ず創縁を接着して観察する：刺器の横断面の形状の推測（**図 3-14a**）
　　b） 刺創長（創縁接着時の長さ）
　　　ⅰ） 成傷刃器の作用部の刃幅の推定に役立つ．
　　　ⅱ） 刺創長の延長：刺創は多少とも切創を伴うので（刺切創），刺創長が成傷刃器の刃幅より長いことが多い（**図 3-14c**）．
　　　ⅲ） 刺創長の短縮(刺創長が成傷刃器の刃幅より短いことがある)：皮膚の弾性，伸展，刺入時の肢位などに原因する．

　　　［例］　上肢を挙上した状態で乳輪部を刺された場合，上肢を下げた状態での解剖時の計測で刺創長が刃幅より短いことがある．

　　　ⅳ） 明らかな刺入口の屈曲があれば，屈曲部までの長さを測定する．
　　　ⅴ） 同一刃器による多数の刺創では，成傷刃器の刺創長を最も正確に表現している創から推測してもよい．
　　c） 創端が鋭か，鈍か．鈍であればその幅を計測する．
　　　ⅰ） 成傷刃器が片刃か，両刃かの根拠となる．
　　　ⅱ） 一方が鋭であれば，刺入時の刃の向きを推定する根拠となる．
　　　ⅲ） 一方が鈍であれば，その幅が片刃器の作用部の峰の厚さの推定に役立つ．

死体検案の実際　　105

表 3-5. 刺創の形状（刺器の分類別）

	有尖片刃器	有尖両刃器	有尖無刃器	先端刃器	その他
刺入口	● 類紡錘形，柳葉状	● 紡錘形	● 成傷器により多種多様（図 3-14） ● 裂創を伴うことがある ● 成傷器の横断面より小さい	● 類紡錘形	● 成傷器により異なる ● 裂創を伴うことあり
創　縁	● 直線状，正鋭	● 直線状，正鋭	● 表皮剥脱，裂創を伴うことが多い（ネコやフクロウの目状）	● 直線状，正鋭 ● 表皮剥離を伴うことあり	● 表皮剥脱を伴うことあり
創　端	● 一方が鈍，他方は鋭	● 両創端ともに鋭	● 鈍的 ● 小裂創により鋭的	● 両側端ともに鈍 ● 一方が鋭，他方は鈍 ● 表皮剥脱	● 鈍的 ● 小裂創により鋭的 ● 表皮剥脱
創　壁	● 平坦，整	● 平坦，整	● 不整	● 平坦，整が多い	● 不整
刺創管	● 架橋状組織なし	● 架橋状組織片なし	● 裂創部に架橋状組織片	● 架橋状組織片なし	● 裂創部に架橋状組織片
成傷器	文化包丁，出刃包丁，ナイフ，刀など	両刃のナイフ，剣など	千枚通し，アイスピックなど	ノミ，彫刻刀など	木の枝，ハンドルなど

  iv）峰の厚さが 0.1〜0.2 cm の片刃器（文化包丁や果物ナイフ）では創端が鈍か否か，また鈍であってもその幅の正確な計測が難しいことが多い．
  ▷創端が乾燥している場合は水で柔らかくしてから観察するとよい．
 d）刺創管の長さ
  i）成傷刃器の作用部の刃渡りを推定する根拠となる．
  ii）刺創管は成傷刃器の刃渡りよりも短いことが多い（刃渡り一ぱいに刺されなかった場合）．
  iii）刺創管の延長（図 3-14b）：刃渡り一ぱいに刺された場合．柄の痕跡の有無に注意する．
 e）刺創管の方向：刺入方向を意味する．

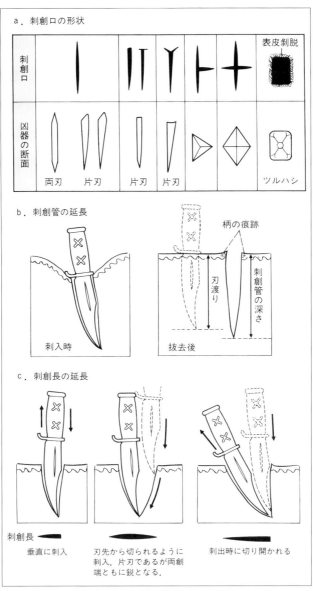

図 3-14. 刺創からの凶器の推測

f）多数の刺創が存在する場合
  ⅰ）必ず同一成傷器で形成可能か否かを判断する．
  ⅱ）刺創の個数は刺入回数を意味する．
  ⅲ）判断の根拠は上述の観察結果を参考とする．
g）その他の刺器の場合
  ⅰ）洋ガサの尖端，火バシ，千枚通しなどは，刺入口が小さく，外表から刺創か否かの判断が難しいことがある．
  ⅱ）創縁に表皮剥脱を伴うことが多い．
  ⅲ）鉄パイプでは打ち抜き状で射創に類似することもある．
  ⅳ）頭部刺創の刺入口は側頭部や眼窩部が多い．

4）死体検案時の注意点
a）危険度：刺創は極めて危険度の高い創傷である．
  ⅰ）特に頸部と胸腹部．
  ⅱ）刺入口の位置と臓器損傷とが必ずしも一致しない：刺入角度は多様である．

  ［例］胸部に刺入口があっても，胸腔内臓器が損傷されているとは限らない．

b）死　因
  ⅰ）失血，出血性ショック：大血管や臓器損傷による．
  ⅱ）心タンポナーデ：心臓や大動脈起始部の損傷．
  ⅲ）空気塞栓症：頸部刺創，肋膜癒着がある場合の肺刺創など．
  ⅳ）気胸（両側），血気胸．
  ⅴ）血液吸引：頸部や肺の刺創．
  ⅵ）頭蓋内損傷：頭部や顔面の刺創．
  ⅶ）創傷感染症など．
c）死体検案のみで刺創管の長さの推定は困難である：特に体腔内に刺入している場合．
d）腐敗や腹膜炎で腹部が膨隆すると，刺創管が長く計測されることがある．

j．割　創

日本刀，オノなど重量のある刃器でたたき切る作用によって生じた創をいう．

1）性　状
a）刃が鋭利か否か，重量などで異なる．
b）オノ，ナタの場合
  ⅰ）創口：三角形や長方形（図3-15）が多い．
  ⅱ）創縁：表皮剥脱を伴う．挫創より整，切創より不整．
  ⅲ）創端：裂創を伴うことが多い．
  ⅳ）創洞：架橋状組織片を認めない（挫創との鑑別点）．創口の長さより深いこ

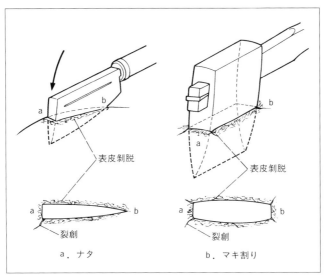

図 3-15. 割　　創

とが多い．
- ⅴ) 内部において骨折を伴うことが多い．
- c) 日本刀の場合：切創に類似している．
  - ⅰ) 弁状創や面状創も形成可能である（**図 3-13** 参照）．
  - ⅱ) 創口：紡錘形や柳葉状．切創に類似している．
  - ⅲ) 創縁：直線状で比較的正鋭．
  - ⅳ) 創端：尖鋭，表皮剥脱を伴わない．
  - ⅴ) 創洞：架橋状組織片を残さない．
  - ⅵ) 骨を切断していることもある．

2) 死体検案時の注意点
- a) 日本刀は使い方によって鈍創，刺創，割創を形成し得る（**図 3-16**）．
- b) 切創や挫創との鑑別
  - ⅰ) 創縁の表皮剥脱：挫創，割創
  - ⅱ) 架橋状組織片の存在：挫創
  - ⅲ) 骨損傷（骨折）：割創，挫創

k．射　創（銃創）

銃器から発射された弾丸による創傷をいう．

1) 銃器の種類
- a) ショットガン（散弾銃）：銃身内面は平滑である．

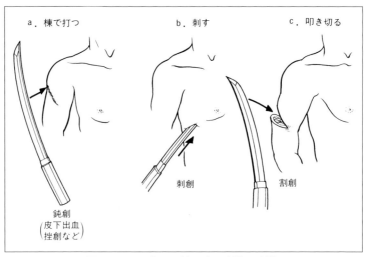

図 3-16. 日本刀の使い方と創傷の種類

　　b）ライフル銃：銃身内面に溝（腔綫）が刻まれている．
　　　ⅰ）けん銃（ピストル）：銃身が短い
　　　・自動装てん式（オートマチック式）
　　　・回転弾倉式（レボルバー式）
　　　ⅱ）小銃（ライフル銃）：銃身が長い
　2）発射のメカニズム
　　a）発射エネルギー：火薬の爆発によるものがほとんどである（ほかに圧搾空気，電気などがある）．
　　b）火薬の爆発：引き金を引くと撃鉄が雷管に激突し，雷管内の導火薬が燃焼，ついで導火管から薬きょう内火薬が爆発し，弾丸を発射させる．
　3）口　　径
ライフル銃の銃身内面の直径をいう．英米系（単位は 1/100 インチ）と大陸系（単位は mm）がある．主な口径を**表 3-6** に示した．
　　・発射後の弾丸の直径とほとんど等しい．弾丸直径から銃器の口径を推定できる．
　4）弾　丸
　　a）最も一般的なものは円頭弾である．
　　b）直径は発射銃の口径に依存する．
　　c）重量：3〜18 g

　　　［例］　0.45 口径で約 15 g

表 3-6. 主な口径

英米系（インチ）	大陸系（mm）
0.22	5.5
0.25	6.35
0.30	7.63
0.32	7.65
0.38	9.0
0.45	11.25

  d）軽い弾丸が強力な破壊力を有するのは，速度が速いからである．

  ［例］ 0.25 口径ピストル（弾丸重量 3.3 g）から発射された場合，速度は約 250 m/sec，運動エネルギーは 10 kg・m となる．

  e）人体を損傷する最小エネルギーは約 2.4 kg・m である．

5）種 類（図 3-17）
  a）貫通射創：弾丸が身体を貫通した場合をいう．
  b）盲管射創：弾丸が身体内に止まっている場合をいう．
  c）回旋射創：射創管が身体内で屈曲している場合をいう．
  d）擦過射創：弾丸が皮膚をかすめ，表皮剥脱，皮膚欠損を与えた場合をいう．
  e）反跳射創：弾丸の速度が衰え，内部に進入しないで落下した場合をいう．
  f）跳弾射創：弾丸が路面などに当たり，跳ね返って人体に当たった場合をいう．
  g）散弾射創：散弾による射創をいう．

6）射撃距離による分類（図 3-18）
  a）接射：銃口を皮膚に接して（0.5〜1 cm 以内）発射した場合をいう．
  b）近射：弾丸の作用のほか，発射の際の爆発ガス，火熱の作用を受ける距離からの発射をいう．射撃距離は約 15 cm（けん銃）から 1.5 m（ライフル銃）以内である．
  c）遠射：弾丸の作用のみが身体に及ぶ距離からの発射をいう．

7）死体検案時の注意事項
  a）射創か否か：先端の細い鈍器による刺創との鑑別，弾丸の発見，火薬粒の検査などで証明する．
  b）射入口，射出口の鑑別（表 3-7）：射撃方向と矛盾しないか．頭蓋骨では図 3-19 のようになる．
  c）貫通射創か，盲管射創か：多数の射創がある場合，創口が偶数なら貫通射創，奇数なら盲管射創を疑う（奇偶法則）．
  d）射撃距離の推定：接射，近射，遠射の別（表 3-7）．射入口の特徴から接射は

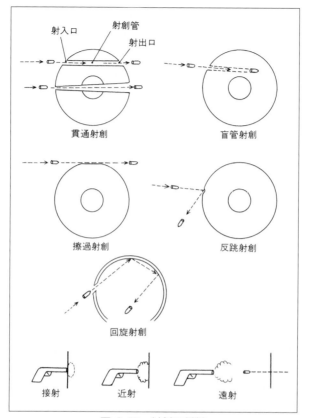

図 3-17. 射創の種類

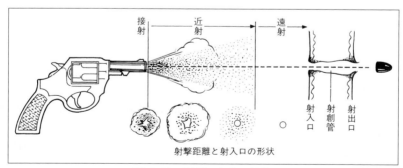

図 3-18. 射創の名称と性状

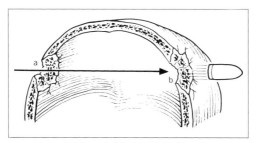

a：射入口：頭蓋内に開く噴火口状
b：射出口：頭蓋外に開く噴火口状

図 3-19. 頭蓋骨の貫通射創

表 3-7. 射創の性状

	遠 射	近 射	接 射
射入口	弾丸の作用のみ ● 組織欠損 ● 汚染輪 ● 挫滅輪 ● 弾丸の直径より小さい	弾丸作用に加えて ● 煤量形成 ● 焼輪（火傷） ● 爆発ガスの作用（裂創，破裂創） ● CO-Hb 輪（近射徴候）	弾丸作用に爆発作用が加わる ● 大きな皮膚破裂（弾丸直径より大） ● パンチ像（銃口の印象） ● 未燃焼火薬粒や硝煙は創壁に付着
射出口	● 射入口より大きいことが多い	● 射入口より小さいこともある	
	● 不整形，破裂状あるいは直線的裂創形成 ● 伸展輪 ● 汚染輪の欠如		
射創管	● 直線的管状 ● 骨が破壊されると骨片によって不規則で，射出口に近くなるに従い太くなる	● 弾丸のみによる作用のほか爆発ガスや火熱の作用が及ぶ（皮下の空洞や血腫形成，硝煙，火薬粉末，火傷）	

判断しやすい．近射と遠射の区別は近射徴候（硝煙や未燃焼火薬粒の付着）による．
e）射撃方向の推定：射入口と射出口の位置関係，射入口の形状（正円か，楕円形か），射創管の方向などを参考にする．
f）銃器の推定：薬きょうの撃針痕，弾丸の種類や特徴，弾丸表面の条痕（腔綫痕）などが銃器固有である．
・弾丸や薬きょうを大切に採取し，検査は専門家にまかせる．
❗ これらの検体は表面を傷つける恐れがあるのでピンセットでつまんではならない．
g）自他殺，災害の別：特殊な装置を用いないかぎり自殺は接射か至近射である．
・死亡者の手が射手と判定できれば，自殺を考える．
・事故死は猟銃による誤射や暴発事故が主体である．
h）射手の鑑別：引き金を引いた手や衣類に火薬粒や発射残渣が付着しているので，この有無を検査する．検査は専門家に任せる．
  ⅰ）ジフェニルアミン硫酸法
  ⅱ）ルンゲス反応
  ⅲ）発射残渣の検出：導火薬中の亜鉛，アンチモン，バリウムなどをX線マイクロアナライザーや原子吸光分析法で検査する．

8）性　状
以下の変化がみられる（図3-20, 21，表3-7）．
  a）弾丸作用によるもの（図3-21）

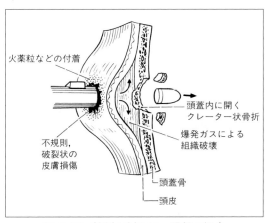

図 3-20．接射の射入口．頭部の場合

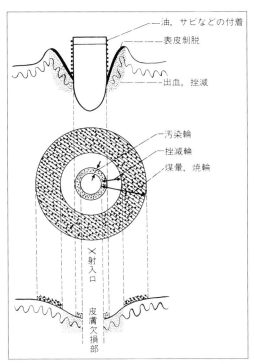

図 3-21. 射入口のでき方と性状（近射）

- i）組織欠損：弾丸の直径より小さい（遠射，近射）．皮膚に直角に射入すると円形，斜めでは楕円形となる．
- ii）汚染輪：弾丸表面に付着する油，サビなどが射入時に拭い取られ，創縁に付着する（幅 1 mm 前後）．
- ❗ 射入口判定の根拠となる．
- iii）挫滅輪：弾丸の皮膚貫通時のエネルギーによる射入口周囲組織の破壊，皮膚の過伸展，弾丸による擦過のため表皮剥脱と皮下組織の挫滅がみられる．幅は 2〜4 mm．

b）弾丸作用以外のもの
- i）煤暈：未燃焼火薬粒の皮膚への嵌入や炭粉（硝煙）の付着による変色をいう．前者はイレズミと同様で拭い去れない．
- ii）焼輪：爆発時の熱による火傷や毛髪の焼焦をいう．爆発ガスによる組織破壊をいう：接射の場合（**図 3-21**）．
- iii）CO-Hb 輪：爆発ガス中の CO が創縁にしみ込み，鮮赤色の輪を形成する．
- iv）パンチ像（刻印像）：接射の場合．爆発ガスによって皮膚が膨隆，射入口周

死体検案の実際

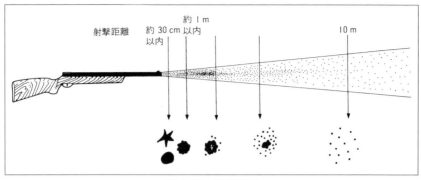

図 3-22. 散弾射創

囲に銃口が印象される．射入口の判定に重要である．
　ⅴ）伸張輪：射出口にみられる表皮剝脱をいう．弾丸が皮膚を射出する際，皮膚の伸展や衣類による擦過で形成される．射出口の判定に役立つ．
　c）散弾射創（**図 3-22**）：射撃距離によって射入口の形状が異なる（約1m位までは散弾は一塊となって射入，2〜3mで孤立性射入口が出現，それ以上では分散した射入口となる）．分散すると盲管射創が多い．

l．爆発損傷

1）原　因
ダイナマイトなどの火薬，漏出ガス，高圧気体や高圧液体の入った容器などの爆発による損傷をいう．

2）損傷を形成する要因
　a）爆発物自体の飛来によって打撲された場合
　b）爆風による場合
　・直接障害（内破効果）：ショック波
　・爆風で飛ばされて打撲する
　・爆風による飛散物や落下物による障害（破片効果）：ガラス片の刺入
　c）高熱による熱傷
　・一次的障害
　・二次的障害：爆発による火災の発生
　d）化学物質による障害：有毒ガスによる中毒や腐蝕
　e）光による障害

3）死体検案時の注意点
　a）爆発損傷の組合せや程度などは爆発物の量，爆発場所，周囲の状況によって異なる．

b）個人識別の重要性：多数の死者，高度の死体損壊を伴うことが多い．個人識別のための所見が重要となる．
　c）爆発物同定のための努力
・爆発物の痕跡を示唆する証拠の採取に努める．
・X線撮影後に解剖すると体内への異物の陥入の有無がわかりやすい．

7．自為か，他為か

a．一般的事項
1）創傷検査のみでは自為か否かの判定は難しいことを認識する．
2）判断の根拠となる事項．
　a）自為が可能か．
　b）死体発見場所の状況．
　c）死亡者の生前の身体的，精神的，社会的状況．
　d）遺書の有無：偽造，強制的に書かされたか否かをチェックする．
　e）その他の捜査情報：特殊な装置の使用など．
3）立会い警察官の判断や家族の供述を過信してはならない．
　a）犯罪事件や自殺では故意に真実でない供述がなされることもある．
　b）死体所見と与えられた情報の間に矛盾がないかを厳密にチェックする．
　c）行政検死では，できるかぎり医師自身が直接関係者に問診する：警察官の事情聴取は犯罪性の有無の観点から行われることが多い．
　d）創傷がある場合：まず他為を疑う．
・自為によるものは他為でも可能であるが，逆は必ずしもそうではない．
　e）自為の場合，成傷器は"死亡者の身近で"発見されることが多い．

b．具体的な参考事項
1）部位：自為が可能であるか．
　a）自傷では多数の刺創や切創があっても，致命傷は1個のことが多い．
　b）前胸部や腹部の深い刺創は倒れ込みや壁などを利用すると自為でも可能．
2）防御創（防御損傷）があるか．
　a）防御創：加害者の攻撃から防御するために，成傷器を手で受けたり，握ったり，払いのけようとして形成される創傷をいう．他為の傍証となる．
　b）鈍体によるものは防御損傷ともいわれる．
3）ためらい傷（逡巡創）
　自為による切創や刺創の周囲に認められる多数の浅い切創や刺創をいう．
4）自為では着衣を避けていることが多い．
5）割創による自殺はまれである．
6）銃器による自殺．

- a) 頭部，口腔内，胸部の射創：右利きは右側に射入口，左利きは逆になる．
- b) 接射，至近射がほとんど：遠射による自殺では何らかの工夫が必要．
- c) 銃器が身近にあるか，握っている．
- d) 手，指，袖口の硝煙反応が陽性か否か．

E．交通事故死

交通事故死の剖検率は極めて低いので，死体検案による医学的診断が大変重要である．死体検案に当たっては，創傷の詳細な記載，アルコールや薬物検査のための試料の採取が要求される．

1．診断事項

a．交通事故死か否か：路上死体
1) 墜・転落死や飛び降り自殺との鑑別
2) 他の場所で殺害された後の遺棄死体との鑑別
3) 外傷を伴う突然死との鑑別
4) 交通事故に特徴的な損傷の有無

b．いわゆるひき逃げ事故
加害車両や受傷機転の推測：着衣や身体付着物の取り扱いや保存に注意する．

c．二重・三重の事故
受傷機転の推測が重要である：どの車両が致命的損傷を与えたか．

d．運転者の識別
運転していたのは誰か．
1) 運転者，同乗車ともに車外に放出された場合．
2) 運転者は生存，同乗者は死亡の場合，死亡者が運転者にされることがある．

e．交通事故死か，病死か
1) 運転中に突然死や疾病の急性発症．

f．自他殺，事故死の別
1) すべてが事故死ではない．歩道橋からの飛び降り自殺，車殺人との鑑別が重要．

g．交通外傷と死因との因果関係の有無
交通事故死の死因は疾病や医療事故ではないかと疑われることがある．
1) 高齢者の交通事故（病死と鑑別）
2) 事故後，長期間医療を受けた場合（医療事故との鑑別）
3) 交通外傷の手術後間もなく死亡した場合（医療事故との鑑別）

h．飲酒，薬物使用の有無
事故との関連性が高いので，飲酒後車両を運転してはならないと法的に定められて

いる（道路交通法第 65 条）．
- 飲酒なしに比べて，飲酒運転の死亡事故の割合は 9.4 倍，酒酔い運転で 34.4 倍高い（平成 19 年度統計）．
- 最近では危険薬物使用による交通事故が少なくない．

2．死体検案時の注意事項

a）少なくとも前項の診断の疑いがあれば，剖検が不可欠である．
b）事故車両，着衣，身体付着物はできるかぎり観察する．
c）飲酒，薬物使用の有無を判定するために試料を採取する．
　ⅰ）遺族の同意を得て行う．
　ⅱ）採取試料：血液（大腿動静脈血，無理ならば心臓血，胸腹腔内出血液），尿（失禁があれば尿斑），毛髪（毛根をつける），吐物など：いずれも死体検案時に採取可能である．
　ⅲ）法医解剖する場合には採取しなくてよい．
　ⅳ）着衣や身体付属物の採取（加害車両の同定に必要）：塗料片，土砂，ガラス片，オイルなど．
　ⅴ）付着物の有無，性状などは死体検案調書に必ず記録する．

3．交通外傷の一般的特徴

a）多発外傷が多い（筆者の統計で約 69％）．
b）重症外傷が多い．
c）外表と内臓の損傷の程度が必ずしも平行していない．
- 外表に創傷を認めなくても重篤な内臓損傷を伴うことが多い．

> **注意!!**
> 1．頭部外傷例の約 8％は重篤な頸椎・頸髄損傷を伴っている．
> 2．頭部外傷例の約 33％は頭頸部以外の多発外傷で死亡している．
> 3．以上から，頭部外傷が認められても，これが死因とはかぎらない．

4．交通事故の力学

a）走行車両の運動エネルギーは強大であるので損傷の程度は重症となりやすい．
　ⅰ）運動エネルギー $= mv^2/2$ 〔J〕
　　（m＝質量〔kg〕，v＝秒速〔m/s〕）

ⅱ) 運動エネルギーは速度の 2 乗に比例して大きくなる.

ⅲ) 車両重量は数百 kg 以上と重い.

b) 走行車両の有する運動エネルギーはおおよそ衝突物体への仕事量に等しい.したがって,

$$Fl = mv^2/2$$

(F＝作用した力〔N〕, l＝衝突された物体や自動車の移動, 変形の距離〔m〕)

ⅰ) 秒速 v〔m/s〕の概算法：車速は通常時速 v〔km/h〕で表現されるので, 次式により秒速に換算する.

$$秒速\ v\ [m/s] = \frac{v\ [km/h]}{3.6}$$

ⅱ) 時速を用いた衝撃加速度の概算法

$$x\ [G] = 0.0039 \times \frac{v^2\ [km/h]}{l}$$

ⅲ) たとえば, 重さ 780 kg の乗用車が 60 km/h でガードレールに衝突し, ガードレールが 20 cm, 乗用車前面が 50 cm へこんだ場合, 理論的に衝突加速度は約 20 G, 作用する力は 20×780 kg＝15,600 kgw と巨大である. 速度が 80 km/h であれば, それぞれ約 36 G, 28,000 kgw となり, 速度の重要性を示唆している.

▷車両重量には, 厳密には乗員の体重, 積載物の重量などを加える.

ⅳ) 歩行者の損傷では車両衝突時の運動エネルギー, 乗員の損傷では加速, 減速など速度変化が, 二輪車事故では両者が重要となる.

c) 時速 25, 50 および 100 km/h での衝突エネルギーはそれぞれ 2.5, 9.8 および 39.3 m の高さからの落下時の衝突エネルギーに相当する (図 3-23).

d) 事故で重大な損傷の起こらない限界は時速約 10 km 以下とされている.

e) 運転者が危険を感知してブレーキ操作後, 車両停止までの関係と制動および停止距離の概算を図 3-24 に示す.

f) ブレーキ痕からの速度概算法.

$$V = \sqrt{254\,\mu s}$$

V：事故当時の速度（km/h），

μ：摩擦係数（コンクリート路で 0.7 cm, その他で 0.5〜0.6 cm）

　　s＝ブレーキ痕の長さ（m）

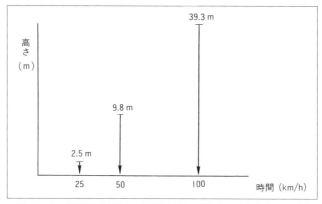

図 3-23. 衝突時の時速と高所からの落下時の高さとの関係

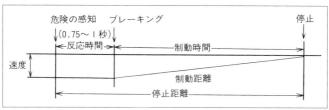

時速（km/h）	制動距離（m）	停止距離（m）の概算
20	2.6	2×2=4
40	10.6	4×4=16
60	23.6	6×6=36
80	42.0	8×8=64
100	65.6	10×10=100

図 3-24. 制動時の車両速度と制動距離および停止距離の関係

5．歩行者の損傷（図 3-25）

a．受傷機転と損傷の種類

1）一次損傷

車両最前部の衝突によって生じた損傷をいう（衝突創）．

　a）バンパー創

　　i）部位：立位で受傷した場合（例えば歩行中），下腿上部〜膝関節部にみられる損傷（大型車両では大腿部〜殿部）．

　　ii）骨折：主に下腿骨でみられる．前方，側方からの衝突では 40 km/h 以上，

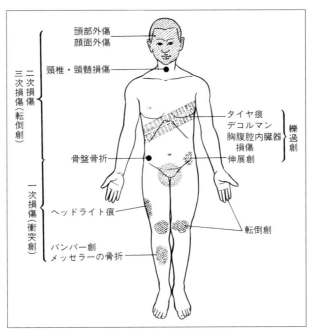

図 3-25. 歩行者の典型的な損傷

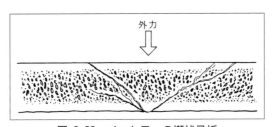

図 3-26. メッセラーの楔状骨折

　　後方では 70〜80 km/h 以上で生じるとされている．
・メッセラー Messerer の骨折（**図 3-26**）：バンパー創として典型的な楔状骨折である．衝突方向の推定に役立つ．
・坐位や路上で寝ていた場合，自転車で走行中などでは当てはまらない．
❗ 足踵からの高さを計測する（加害車両の特定に重要である）．
b）フロントグリルによる損傷
　 ⅰ）部位：大腿部，殿部，腰部が多い．
　 ⅱ）骨折：大腿骨，骨盤，腰椎など．
　 ⅲ）特徴：ヘッドランプ，ラジエーターグリル，マスコットなどの形状が印象

されることがある：加害車両の同定に重要である．
c）頸椎・頸髄損傷：後方からの衝突による頸部の過伸展に原因する（介達的一次損傷）．

2）二次損傷

ボンネット上にすくいあげられるなど，加害車両との衝突で生じる損傷をいう．50〜60 km/h 以下での衝突で多発する．

　a）ボンネットやフロントガラスで頭部，顔面などを強打する：頭部外傷，頸椎・頸髄損傷など．
　b）以下の場合，二次損傷が認められないことが多い．
　　ⅰ）ブレーキをかけず 70 km/h 以上で衝突された場合．
　　ⅱ）キャブオーバ型や大型車両の場合．
　　ⅲ）小児の場合．

3）三次損傷

路面に投げ出されて生じる損傷をいう．転倒創，路面創ともいう．

▎特　徴
　　ⅰ）突出部，露出部に生じやすい．
　　ⅱ）路面により汚染されやすい：破傷風，ガス壊疽などの創傷感染に注意する．
　　ⅲ）頸椎・頸髄損傷に注意する（頭部，顔面から落下した場合）．
　　ⅳ）ひきずり損傷：路面による軟部組織や骨の摩耗がある．

4）轢過創

車輪（車体）で轢かれた場合をいう．

注意!!

- 歩行者が必ずしも立位で受傷したとはかぎらない（坐位では一次損傷が上半身にある）．
- 一次損傷の足踵からの高さ（地上高）を必ず計測する（特にバンパー創など衝突創）．一次損傷は加害車両の同定，衝突方向，速度の推定に重要である．
- バンパーの高さは加速時には最大 4〜5 cm 上方へ，急ブレーキ時には最大 10 cm 下方へ移動するという．
- バンパー，フロントグリル，ボンネットなどの高さや形状は車型の流行で変化するので注意を要する．

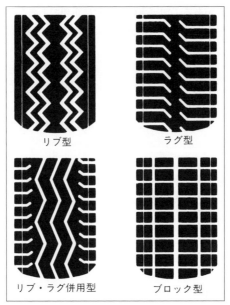

図 3-27. タイヤ接地面（クラウン部）の模様

a）特徴的創傷
　ⅰ）タイヤ痕：タイヤ踏面（トレッド）の模様（図 3-27）が皮膚や着衣に印象されたものをいう．
　・凹部印象（皮内，皮下出血）と凸部印象（表皮剥脱）とに大別される．着衣への印象は凸部印象のみである．
　ⅱ）デコルマン（剥皮創，図 3-28）：車輪の回転によって，皮膚と筋膜の間が剥離し，血液やリンパ液を貯留した状態をいう．轢過の進入部位を示唆している．
　ⅲ）伸展創：轢過部近くの皮膚が過伸展され，表皮に細かな多数の亀裂が生じたものをいう．
b）轢きまたぎ損傷：車底部の突出部分で強打して形成される．
　ⅰ）車底部のホコリやオイルが皮膚や着衣に付着する：車両の同定の重要な証拠となる．
　ⅱ）熱傷の形成：マフラーとの接触による．
　ⅲ）車底構造物の形状の痕跡：車両の同定に必要である．
　ⅳ）死体の頭部や腹部の厚さの計測：車両の同定，受傷機転の分析に必要．
c）轢圧による損傷：車輪で押され，圧迫されて生じる損傷をいう．

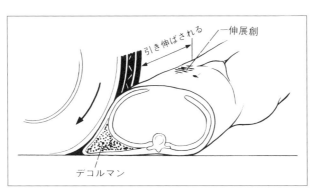

図 3-28. デコルマン形成と伸展創

・タイヤ痕を残すことがある．
・デコルマンを伴わないことが多い．

b．死体検案時の注意点
1) 轢過創の損傷程度：進入部のほうが高度．
2) 車外放り出され事故（後述）との鑑別が重要である．
3) 下腿骨折について
a) 必ず足踵からの高さ（地上高）を計測する．
b) 乗用車や自動二輪車の運転者，高所から足を先行させ墜落（飛び降り）で認められる下腿骨骨折はバンパー創より下方の足関節に近いことが多い．
4) 三次損傷後に他車か自車で轢過された場合：転倒創と轢過創とを鑑別する．
5) 路上で寝ていた場合：酩酊によるものか，疾病で路上に倒れていたのかを鑑別する．
6) 二重轢過か，同一車両の前輪と後輪による二度轢きか．
7) タイヤ痕やデコルマンは轢過事故に必発ではない．
着衣に残される場合も多い：着衣を保存しておく．
8) タイヤ幅はシングルタイヤで 10〜18 cm，ダブルタイヤで 45 cm である（中央部に約 12.0 cm の間隔がある）．

6．運転者，同乗者の損傷

a．受傷機転と損傷の種類
1) 前面衝突の場合（図 3-29）
シートベルト着用やエアバッグで予防や軽症化が可能である．
a) フロントガラス損傷
ⅰ) 運転者，助手席同乗者（後者で高率である）

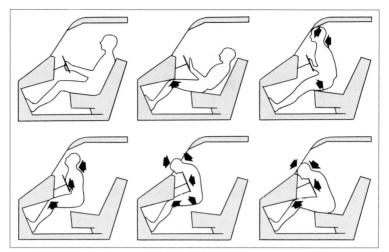

図 3-29. 運転者の受傷機転（前面衝突の場合）
矢印は主な損傷部位

　ⅱ）頭部・顔面損傷
　ⅲ）頸椎・頸髄損傷：頭部・顔面の打撲による頸部の過伸展で形成される．
　・頭部外傷との合併に注意する．
b）ハンドル損傷
　ⅰ）運転者死亡の主要な原因となる．
　ⅱ）外表に比べ，内臓損傷が高度である．
　ⅲ）胸部強打による心・大動脈損傷が致死的である．
　ⅳ）ハンドル縁での下顎部突きあげによる頸椎・頸髄損傷も少なくない．
　ⅴ）下顎部突きあげによる頭蓋底横骨折：外力が下顎枝を伝達して頭蓋底に達するため．
　ⅵ）多発肋骨骨折
c）ダッシュボード損傷
　ⅰ）骨盤，下肢の骨折：運転者，同乗者の両者に発生し得る．
　①異常な肢位：下肢長の短縮に注意する．
　・下肢でふんばると，股関節の中心性骨折・脱臼をきたし，下肢が短縮する．
　②同乗者：ダッシュボードで膝関節部付近を打撲，複雑骨折を生じる．
　③運転者：ブレーキペダルを踏んで頑張ると足根骨骨折をきたす．
　ⅱ）胸部外傷：同乗者に特徴的（運転者のハンドル損傷に相当する）．
　ⅲ）頸椎・頸髄損傷：ダッシュボードによる下顎部の突きあげによる．
d）後部座席同乗者の損傷

　　　　ⅰ）股関節脱臼，仙腸関節離開
　　　① 男性に多い．
　　　② 股を開いて坐った場合，衝突時に前部座席で股関節が過度に開大するため．
　　　　ⅱ）頭部・顔面，頸椎・頸髄損傷：前席や前部座席を経てフロントガラスへの激突による．
　2）追突事故による損傷
　　　a）むち打ち損傷：最も代表的である．
　　　頸部の過屈展，過屈曲による頸椎や周囲軟部組織の損傷をいう（頸椎捻挫）．
　3）横転，転落事故による損傷
　　　a）運転者，同乗者とも特徴は不鮮明化し，複雑な多発外傷のことが多い．
　　　b）運転者の特定が問題となることがある．
b．脳幹部・頸髄損傷の重要性
　1）受傷機転と損傷の種類
　　　a）頸部過伸展
　　　　ⅰ）頭部・顔面のフロントガラスへの激突．
　　　　ⅱ）ダッシュボード，ハンドルへの激突による下顎部の突きあげ．
　　　　ⅲ）環椎後頭関節の骨折・脱臼，脳幹部損傷，上位頸髄損傷などが多い．
　　　　ⅳ）椎骨動脈，脳底部動脈断裂による外傷性クモ膜下出血．
　　　　ⅴ）受傷後，短時間で死亡することがある．
　　　　ⅵ）重症例では，検案時の頸部の異常可動性に注意する．
c．車外放り出され事故
　1）放り出される場所
　　　a）フロントガラスから放り出される．後部座席同乗者でも起こり得る．
　　　b）ドアガラスから放り出される．
　　　c）衝突時に開いたドアから放り出される．
　2）転　帰
　　　・後続車，対向車によって轢過される．
　　　・自車によって轢過される．
　　　・シートベルト着用で予防が可能である．
　3）問題点
　　　a）運転者の特定：放出後の損傷で車内損傷の特徴が不鮮明化しやすい．
　　　b）受傷機転の分析が難しい．
　　　c）予防：シートベルトを適切に着用する．ドアロックしてもガラス部から放出されたり，放出されない場合には逆にかんづめ事故の原因となるので，走行中のドアロックは避ける．

d．シートベルト損傷
1）程　度
　無傷から致死的損傷まで種々の程度で認められる．シートベルトの着用方法，乗員の体格，衝撃力，タイプ（図 3-30）などの因子により異なる．
　2）水平部分による損傷（水平 2 点式の場合）
　　a）腹部外傷が多い（特に腸間膜，小腸，腹部大動脈の損傷など）．
　　b）衝撃時の腹部過屈曲による圧迫に原因する．
　3）斜行部分による損傷（3 点式の場合）
　胸部外傷が多い：鎖骨骨折，頸部の動静脈損傷など．
　4）死体検案時の留意点
　　a）小児や女性では，衝撃時にベルトの下をスライドしてダッシュボード損傷がみられることがある．
　　b）シートベルト損傷か否かを確認する．
　　c）不適切なシートベルト着用による頸部および腹部損傷に注意する．
　　d）腹部損傷では，外表に明らかな創傷を伴わないことが多い．

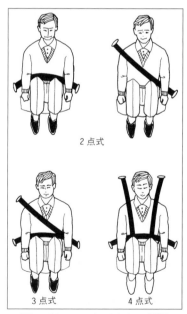

図 3-30．シートベルトの種類

7．自動二輪車事故

a．車両との衝突事故

衝突時の速度，車両との衝突角度，二人乗りか否か，運転者か，同乗者か，衝突した車両の型などにより異なる．

1）自動二輪車による損傷（一次損傷）

　a）外陰部〜大腿内側の創傷

　　ⅰ）燃料タンクや座席による打撲，擦過のために生じる．

　　ⅱ）運転者にみられることが多い．

　　ⅲ）骨盤骨折：膀胱損傷を伴うことがある．

　b）ハンドルなどによる刺創：腹部損傷が多い．

2）車両との衝突創（二次損傷）

　　ⅰ）車両を飛び越えた場合には認められない．

　　ⅱ）運転者に多い．

3）路面創（三次損傷）

路面に落下して形成される創傷をいう．

　　ⅰ）頭部，顔面からの落下による頭部外傷，あるいは頸椎・頸髄損傷に注意する．

　　ⅱ）落下地点が路面以外の場合：池や川では直接死因が溺死のこともある．

b．静止物体との接触，衝突

　a）接触：転倒や滑走による損傷に注意する．

　b）衝突：一次〜三次損傷がみられる．

c．自己転倒による損傷

1）上下肢の損傷：低速の場合，防御的に手や足をつくため骨折や脱臼を生じることが多い．

2）滑走による損傷

・広範な表皮剥脱

・並走車や対向車による轢過創

d．死体検案時の注意事項

1）運転者の特定

　a）二人乗りの場合，二人とも放り出されて死亡した場合や，生存者が死亡者が運転していたと供述することから問題となることが多い．

　b）創傷の特徴から判別できることがある．

2）ヘルメットの観察を忘れずに

ヘルメット着用の有無，種類（図3-31），破損の有無，部位，程度，アゴヒモなどの破損の有無，衝突時の脱落の有無などについて観察する（後述）．

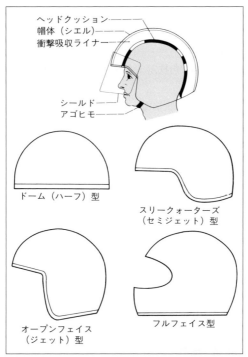

図 3-31. 乗車用ヘルメットの種類と各部の名称

3）死因の診断
　a）頭部外傷にみえても，頭部以外の多発外傷や頸椎・頸髄損傷のこともある．
　b）ヘルメット着用者でも約半数は頭部外傷で死亡する．

e．乗員用ヘルメットと頭部外傷
1）乗員用ヘルメット
　ⅰ）ヘルメットの種類

A種，B種，C種の三種類がある．形状別では，ドーム（ハーフ）型，スリークォーターズ（セミジェット）型，オープンフェイス（ジェット）型，フルフェイス型がある（図3-31）．

　　・A種はハーフ型，セミジェット型を指し，道路交通法に規定する原付自転車，総排気量125 cc 以下の自動二輪車および一般四輪自動車の乗員を対象としている．
　ⅱ）ヘルメット着用義務

わが国では1986年以後，原付自転車・自動二輪車乗員はJIS規格合格のヘルメットをすべての道路で着用することが義務付けられている．

ⅲ）死傷者のヘルメット着用率

死者で87.9%前後，負傷者で96.9%である（平成7年度）．

　　　ⅳ）ヘルメットの衝撃吸収限界

頭部の衝突時の速度で21 km/h（未着用で12 km/h）とされている（中村）．

2）頭部外傷の頻度：筆者の統計
- ヘルメット着用死亡例の約25%に頭部外傷，約8%に頸椎・頸髄損傷が認められている．
- 着用者の約25%は衝突時にヘルメットが脱落し，未着用の状態で頭部を打撲していた．

3）頭部外傷発生のメカニズム

ヘルメットを着用していても，なぜ頭部外傷が発生するのか．

　　　ⅰ）ドーム型ヘルメットの側縁部打撲
- ヘルメットの防御効果が発揮できない．
- 辺縁部の打撲によって側頭骨骨折と硬膜外血腫を起こしやすい．

　　　ⅱ）衝突時のヘルメット脱落
- 頭部打撲の瞬間はヘルメット未着用と同じとなる．
- ヘルメット脱落の原因：アゴ紐の未締結，あるいは衝突時のアゴ紐の破損．

　　　ⅲ）ヘルメットの衝撃吸収能を超えた衝撃

ヘルメットの衝撃吸収能（頭部打撲時の速度が21 km/h）を超えた外力．

　　　ⅳ）強力な回転衝撃加速度

前頭部，顔面，下顎部などを強打した場合に発生しやすい．

　　　　a）頭蓋底骨折と脳幹部損傷（橋延髄境界部横断損傷，脳幹部裂傷，びまん性脳損傷）
　　　　b）外傷性クモ膜下出血（椎骨動脈や脳底動脈断裂による）．
　　　　c）環椎後頭関節の骨折・脱臼と上位頸髄損傷：下顎部強打で起こりやすい．
　　　　d）硬膜下血腫：孤立性．橋静脈破綻による．

　　　ⅴ）頭蓋底輪状骨折
　　　　① 引き抜き型骨折：ヘルメットが引っ張られたり，下顎が突きあげられた場合．
　　　　② 打ち抜き型骨折：尻もちをついたとき，脊柱を介した介達的打ち抜きによる．

8．自転車事故

a．受傷機転

車両や静止物体との衝突，転倒・転落など．

自転車補助イスに同乗した幼児の場合

1）転倒による頭部外傷．
2）後座席では走行中の車両や道路付属物との衝突．

死体検案の実際

b．車両との衝突事故
 1) 衝突は自転車に受けることが多い：衝突創が欠如している．
 2) 路面創（三次損傷）が主体である．
 3) 頭部外傷が圧倒的に多い．
c．自己転倒
 1) 高齢者や酩酊者に多い．
 2) 走行中に発症した突然死に起因しているか否かに注意する．

F．小児の死体検案

嬰児殺，児童虐待，乳幼児の突然死，学童の突然死などが含まれる．

1．一般的事項

1) 胎生期：0（受精）〜280日（出生）

受精卵	0〜14日
胎芽	14日〜9週
胎児	9週〜出生まで

2) 新生児期：出生〜4週間（2週間）
3) 乳児期：〜満1歳
4) 幼児期：〜6歳
5) 学童期：〜12歳
6) 青少年期：男：〜20歳
　　　　　　　女：〜18歳

a．成長

体格，栄養の判定の目安は小児期の成長の経過を参考にする．

1) 身長
 a) 出生時：50 cm 前後である．
 b) 最初の1年間で生下時の約50％（約25 cm）伸びる．
 c) 幼児期では7 cm/年，学童期では5〜6 cm/年，思春期では8〜10 cm/年増加する．
 d) 4歳児で出生時の約2倍（100 cm），13歳で約3倍（150 cm）になる．
2) 体重
 a) 出生時：約3.2 kg（女児はやや軽い）．
 b) 生理的体重減少：生下時体重の10％を超えない．成熟児では生後7〜10日で生下時体重に復する．

c）乳児：20〜30 g/日増加する．
　　　d）幼児期では 1.5〜2 kg/年，学童期では 3 kg/年の増加する．
　　　e）生後 3〜4 か月で出生時の約 2 倍（約 6 kg），満 1 歳で約 3 倍（約 9 kg），2 歳半で約 4 倍（約 12 kg），4 歳半で約 5 倍（約 15 kg）となる．
　3）頭　囲
新生児期で 33〜35 cm，生後 3〜4 か月で 40 cm，満 1 歳で 45 cm 以上，満 3 歳で 50 cm に達する．
　4）頭長・身長比
出生児は 4 等身，2 歳で 5 等身，6 歳で 6 等身，12 歳で 7 等身となる．
　5）歯
　　　a）乳歯：切歯 2 本，犬歯 1 本，臼歯 2 本，計 20 本．
　　　b）生歯：生後 6〜8 か月，1 歳で 4/4，2〜3 齢で 10/10 となる．
　　　c）永久歯：6〜8 歳から生え始め，10〜14 歳で智歯を除いた 28 本が生え揃う．
　6）骨年齢
化骨核の X 線所見から判定される．手根骨のほか，生後 5〜6 か月までは膝（大腿骨遠位端と下腿骨近位端），6 歳以後は肘部の化骨核が有用である．

手根骨の化骨数≒年齢+1（あるいは年齢）

b．新生児期
妊娠，分娩の影響から解放され，子宮外生活に適応するまでの期間をいう．
　・一般には生後 4 週間（WHO）をいう．
　・生後 1〜2 週間をいうこともある（日本小児科学会）．
　・生後 1 週間以内を早期新生児期ともいう．

　1）周産期
分娩周辺期をいう．統計上では，妊娠 28 週以後と早期新生児期を合わせたもの（周産期死亡率）．

　2）在胎日数
最終月経第 1 日からの満週数をいう（妊娠週数）．

　3）出　生
在胎満 22 週以後，あるいは出生体重 500 g 以上（週数不明）の児のうち，娩出時点で生の徴候が認められたものを生産（児），死亡していたものを死産という（「死産とは」p.310 参照）．

　4）胎児の成育限界
母体保護法で人工妊娠中絶が許されるのは，胎児が母体外で生命を保持できない時期に限られる．現行では「妊娠満 22 週未満」である．

死体検案の実際

c．新生児の分類

1）出生体重による分類

- a）高出生体重児（巨大児）：出生時体重 4,000 g 以上の児をいう．後述の不当重量児とは異なる．分娩外傷，新生児仮死の頻度が高い．
- b）低出生体重児（LBW 児）：出生体重 2,500 g 未満の児をいう（2,500 g は含まれない）．WHO の古い定義では未熟児と呼ばれた．
- c）極小未熟児：出生体重 1,500 g 未満の児
- d）超未熟児：出生体重 1,000 g 未満，あるいは在胎 28 週未満（WHO）の児をいう．

2）在胎週数による分類

- a）早（期）産児：在胎週数 37 週未満の児をいう．
- b）正期産児：在胎 37 週以上 42 週未満の児をいう．
- c）過期産児：在胎 42 週以上の児をいう．

3）出生体重，在胎週数の両者からの分類

- a）不当軽量児（SFD 児）：在胎週数に比して出生体重が小さい児をいう（平均より 1.5 SD 以上小さい）．
- b）相当重量児：出生体重が在胎週数相当である児をいう（平均±1.5 SD の間）．
- c）不当重量児：出生体重が在胎週数に比べて大きい児をいう（平均より 1.5 SD 以上重い）．

4）臨床的分類

- a）未熟児
  - ⅰ）胎外生活に十分適応できるまで成熟していない児をいう．
  - ⅱ）従来の WHO の定義：出生時体重 2,500 g 未満の児（在胎週数とは無関係）．
  - ⅲ）現在の低出生体重児に相当する（在胎週数もリスク因子として重要）．
- b）成熟児（「嬰児殺」p. 137 参照）

d．ハイリスク新生児

1）定　義

新生児期に死亡の危険性が高く，出生後十分な観察を要する児をいう．

2）法医学的重要性

- ① 突然死の要因として重要である．
- ② 児童虐待の原因となりやすい．
- ③ 母親のいわゆる育児ノイローゼの原因となる：無理心中，殺児．

3）死体検案時の注意事項

ハイリスク児に該当するか否か，問診と死体検案とで判断する．

- a）母親が不明な場合：遺棄死体に多い
  - ⅰ）胎齢の推定，成熟徴候や奇形の有無などから推測する．

表 3-8. ハイリスク児の主な要因

```
a．在胎週数，出生体重
  ① LBW 児，早産児，SFD 児：未熟性
  ② 巨大児，過期産児，HFD 児：胎盤機能不全，分娩外傷，新生児仮死
b．母体の異常
  ① ウイルス感染症：風疹，肝炎，AIDS など
  ② 飲酒：胎児アルコール症候群
  ③ 薬剤服用：特に催奇形性薬剤
  ④ 糖尿病：巨大児，奇形
c．妊娠の異常
  ① 多胎妊娠：未熟，分娩障害
  ② 母児間血液型不適合：Rh 式，ABO 式
  ③ 妊娠中毒症：未熟児
  ④ 胎盤の異常：前置胎盤，胎盤早期剥離など
  ⑤ 臍帯の異常：臍帯脱出，巻絡，結節など
d．分娩の異常
  ① 分娩外傷：副腎出血，硬膜下血腫など
  ② 低酸素症：児頭骨盤圧迫，脳室内出血など
  ③ 墜落分娩：溺死，糞溺，頭蓋内損傷
  ④ 人工分娩：吸引分娩，帝王切開，麻酔による障害
e．新生児の異常
  ① 重症新生児仮死：酸素欠乏性，中枢性（脳性）
  ② 適応不全症候群
  ③ 奇形：特に脳，心臓血管系
  ④ 感染症：子宮内感染，垂直感染
  ⑤ その他：上記の原因，合併症による障害
```

　　ⅱ）ハイリスク児であっても殺児や虐待を否定するものではない．
　b）母親が判明している場合
　　ⅰ）妊娠，分娩，出生後の既往歴，発育などを十分問診する．
　　・母子健康手帳が役立つので必ず持参してもらう．
　　ⅱ）死体所見では成熟度，成長の良否，奇形の有無などから推定する．
　c）注意点
　　ⅰ）創傷の有無を必ず確認する：ハイリスク児が犯罪のかくれミノになってはならない．
　　ⅱ）できるかぎり剖検で死因を確かめる．
　　ⅲ）法医学的に問題となり得るハイリスク児の主な要因を**表 3-8** に示した．

4）分娩損傷

分娩の際に，新生児に発生する損傷をいう．

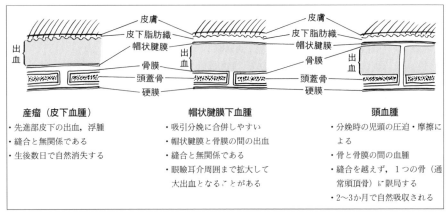

図 3-32. 産瘤，帽状腱膜下出血および頭血腫の鑑別

・ハイリスク児の重要な原因のひとつである．
・法医学的には，新生児の死因となり得る分娩損傷が問題となる．
a）主な原因
　ⅰ）臨床的：児頭骨盤不適合が代表的である．
　ⅱ）法医学的：独立分娩に伴うものが多い．
　・独立分娩：医師や助産師の介助のない分娩をいう．
　・嬰児殺や遺棄死体では独立分娩によるものが多い．
　ⅲ）分娩外傷と低酸素症性分娩損傷に大別される．
b）分娩外傷：分娩時の直接の外力作用による損傷をいう．
　ⅰ）産瘤，頭血腫，帽状腱膜下出血（図 3-32）．
　❗産瘤，頭血腫は分娩時の生活反応としても重要である．
　・大量の帽状腱膜下血腫は出血性ショックによる死亡の原因となり得る．
　ⅱ）頭蓋骨骨折．
　・線状骨折と陥凹骨折（ダービーハット型）がある．
　・後者は母体の仙骨による圧迫や鉗子分娩で発生する．
　ⅲ）頭蓋内出血：死因として最も重要である．
　・硬膜下血腫：成熟児や巨大児に多く，テント裂傷（大脳鎌が小脳テントに付着する部分の裂傷）を伴うことがある．
　・クモ膜下出血：成熟児や巨大児に多く，分娩時の機械的外力や血管奇形が原因となる．
　・その他，脳実質内出血，脳室内出血（後述）．
　ⅳ）鎖骨，上腕骨骨折：死因となることはないが，分娩時の生活反応，胎位の

推定に役立つ．
  c）低酸素症性分娩損傷
    ⅰ）原因
    ・分娩時の胎盤や臍帯の循環障害：臍帯巻絡，真結節，過強陣痛など．
    ・児の気道閉塞：頸部の臍帯巻絡，羊水吸引など．
    ・母体の低酸素血症．
    ⅱ）脳室内出血
    ・頻度が高く，死因として重要である．
    ・未熟児に多い．
    ・脳室周囲出血の脳室内への破綻が主体である．

2．嬰児殺

ａ．嬰児殺とは
分娩中，あるいは分娩直後に母親が新生児を殺害することをいう．わが国では殺人罪が適用される．

ｂ．特殊性
1）医学的特殊性
子宮内生活→子宮外生活．
  ・分娩の経由：分娩損傷の危険性がある．
  ・独立呼吸の開始：胎児循環との決別を意味する．
2）法律上の特殊性
胎児→人．
  a）堕胎罪か，殺人罪か
    ⅰ）医学的には胎児と人との区別はない．
    ⅱ）法律的には胎児の殺害は堕胎，人の殺害は殺人として区別されている．
    ⅲ）人と胎児をどの時点で区別するか：出生によって区別される．
    ・人は出生に始まり，死亡で終る．
  b）分娩のどの時点で出生とみなすか
    ⅰ）一部露出説：生きている児の一部が母体外に露出したら，人とみなす．刑法上の出生．
    ⅱ）全部露出説：児の全身が生きて母体外に娩出されたときを人とみなす．民法上の出生．
    ⅲ）その他：現在は用いられていない．
    ・陣痛説：陣痛が開始されたときを出生とみなす考え方をいう．
    ・独立呼吸説：第一呼吸説，啼鳴説．娩出後第一呼吸を営んだり，泣いたときを出生とみなす考え方をいう．

c．法医学的診断事項

1）生活（存）能力の有無

児が子宮外で独立して生命を保持できるか．

2）生産児か，死産児か

殺人罪は生産児の殺害により構成される．

3）分娩後の生存時間

嬰児殺では母親の心身に対する分娩の影響が量刑上考慮される．

4）死　因

新生児特有の死因への配慮：たとえば分娩損傷など．

d．生活能力の判定

1）判断の対象
  ・発育程度，成熟度，リスク因子（奇形，疾病，分娩損傷など）の有無．
  ・生活能力が完全にあると判断される場合：満期産，成熟児であり，奇形，疾病，損傷がない児．

2）発育程度の推定

身長と体重から妊娠月数（胎齢）を推定する．

　a）身長（cm）から胎齢の推定：Haase の式

$$妊娠第5月まで：身長＝（月数）^2$$
$$妊娠第6月以後：身長＝月数×5$$

　b）体重（g）から胎齢の推定：榊の式

$$妊娠第5か月まで：体重＝（月数）^3×2$$
$$妊娠第6か月以後：体重＝（月数）^3×3$$

　c）Haase および榊の式を用いた身長，体重の概算値と胎齢の関係を**表 3-9** に示した．最新の統計を参考にしてもよい．
  ・嬰児遺棄死体では死後変化によって体重はかなり減少しているので，身長を参考にする．
  ・白骨死体の胎齢の推定：上腕骨や大腿骨の骨幹長から推定する．**表 3-10** を参考にかなりの幅（±1 か月以内）をもたせる．

3）成熟児

子宮外生活に適応し得るまで発育し，成熟徴候をそなえた児をいう．
  ・在胎期間40週（満期）≠成熟児．

　a）成熟徴候：成熟児であるか否かを評価する徴候をいう．

　　ⅰ）身体的特徴

　　　① 皮膚

表 3-9. 身長，体重の概算値からの胎齢推定
(Haase および榊の概算法による)

妊娠月数	身 長 (cm)	体 重 (g)
1	1	2
2	4	16
3	9	54
4	16	128
5	25	250
6	30	648 (650)**
7	35	1,029 (1,000)
8	40 *	1,536 (1,500)
9	45	2,187 (2,000)
10	50	3,000 (3,000)

* 実測値とよく一致する
** 記憶に便利な概数

表 3-10. 骨幹長からの胎齢の推定

妊娠月数	上腕骨 (mm)	大腿骨 (mm)
5	26.1±4.4	27.5± 4.8
6	37.3±4.8	40.6± 6.7
7	46.3±6.4	51.2± 7.6
8	52.9±1.3	58.4± 1.8
9	54.3±6.9	62.1± 6.8
10	65.8±7.6	76.0±11.0

・淡紅色では皮下脂肪の発育がよい．
・うぶ毛：上腕外側や肩甲部以外では消失している．
・胎脂：背面，肩甲部，関節屈曲部に認められる．
② 頭部
・頭髪は約 2 cm 伸び，叢生する．
・大泉門の大きさは 2 cm 内外である．
・縫合は狭く，頭蓋の大きさ＞顔面．
③ 眼：眼瞼は開き，瞳孔膜はない．
④ 鼻：黄白色の面疱（comedo，閉鎖した皮脂腺）は鼻尖部のみに限局している（キュストナー徴候）．
⑤ 腹部：膨隆する．臍は剣状突起と恥骨結合のほぼ中央部に位置する（男児ではやや高い）．

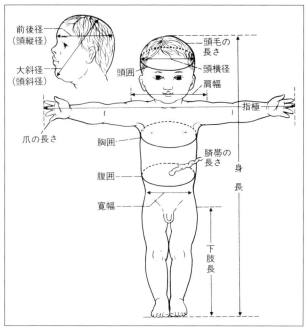

図 3-33. 新生児の計測部位

⑥ 外陰部
・男児では，睾丸は陰のう内に下降している．
・女児では，大陰唇が発育し，小陰唇を被う．
⑦ 爪：手指では指端を越え，足趾では趾端に達する．
ⅱ）主要計測値：測定部位および計測値を図 3-33 および表 3-11 に示した．
① 頭囲≦肩甲周囲（フランクの成熟徴候），頭囲＞胸囲＞腹囲
② 頭部の高さ：身長×1/4（4 等身）
③ 上肢の長さ＝下肢の長さ＝1.5×頭高（cm）
④ 指極*≒身長

4）未熟児，ハイリスク新生児

両者ともに生存能力に影響を与える（「ハイリスク新生児」p. 134 参照）．

a）未熟児（低出生体重児）
ⅰ）早産児と不当軽量児を含み，前者では未熟性，後者では子宮内での発育遅延因子が問題となる．

＊指極：両上肢を真横に水平に挙上したときの中指指端間の距離をいう．

表 3-11. 成熟児における平均的主要計測値

①	身　長	49〜51 cm	④	肩　幅（上腕骨大結節間）	11〜12 cm
②	体　重	3,000〜3,200 g	⑤	指　極	約 50 cm
③	頭部の諸計測値		⑥	胸　囲	32〜33 cm
	頭　囲	33〜34 cm	⑦	腹　囲	約 30 cm
	前後径（頭縦径）	10〜11 cm	⑧	寛　幅（大転子間）	8.5〜9 cm
	大横径（頭横径）	8.5〜9 cm	⑨	大腿骨下端の化骨核径*	0.4〜0.5 cm
	大斜径（頭斜径）	12.5〜13 cm	⑩	踵骨の化骨核径*	約 0.8 cm
	頭　毛	2〜2.5 cm	⑪	臍帯の長さ	約 50 cm
	大泉門斜径	約 2 cm	⑫	胎盤の重さ	約 500 g
	小泉門	ほぼ閉鎖			

* 成熟児でも欠如していることがある（10%以下）

　　ⅱ）在胎週数が短いほど，出生時体重の軽いほど，重症と判断される．
　b）ハイリスク新生児
・嬰児殺例では分娩前後の臨床経過が不明のため，ハイリスク児か否かの判定は難しい．明らかに診断できれば，生存能力判定の根拠に加味する．
　c）嬰児殺例における生存能力判定の目安となる．
・嬰児殺例では独力分娩が多いため，十分な周産期医療下での分娩例と同等の目安で生存能力の判定を下すことはできない．
・在胎週数，出生時体重から生存能力があると判断される目安は以下の通り．
　　ⅰ）母体保護法（最高レベルの医療を前提）：満 22 週以上
　　ⅱ）産科学一般：満 28 週以上，出生体重 1,000 g 以上
　　ⅲ）法医学一般（医療介助なし）：満 30 週以上
　　ⅳ）リスク因子が認められない．
　d）死体検案時の目安
　　死産や異状死胎の届出義務が生じる妊娠 4 か月（満 12 週）と，法医学的に生存能力があるとされる妊娠 30 週（7 か月半）の発育程度が死体検案時の判断の目安として重要である（表 3-12）．

e．生産児か，死産児か

嬰児殺は生産児の殺害が要件であるので，生死産の判別は重要な診断項目である．
　・死産児に殺害行為を行っても殺児ではない（不能犯）．

1）生産児か，死産児か

そのいずれかにより，交付する診断書も異なる．
　・生産児：死胎検案書（遺族が判明していれば，死亡児に命名してもらうこと）
　・死産児：死産証書

死体検案の実際

表 3-12. 胎齢 4 か月と 7 か月半の発育程度

項　目	4 か月	7 か月半
身　長	9〜16 cm	37.5〜40 cm
体　重	100〜140 g	1,200〜1,500 g
胎盤重量	100 g	400〜430 g
臍帯長	19 cm	40〜46 cm
うぶ毛	発生開始	全　身
指　爪	〃	指端に達せず
瞳孔膜	存　在	周囲のみ存在
頭　毛	疎　生	0.6 cm
臍帯付着部	恥骨結合の直上	剣恥間中央の下方
睾　丸	性差が認められる程度	腹腔内
女性外陰部		小陰唇，陰核の突出
踵骨化骨核	認められず	0.5 cm

2）生死産の鑑別点
　a）臨床領域：死産の定義に従う（「死胎検案書の作成」p. 310 参照）．
　b）法医学領域：母体外での呼吸，あるいは循環の存在を示唆する死体所見に基づいて判断する．
　　ⅰ）母体外での第一呼吸（ふつうは空気呼吸）の有無．
　　ⅱ）母体外での気道内異物吸引の有無．
　　ⅲ）母体外で受傷した外傷に生活反応があるか否かなど．

3）母体外での空気呼吸の有無
　a）胎児と新生児の根本的な相違点：空気呼吸の有無である．
　　ⅰ）母体外で空気呼吸を営んだ痕跡があれば，生産児と判定する．
　　　ただし，逆は真ならず：未呼吸でも，心臓拍動があれば生産児である．
　　ⅱ）新生児の母体外での最初の呼吸運動を第一呼吸という．
　　ⅲ）ふつうは第一呼吸によって気道内に空気が吸入される．
　　ⅳ）水中や糞便中に娩出されると，第一呼吸時にこれらの異物が吸入される．
　b）胎児の呼吸様運動
　　　子宮内の胎児の肺胞内は肺水で満たされているが，これを羊水中に排出する運動をいう．
　　ⅰ）肺水の組成は羊水とは異なる．
　　ⅱ）呼吸様運動は肺におけるガス交換に関与していない．
　　ⅲ）低酸素症になると羊水中に胎便が排出されるが，同時に起こるあえぎ呼吸で胎便に汚染された羊水を気道内に吸引する（胎便吸引症候群）．
　c）第一呼吸のメカニズム

ⅰ）産道通過時の胸郭圧迫：40～50 mL の肺水が排出され，通過後の胸郭の拡大時に空気が流入する．
　　ⅱ）化学受容器を介した呼吸中枢刺激：分娩時の低酸素血症，CO_2 分圧の上昇，アシドーシスなどによる．
　　ⅲ）皮膚を介した呼吸中枢刺激：寒冷，触覚，痛覚刺激による．
　d）第一呼吸後の新生児呼吸
　　ⅰ）肺動脈圧低下と肺血流量の増加：呼吸肺では血量が多く，重量を増す．
　　ⅱ）肺水の吸収：リンパ管から急速に吸収される．
　・胎便吸引症候群では肺水吸収後に胎便・羊水成分が肺胞内に残される．
　　ⅲ）呼吸肺の虚脱防止：肺サーファクタントが関与している．
　・肺サーファクタント：胎生 35 週頃から合成され，肺胞表面で表面張力による肺胞のつぶれを防止する．
　・肺サーファクタント不足→新生児呼吸窮迫症候群：肺胞拡張不全に陥る．
　　ⅳ）肺胞でのガス交換能は成人の 1/6 である．
　　ⅴ）気道系が脆弱である→無気肺，肺気腫に陥りやすい．
　　ⅵ）呼吸調節機能の未熟→呼吸環境の悪化に対する対応が不十分．
　　ⅶ）腹式呼吸が優位である：呼吸筋が未熟なため横隔膜優位の呼吸となる．
　・腹部膨満，腹部の圧迫→呼吸不全に陥ることがある．
　　ⅷ）強制的鼻呼吸
　・鼻口閉塞→呼吸不全
　　ⅸ）多い胎児ヘモグロビン（HbF）：HbF は成人型に比較して酸素結合能が高い．
　・HbF は子宮内の低酸素環境では有利であるが，出生後の空気呼吸では不利に作用する．

4）検査方法
　a）原　則
　　生死産の判定は母体外における空気呼吸や血液循環の有無を指標とする．
　　ⅰ）特に母体外における空気呼吸の有無が重要な指標として用いられている．
　　ⅱ）その理由
　　① 胸郭や肺に永久的な物理的変化をもたらす．
　　② この変化は未呼吸児には認められない．
　　③ この変化は元に戻らない．
　　④ この変化を識別することが比較的容易である．
　b）空気呼吸に伴う胸郭や肺の所見（表 3-13）
　・生死産の判別には解剖が不可欠である．
　c）肺浮揚（游）試験
　　新生児の剖検では必ず行わなければならない．

表 3-13. 呼吸児と未呼吸児の鑑別点 （新鮮な死体）

	呼吸児	未呼吸児
胸郭	拡大する	扁平
胸囲と腹囲	胸囲＞腹囲	胸囲＜腹囲
横隔膜の高さ	第5〜7肋骨の高さ	第4〜5肋骨の高さ
肺の所見		
重量	重い（60 g 内外）	軽い（30〜40 g）
容積	大きく，胸腔を占める	小さく，胸郭後壁に密着
色調	淡紅色	暗紫赤色
表面	軽く凹凸，肺胞開大像	平滑，実質性
辺縁	鈍円状	鋭薄
硬度	スポンジ様軟，捻髪音	実質臓器の触感
割面	泡沫と血液を洩らす	泡沫を洩らさず，緻密
組織像	肺胞開大像，うっ血	肺胞開大せず実質性
肺浮揚試験	陽性	陰性

ⅰ）原理
① 空気呼吸の有無を検査する方法である．
② 空気を吸入した呼吸肺を冷水に投入すると浮揚し，未呼吸肺は沈降する．
③ 未呼吸肺の比重は 1.045〜1.056，呼吸肺では 1.0 以下（0.373〜0.739）とされている．

ⅱ）方法
① 気管支を結び，頸部器官と左右肺を付着のまま摘出し，冷水中に投入する：呼吸肺は舌を下にして種々の程度に浮遊する．
　❗ 投水前に頸部器官を観察する：特に気管内異物の有無．
・肺門部で気管支を結紮する：肺内気管支の観察のため．
② 左右肺をそれぞれ切り離し，投水する．
③ 左右肺から細片を採取し，投水する．
・細片は両肺の各葉から採取する．
・細片の採取には肺表面の変化，部位を考慮する：肺胞開大像，腐敗，色調差，辺縁部など．
④ 浮揚した細片は軽く圧迫した後，再び投水する．
・腐敗気泡による浮揚か否かをチェックするため：呼吸された空気は軽く圧迫した程度では排出されず，再投水で浮揚するが，腐敗気泡は排出され，再投水で沈降する．
・圧迫はガーゼで軽く行う：腐敗死体では肺を圧挫しないよう注意する．

ⅲ）判定

表 3-14. 肺浮揚試験疑陽性，疑陰性の要因

> **a．生産児でありながら，陰性の場合**
> ① 第一呼吸前の殺害，あるいは病死
> ② 仮死で娩出され，呼吸せぬまま死亡
> ③ 呼吸運動（＋），肺への空気の吸入（－）
>   1) 幸帽児（羊膜を被って娩出される）
>   2) 産道内で呼吸が開始，羊水，血液を吸引
>   3) 高度の呼吸器系の奇形，疾患
>   4) 人為的，偶発的な空気吸入の障害
> ④ 水より比重の重い液体の吸入
> ⑤ 高度の腐敗
>
> **b．死産児でありながら，陽性の場合**
> ① 腐敗気泡の発生
> ② 人工呼吸
> ③ 子宮内呼吸：分娩時の子宮内での空気呼吸
> ④ 肺の氷結
> ⑤ 水より比重の軽い液体の吸引

① すべてが浮揚する→陽性
② 一部浮揚，一部沈降→不完全陽性
③ すべてが沈降する→陰性

ⅳ) 肺浮揚試験と生死産の判定
① 陽性の場合：娩出後，第一呼吸を営んだ生産児と判定される．
・ただし，偽陽性などの例外を十分に考慮する（**表 3-14**）．
・肺の肉眼的，組織学的所見を含めて判断する．
・人工呼吸が行われたか否かに注意する．
・腐敗気泡と流入空気との鑑別が重要である（**表 3-15**）．
② 陰性の場合：原則として第一呼吸を営んでおらず，死産児と判定される．
・厳密には，肺胞に空気が吸入されなくても短時間の生存は可能な場合や，生産でありながら空気呼吸が不可能な場合もあり得る（**表 3-14**）．

d) 胃腸浮揚試験
呼吸運動の開始とともに空気が嚥下されることを指標とした判別方法．
ⅰ) 肺への空気吸入と胃腸への空気嚥下はその程度が比例する．
ⅱ) 生存時間の経過とともに空気が腸管へ移行する（**表 3-16**）．
ⅲ) 方法：食道，胃，十二指腸，小腸の各移行部を結紮後，冷水に投水し，浮遊するか否か，浮遊するとすれば，どの部分かを検査する．
・新鮮死体に限る（胃腸は腐敗しやすく，腐敗ガスが貯留しやすい）．

表 3-15. 吸入空気と腐敗気泡の鑑別

	吸入空気	腐敗気泡
存在部位	肺胞内	特に一定せず （肋膜下が主体）
大きさ	露滴大	大小不同
ガーゼによる圧迫	放出しない	放出する
肺表面の性状	淡紅色 肺胞開大像	汚い色調 肺の構造に無関係 しばしば肋膜から膨隆

表 3-16. 分娩後の生存期間の推定

① 新生児黄疸　　　　　発現：　　3〜4日
　　　　　　　　　　　消失：　　7〜10日
② 臍帯の変化　　　　　変色，乾燥：2日
　　　　　　　　　　　脱落　：　約1週間
　　　　　　　　　　　瘢痕化：　12〜15日
③ 産瘤　　　　　　　　吸収，消失：2〜3日
④ 胃内容　　　　　　　新生児：　粘液少量
　　　　　　　　　　　乳汁の有無
⑤ 胃腸管内の空気　　　胃・十二指腸のみ：出生直後
　（胃腸浮遊試験）　　小腸まで：30分以上
　・人工呼吸（−）　　小腸全部：6〜12時間
　・腐敗（−）　　　　腸全体：12〜24時間
⑥ 胎便　　　　　　　　排出完了：2〜4日
⑦ 尿酸梗塞（腎）　　　出現：2〜3日
　　　　　　　　　　　消失：2〜3日以上
⑧ 胎生期循環系の　　　静脈管：6〜7週
　　閉鎖　　　　　　　動脈管：7〜10日
　　　　　　　　　　　卵円孔：数日〜数か月

e) 異物の吸引，嚥下

　i) 母体外にしかない異物が吸引，嚥下があれば，生産児である．

[例] 便槽内で発見され，多量の糞便を気道内に吸引，嚥下していた（肺浮揚試験は陰性のこともある）．

f) 母体外でしか受傷できない創傷に生活反応があれば，生産児と考える．

[例1]　独立分娩の際，母親が児の頸部を持ち引っ張り出した→頸部扼圧の生活反応
　　　　　　が認められた．
　　　[例2]　殺害のための創傷に生活反応がある（成人の場合と同様である）．

　　g）分娩外傷
　　　分娩中生存していたことの証拠となる（「分娩損傷」p. 135 参照）．
5）死産児の徴候
　　a）生産児を示唆する所見が欠如している．
　　b）子宮内胎児死亡を示唆する死体現象が発現している．
　　　ⅰ）浸軟：羊水が胎児の皮膚に浸潤し，表皮剝脱，血色素浸潤，水疱形成など
　　　　　を引き起こした状態をいう．
　　　・浸軟の発生には，死後2〜3日は子宮内に留まる必要がある．
　　　・自己融解の一種である．
　　　ⅱ）ミイラ化，石胎，紙状児
　　　ⅲ）感染
　　　ⅳ）腐敗

f．分娩後の生存期間
母親による殺児では，分娩による母親の心身への影響が量刑上考慮される．
　　・出生直後の殺児か否かが重要な診断事項となる．
　　・分娩後かなりの時間を経過した殺児は通常の殺人と同様の扱いとなる．
　　1）原理：新生児の外部所見の特徴から判別する．
　　2）分娩直後の新生児の外部所見．
　　　a）皮膚の色は淡赤色を帯びている．
　　　b）外表の血液，羊水，糞便による汚染（産湯を使っていないとき）
　　　c）胎脂（胎垢）の付着
　　・付着部位：頸部のヒダ，腋窩，鼠径部，四肢関節の屈側
　　・水中に遺棄されても残存していることがある．
　　　d）臍帯，胎盤の付着
　　・引きちぎり，爪や刃物による不規則な切断が多く，断端の観察が重要．
　　・臍帯の切断部位：産婦人科的介助で切断される部位とは異なる．
　　　e）臍帯の形状：緊張性，湿潤，真珠色で光沢がある．乾燥していない．
　　　f）先進部の産瘤形成：正常分娩では頭瘤を形成する．
　　・顔瘤，殿瘤のこともある（分娩時の体位推定にも役立つ）．
　　3）出生後生存時間の推定：主な所見と生存期間の関係を**表**3-16に示す．
　　・新鮮な死体では胃腸浮揚試験の結果が参考になる（**表**3-17）．
　　4）死産児の死亡時期の推定：水晶体および硝子体の変化が指標となる．

表 3-17. 胃腸浮揚試験と分娩後の生存期間

肺浮揚試験	胃腸浮揚試験	分娩後の生存期間
部分陽性	陰性	1〜2回呼吸
完全陽性	〃	数回呼吸
完全陽性	胃のみ陽性	数分〜30分
完全陽性	十二指腸まで陽性	20〜30分
完全陽性	空腸　〃	30分〜1時間
完全陽性	回腸　〃	数時間〜半日
完全陽性	大腸　〃	半日〜1日
完全陽性	胎便排出	2日前後

a）水晶体，硝子体ともに透明：死後1〜2日
b）硝子体の赤色変色：8〜10日
c）水晶体の赤色変色：14日以上

g．死　因（表3-18）

新生児特有の死因に注意する．分娩前，分娩中および分娩後に大別される．

1）墜落分娩（墜落産，街路産）

分娩の全経過が急速に進行し，種々の場所で分娩することをいう．

a）原因：過強陣痛，産道の抵抗力が小さいなど．
b）法医学的問題点
　ⅰ）どこでも起こるため新生児の死亡例が多く，遺棄されやすい．
　・最近では水洗便所の普及によって便槽内遺棄死体は少ない．
　ⅱ）陣痛を便意と誤認し，トイレでの分娩が多い．
　・昔は糞溺が多かったが，現在は水洗式のため少ない．
　ⅲ）偽装墜落分娩：嬰児殺でありながら，墜落分娩を主張すること．

［例］故意にトイレで分娩する，生きたまま，あるいは殺害後トイレに投棄し墜落分娩を主張する．

c）診　断

新生児の剖検，母体の検査の両面から行う．
　ⅰ）新生児の死体所見
　①臍帯の断裂
　・臍帯長（約50 cm）以上の高さから産み落とされた場合に生じる．
　・断裂部位：臍輪から数 cm の部が最も多く，ついで胎盤側，中央部の順である．
　・断端：不整で長い組織片を伴うことがある．

表 3-18. 新生児の主な死因

① 分娩前（子宮内胎児死亡）
　a．自然死
　　1）母体側の原因：ウイルス疾患，糖尿病，その他のハイリスク因子
　　2）胎児側の原因：奇形，子宮内発育遅延，多胎など
　　3）胎盤機能不全：胎盤形成不全，高度の梗塞など
　　4）臍帯異常：捻転，巻絡，真結節など
　　5）胎児-胎盤系機能不全
　b．外因死
　　1）母体下腹部への外力
　　2）堕胎行為
② 分娩中
　a．胎内窒息（胎盤呼吸の早期途絶）
　　1）胎盤の異常：早期剥離，前置胎盤など
　　2）臍帯の異常：圧迫，巻絡，真結節など
　　3）過強陣痛など
　b．分娩損傷
　c．失血：臍帯の断裂，胎盤への付着異常
③ 分娩後
　a．自然死，事故死
　　1）ハイリスク児：未熟児，血液型不適合，奇形，疾病，重症新生児仮死など
　　2）墜落分娩（溺死，頭蓋内損傷）
　　3）偶発的窒息：被膜児，胎便吸引症候群など
　　4）分娩損傷
　b．積極的殺害
　　1）鼻口部圧迫，閉塞
　　2）頸部圧迫：絞頸，扼頸
　　3）鋭器・鈍器による殺害
　　4）便所，水中などへの投棄（溺死）など
　c．消極的殺害
　　1）放置→凍死，飢餓死（刑法上の遺棄致死）
　　2）臍帯切断後結節せず→臍帯出血
　d．過失致死：殺意はない場合
　　1）落下させる
　　2）出産後の意識消失による放置

・断裂に必要な荷重：静的荷重で5～12 kg，動的荷重で1 kg前後．
② 産瘤の欠如：著明な産瘤があれば，墜落分娩は否定的となる．
③ 頭蓋骨骨折
・原因：落下時に硬いもので打撲した場合．

- 骨折部位：頭頂骨，次に前頭骨の両者がほとんどである．
- 性状：亀裂骨折（線状，カギ型）．
- 硬膜下血腫，クモ膜下出血を伴うことが多い．
- 分娩損傷と鑑別することが重要である．

④ 異物の吸引，嚥下

便所での分娩では，気道内への糞便吸引による急性窒息や溺死が多い．

⑤ 肺浮揚試験

陰性のこともある：空気呼吸の余裕もなく異物を吸引するため．

⑥ 未熟児や早産児か否か

ⅱ）母体の検査

① 骨盤計測とX線撮影
- 広骨盤か否か．
- 狭骨盤＋成熟児の場合，墜落分娩は否定される．

② 経産婦か否か
- 初産婦では否定的である．

③ 会陰裂傷の有無
- 急速分娩，独立分娩では会陰裂傷が起こりやすい．

④ 独立分娩による障害
- 医師や助産師の介護を受ける余裕がない．
- 多量の出血，意識消失など．

2）分娩前後の主な死因

独立分娩の場合に十分に死因となり得る異常．

a）胎児仮死

ⅰ）胎児・胎盤系の呼吸・循環不全を主徴とする症候群をいう．

ⅱ）胎児死亡，新生児仮死に直結する．

ⅲ）子宮，胎盤，臍帯，胎児のいずれかの間の血行障害による低酸素血症とアシドーシスが主体である（胎内窒息）．

ⅳ）死体所見ではチアノーゼが目立つ．

ⅴ）産道内で肺呼吸が開始されれば，胎便吸引症候群が発現する．

b）新生児仮死：子宮内から子宮外生活への適応障害をいう．

ⅰ）出生児の呼吸・循環不全の状態．

ⅱ）第一呼吸の開始が遅れ，これに連続して発生．頻度は高い．

ⅲ）胎児仮死に連続することが多い．

ⅳ）無呼吸によるチアノーゼが著明（一次性無呼吸）．

ⅴ）程度の評価はアプガーApgarスコアが広く用いられ（**表 3-19**），0〜3点が重症仮死である．

表 3-19. アプガーのスコア

点数	0	1	2
呼吸	なし	弱々しい泣き声	強い泣き声
心拍数	なし	緩徐（<100/分）	正常 100/分以上
筋緊張	だらんとしている	四肢を曲げる	四肢を活発に動かす
反射性	反応なし	顔をしかめる	泣く
皮膚の色	全身蒼白〜暗紫色	四肢チアノーゼ	全射淡紅色

注）判定：0〜3点は重症仮死，4〜6点は軽症仮死，7〜10は正常

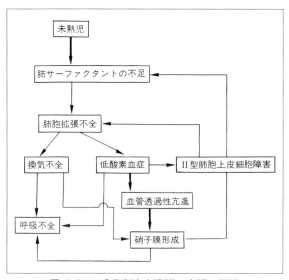

図 3-34. 呼吸窮迫症候群の病態の概略

c）分娩損傷（「分娩損傷」p. 135 参照）
d）呼吸窮迫症候群（図 3-34）
 ⅰ）肺の未熟による肺サーファクタント不足をいう．
 ⅱ）成人呼吸窮迫症候群とは病因，病態が異なる．
 ⅲ）肺サーファクタント不足による肺胞拡張不全から，低酸素症と換気異常を引き起こす．
 ⅳ）未熟児では生後2〜3日での死亡例が多い．
 ⅴ）死体所見
 ① 出生後の生存期間に比して肺の虚脱，無気肺が目立つ．

死体検案の実際　　151

②　組織学的に肺胞開大像が少なく無気肺状，終末細気管支〜肺胞道の硝子膜形成（肺硝子膜症），肺サーファクタント量の減少，肺胞Ⅱ型細胞の変化など．
③　肺以外の未熟徴候．
e）胎便吸引症候群
　ⅰ）以前は大量羊水吸引症候群と呼ばれていた．
　ⅱ）胎児仮死，新生児仮死に合併しやすい．
　ⅲ）胎児の低酸素症による子宮内での胎便排出と羊水汚染が前提となる．
　ⅳ）吸引：子宮内で第一呼吸が開始され，上気道内への胎便の吸引をいう．
　ⅴ）成熟児，過期産児に多く，未熟児に少ない．
　ⅵ）胎便を含む羊水吸引による気道閉塞と化学的肺炎が重要である．
　ⅶ）剖検所見
①　胎便を含む多量の羊水の気道内充満，無気肺，炎症性変化など．
②　これらによる肺高血圧症（胎児循環の遺残）の所見を伴うことがある．

h．新生児遺棄死体の検案・解剖

1）新生児死体の特徴
　a）運搬が容易である：どこへでも隠したり，投棄可能である（コインロッカー，便槽，河川など）．
　b）死後変化の進行程度がさまざまである：非常に早い一方，かなり遅れることもある（たとえば冷蔵庫内保存）．

> ［例］ビニール袋に入れ密閉し，これを6重にした遺棄死体で，1年以上の経過にもかかわらず数週間と判断された（マホービン効果）．

　c）母親不明のため分娩前後の状況が不明である．
　d）高度の腐敗死体が多い．
2）死体検案，解剖時の検査項目（表3-20）

3．児童虐待

a．児童虐待とは

児童虐待の防止等に関する法律（いわゆる児童虐待防止法）では，保護者（親権を行う者）が監護する児童（18歳未満）に身体的，精神的，性的に虐待したり，保護者としての監護を怠って，児童の健康な心身の発達を妨げることをいう．

・児童虐待，domestic violence（DV），高齢者虐待などをまとめて家族間暴力とも呼ばれる．これらに対し児童虐待防止法，DV防止法，高齢者虐待防止法が制定されている．
1）虐待された児童にみられる臨床症状は被虐待児症候群とも呼ばれる．主なものは骨折，硬膜下血腫，火傷，栄養障害，精神障害などがある．

表 3-20. 新生児遺棄死体の検案・解剖の概略

Ⅰ. 外表検査
　① 身長, 体重, 諸計測値の測定 (発育程度の判定)
　② 成熟徴候の観察 (成熟度の判定)
　③ 新生児徴候, 出生後の生理的変化の有無, 程度 (分娩後の生存期間の判定)
　④ 外性器の状態 (性別判定)
　⑤ 奇形の有無 (生存能力や死因の判定)
　⑥ 損傷の有無 (特に鼻口部, 頸部, 分娩外傷)
　⑦ 産瘤の有無 (頭瘤以外は分娩後の外傷との鑑別)
　⑧ 死体現象の状態 (死後経過時間の推定)
　⑨ 臍帯の状態 (断端の性状, 生活反応の有無)
　⑩ 胎盤付着の場合, 胎盤の検査 (分娩前, 分娩中の死因の推定, 母親の血液型検査)

Ⅱ. 内部検査
　① 頭部 (分娩損傷の有無に注意)
　　● 産瘤の有無, 程度
　　● 大泉門, 小泉門, 縫合の状態
　　● 頭蓋骨骨折の有無 (墜落分娩に多い)
　　● 頭蓋内出血の有無
　　● 脳の発育状態, 奇形の有無
　② 頸部 (索溝, 気道内異物などの有無)
　③ 胸腹部
　　● 奇形の有無 (特に心血管奇形)
　　● 疾病の有無 (先天性疾患, 子宮内感染)
　　● 呼吸肺か否か (生産, 死産の別)
　　● 胃腸浮揚試験 (生産, 死産の別)
　　● 心臓血, 胎便の採取 (血液型判定)
　④ 四肢 (損傷の有無に注意)
　　● 大腿骨下端および踵骨骨核の計測 (成熟度の判定)
　⑤ 生殖器 (内性器による性別の確定)
　⑥ 病理組織学的検査 (臍帯, 胎盤も含む)
　　● 疾病の有無 (子宮内感染)
　　● 呼吸肺か, 未呼吸肺か
　　● 臍帯 (異常の有無, 断端の生活反応)
　　● 胎盤 (異常の有無, 胎盤機能不全)
　　● 創傷あれば受傷後の経時的変化
　⑦ 血液型判定
　　● 新生児の血液型 (血液, 胎便)
　　● 母親の血液型 (胎盤, 肺組織)
　⑧ その他
　　● 死因ごとに必要な検査 (成人の場合に準じる)

2）死亡すると異状死体として死体検案，法医解剖の対象となる．
3）しつけか虐待かの区別は難しいが，保護者の意図とは関係なく，あくまでも児童の健康な発達や生命を脅かしかねない行為はしつけとは考え難い．
4）最近では児童虐待の早期発見，早期介入が重要視されている．児童虐待防止法は医師等職務上虐待を早期に発見しやすい立場にある者に対し，虐待，あるいはその疑いのある児童を診療したら福祉事務所や児童相談所への通告義務を科している．この義務は医師の守秘義務に抵触しない．
・児童相談所の対応件数は増加傾向にあり，2012 年には 66,701 件，2013 年には 73,765 件（速報値）となっている（厚生労働省ホームページより）．

b．児童虐待の特徴
1）年齢，性別：3 齢以下に多く，性差なし．
2）健康状態：標準以下が多い．
3）保護の欠如：不潔，栄養不良など．
4）親の述べる既往歴，受傷状況と臨床所見との間に予盾が多い．
5）新旧の創傷が混在している．
6）入院させると新しい外傷が発生しない．
7）死因：硬膜下血腫が多い．

c．分 類
1）児童虐待の分類の一例を表 3-21 に示す．児童虐待防止法では身体的虐待，性的虐待，保護の怠慢・拒否（ネグレクト），心理的虐待の 4 つに分類している．
2）ネグレクト（消極的虐待）．
a）遺棄する（捨て子）．
b）食事を与えない→栄養不足．

表 3-21．児童虐待の分類（国際児童福祉連合，1981）

Ⅰ．家庭内での児童の不当な取り扱い
① 身体的暴行：虐待＝積極的虐待
② ネグレクト：保護の怠慢・拒否＝消極的虐待
③ 性的虐待：近親相姦，性的暴行
④ 心理的・情緒的虐待
Ⅱ．施設内での児童の不当な取り扱い
Ⅲ．家族外での児童の不当な取り扱い
① ポルノグラフィー，売春の強制
② 児童労働の搾取
Ⅳ．その他
① 薬物，アルコール依存への勧誘など

c）衣類の不潔→病気の発生.
   d）病気になっても医療を受けさせない.
   e）就学，登校の妨害をする.
  3）心理的虐待.
   a）児に心理的外傷を与える行為をいう．例：言葉によるおどし，無視，DV，同胞間での差別など．
   b）児の日常生活に支障をきたすような精神症状が発現する：不安，怯え，うつ状態，無感動，無反応，攻撃性，習癖異常など．
 d．頻　度（日本法医学会の調査，1990〜1999）
  1）虐待者：実母，実父，継父，継母の順．
  2）虐待の原因：精神障害，愛情欠如，泣き声，児童の泣き声や反抗的態度，知能発育不全など．
  3）虐待の手段：殴打，突きとばし，投げつけ，炎天下の放置，食事を与えないなど．
  4）死因：日本法医学会の調査（1990〜1999）では，約半数が頭蓋内損傷（特に硬膜下血腫），鼻口閉塞，頸部圧迫，溺水の順であった．
  5）最近では児童福祉施設内での職員による虐待が増加しているという．
 e．死体検案時の注意点
  1）虐待としつけ（体罰）の区別が難しい．
  ・医学的に虐待が疑われたら，その旨主張する．
  ・いずれにせよ，異状死として取り扱い，必ず剖検を進言する．
  2）保護者が必ずしも真実を供述しているとは限らない．死体所見と矛盾しないかを詳細に検討する．
  3）外表に新旧多数の創傷を認めることもある．衣類で隠れる部位を傷つけていることが多い．
  4）年齢に比して栄養不良，やせが目立つ．
  5）1回の虐待行為で死亡することもある（突発的，発作的虐待）．
  6）重篤な疾患があるにもかかわらず，医療を受けさせていない（医療からの放置）．
  ・施設内でもあり得るので注意する．
 f．特殊な児童虐待
  1）乳児揺さぶり症候群 shaken baby syndrome
 乳児むち打ち揺さぶり症候群ともいう．乳児を激しく揺さぶり，脳障害で死亡することがある．生後6か月以内に多い．乳児は頭が重いうえ，頸部の筋肉の発達は弱く，脳も未熟で硬膜下腔が大きいため，硬膜下血腫やクモ膜下出血を起こしやすい．

2) 代理人によるミュンヒハウゼン症候群 Münchhausen syndrome by proxy

ほら吹き男爵症候群の亜型．健康な児童に虚偽の症状や病気をつくりあげ，病院を連れ回し，不必要な治療を受けさせたり，精神的苦痛を与えることをいう．診断が難しい．

G．窒息死体

窒息死体の検案の機会は多く，医学的判断の難しいケースも少なくない．

1．問題点と注意事項

a．窒息死か否か
- 頸部に軽微な創傷が認められる．
- 顔面がうっ血性である．
- 病死か，窒息死か：水中死体，乳児急死など．
- 死後変化が高度な場合には窒息死の判定が難しい．

b．自為か，他為か
- 自絞死か否か．

c．手段は何か
- 縊死か，絞死か：縊死偽装との鑑別．

2．窒息の基本事項

a．定　義
呼吸（生体に不可欠な酸素の摂取と二酸化炭素（CO_2）の排出）が障害されて酸素欠乏状態となり（ガス交換の障害），何らかの機能障害が発生した状態をいう．その結果，死亡すれば窒息死という．

b．分　類

1）外窒息（機械的窒息＝狭義の窒息）
外呼吸が機械的に障害された状態である．
- 外呼吸：肺呼吸．外界から気道を介して空気を吸入し，肺胞での空気と血液との間のガス交換までをいう．
- 無酸素性窒息ともいう．
- 法医学領域での窒息は外窒息のことをいう．

2）内窒息
内呼吸*の障害をいう．法医学領域では窒息に含めない．

＊　内呼吸：組織呼吸．血液と組織との間のガス交換をいう．

a）貧血性：貧血，CO 中毒など．
　　　ヘモグロビンの質的，量的異常によって，酸素を十分に運搬できない状態．
　　b）循環障害性：心疾患，塞栓症など．血流異常による酸素の運搬障害．
　　c）組織毒性：尿毒症，青酸中毒，低血糖性昏睡，クロロホルム中毒など．
　　　組織の細胞障害によって運搬された酸素が利用できない状態．
3）全身性と局所性
　　a）全身性：外窒息が代表的である．
　　b）局所性：血流途絶による局所的な酸素欠乏状態．
4）急性と遷延性
　　a）急性：外窒息の開始から呼吸停止までが3～5分であり，後述の窒息の経過をたどるもの．
　　b）遷延性：窒息による酸素欠乏が短時間，あるいは軽度のため，脳の不可逆的障害を与えたが，機能停止には至らなかった場合をいう．
　・酸素が再供給されても中枢神経系の障害を残し，気管支肺炎などの合併症による死亡例が多い．
　・単に死亡までの経過が長びいた場合には，亜急性窒息ということもある．

c．病態生理（図 3-35）
1）主役は呼吸中枢の酸素欠乏である
脳は酸素欠乏に対する抵抗力が弱い．
　　a）脳の正常血液量：全循環血液量の14～15％である（心臓の3～5倍多い）．
　　b）脳の血流停止限界時間：大脳皮質で3～5分，脳幹部で10～15分で不可逆的障害を残す（心筋の1/3～1/5）．
　　c）脳の酸素消費量：骨格筋の20～22倍（心筋の9～10倍と多い）．
　　d）気管圧迫による動脈血中酸素量：圧迫時間が40秒で正常量の50％，75秒で約33％，3分で約10％となり死亡するという．
　　e）脳の酸素欠乏に対する抵抗力．
　　　大脳皮質＜脳幹神経節＜脳幹核＜延髄＜脊髄＜末梢神経
2）経過と症状（図 3-35）
典型的な急性窒息では以下の経過をたどる．
　　a）第1期：前駆期．呼吸障害から症状発現まで．息こらえ．30～60秒．
　　　肺内および血中予備酸素が利用される．
　　b）第2期
　　　ⅰ）呼吸困難期：1～2分．血中 CO_2 濃度が上昇し，呼吸中枢が刺激されるが呼吸できない状態．
　　　ⅱ）痙攣期：2分以内．酸素欠乏，血中 CO_2 上昇に伴う中枢神経麻痺．痙攣，嘔吐，意識消失，血圧上昇．

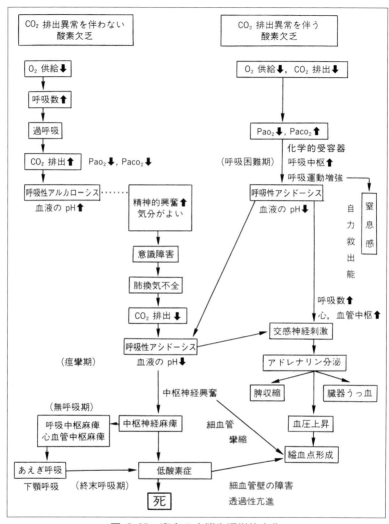

図 3-35. 窒息の病態生理学的変化

c) 第3期:無呼吸期:1〜2分. 呼吸機能の停止, 血圧低下, 脈拍微弱.
d) 第4期:終末呼吸期. あえぎ呼吸, 下顎呼吸. 1分前後. 下位呼吸中枢刺激による頸部呼吸筋の自律性収縮. 呼吸機能を有しない.
e) 心拍動の停止:心拍動は呼吸停止後5〜30分持続する.

d. 大気中の酸素欠乏による窒息

初期症状が通常の窒息と異なる (図3-35). 呼吸数の増加 (過呼吸) による過換気に

表 3-22. 現場の空気中の酸素濃度と症状

酸素濃度（%）	症　　状
20.9	(空気中の正常濃度)
16〜20.9	○ 静止状態で無症状 ○ ローソクの火は消える
15	○ 呼吸深く，脈拍増加 ○ 労働は困難
10	○ 呼吸困難，動作不能
7	○ 頻脈，呼吸困難，知覚鈍麻 ○ 放置すれば死亡（7〜8分）
5以下	○ 瞬間的に卒倒，死亡

よって CO_2 排泄が増加し，気分がよくなる（このため窒息感や自律救出能がない）．次第に CO_2 排出量も低下し，通常の窒息と同様の経過をとる．空気中の酸素濃度と臨床症状との関係を**表 3-22** に示す．

e．外窒息の原因
1) 吸気中の酸素欠乏
   a) 通気の悪い空間への閉じ込め
   b) 通気の悪い袋をかぶる
   c) 高空病，高山病
   d) 空気と他のガスとの置換（古井戸や下水）
   e) 燃焼による酸素消費（火災現場）
2) 気道閉塞
   a) 鼻口部閉塞
   b) 異物・吐物の誤嚥や気道内吸引（気道内異物）
   c) 喉頭水腫（薬剤ショック，熱傷など）
   d) 出血血液の吸引（頭部，顔面，頸部の外傷や疾病）
   e) 気道内への異物のつめ込み（自殺，他殺）
3) 頸部圧迫
   縊頸，絞頸，扼頸．
4) 胸腔内圧の変化
   気胸，胸水など．
5) 呼吸運動障害
   呼吸中枢麻痺，呼吸筋の麻痺や痙攣，胸腹部圧迫など．

6）肺胞のガス交換不全

肺水腫，肺炎など．

f．内窒息の原因

それぞれの原因によって独立して取り扱われる．

> ［例］ 失血や出血性ショックによる貧血性内窒息は外傷として，CN，CO，クロロホルムなどの中毒による内窒息は中毒として取り扱われる．

3．検案の実際

a．酸素欠乏による窒息

ⅰ）特徴的な死体所見はない．

ⅱ）発生原因の有無，現場の状況，現場のガス分析の結果を参考に診断する．

> ［症例］
> ・子どもが使用していない冷蔵庫に閉じ込められた（事故死）．
> ・自らビニール袋を頭からかぶり，頸部をヒモで縛っていた（自殺）．
> ・下水管の定期清掃のためハシゴを下りる途中転落，死亡した．下水管内の酸素濃度は3.5％であった（事故死）．
> ・その他：火災による酸素消費など．
> ・酸欠による二次損傷（転倒，転落）に注意する：原死因は酸素欠乏気体吸引による急性窒息である．

b．鼻口閉塞：呼吸口の閉塞

1）原　因

a）手，布，ガムテープなどによる外鼻孔と口の圧迫・閉塞．

b）鼻・口腔に布などを押し込む．

2）死体検案時の留意事項

a）頬部や鼻口部の創傷の有無：蒼白化，圧痕，表皮剥脱，皮内・皮下出血，歯による口腔粘膜損傷など．

b）新生児，乳児の場合

ⅰ）創傷が軽微か，ほとんど認められないことがある．

ⅱ）口唇粘膜の革皮様化は乾燥によるものか，創傷によるものか．

ⅲ）逆に創傷があっても鼻口閉塞によるとは限らない：救急医療や自分で掻いた創か否か，陳旧度，生活反応の有無にも注意する．

・うつ伏せ寝では，顔面が真下になって寝具などに圧迫されると（facedown），鼻口閉塞や再呼吸などの呼吸環境の悪化などで十分窒息死する：短絡的にSIDSと診断してはならない．

c）クロロホルムをかがせた創傷に注意する．

ⅰ）湿潤した赤味の強い地図状表皮剥脱のことが多い．
ⅱ）疑いがあれば，血中クロロホルムの定性，定量を行う．
d）自他殺，事故死の別
ⅰ）新生児，乳児：他殺か事故死である．
ⅱ）成人：ガムテープを鼻口部に幾重にも貼っての自殺，クロロホルムをかがされ，抵抗不能状態での他殺，身障者では事故死もあり得る．
e）溢血点の有無
ⅰ）眼瞼眼球結膜下：発現例は特に多くない．
ⅱ）口腔粘膜下：ほとんど認められない．
ⅲ）バーク法*以外では顔面のうっ血はみられないことが多い．

3）乳児急死と鼻口閉塞

あお向け寝で鼻口部がタオルや寝具で覆われた程度では窒息死しない．うつ伏せ寝では，顔の向き（facedown）や寝具（柔らかいふとん）などで鼻口閉塞によって窒息死することは十分あり得る．死亡時の状況，剖検所見と合せて総合的に判断する．

a）検案時の死因を鼻口閉塞と診断された例の17％は剖検で窒息以外の明らかな死因が認められた（筆者統計）．
b）うつ伏せ寝では布団の状況，顔面の位置に注意する（特にfacedownであるか否か）．短絡的な鼻口閉塞の診断は避ける．
c）唾液による鼻口部周辺の寝具が湿っている所見も鼻口閉塞の根拠にならない：原因を問わず，死戦期に唾液の分泌は亢進する（唾液による寝具のぬれは原因ではなく結果のこともある）．
d）保育所や病院での死亡例は必ず剖検する．死体検案のみで剖検することなく死因を診断してはならない．

c．気道閉塞

1）気道内異物

固形異物による気道閉塞の部位は咽頭喉頭部が多い（上気道異物）．

a）誤　嚥
ⅰ）食物が圧倒的に多く，その他，義歯，オモチャなど．
ⅱ）高齢者：脳軟化症があると，大きな食物塊をよく咬まずに嚥下する傾向がある．一方で加齢による筋力低下や嚥下反射も鈍化し，防御能が低下することも原因である．
ⅲ）酩酊者：食物塊の誤嚥，吐物吸引に注意する．

＊ バーク法：イギリスの殺人者バークの名に由来し，バーキングBurkingとも呼ばれる．被害者の胸部に馬乗りし，片手で鼻口部を閉塞，片手で顎を押しあげる方法をいう．ほとんど痕跡が残らない．鼻口閉塞と胸部圧迫の組合せによる殺人方法である．

- ⅳ）自殺：咽喉頭部に異物をつめ込む．留置所や精神病棟で多い．ティッシュペーパー，衣類片など．
- ⅴ）典型的な窒息の経過をとらないことが多い（「Bolustod」次頁参照）．
- ⅵ）死体硬直で死体検案時に開口困難なため，咽喉頭部の異物の確認が難しい．
- ⅶ）以上から，病死（突然死）の疑いがもたれるため，死体検案のみでの診断が難しい．
- ⅷ）外表所見：特記すべきものはない．

b）吐物吸引
- ⅰ）現場や口腔内に吐物があっても吸引していない例もあれば，吐物がなくても吸引していることもある：死戦期の嘔吐も少なくないので，吐物の有無のみで検案時の死因を吐物吸引とすることは避ける．
- ⅱ）生活反応を伴った吐物吸引か否かは剖検によって明らかにする．
- ⅲ）直接死因が吐物吸引であっても，嘔吐の原因が原死因であることが多い．

［例］　気管支喘息の発作が原因の吐物吸引は病死と判断される．

⚠ 乳児急死と吐乳吸引：乳児急死の死体検案のみで，吐乳の痕跡のみから死因を「吐乳吸引による急性窒息」とすることは避ける．
- 気道内に吐乳があっても，生活反応があるか否かが問題である：単に気道内に乳汁塊が存在することは人工呼吸でも起こり得る．
- 吐乳吸引は死戦期の部分現象のことも少なくない（生活反応の有無は剖検でしか確認できない）．
- 吐乳吸引の生活反応：主気管支～肺内気管支の多量の吐乳吸引像，白色泡沫の混在，粘膜分泌腺の分泌亢進像，組織学的に粘液と乳汁との混合，細胞の反応など．
- 生活反応を伴う吐乳吸引があっても，嘔吐を引き起こした疾病，奇形，外因があればそれが原死因となる．
- 死因の明らかな乳児急死剖検例の27％で気道内に乳汁塊が存在した（筆者統計）．

c）血液吸引
　ⅰ）原　因
　① 気道損傷：鼻腔内，口腔内，咽喉頭部，気管・気管支，肺の損傷．
　② 頭蓋底骨折：出血液が鼻腔に漏出するため．
　③ 気管切開創の合併症：切開創からの出血液を吸引する．
　④ 気道の疾患：特にがんの浸潤による動脈破綻が重要である．
　⑤ 吐血吸引：胃潰瘍，胃がん，マロリー・ワイス症候群 Mallory-Weiss syndrome，食道静脈瘤破裂などによる吐血とその気道内吸引．

ⅱ）死体検案時の留意事項
　①　血液吸引は直接死因となり得るが，原死因とはなり得ない．
　②　高度の肺のうっ血水腫では死後に血様液が鼻口部から漏出することがある．
　　吐血と間違えやすいので注意する．
　③　吐血があっても，気道内に吸引しているとはかぎらない．

▎Bolustod＊

食物塊死，café coronary.

　　ⅰ）原因
　　・機械的刺激：大きな食物塊，義歯，錠剤などの誤嚥による喉頭粘膜の機械的
　　　圧迫
　　・化学的刺激：吐物吸引による胃酸，中毒物質の気道内吸引による場合
　　・寒冷刺激：冷水の嚥下（冷水中に落ちたり，寒中水泳の場合）
　　ⅱ）飲酒者や高齢者，小児でも発生する．
　　ⅲ）反射的の心停止であり，外窒息ではない．
　　・気道内異物が認められても，急性窒息の全経過をとらない．
　　・呼吸困難，痙攣などもなく，おとなしくなったと思ったら死亡していた例
　　　がほとんどである．
　　ⅳ）喉頭部への異物の介在を確認する．

d）喉頭水腫（声門水腫）

　ⅰ）原　因
　①　全身性浮腫の部分現象：腎不全，低栄養，ビタミン欠乏症など
　②　循環障害：喉頭周囲のがんや膿瘍などに合併する場合
　③　物理的，化学的刺激：中毒物質の気道への吸引，気道熱傷
　④　炎症性浮腫：咽後膿瘍，扁桃周囲炎など
　⑤　アレルギー反応：薬剤アレルギー
　⑥　血管運動神経性浮腫：頸部への外力
　・側頸部などを殴打された場合に起こることがある．
　ⅱ）死体検案時の注意事項
　①　外表検査のみでは診断できず，剖検が不可欠である．
　②　法医学的には前項の③〜⑥が問題となりやすい．
　③　頸部への外力は軽度でも喉頭水腫を引き起こすことがある．
　④　出血傾向があれば（血液凝固異常，肝硬変，抗凝固薬の服用など），頸部への
　　　軽度の外力で喉頭粘膜下血腫を起こし窒息死する：喉頭水腫ではない．

＊　Bolustod：喉頭粘膜に分布している上喉頭神経が吐物や異物によって物理的，化学的に直接刺激され，反射的に心臓が停止すること（cardiac inhibition）．

d．頸部圧迫
1) 基本的事項
- a) 頸部には，生命維持に不可欠な中枢神経系と心，肺とを連絡する神経，血管のほか，気道，頸髄が走っているので，この部の圧迫は死に直結する．
- b) 索条による圧迫（縊頸，絞頸），手や腕による圧迫（扼頸），棒状物などによる圧迫に大別される．
    - ⅰ) 縊頸（縊首）とは：頸部に巻いた索条の端を固定し，自分の体重を利用して頸部を圧迫することをいう．これで死亡した場合を縊死という．
    - ⅱ) 絞頸とは：頸部に索条を巻き，自分の体重以外の力（他人や自分の手）で絞めて圧迫することをいう．これで死亡した場合を絞死，他殺の場合は絞殺ともいう．
    - ⅲ) 扼頸とは：頸部を手や腕で圧迫すること．他殺であり，死亡すれば扼殺という．
    - ⅳ) 索条とは：索状物ともいう．細長い紐状のものの総称である．頸部圧迫に用いられるものは日常身近にあるものが多い：紐類，電気コード，ネクタイ，針金，ベルト，縄など．
    - ・縊頸には索条以外に木の枝の分岐部，柵などを用いることがある．
- c) 頸部圧迫による障害

頸部圧迫に伴う障害は次のように大別される．
- ⅰ) 気道閉塞
  - ① 舌根部の圧迫・挙上による鼻咽頭腔の閉塞（定型的縊頸の場合）
  - ② 喉頭部や気管の直接的圧迫による気道の狭窄や閉塞
- ⅱ) 頸部血管の閉塞
  - ① 頸動脈，椎骨動脈の閉塞による脳虚血
  - ② 頸静脈閉塞による頭部・顔面のうっ血
  - ③ 頸動脈内膜損傷：動脈瘤形成，血栓形成，これらに原因した脳梗塞など
- ⅲ) 頸部神経の刺激
  - ① 上喉頭神経，頸動脈洞，交感神経叢などの圧迫・牽引による刺激
  - ② 反射的心停止
- ⅳ) 上位頸髄損傷
  - ① 頸髄離断：縊頸の場合のみ
  - ・高所から飛び降りて縊頸したときに起ることがある．

▌絞首刑

刑法上の名称で，方法としては縊頸である．

▌気管切開者の縊死は可能か？

可能である．気道閉塞がなくても脳虚血で死亡する．ただし，気管切開者は慢性換

気障害，脳の低酸素症が先行していることがあり，抵抗減弱状態の可能性もある．

　d) 自他殺，事故死の別（死因の種類）

　　ⅰ) 縊　死

　　① 自殺がほとんどである（自縊死）．

　　② 他殺（縊殺）：小児の場合，体重が軽いので，頸部に索条物をかけ，吊して殺害できる．成人の首にロープをかけて吊し上げる（西部劇のリンチ）．

　　③ 事故死

　　・縊頸の真似をしている最中に誤って縊死に陥った場合（調節縊死）．

　　・性的倒錯者（自己性愛者）：縊頸によって性的満足が得られる．

　　・飛び降りた際に衣類が引っ掛かり衣類で縊頸状態に陥る．

　　④ 特殊なケース

　　・偽装縊頸：他殺を自殺に偽装する（後述）．

　　・自殺を他殺に偽装することもある（生命保険金詐取の目的など）．

　　ⅱ) 絞　死

　　① 他殺がほとんどである（絞殺）．

　　② 自殺：少なくない（自絞死）．

　　・絞殺と自絞死の鑑別は困難なことが少なくないので，慎重に判断する．

　　③ 事故死：性的倒錯者に多い（絞頸によって性的満足が得られる）．

　　ⅲ) 扼　死

　　① 他殺がほとんどである．

　　② 事故死：性的倒錯者，スポーツ中．まれである．

　　③ 自殺：不可能．他人に依頼すれば，嘱託殺人で他殺となる．

　e) 偽装縊頸の鑑別

　　ⅰ) 偽装縊頸とは，殺害してから縊頸し，縊死による自殺に偽装すること．死後懸垂ともいう．

　　・絞殺や扼殺後が多い．

　　ⅱ) 鑑別点

　　① 縊溝の生活反応の有無（内部索溝の有無）．

　　② 縊死以外の死因となり得る変化がある．

　　③ 縊頸で起こり得ない創傷や死体の変化の有無．

　　・定型的縊死でありながら，顔面のうっ血，眼瞼眼球結膜下の多数の溢血点，死斑が背面に発現などの矛盾した所見が認められる．

　　④ 現場の不自然な状況

　　・発見時の死体の位置と失禁，よだれの付着位置とのずれなどに注目する．

　　・懸垂部に強い表皮剥脱がある：死体を吊しあげたため．

　　・抵抗や防御の痕跡：防御創の有無．

・衣類の乱れ．
⑤不自然な索溝
・縊溝と異なる索溝が存在する．
・内部索溝とのずれ．
・衣類，毛髪の巻き込み．
⑥その他，自縊死としては不自然な状態が認められる．
・縊頸場所の不自然さ．
・索条の不自然さ：使用された索条が特殊や場合（身近にない）など．
2）縊頸について
　a）縊頸の方法
　　　縊頸の姿態と頸部への体重のかかり方について図 3-36 に示した．
　b）気道や頸部血管を閉塞させる重量（表 3-23）
　　　縊死のためには全体重を頸部にかける必要はない．
　c）分　類
　　i）定型的縊頸
　　索条の支点を後方におき，全体重を利用して，左右対称的に頸部が圧迫された状態をいう（図 3-37）．
　　・足先は必ず地面や床面から離れている．
　　・頸部の索条の巻き方は開放係蹄＊（図 3-37a），結節係蹄＊＊（図 3-37b, c, d）の別を問わない．
　　ii）非定型的縊頸
　　定型的縊頸の条件が一つでも欠けている状態をいう．

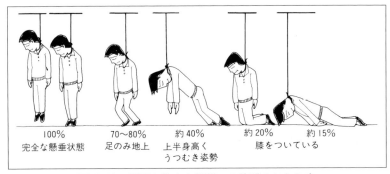

図 3-36．縊頸の仕方と頸部への体重のかかり方

＊　開放係蹄：頸部に巻いた索条が結ばれていない．頸部の一部しか圧迫されない．
＊＊　結節係蹄：頸部に巻いた索条を結んだ状態をいう．閉鎖係蹄ともいう．

表 3-23. 気道，頸部血管の閉塞に必要な重量

(体重 70 kg，最高血圧 170 mmHg)

閉塞部位		重量 (kg)	体重比 (%)
頸静脈		2〜3	2.9〜4.3
頸動脈		3.5〜5	5.0〜7.1
気　道		15	21.4
椎骨動脈	片側	17	24.3
	両側	30	42.9

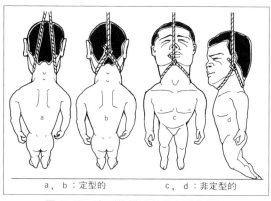

図 3-37. 定型的縊頸と非定型的縊頸

・支点が後方にない（図 3-37c, d）．
・左右非対称的圧迫（図 3-37d）．
・足が床面についている（図 3-37d）．

3）自絞死

頸部に索条を巻き，死亡者自身がそれを絞圧して死亡することをいう．

・女性が自殺の手段とすることが多い．
・他殺（絞殺）との鑑別が最も重要である．
  ⅰ）使用される索条
  ① 身近なヒモ類や，自ら頸部を緊縮しやすいものが多い：衣類のヒモ，ベルト，ゴムヒモなど．
  ② 二種類以上の索条を使用することも少なくない．
  ⅱ）索条の緊縮方法（表 3-24）
      自力で緊縮可能であり，意識消失後も索条がゆるまないことが条件．

死体検案の実際

表 3-24. 自絞死 80 例における索条の緊縮方法

索条の緊縮方法	症例数（男，女）	％
① 腕力による緊縮	59（25, 34）	74
結節あり	28	
結節なし	21	
不明	10	
② ベルト類の使用	8（6, 2）	10
③ 脚力の使用	5（3, 2）	6
④ 弾性索条の使用	4（1, 3）	5
⑤ 捻縮力の応用	4（3, 1）	5
計	80（38, 42）	100.0

① 腕力による緊縮：最も多い．
・索条を結ぶ，2 周以上巻きつける，濡らすなどゆるまぬようにしている．
・結節なく 1 周した索条では自絞死は不可能である：意識消失でゆるむ．
・結節のある場合，残りの部分がほぼ等しいことが多い．
② ベルト類：バックルや止め金を締める．
③ 脚力の使用：索条を大きな輪にして頸部と足首などにかけ，脚力を利用して緊縮する．
④ 弾性索条の使用：ゴムヒモ，輪ゴム，エクスパンダーなど．手を放すと自然に絞まる．
⑤ 捻縮力の応用：索条を小さな輪にして頸部を入れ，棒を捻転させる．

ⅲ）自絞偽装

絞殺後に自絞死に偽装することをいう．
・死体所見のみから絞殺と自絞死とを鑑別することは困難であるが，以下の点が参考となる．
① 自絞死に必ずみられる所見
　ⅰ 必ず頸部に索条が巻かれている．
　・発見時に索条がはずされていれば他殺を考える．
　・第一発見者が索条をはずし，他殺を偽装することもある（自験例）．
　ⅱ 索条がゆるまぬ努力がなされている．
　・索条が 1 周のみで結紮のないときは他殺を考える．
　ⅲ 発見時に死体が動かされた痕跡がない．
　・第一発見者や救急隊員が死体を動かさなかったかをチェックする．

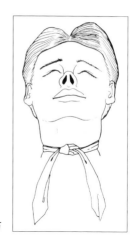

図 3-38. 自絞死における索条の結び方

　　ⅳ 索条の巻き方，緊縮方法，結び方などが自力で可能である．
　　ⅴ 絞溝に矛盾がない．
　　　・使用された索条によるもの以外の索溝，扼痕があれば他殺を考える．
　　ⅵ 抵抗や防御の痕跡がない．
　　　・吉川線（自脱損傷）の有無に注意する．
② 自絞死によくみられる所見
　　ⅰ 索条が衣類や頭毛を巻き込んでいない．
　　ⅱ 索条の残り部分がほとんど同じ長さである（**図 3-38**）．
　　ⅲ 索条の絞め方は 1 周目が最も強いことが多い．
　　ⅳ 2 種類以上の索条物を使用していることが少なくない．
　　ⅴ 2 種類以上の手段を用いていることがある．
　　　・自絞と服毒，自傷，口腔内異物挿入などが合併している（自験例）．
　　　・合併した自傷にためらい傷を伴っていれば，自絞の強い傍証となる．
③ その他：一般的な自殺の特徴がある．
　　ⅰ 遺書の有無
　　ⅱ 死亡場所：思い出の場所，墓前，仏壇前，家族の死亡場所など．
　　ⅲ 死亡日時：命日，彼岸など．
　　ⅳ その他自殺の動機

4）扼頸について

頸部を手で圧迫することをいう．
　・爪による表皮剝脱（爪痕）を残すことがある．
　・新生児や乳児では，後頭部や後頸部に爪痕を認めることがある：成人の手は新生児の頸部を一周できるため．

a）手段
  ⅰ）手：前方からの圧迫，前後からの圧迫．
  ⅱ）棒，ビンなど（扼頸）．
  ⅲ）腕絞め：背後から肘関節を屈曲させ，上腕と前腕で頸部を圧迫する．
  ・扼痕が残り難い．
b）扼痕：頸部扼圧に伴う創傷をいう（表皮剥脱，皮内・皮下出血など）．爪による三日月型表皮剥脱が代表的である（爪痕）．
  ・抵抗による被害者自身の爪痕もみられる．

5）頸部圧迫死の外表所見
  a）索痕，扼痕：頸部が圧迫されたことを示唆する痕跡のすべてをいう．
    ⅰ）溝状の陥凹を索溝という．
    ⅱ）蒼白帯，圧痕，表皮剥脱，皮内・皮下出血などの皮膚損傷からなる．
    ⅲ）縊頸の場合の索溝を縊溝，絞頸では絞溝，扼頸による索痕を扼痕（爪痕）という．
    ⅳ）死亡直後は判別し難いことがあるので注意を要する．
    ・死体検案時に不鮮明なものが，乾燥によって解剖時に鮮明に観察されることがある．後からの観察者は前の観察者を軽々に批判しない．
  b）索痕の観察項目と診断項目（**表 3-25**）
    ⅰ）縊溝の走行
    ① 定型的縊頸：甲状軟骨と舌骨の間を通り，左右対称的に後斜上方に向かい，耳後部を経て，後頭部で合流，あるいは消失することが多い．
    ・結節係蹄の中には後頭部で交差している場合もある．
    ② 非定型的縊頸：支点の反対側で最低位，支点側が最高位を呈する．
    ⅱ）絞溝の走行
       甲状軟骨の高さの頸部をほぼ水平に走るものが多い．

表 3-25．索痕の観察項目と診断項目

観察項目	診断項目
① 部位，走行，分布	① 索条の種類，用法
② 幅，深さ	② 縊溝，絞溝，扼痕の別
③ 性状	③ 定型的縊溝か否か
④ 生活反応の有無	④ 頸部扼圧の方法
⑤ 索痕以外の所見（全身，頸部）	⑤ 生前の圧迫か否か
⑥ 頸囲の測定	⑥ 自他殺，事故死の別
⑦ 内部索溝（剖検例）	⑦ 受傷時期の推定

① 衣類や毛髪の巻き込み，後頸部皮膚の緻密さなどから，後頸部で不明瞭であったり，不連続のことがある．
② 交差部や結節部は絞溝の乱れで判断できる．
ⅲ）扼痕の部位，分布
① 前頸部が多く，側頸部，後頸部の順である．
② 後頸部の扼痕：新生児，乳児に多い．剃毛して慎重に検査する．
③ 典型的爪痕（三日月型，マイセン焼マーク型）はまれである．
④ 両手，あるいは片手全体を用いた場合，側頸部を平行して走るかすかな数条の蒼白帯として認められることがある．
ⅳ）索溝の幅，深さ
・幅は索条の作用部の幅を示している．
・深さは細く硬い索条ほど，強く圧迫するほど深くなる．頸囲1周一様の深さではない（縊溝では懸垂側，絞溝では後頸部が最も浅い）．
ⅴ）索溝の性状：皮膚創傷の性質から判断する．索条の種類や作用面の推測に役立つ．
① 軟性索溝：蒼白帯，圧痕，皮内出血などで形成され，表皮剝脱を伴わないことが多い．
・柔軟で幅広い布製索条による圧迫：たとえば，手ぬぐい，タオルなど．
② 硬性索溝：表皮剝脱が主体で革皮様化し硬くなる．
・作用面が硬く，粗い索条による圧迫：たとえば，皮バンド，縄，鎖など．
・実際には両者の中間型索溝が多い．柔軟な索条でも圧迫時の擦過，ずれなどで表皮剝脱を伴うことがある．
・索条の形状の印象：鎖模様，縄目模様など．
ⅵ）索条間出血：間陵出血ともいう．索条が2周以上巻かれた場合，索条と索条との間に皮膚の隆起，浮腫，水疱形成，皮内・皮下出血がみられる．
・生活反応であり，索条が何周巻かれたかなどの判定に役立つ．
・縊頸で目立つ．
ⅶ）索溝周囲の表皮剝脱
① 吉川線（自脱損傷）：自絞死か否かの判定に役立つ．索溝の上下に縦走，あるいは斜走する表皮剝脱をいう．死亡者が索条を取り除こうとしてできた防御創の一種である．
② 索状のずれ：縊溝，絞溝ともにみられる．
③ 他の手段による頸部圧迫の痕跡：扼痕か否かが問題である．扼殺後の偽装縊死，扼頸と絞頸の組合せによる殺害の場合．
④ 捻縮時の擦過：自絞死で捻縮力を応用した際，棒による擦過で形成される．円周上の配列に注意する．

⑤ 絞頸時の加害者の爪跡：結節周囲や交差部にみられる．
⑥ その他：頸部圧迫以前からのもの．ヒゲソリ傷，掻き傷など．性状や受傷後の経時的変化も含めて判断する．

viii）索溝部の出血
① 索溝部の点状皮内出血群
② 索溝上縁の皮内出血
③ 索条間出血（前述）
④ 内部索溝（後述）
⑤ 死後も引き続き，索条で強く圧迫されていた場合は索溝に出血を伴わないこともある（圧迫止血の原理が働くため）．
⑥ 絞頸や扼頸の方が索痕部の出血が目立つ．

c）頸部以外の変化
　i）顔面・頸部のうっ血，チアノーゼ，浮腫：絞頸，扼頸で特徴的である．
① 原因：絞頸，扼頸では頸静脈は圧迫・閉塞されるが動脈，特に椎骨動脈は閉塞されないため．
② 定型的縊死では頸部動静脈の完全閉鎖のため，うっ血は認められないことが多い（うっ血が強ければ，偽装縊頸を疑う）．
③ 非定型縊死ではうっ血していることがある．
④ うっ血性変化：索溝より上方の紫赤色調変色，浮腫（上眼瞼で目立つ），皮膚溢血点，眼瞼眼球結膜下，口腔粘膜下の多数の溢血点や粘膜下血腫，鼻出血，耳出血，錐体内出血などをいう．
・チアノーゼ：毛細血管内血液 100 mL 中 5 g 以上の還元 Hb があるときにあらわれる．

> **注意!!**
> 絞頸，扼頸でも顔面のうっ血性変化がみられないことがある：頸部神経刺激による反射的心停止，心疾患などで急性窒息の全経過をとらずに心停止した場合．

　ii）死斑：死亡後の体位による．
① 縊死では下半身，上肢末梢に著明に発現する．
② 固定化されていれば，死後の死体の移動の有無の推測に役立つ．
　iii）舌の突出：縊死で目立つ．舌根部が圧迫・挙上されるためである．

表 3-26. 溢血点の発現部位と程度

溢血点の発現部位・程度			疑われる窒息の型
顔面皮膚	眼結膜	口腔粘膜	
＋〜╫	╫〜▦	＋〜╫	絞頸，扼頸
－	－	－	定型的縊頸
－〜╫	－〜╫	－〜╫	非定型的縊頸
▦	▦	▦	胸腹部圧迫
－	－〜＋	－	その他の窒息
－	－〜＋	－	その他の急死
			Bolustod

注）▦：溢血斑形成，╫：著明　╂：多数
　　＋：少数　－：なし

　　ⅳ）唾液の流出：窒息による交感神経刺激による唾液腺の分泌亢進のため．
　① 索条による唾液腺の圧迫刺激でも起こる．
　② 縊頸では前胸部の唾液の流下痕の有無に注意する．
　③ 死後の死体の移動の有無の判定に役立つ．
　　ⅴ）その他：糞尿失禁，鼻汁，精液の漏出など．
　d）頸部圧迫と溢血点
　　ⅰ）成因：うっ血が主因である．低酸素症による毛細血管透過性亢進や血管壁の脆弱化も加味される．
　　ⅱ）観察部位：索痕より上方の顔面・頸部の皮膚，眼結膜，口腔粘膜．
　　ⅲ）溢血点の発現部位と程度の目安（**表 3-26**）．
・絞頸や扼頸でも，頸部神経刺激による反射性心停止や心臓病者で圧迫の初期に心停止すれば典型的な溢血点の発現はみられない．
・眼瞼結膜の少数の溢血点は，頸部圧迫がなくても発現する．

　　［例］心臓突然死，激しい嘔吐，咳こみ，リキミなど．

6）内部所見（Chapter 6「法医解剖の実際」p. 349 参照）
　a）内部索溝
　　　外表の索溝に対応した皮下出血，筋肉間・筋肉内出血，筋肉断裂などをいう．
　b）舌骨，甲状軟骨の骨折．
　c）内膜裂傷：頸動脈内膜の亀裂．まれ．組織学的に出血の有無を確認する．
　d）総頸動脈外膜の出血：マーチン徴候．
　e）圧痕反応：索痕部の組織化学的染色による圧痕部の検査法．
　　ⅰ）生前，死後の鑑別は難しい．

ⅱ）弾性染色：索溝か否か，生前・死後の鑑別．
    f）シモン Simon の出血：縊死における腰椎椎間板の出血をいう．
・縊死に特異的な変化ではない．
  e．呼吸運動障害
  1）胸腹部圧迫（圧死）
    a）発生状況：生き埋め，重量物の下敷など．
    b）メカニズム
      ⅰ）胸郭の固定による拡張制限のため呼吸運動ができない．
      ⅱ）横隔膜の運動制限：腹腔内圧の上昇
      ⅲ）圧迫荷重と死亡との関係（動物実験）
        ① 体重の 2 倍以下の荷重では 1 時間以上圧迫しても死亡例なし．
        ② 体重の 3 倍では短時間死亡はないが，50〜60 分荷重で全例死亡した．
        ③ 体重の 4 倍では 75％が 10 分以内の短時間死亡，残りは 40〜60 分で死亡した．
    c）外表所見
      ⅰ）顔面，頸部，上胸部のうっ血，腫脹
        ① 胸部圧迫による静脈血の上大静脈域への逆流：頭部，顔面は静脈弁がないため高度となりやすい．
        ② 上肢は軽度：鎖骨下静脈の静脈弁のため逆流が防止されるためである．
      ⅱ）上記部位の皮膚，眼瞼眼球結膜の高度の溢血点，溢血斑，浮腫
      ⅲ）耳出血，鼻出血
      ⅳ）胸腹部圧迫の痕跡
        表皮剥脱，皮下出血，多発肋骨骨折，胸腹腔内臓器損傷，胸郭の扁平化など．
      ⅴ）圧迫水疱：線状に配列する．
  2）体位性窒息
  3）動揺胸郭 flail chest
3 本以上の肋骨が 2 か所以上で骨折した場合に発生しやすい．
  4）呼吸筋の硬直・麻痺
破傷風，ストリキニーネ中毒など．
  5）肺拡張不全
気胸，血胸，膿胸，胸水など．
  6）呼吸中枢麻痺
頭部外傷，麻酔事故など．
  f．水中死体（水死）
水中で発見されたすべての死体をいう．

・溺死を含むが，すべて溺死にあらず．すなわち，水中死体≠溺死である．
・水中での病死を水中病死ということもある．

1）分 類
　a）真性溺死：事故死や自殺が多く，他殺は少ない．
　　ⅰ）救急医学では乾性溺水と湿性溺水とに分類している．
　　・乾性溺水：溺水の刺激で喉頭部が痙攣し，換気ができない状態．下気道に溺水を認めず．
　　・湿性溺水：気道が溺水で満たされ，ガス交換ができない状態．
　b）水中での身体的異常→溺死
　　ⅰ）入浴中に脳出血が発生，意識を失い，溺水を吸引した場合（病死）．
　　ⅱ）プールへ飛び込み，底で前頭部を打撲し，頸椎・頸髄損傷が生じて溺水を吸引した場合（事故死）．
　　ⅲ）頭部を殴打され，意識不明の状態で水中に投げ込まれた（他殺）．
　c）水中での急激かつ致死的な身体異常
　・溺水吸引はないか，あっても軽度である．
　・反射的心停止：冷水刺激による各種反射に原因することが多い．
　・入浴中の心臓突然死（病死）．
　・橋の上からの投身自殺．川底での前頭部強打による環椎後頭関節脱臼で即死した（自殺）．
　d）死体を水中に遺棄した場合
　・溺死の生活反応の有無が問題となる．

2）水中で発生する身体的異常
　　ⅰ）意識消失：呼吸あり，溺水吸引は可能である
　　ⅱ）運動失調：特に上下肢や呼吸筋の失調は致死的である
　　ⅲ）平衡感覚の失調：耳疾患
　　ⅳ）心停止：心疾患，反射性心停止

3）水中での身体的異常の原因
　　ⅰ）意識消失，運動失調の原因
　　①疾病：中枢神経系疾患（てんかん，脳血管障害など）および心疾患が代表的である．
　　②外力（外因）：頭部外傷，頸椎・頸髄損傷，上下肢の骨折，寒冷など．
　　③中毒：入浴中のCO中毒など．
　　ⅱ）平衡感覚失調の原因
　　・慢性中耳炎者の内耳への水の侵入．
　　ⅲ）心停止の原因
　　①急性虚血性心疾患

死体検案の実際　　175

②致死的不整脈

③反射性心停止

4）反射性心停止について

　a）顔面反射

　　ⅰ）エベック反射

　　①顔面から冷水中に飛び込んだ場合に発生しやすい．

　　②顔面を冷水につけると嚥下運動，呼吸停止および徐脈が発生する．

　　③副交感神経緊張状態では心停止することがある．

　　④三叉神経第2枝の刺激による．

　　ⅱ）アシュネル反射（眼球心臓反射）

　　①眼球を圧迫すると徐脈が発現し，人によっては心停止する．

　　②自律神経機能検査に応用されている．

　　③飛び込み時の眼球部の強打による．

　　④三叉神経第1枝の刺激による．

　b）ゴルツ反射

　　ⅰ）腹部強打による知覚性迷走神経刺激によって徐脈が発生する．人によっては心停止を起こす．

　　ⅱ）腹からの飛び込みで起こりやすい．

　c）喉頭心臓反射（cardiac inhibition）

　　ⅰ）上喉頭神経刺激による心停止をいう．

　　ⅱ）冷水，水圧，吐物，水の消毒薬などの喉頭粘膜の刺激によって発生する．

　　ⅲ）食物塊死（Bolustod）と同様のメカニズムによる．

　d）バルサルバ現象

　　ⅰ）息をつめ腹圧を上昇させると，心拍出量が減少する現象をいう．

　　ⅱ）胸部X線撮影では息を止めると心臓陰影が10～30％減少するという．

　　ⅲ）水中での息こらえ，潜水などで起こりやすい．心臓突然死の誘因ともなる．

　　ⅳ）メカニズムを図3-39に示した．

5）水中での冷却の影響

水中での病態として常に低体温の影響を念頭におく（低体温症の項参照）．

　a）水の熱伝導は空気の20倍，水中での熱放散は空気中の250倍といわれる．

　b）飲酒していればさらに冷却しやすい．

　c）水温15℃の水中に30分間いると死亡することがある：水泳は水温20℃以上で許可される理由である．

6）真性溺死

　a）定義：液体の気道内吸引によって肺胞でのガス交換が障害された状態をいう．全身が水中に溺没する必要はない．

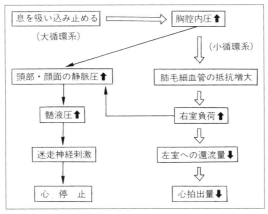

図 3-39. バルサルバ現象

［例］ 顔面のみが水溜りに浸され溺死したり（泥酔者，てんかん発作），洗面器や浴槽の水に顔面を押し込み殺害することができる（溺殺）．

・気道内への吐乳吸引，血液吸引は溺死に含めない．
・入浴中の溺死は俗に風呂溺，墜落産による糞便内溺死は糞溺と呼ばれるが，必ずしも溺死ではないので適切ではない．

b）自他殺，事故死の別
　ⅰ）死因が溺死か否かの確認が重要である．
　ⅱ）溺死であれば，以下のいずれかを検討する．
　① 水中で何らかの疾病が発症した：病死
　② 入水（投身）自殺
　③ 誤って水中に転落した：事故死
　④ 水中に突き落とされた：他殺
　ⅲ）判定の難しさ
　① 死体のみから自他殺・事故死の別を判別することは，特殊な創傷でもないかぎり困難である．
　② 現場，証言，証拠など捜査結果と合わせて総合的に判定する．
　③ それでも判定できない場合は無理せず，死体検案書「死因の種類」欄の「11　その他及び不詳の外因」，あるいは「12　不詳の死」に分類しておく．
　④ 入浴中の多くは病死であるが，酩酊して転倒後の入浴，CO 中毒，まれに他殺のこともあるので慎重に判断する．
　⑤ 河川，湖，海では自殺と事故死が多い．死体遺棄の可能性を常に念頭におく．

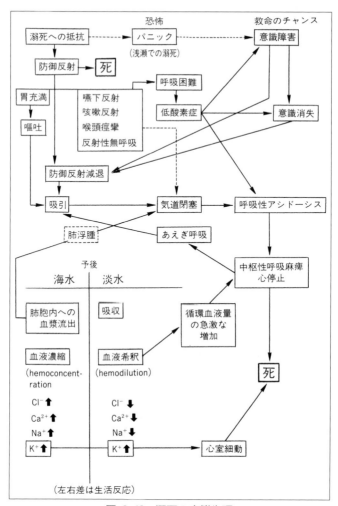

図 3-40. 溺死の病態生理

⑥ 他殺（水中に突き落す，意識不明にして放り込む，顔面を水中に押え込むなど）は少ないが，判定が難しい．被害者は小児が多い（児童虐待）．

c）溺死の病態生理（**図 3-40**）

　ⅰ）海水溺死と淡水溺死に大別される．
　ⅱ）体重の 2〜10％の水の吸引で溺死するといわれる．
　ⅲ）淡水溺死では吸引された水の 40％が血液中に入るという．
　ⅳ）海水溺死と淡水溺死の病態生理の理論的な相違点を**表 3-27** に示す．

表 3-27. 海水溺死と淡水溺死の病態生理の比較

項　目	海水溺死	淡水溺死
① メカニズム	肺胞内への血漿流出	血液中への溺水吸収
② 血液	血液濃縮	血液希釈
③ 循環血液量	減少	増加
④ 溶血	なし	有り
⑤ 血中 Na^+	増加	減少
⑥ 血中 Cl^-	増加	減少
⑦ 血中 K	増加	増加傾向
⑧ 血清タンパク	減少（流出）	減少（希釈）
⑨ 血液比重	上昇	低下

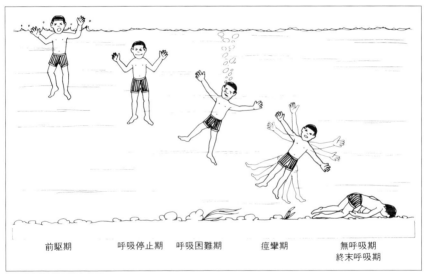

前駆期　　呼吸停止期　呼吸困難期　　痙攣期　　　無呼吸期
　　　　　　　　　　　　　　　　　　　　　　　　終末呼吸期

図 3-41. 溺死の経過

　ⅴ）心臓血の電解質濃度，比重，タンパク濃度などの左右差は溺死の生活反応として重要である．
d）溺死の経過，症状（図3-41）：全経過5分位
　ⅰ）第1期：前駆期，驚愕呼吸期，無症状期
　① 冷水の皮膚刺激による呼吸中枢刺激
　② 1回深く息を吸い込む
　ⅱ）第2期：呼吸停止期，抵抗期，息こらえ

① 本能的に呼吸を停止し，水の吸入を防ぐ
② 血中 CO_2 濃度の上昇と呼吸中枢刺激
③ 空気をはき出し呼吸運動の再開
ⅲ）第3期：呼吸困難期
① 激しい呼吸運動と水の吸入
② 気道内微細泡沫の形成
③ 喉頭粘膜刺激と咳嗽反射，呼吸困難
ⅳ）第4期：痙攣期
① 意識消失と痙攣の発現，瞳孔散大
② 溺水嚥下による胃粘膜刺激，嘔吐
ⅴ）第5期：無呼吸期（呼吸の停止，仮死状態）
ⅵ）終末呼吸期：あえぎ呼吸
ⅶ）心停止（心室細動が起こらなければ呼吸停止後でも心拍は数分間持続する）
e）溺死の死体所見：溺死そのものの死体所見と水中死体の死後変化に分けて考える．
ⅰ）溺死そのものの死体所見
・生前の溺水吸引・嚥下の痕跡：溺死の生活反応を意味する．
・死後投水との鑑別が重要である．
① 気道内微細泡沫の形成：白色泡沫
・成因：呼吸困難期の激しい呼吸運動による空気，溺水，粘液の混和による（ホイップしてメレンゲを作る原理）．粘液は溺水による気道の分泌亢進のため増加する．溺死の生活反応の一種である．
・現象：鼻孔や口腔から微細白色泡沫がキノコ状に漏出する．陸上に揚げると徐々に乾燥し，鼻口部周囲にフィルム状に付着する．
・比較的新鮮な死体でのみ観察可能である．
・溺死に必発ではない（40～50％）．
・薬物中毒，心不全などによる急性肺水腫でもみられるが，溺死ほど高度ではない．
② 溺死肺
・成因：肺内への多量の溺水吸引による．
・新鮮死体で特徴的である．通常は死後2～3日で不鮮明化する（水温が低いと4～5日でも鮮明）．
・両肺の著しい膨隆：開胸時の虚脱はなく，両肺前縁が前縦隔を覆い，辺縁は鈍化し，肋骨の圧迫痕がみられる．高度の肋膜癒着があればこれらの変化はみられない．
・肺重量の増加（淡水溺死＜海水溺死）．

- 水性肺気腫：溺水吸引による気道内空気の末梢への移動による肋膜下の著明な肺気腫．肺表面は蒼白化し，指で押すと圧痕を形成する（指痕）．
- 水性肺水腫：肺胞内への溺水吸引による．割面からの泡沫液の流出は少ない（乾性肺水腫，病的肺水腫との違い）．
- パルタウフ Paltauf 斑（溺死斑）：溺水吸引に原因した肺胞破綻による肺表面の出血斑．境界不鮮明な（溶血による）赤色斑である．溢血点（タルデュー Tardieu 斑）は少ない．
- 溺水内異物の証明：土砂など溺水に混じた異物が気道内深く認められる．

③ 多い胸腔内液
- 死後変化の進行した死体で観察される．
- 肺内溺水が胸腔内に浸出し，肺は容積を減じる．
- 溶血液で暗赤色調を帯びている．
- さらに死後経過すると体外に浸出し，胸腔は空になる．
- 死後変化の進行した死体では，溺死肺の存在を示唆する傍証となる．

④ 胃・十二指腸内の溺水の存在
- ワイドラー Wydler 徴候：胃内容を容器に移し放置すると 3 層（上から泡沫，溺水，胃内容）に分離する．泡沫や溺水を嚥下した証拠となる．
- 土砂など溺水混入物の存在．十二指腸まで達していることがある．
- マロリー・ワイス症候群 Mallory-Weiss syndrome：胃粘膜の食道胃移行部を縦走する亀裂をいう．溺水嚥下による激しい嘔心，嘔吐によって発生することがある．

⑤ 血液の変化
- 新鮮死体でのみ診断的価値がある（実験的には淡水で 5 時間以内，海水溺死で 15 時間以内，須山）．
- 海水溺死と淡水溺死で異なる（**表 3-27** 参照）．
- 左右心房血の差異を比較する（左房血は右房血より最終の溺水による血液変化を反映しやすい）．
- 左右心房血を別々に注射器で採取し，溶血度，比重，タンパク濃度，Cl^- 量などを比較する．

［例］　血漿タンパク濃度の比較．

海水溺死：左房血＞右房血
淡水溺死：左房血＜右房血

⑥ 血漿タンパク濃度の簡易測定法
- 左右心房血から血清を分離し，タンパク濃度をタンパク屈折計（リフラクト

メータ）で比較する．
- 精度は劣るが，微量で測定でき，簡便である．

⑦ その他
- 脾の収縮，貧血性：約60％の溺死体で観察されるという．
- 呼吸筋内出血：激しい呼吸運動による．
- 錐体内出血：中耳腔，乳様蜂窩内の出血．耳管・外耳道からの溺水浸入による．耳部没入の有無も関係している．約60％にみられる．溺死の結果か，原因かは不明（中耳腔内出血による平衡感覚失調→溺死）．窒息死や突然死例でもみられることがある．
- プランクトン検査：溺水中のプランクトン（主として珪藻類）を指標に，循環血液中への溺水の浸入を証明する方法．肺や胃内への死後の溺水浸入は可能であるが，肝，腎，骨髄などへは循環を介さないと浸入しない．また，死体の新旧に関係なく検査可能である．しかし，検査時の汚染，生前から存在の可能性（食物，飲料水中のもの），対照溺水の採取不能（漂流死体）などから診断への応用は慎重を要する．

ⅱ）水中死体の死後変化
- 溺死の死体所見，特に溺死の生活反応と混同してはならない．
① 死体の冷却：水中では空気中より温度が低く（水深30〜40 mでは常に4℃位），体温降下速度が著しく速い（約20倍）．
② 死斑の有無：川や海の漂流死体では発現しないことが多い．
③ 鷲皮形成：立毛筋の死体硬直．溺死に特有ではない．
④ 水生菌類の付着
⑤ 漂母皮形成．表皮，特に角皮層が白くふやけること．海水より淡水で起こりやすい．指趾，手掌や足掌，膝蓋，肘頭などに目立つ．水温が高いと発現が早い．数時間で指頭から始まり，最後は手袋状，足袋状に真皮から離脱する（蝉脱）．時間的経過は**表3-28**の通りである．死後経過時間，水中浸漬時間の推定に応用される．
⑥ 顔面のうっ血：比重の関係で頭部が深く沈むと発生することがある（一種の血液就下現象）．頸部圧迫と間違えないよう注意する．
⑦ 腐敗：空気中より約2倍進行が遅いが（キャスパーCasperの法則），水温が著しく低くないかぎり，いずれ腐敗する．死体を地上に揚げると細菌増殖が急激に加速され，短時間で腐敗ガスが貯留し，巨人様化する．死後経過時間の推定で注意を要する．
⑧ 死体の損傷：生前，死後の鑑別が重要である．
- 水中移動によるもの：前額部，手背，膝，足背などの表皮剥脱や皮下出血．
- 水中動物による損壊：魚類による咬傷，小動物による蚕食など．ふなむしや

表 3-28. 水中死体特有の死体現象と死後経過時間

死体現象	死後経過時間*
○ 漂母皮形成	
指頭のみの白変	3 時間前後
手（足）掌全域の白変	6 時間前後
手足の漂母皮完成	1〜2 日
手足の皮膚の剥離	3〜4 日
手足の蝉脱	2 週間前後
○ 死ろう化	
開始	1 か月前後
手足だけ	3〜4 か月
全身（成人）	1〜3 年

＊ 夏では短く，冬では長くなる．

　ソコエビによる白骨化は有名である．
・スクリュー創など：船体，流木などとの衝突や挟圧など，漂流中の器物による損傷をいう．
f）溺死の診断：生前の溺水吸引・嚥下の痕跡を証明する．
　ⅰ）鼻口部の微細白色泡沫（生前の溺水吸引に起因している）
　ⅱ）気道内の溺水（異物）の証明
　ⅲ）溺死肺
　ⅳ）血液の変化（希釈，濃縮，溶血，これらの心房血における左右差）
　ⅴ）胃腸内溺水（異物）の証明
　ⅵ）臓器中プランクトンの証明
g）水没死体の浮揚：水没死体は腐敗ガスの貯留とともに浮揚する．
・水中死体の約 70〜80％は死後水没する．
・浮揚するまでの時間を浮揚時間という．
・浮揚時間は死体の発見，死後経過時間の推定に役立つ．
　ⅰ）浮揚時間に影響を与える因子
　① 水深，水中温度，水流，着衣，腐敗の進行度，海水か淡水かなど．
　② 人体の比重は呼気時 1.057，吸気時 0.967 であり，溺死では 1.0 に近い．海水の比重は約 1.03 であるので，海水のほうが水没しにくい．
　ⅱ）浮揚時間（日数）の推定
　① 一般的には夏で半日〜4 日，冬で 10 日〜2 か月．
　② 水深と浮揚時間（**表 3-29**）
　③ 浮揚しない条件：水深 10 m では水温が 11℃以下，20 m で 13℃以下，30 m

表 3-29. 水深と浮揚時間 （長崎大の調査）

水　深 (m)	浮揚時間 (時間)
1〜2	14〜23
5〜6	約 28
20	約 58
30	60〜63

注）7〜9 日の溺死体

　　で 14℃以下という（長崎大の調査）．
　④ 浮揚力：150 ポンド（68 kg）の錘をつけていて浮揚した例がある．
7）水中死体の死体検案時の注意点
　a）診断すべき点
　　ⅰ）死因は何か
　　① 水中死体≠溺死
　　② 死後投水か否か
　　ⅱ）自他殺・事故死の別
　　ⅲ）死後の経過時間
　　ⅳ）個人識別
　b）死因は何か
　　ⅰ）死体検案のみで正確な死因の診断は困難であるので，原則として解剖する．
　　① 特に状況不明な漂流死体の場合
　　② 創傷の認められる死体
　　ⅱ）死体検案のみで処理し，解剖しない場合
　　① 死体以外の情報を含め総合的に判断する．
　　② 遺書の有無，錘をつけていたか，生前の状況などを参考にする．
　　ⅲ）新鮮な死体の場合
　　① 鼻口部からの白色泡沫の漏出は溺死推定の根拠としてよい：特に第 1 発見者の供述に注意する．
　　② 死体検案時に胸腹部を圧迫すると鼻口部より白色泡沫が漏出することがある．
　　③ 心肺蘇生術が施行されているか否かに注意する．
　　ⅳ）入浴中，水泳中の死亡例について
　　① 直接死因が溺死か否か，原死因は何かを十分に検討する．
　　② 風呂ガマの型式によっては不完全燃焼の有無をチェックする．
　　③ 生前の健康状態を必ず問診する：特にてんかん，心疾患，高血圧などの有無．
　　ⅴ）殺害後の水中遺棄死体か否かを必ず念頭に入れておく：創傷，状況などに

不審点のある場合には必ず解剖しておくこと．
 vi）水中での死後変化について
① 死後経過時間の推定の根拠として重要である．死因判定の根拠にしてはならない．
② 溺死では眼瞼眼球結膜の溢血点はないか，あっても少ない：多数あれば，他の死因を疑う．
③ 顔面のうっ血は死斑のことがある：水中では頭部が多少深く沈むため．
④ 巨人様死体では，衣類による頸部圧痕を索溝と誤認しないこと．
⑤ 手に水草などを握っている場合，水中で生存していたことの証明になるが，溺死の根拠ではない．

c）死因の種類について
 i）漂流死体
① 自他殺・事故死の別は死体のみから判定することは困難である．
② 生前の状況を知るためにも，個人識別のための所見を忘れずに観察する．
③ 死体所見以外の情報が不明な場合，死体検案書の死因の種類を「11　その他及び不詳の外因」，あるいは「12　不詳の死」とする．
 ii）手足が緊縛されている死体
① 自殺と，手足を縛って水中に投入された場合（他殺）との両面を考慮する．
② 緊縛方法が死亡者自身で可能か否かに注意する．
③ ナイロン袋，布団袋などに入れられている場合は他殺を考える．
 iii）錘をつけている死体
① 自殺と，他殺の両面を考える．
② 錘のつけ方が死亡者自身で可能か否かを検討する．
 iv）入浴中の溺没死体
① 直接死因は溺死か否か．
・高齢者に多く，病歴の聴取が重要である．
② 原死因は疾病か，CO中毒か，他殺か：解剖が不可欠である．
 v）水泳中の死亡
① 溺死か否か．
② 水中病死や事故死の可能性はないか：特にダイビング中の事故．
③ 残念ながら，ほとんど解剖されていない：特に学童の場合．

d）死後経過時間の推定
 i）漂流死体
① 水中では死体現象の発現が陸上よりも約2倍遅いとされる．
② 死体検案時にどの段階の死体現象を観察しているかを念頭においておく．
・水中から浮揚直後．

- 浮揚後，長時間漂流していた．
- 陸上に揚げて安置されていた．
- 水没せず漂流していた：特に川の場合．
- 水中死体に特有な死体現象と死後経過時間の関係は**表 3-28** に示した．
- 水中滞在時間と死後経過時間とは必ずしも同一ではない：特に死後，地上で放置され，その後，水中に投棄された場合．
- 死ろう形成に関しては「死体現象」(p.35) の項を参照のこと．

ⅱ）入浴中，水泳中の溺没死体：一般死体現象のほかに，漂母皮形成の有無や程度が役立つ．

H．異常温度による死亡と死体検案

人体が生理的機能を営める条件のひとつに環境温度がある．環境温度が異常に高かったり，低いと障害が発生し，限界を越えると死亡する．

1．分　類

a．高温による障害

1）熱　傷

高温の直接作用による障害をいう．

a）火傷：火焔によるもの→火傷死
b）湯傷：熱湯，蒸気によるもの→熱傷死（厳密には火傷死も含まれる）
c）接触熱傷：高温な固体との接触によるもの
d）輻射熱傷：輻射熱によるもの

2）焼　死

火災による障害で死亡した場合．

- 原因は高温のみではない（後述）．
- 死因の競合概念である．

3）熱中症

熱射病，日射病，熱痙攣，熱虚脱（熱疲労）．

b．低温による障害

1）凍　傷

寒冷による局所障害をいう．

2）低体温症，凍死

低体温による全身性障害をいう．死亡すれば凍死ともいう．

2．局所障害と全身性障害

a．局所障害
死体検案時に把握すべき点として以下のものがある．

1）性状，範囲，程度，分布状態など
受傷機転，病態，死因，受傷の生存期間，自他殺，事故死の別，二次性変化の有無，犯罪の有無などを判断する根拠となる．

2）広範囲熱傷
広範囲に及ぶと全身性障害（熱傷性ショック）を引き起こし死亡する（熱傷死）．

3）気道熱傷
生命維持に重要な障害である．粘膜の熱による浮腫による気道閉塞→窒息死．

4）重症度の判定
深さとともに広さが重要である．

b．全身性障害
- 剖検によって正確に把握する．
- 病態の説明，死因の判断の根拠となる．
  ① 局所障害が広範となり，引き起こされるもの：火傷死，熱傷死
  ② 受傷時から全身障害が問題となるもの：熱射病，日射病，焼死，凍死

3．生前か，死後か

特に焼死の場合に重要である．以下の2点を区別する．

a．生前の火熱の影響
焼死の生活反応．

b．死後の火熱による損傷
死後の焼損．
- 何らかの手段で殺害後，焼かれたものか否かの判定に重要である．

4．熱　傷

a．原　因
1）小児の湯傷：熱湯への転落，熱湯をかぶるなど．
2）火傷：火災現場での受傷が最も多い．
3）労働災害：水蒸気の噴出，ガス爆発など．
4）自殺：いわゆる焼身自殺が多い．
5）他殺：児童虐待で多い．また，タバコやストーブでの接触熱傷も多い．

b．局所所見

1）重要事項
　熱傷の受傷部位，深度，熱傷面積の概算値，感染の有無など．全身性障害の有無，程度（重症度，病態，死因）推測の根拠となる．

2）熱傷の深度（表3-30，図3-42）
　熱傷の分類とも関連する．
- 児童虐待ではさまざまの治癒過程の熱傷がみられることがある．

　⚠ 火傷では炭化するとⅣ度火傷という．

　a）Ⅰ度熱傷：Ⅱ，Ⅲ度熱傷の周囲で認められる．
- 紅斑，充血は死体でも残存する．

　b）Ⅱ度：明らかな水疱形成．水疱が破れて真皮を露出し革皮様化したり，表皮が剥離しやすい状態となる．

　c）Ⅲ度：蒼白～灰黄色調を呈し硬い．皮膚の熱性凝固壊死の状態をいう．

3）受傷部位
　顔面の熱傷は気道熱傷を合併している可能性がある．

4）熱傷面積の概算
　a）重傷度の判定に熱傷面積が重要視される．

　b）死体検案時には熱傷面積が体表面積の何％を占めるかを必ず概算し，記載する：火傷死や熱傷死の診断の際に熱傷面積の記載がなければ不十分な検案とみなされる．

　c）死体検案では9の法則（図3-43a）が便利であるが，頭部が過小評価される

表 3-30．熱傷深度の分類（日本熱傷学会，一部改変）

程度	組織の変化	発生温度*	外表所見		治癒期間	治癒後
Ⅰ度熱傷 （表皮熱傷）	血管拡張 充血	40～50℃以上	紅斑 発赤		数日	瘢痕を残さず
Ⅱ浅度熱傷 （真皮表在熱傷）	血管の透過性亢進 血漿の血管外への漏出	50℃以上	水疱形成	水疱底が赤い	1～2週間	
Ⅱ深度熱傷 （真皮深在熱傷）	浮腫 感染しやすい			水疱底が白い	3～4週間	
Ⅲ度熱傷 （全層熱傷）	血管や神経の熱性破壊 組織の壊死 感染性変化	65℃以上	蒼白， 羊皮紙様		1か月以上	瘢痕を残す

*常に温度―時間関係を考慮する．

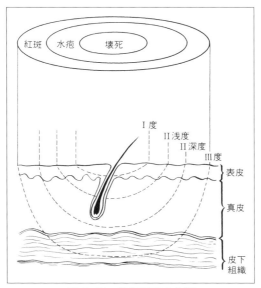

図 3-42. 熱傷深度の分類

ので幼児では5の法則（ブロッカーの法則，図 3-43b）を用いる．
d）小範囲の熱傷では死亡者の手掌面積を体表面積の1%として概算する方法（手掌法）もある（図 3-43）．

5）重症度の判定
　a）判定の目安
　　ⅰ）熱傷深度：Ⅲ度では水分の喪失が著明である（不感蒸泄）．
　　ⅱ）熱傷面積：最も重要な因子である．
　　ⅲ）部位：顔面→気道熱傷，胸腹部→呼吸運動障害が問題である．
　　ⅳ）年齢：同じ熱傷面積でも小児と高齢者は致死率が高い．
　　ⅴ）合併症の有無：感染症が重要である．
　　ⅵ）身体的素因の有無：疾病や奇形があると抵抗力が減弱する．
　b）熱傷指数の応用：熱傷深度と面積から熱傷の重症度を判定する指数をいう．
　　ⅰ）熱傷指数が10〜15以上は重症熱傷である．

　　熱傷指数＝Ⅱ度熱傷面積（%）/2＋Ⅲ度熱傷面積（%）

　　ⅱ）アーツの基準（表 3-31）．
　　ⅲ）重症熱傷は熱傷性ショックを起こしやすい．
6）死の危険
　a）年齢＋熱傷面積（%）>100

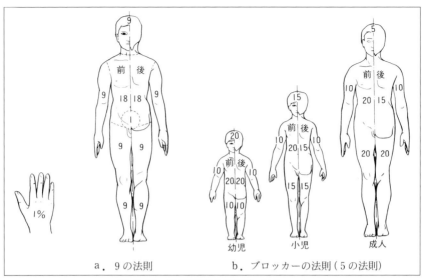

　　　a．9の法則　　　　　b．ブロッカーの法則（5の法則）
　　　　　　図 3-43．熱傷面積の概算法（単位：%）

表 3-31．熱傷の重症度判定基準（Artz）

1．重症熱傷（総合病院，入院加療）
① Ⅱ度熱傷　30％以上
② Ⅲ度熱傷　10％以上
③ 気道熱傷の疑い
④ 軟部組織の損傷や骨折
2．中等度熱傷（一般病院，入院加療）
① Ⅱ度熱傷　15～30％
② Ⅲ度熱傷　10％以下
3．軽症熱傷（外来で通院加療）
① Ⅱ度熱傷　15％以下
② Ⅲ度熱傷　2％以下

　b）Ⅱ度熱傷が体表面積の50％以上，Ⅲ度熱傷が30％以上
　c）気道熱傷の合併

c．全身性障害

1）発生基準

熱傷面積が目安となる．
成人で15～20％以上，小児で8～10％以上，乳幼児で5～6％以上とされている．

2）熱傷性ショック（受傷直後〜2日以内）
　a）水分の喪失：血液濃縮，脱水症
　　ⅰ）血管透過性亢進：浮腫の発現．局所から全身へ拡大する．
　　ⅱ）不感蒸泄：創面からの水分の蒸発．Ⅲ度熱傷で著明である．代謝率が2〜2.5倍に上昇する．
　　ⅲ）非機能的細胞外液の増加．
　b）低タンパク血症：血管透過性亢進によって血清タンパクが血管外に漏出する．
　c）電解質異常（低Na血症，高K血症）→心室細動
　d）赤血球の変化：熱の直接作用による．
　・溶血→ヘモグロビン血症，高K血症
　・泥状化→末梢循環障害
　e）a）〜d）が相互に影響し合う（悪循環）．
　　ⅰ）循環血液量の減少（ショック）
　　ⅱ）DIC（播種性血管内凝固症候群）
　　ⅲ）多臓器不全→死亡
　f）適切な治療によってショック離脱（2日目以降）すれば救命可能である．
3）感染症（受傷後1〜3週間で多い）
　a）汗腺や毛のうの常在菌（ブドウ球菌など）の活動が主体となる．
　b）免疫不全が発生するので治療抵抗性である．
　c）感染症による死亡率は高い（敗血症の合併）．
4）呼吸器系への影響
　a）気道熱傷：顔面熱傷．火傷では鼻口腔内の煤の存在を伴うことが多い．
　　ⅰ）上気道障害型
　　　① 高温気体（熱気）や水蒸気の吸入
　　　② 咽喉頭粘膜，気管入口部の浮腫，出血，びらんなど
　　　③ 上気道の狭窄・閉塞による窒息状態→死亡
　　ⅱ）肺実質障害型
　　　① 煙に含まれる有毒ガスの吸入
　　　② 化学的炎症による気管・気管支炎や肺炎の併発
　b）浮腫による胸郭運動障害→呼吸不全．減張切開が必要となる．
　c）換気障害→肺水腫→成人呼吸窮迫症候群（ARDS）
5）腎不全
6）消化管
　a）麻痺性イレウス：腸間膜血栓症が原因のこともある．
　b）カーリング Curling 潰瘍
　・胃・十二指腸の潰瘍形成（ストレス潰瘍）．

・大量出血することがある．

d．死体検案での注意事項
1）生前の熱傷か否か（熱傷の生活反応）
a）Ⅰ度熱傷：これだけが存在することは少なく，Ⅱ度，Ⅲ度熱傷の生活反応の判断の根拠としても重要である．
b）Ⅱ度熱傷：水疱の周囲のⅠ度熱傷や底部に発赤，紅斑を伴う．
c）Ⅲ度熱傷：周囲にⅠ～Ⅱ度熱傷を伴い，血液の充満した血管網がみられる．
d）炭化：部分的炭化では健康皮膚との境界部に，Ⅰ～Ⅲ度火傷を認めることが多い．
2）医療を受けている場合は臨床経過や症状を十分に参考とする
3）家屋内での焼身自殺は火傷死よりも焼死と診断される要素が多い
4）死因の診断（原死因は熱傷でも，直接死因は受傷後の生存期間の病態を参考に決める）
a）24時間以内：熱傷性ショックが多い．気道熱傷があれば，窒息死も疑われる．
b）数日後：急性腎不全，肺水腫（ARDS）など．
c）10日前後：気管支肺炎など．
d）2週間以後：敗血症性ショック，多臓器不全，気管支肺炎など．
5）児童虐待による熱傷（タバコの火，ストーブに押しあてるなど）

5．焼　死

a．定義と概念
火災による死を総称して焼死という．
・火災現場で発見された死体を焼死体という．焼死体には焼死のほかに，他の原因で死亡した死体が焼損された場合も含まれる．
・火災は家屋がほとんどであるが，車両，飛行機などの火災も含む．

b．焼死の概念（死因の競合）
1）火災現場では以下の現象が発生している．
a）高温（火焔，輻射熱）の影響：火傷
b）熱気の吸入：気道熱傷
c）不完全燃焼によるCOの吸入：急性CO中毒
d）燃焼による空気中酸素の欠乏
e）新建材や化学線維からの有毒ガス（青酸，ホスゲンなど）の吸入
f）一次性ショック：恐れ，パニック
g）偶発性外力による損傷：転倒や転落
h）焼け落ちる建材による打撲
2）a)～h)のいくつかが競合して死亡すると考えられる．

c．死体検案時の注意事項

1）自他殺，災害死の別

　焼死体では火災があったこと，その現場から死体が発見されたことの 2 つの事実しか明らかではない．したがって，「死因の種類」は火災の原因と死因から判断する．

　　a）死因が焼死の場合，火災の原因が，
　　　ⅰ）失火の場合：ほとんどが事故死である．
　　　・明らかに疾病や泥酔が原因で失火した場合には原死因は病死や中毒となる．
　　　ⅱ）他人の放火：他殺．
　　　ⅲ）死亡者自身の放火：自殺がほとんどである．
　　　　① 家屋の中での焼身自殺が少なくない．
　　　　② 無理心中の場合，自殺と他殺に分かれるが，実際には鑑別が難しい．
　　　　③ 希死願望が不明な精神病者，子どもの火遊び，逃げ出せると思って放火したが，逃げ遅れた場合などは自殺ではない．
　　b）死因が焼死以外の場合
　　　ⅰ）病死：突然死の経過中，あるいは直後の火災の発生：ストーブの上に倒れる，喫煙中の突然死など．
　　　ⅱ）他殺：殺害後の放火．
　　　ⅲ）自殺：LPG で自殺後の爆発，炎上など．
　　　ⅳ）不慮の中毒：急性アルコール中毒で死亡後の火災など．
　　c）外表検査のみで焼死か，死後の焼損かの判別は難しく剖検が必要となる．
　　d）死体の焼損が高度でも，火傷以外の損傷の有無を必ずチェックする．
　　・逃げる際や焼け落ちる建材などによる二次的損傷．
　　・自傷後の出火（自殺）では刺創などが発見されることあり．

2）個人識別の重要性
　　a）死亡者が住宅の居住者以外のこともあり得る．
　　b）1 回の火災で多数の焼死体が発見された場合は特に重要である．ホテル火災，飛行機事故，デパートなどの火災．
　　・大規模災害時の歯科医を含めた死体検案体制が必要である．
　　c）個人識別に必要な所見をできるかぎり収集する．また，指輪，着衣など死体以外のものも重要である．

3）焼死の診断（焼死の生活反応の有無が主体となる）
　　a）外表のⅠ〜Ⅱ度熱傷
　　　ⅰ）生前に高温の作用を受けた証跡である．
　　　ⅱ）Ⅲ，Ⅳ度火傷の境界部に認められることがある．
　　　ⅲ）全身の高度の焼損（炭化）死体ではあきらめる．
　　b）気道熱傷：生前の熱気の吸入を示唆している．

　　　　ⅰ）上気道障害型が主体である：咽喉頭粘膜の浮腫，発赤，水疱形成，粘膜剥離，粘膜の凝固壊死（熱凝固）など．
　　　　ⅱ）ほとんどの焼死で観察される．
　　c）煙の吸入，嚥下
　　　　ⅰ）気道内への煤（スス）の吸引．
　　　　①咽喉頭〜肺胞に至るまで認められる．
　　　　②粘膜にペッタリ付着，あるいは泡沫液に混じている．
　　　　③多量〜少量まで程度はさまざまである．
　　　　ⅱ）煤の嚥下：食道や胃内に認められる．
　　　　ⅲ）急性CO中毒．
　　　　①血液の定性，定量試験で検査する．
　　　　②血中COHb飽和濃度が10％以上である．通常は40〜80％のことが多い．
　　　　❗10％位までは喫煙者でも検出される．
　　　　③左右心臓血のCOHbの濃度差：理論的には左＞右であるが，実際には逆もある．
　　　　④死斑や臓器，血液が鮮赤色を帯びる．
　　　　・鮮赤色血液：血中COHb濃度が低いときはわかりにくい．血液を水で薄め，白いものに透かすとわかりやすい．
　　　　・粘膜が鮮赤色：血中COHb濃度がおおよそ25％以上でみられる．
　　　　・鮮赤色死斑：血中COHb濃度が30％以上でみられる．20％以下ではわかりにくい．
　　　　⑤死体検案では損壊された部分から血液，筋肉，内臓の色調を観察し，上述の点を参考に血中CO濃度を推測する．
　　d）その他の補助的所見
　　　　ⅰ）眼裂内の煤の証明
　　　　ⅱ）鼻根部に横走するシワ
　　e）死因となり得る疾病，奇形，損傷なし：火傷以外の損傷の有無は入念に観察する（特に解剖せず，死体検案のみで終わる場合）．

4）死後の焼損でも認められる変化

焼死体の外表検査で目立つ変化のほとんどは死後の焼焦によるものである．

　　a）ボクサー姿勢：筋肉の熱硬直による（屈側筋肉群のほうが優位のため）．
　　b）死体トルソー：四肢のほぼ中央から末梢が焼失し，「ミロのヴィーナス」の姿勢に似るものをいう．
　　c）体内水分の蒸発時の圧力による組織の破裂性変化．
　　　　ⅰ）皮膚亀裂（披裂）：生前の損傷との鑑別が重要である．
　　　　ⅱ）骨折：骨自身の炭化によることもある．

表 3-32. 燃焼血腫と硬膜外血腫との鑑別

硬膜外血腫	燃焼血腫
断面は紡錘状	断面は鎌状
硬膜に凝着	頭蓋骨に凝着
比較的硬い	もろい
暗赤色	レンガ色
外傷の痕跡	火傷の痕跡のみ

表 3-33. 火災における人体の焼損度 (永野)

焼損度	所　見
Ⅰ度	Ⅰ～Ⅲ度熱傷，炭化の全身地図状分布．毛髪焼失，四肢末端残存，外見で個人識別可能
Ⅱ度	皮膚収縮炭化，亀裂状，一部筋層露出，ボクサー姿位，四肢末端焼失，腹壁破裂
Ⅲ度	皮膚焼失，四肢，頭部，胸壁など部分的焼失，内臓諸臓器表面の炭化，収縮硬化，個人識別困難
Ⅳ度	全身黒色炭塊状，臓器の種別識別可能

　　　ⅲ) 胸腹壁の焼損と内臓脱出．
　　　ⅳ) 頭蓋骨亀裂：炭化も関係する．損傷との鑑別が重要である．
　　d) 燃焼血腫（火傷血腫）：脳や硬膜が熱硬化し，収縮してできた空間に血液が貯留し熱凝固したものをいう．
　　　ⅰ) 硬膜外血腫との鑑別が重要である（表 3-32）．
　　　ⅱ) 火葬場の職員が燃焼血腫を生前の頭蓋内出血の証拠であると遺族に話し，トラブルに発展することがある．
　　e) 損傷：生活反応の有無が重要である．
　　　ⅰ) 焼け落ちた建材による打撲，骨折．
　　　ⅱ) 2階の死体が1階に焼け落ちる場合もある．
　　f) 人体の焼損度：火災における人体の焼損の程度を表 3-33 に示した．

6．熱中症

高温多湿の環境下で発生する全身性障害をいう．
a．分　類
　① 熱射病，高体温症：うつ熱による全身障害をいう．
　② 日射病：日光の直接作用による．
　③ 熱疲労（熱虚脱）：脱水とうつ熱による．熱射病の前段階の状態．

④ 熱痙攣：低 Na 血症が主体である．

このうち 40℃ 以上の高体温となるのは熱射病と熱疲労である．なお，日本救急医学会ではⅠ〜Ⅲ度に分類している．

b．熱射病

1）定　義

うつ熱*によって視床下部の体温調節中枢が障害され，41℃ 以上の体温の異常な上昇による全身性障害をいう．

発汗は体熱放散に極めて重要である．1 mL の汗は 0.58 kcal の熱量を放散させる．

2）発生条件

　a）体熱の産生亢進：激しい筋肉運動（スポーツ，重労働など）．
　・体熱の生産量は骨格筋，肝，呼吸筋，心の順であり，圧倒的に骨格筋が多い．
　b）体熱放散の障害：高温，多湿などによる不十分な発汗が最も多い．
　c）個人的条件：肥満，飲酒，疲労，睡眠不足など．

3）症　状

　a）高体温症
　　ⅰ）直腸内温度が 40℃ 以上で発症する（腋窩温ではない）．通常 41℃ を超え，42℃ 以上で死亡例が多く，43℃ 以上で 80％ が死亡するという．
　　ⅱ）頭痛，めまい，呼吸困難，全身倦怠感，精神錯乱，痙攣，昏睡などの脳圧亢進症状が主体である．
　　・発汗なく，皮膚は乾燥する．
　　ⅲ）他覚的所見：肝機能障害，腎不全，ミオグロビン尿症，血液濃縮，代謝性アシドーシスなど．

4）剖検所見

　a）死後経過時間に比して高い直腸内温度
　b）脳腫脹
　c）ミオグロビン血症，ミオグロビン尿症
　　ⅰ）筋肉の激動による非外傷性横紋筋融解症
　　ⅱ）尿中ミオグロビン濃度の上昇（尿がワイン色に色づく）
　　ⅲ）腎のミオグロビン染色で尿細管上皮内ミオグロビンやミオグロビン円柱が認められることがある：ミオグロビン尿症性腎不全

5）死体検案時の注意事項

　a）高温多湿下での肉体労働中であれば管理責任や労災の認定が問題となる．
　b）スポーツ中や行軍中では指導者の責任問題が生じる．
　c）心疾患などのある人では環境条件や剖検所見を対比し，死因を判断する．

＊　うつ熱：体熱の産生が亢進する一方，放散や発汗が不十分で体熱が体内にうつ積した状態．

d）高温多湿下での激動，高体温症があれば熱射病を疑う．
　c．日射病
　直射日光を長時間，特に頭部や項部に受けた場合，皮膚や脳に対する太陽熱の直達作用がもたらす全身性障害をいう．
　　・発汗し皮膚は湿潤である．
　d．熱痙攣と熱疲労
　両者とも以前は熱射病の特別なタイプのひとつと考えられていた．
　　1）熱痙攣
　高温環境のもとで発汗によって塩分が喪失し低ナトリウム血症をきたした状態．
　　・多量の発汗に対し水のみを補給していた場合に発生しやすい．
　　・痙攣発作，筋肉痛，腹痛が主症状である．
　　2）熱疲労（熱虚脱）
　高温環境のもとで発汗や末梢血管の拡張によって脱水となり，循環血液量減少性ショックに陥った状態をいう．
　　・うつ熱を伴うことが多く，高体温となることが多い．
　　・顔面蒼白，四肢冷却，冷汗，血圧低下などの一般的なショック症状を呈す．

7．低体温症（凍死を含む）

　a．定　義
　体熱が異常に放散されて低体温となり，全身性障害が発生した状態を低体温症（凍死）といい，これで死亡すると一般に凍死と呼ばれる．
　　1）体温：人体の深部体温であり，一般に直腸内温度を測定する．
　　2）低体温：直腸内温度が35℃以下の状態をいう．
　　3）人体構成成分は熱の良導体ではなく，血液循環によって体熱は平衡化される：
　　　　循環障害が発生すれば深部体温と皮膚温との差が大きくなる．
　b．条　件
　1）低い環境温度
　必ずしも0℃以下である必要はない．10℃以下でも以下の条件が揃えば体温降下をもたらす．
　2）風
　体熱放散の促進因子となる．
　3）衣類の濡れ
　伝導による体熱放散因子となる．
　　a）低温＋風＋衣類の濡れは低体温症，凍死の好発条件である．
　　b）水温15℃以下：水中では空気中での熱放散の200倍である．

4）飲　酒

皮膚毛細血管の拡張によって体熱放散を促進する．体温調節中枢へのアルコールの影響も考えられる．

5）頭部外傷
　　a）体温調節中枢への影響
　　b）寒冷からの逃避が不可能：意識消失，運動障害などのため

6）体熱産生の低下
　　a）疲労，空腹：体温調節中枢へも影響する．
　　b）疾患：甲状腺機能低下症など．
　　c）外傷，ストレス，高齢など．

7）小　児

体格に比して体表面積が大きく，体熱が放散しやすい．
脳の血流や代謝は体温が1℃低下すると6〜7％，30℃で50％，25℃で75％減少するという．

c．発生状況

1）不慮の事故死（最も多い）
　　a）冬期に屋外で酔って寝こむ．
　　b）寒冷下で動けない：転倒，転落などによる意識消失，運動障害：たとえば，頭部外傷の場合．
　　c）冬山での遭難など．

2）病　死

寒冷下で発症し，意識障害や運動機能障害で動けない場合．

3）自　殺

寒冷下で睡眠薬を服用して眠るなど．

4）他　殺
　　a）病人，小児などを寒冷下に放置した場合（消極的虐待）．
　　b）寒冷下で外力を加え，意識や行動能力を奪うなど．

d．症　状

1）防御的反応

体温が35℃以下でカテコールアミンの分泌が亢進すると，次のa）→ c）の順に防御反応が進む．
　　a）末梢血管の収縮による体熱放散の防止：トリハダ．
　　b）ふるえ（シバリング）：骨格筋のふるえによって体熱産生を高めるため．
　　c）これら防御反応によっても体熱産生より放散が上回れば，体温は急激に降下する．

2）〜35℃（ゆっくり体温降下する）

ふるえ，全身倦怠感，寒気など．

3）〜30℃（比較的急激に降下する）

a）意識混濁，徐脈，呼吸数低下，筋肉硬直，幻覚，行動能力の低下など．

b）異常行動として，見当識障害と奇異な温度感覚（paradoxical sensation）がある．前者は知っている道でも迷い，後者では寒いのに暖かく感じ，衣類を脱いで裸になる．意識消失の直前の行動パターンを意味する．

c）致死的不整脈が発生すれば死亡する．

4）〜24℃（生命の危険性がある）

血圧低下，意識消失，不整脈，血糖値の上昇，呼吸運動障害など．

e．生命の危険

a）29〜26℃以下で生命の危険（麻痺期）．

b）27℃以下で心室細動により死亡する可能性がある．

c）26℃以下では適切な処置をしないと死亡する．

d）一方，18℃で救命された報告もある．

e）仮死状態に注意する．

f）急性に死亡するときは1時間以内に死亡する．

f．凍死の病態生理

低体温で死亡する場合の病態を図3-44に示した．

1）臓器障害が進展すると，たとえ救命されても腸閉塞，膵炎，肺炎，敗血症などを続発しやすい．

2）早期死亡の原因は不整脈（特に心室細動）と多臓器不全である．

g．死体所見

特異的なものはないが，新鮮死体では以下の所見がみられる．

1）低体温

死後経過時間に比べて低い直腸内温度：15〜25℃が多い．

2）血液，死斑が赤味を帯びる

a）低体温では酸素はヘモグロビンと結合しやすく，解離し難い．

b）代謝が低下し，酸素消費量が減少する．

c）温めると赤味が消える：CO中毒との鑑別上重要である．

d）死体を寒冷下に置いても死斑が赤味を帯びるので注意を要する：大気中の酸素が皮膚毛細血管内のヘモグロビンと結合するため．

3）左右心臓血の色調差

a）左心血は鮮赤色，右心血は暗赤色のことが多い．

b）死亡直前まで冷たい空気を吸入していたことを示唆する生活反応とされる．

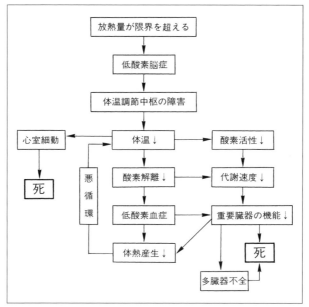

図 3-44. 凍死の病態生理

4）血液の凝固性の維持

剖検時，流動性の血液を体外で放置すると凝固する．

5）両肺の著しい虚脱

開胸すると，淡紅色の肺が胸郭背側や縦隔に密着，乾燥状，貧血性で重量も軽い．

6）脾の貧血

7）胃粘膜の点状出血（Wischnewski 斑）

粘膜ヒダの頂部に散在する傾向がある．寒冷ストレスによる．

8）膵脂肪壊死

9）その他

ケトアシドーシス，ストレスタンパクの増加，腸腰筋の筋肉内出血など．

h．死体検案時の注意事項

1）死亡状況，現場の状況が死因の診断の重要な根拠となる．

a）死体からの情報は少ない．

b）冬期の死体を安易に診断してはならない：凍死の診断は難しいことを認識すること．

c）酩酊，疾病，外傷などの誘因や原死因があることが多い．

d）すべてが不慮の事故死とは限らない．

2）直腸内温度は死後半日～1日位の死体しか参考にならない．
　3）奇異な温度感覚のため裸で動き回り，全身に表皮剥脱，皮下出血などが散在していることがある：衣類は必ずしも死体の近くにあるとは限らない．
　4）原則として解剖する．

　　［例］1月中旬に上半身裸で発見された死体．死体検案では死因は凍死で，解剖の必要なしとされた．目撃者の通報があり司法解剖したところ，死因は頭蓋内損傷であった．その後の捜査で，酔って裸でケンカしていたことが判明した．

i．凍死の診断：解剖が不可欠である
　1）凍死してもよい条件が揃っている．
　2）他に死因となり得る疾病，奇形，損傷が認められない．
　3）凍死で観察される死体所見のいくつかが認められる．

I．感電死体

1．一般的事項

a．定義と分類
　電気による人体の障害は，人工電流による場合と自然電流（落雷）による場合に大別される．
　1）感電とは
　人体が人工電流の通過経路の一部になった場合をいい，このために発生した障害による死亡を感電死という．
　2）雷撃死（電撃死）
　落雷（大気中に発生した電気の放電）による死亡をいう．

b．発生状況
　1）事故死
　最も多い．作業中や家庭内での事故が多い．
　2）感電自殺
　電極を衣類の下に貼布したり，変圧器，タイマーなどの使用，飲酒，睡眠薬服用など，自殺を示唆する状況がみられることが多い．
　3）他　殺
　まれである．

c．感電の要因

　　　　電圧（V）＝電流（I）×電気抵抗（R）

死体検案の実際　　201

の関係がある.

1）電気側の因子

 a）電気エネルギーの作用の種類

  ⅰ）筋肉，神経への電気刺激

  ⅱ）ジュール熱による熱作用

  ⅲ）機械的エネルギー

 b）電流の強さ（**表 3-34**）：電流の強さが大きいほど障害も大きい.

 c）電　圧

  ⅰ）絶対安全限界（交流，50〜60 Hz）

  ① 濡れた皮膚：〜20 V

  ② 乾いた皮膚：〜30 V

  ③ 水中　　　：〜10 V

  ⅱ）要注意領域：〜100 V（水中：60 V 以下）

  ⅲ）危険域：100〜120 V 以上（水中：60 V 以上）

  ⅳ）危険度は電圧だけでは決められない.

   高電圧に接触しても死亡しないこともある.

  ⅴ）電圧による電力の種類

  ① 超高圧：20 万 V 以上．発電所内

  ② 特別高圧：7,000 V 以上．一次，二次変電所

  ③ 高圧：7,000 V 以下（交流 300 V 以上，直流 750 V 以上）

  ・電柱上の変圧器のレベルである.

  ④ 低圧：交流 300 V 以下，直流 750 V 以下

 d）交流と直流

  ⅰ）交流：組織に分極が起こらず抵抗が一定しているので,電流量が減少しない.

表 3-34．電流の強さと人体の障害（60 Hz のとき）

電流の強さ	人体への影響（導体を握った場合）
0.01〜1 mA	最少感知電流：導体に触れるとチクチク感じる最少電流の強さ 筋肉のわずかな収縮
1.5 mA	前腕の屈曲
5〜15 mA	手を意識的に離すことができる
15〜25 mA	離脱電流：筋肉が痙攣を起こし，握った導体を意識的に離せない 　（屈筋群＞伸筋群のため）
25〜80 mA	血圧上昇，動悸，不整脈
80〜100 mA	0.3 秒以上の通電で心室細動，意識消失
100 mA 以上	通電時間によっては心停止，肺水腫

　　　　ⅱ）直流：電流通過中に抵抗が増大し，電流量が徐々に減少する．
　　　　ⅲ）交流のほうが直流より3〜4倍危険である．
　　　　ⅳ）交流電圧は表示電圧の$2\sqrt{2}$倍の効果を有する．
　　　e）周波数
　　　　ⅰ）40〜300 Hz（ヘルツ）が危険域である．
　　　　・一般家庭用電気は50〜60 Hzであり，危険域にある．
　　　　ⅱ）5,000 Hz以上の高周波では刺激性はなく熱発生のみである．
　　　　・医療用器具や治療に応用される．
　　　f）通電時間
　　　　ⅰ）0.5秒以下では危険域の電流が流れても障害が起きにくい．
　　　　ⅱ）低電流でも通電時間が長いと障害をもたらす（感電自殺）．
　　　g）わが国の一般家庭用電気
　　　　ⅰ）交流で2極（接地極と非接地極）からなる．
　　　　ⅱ）電圧は100 V，周波数は富士川を境に東側が50 Hz，西側が60 Hzである．
　　　　ⅲ）家庭用電気で十分に死亡可能である（事故や自殺が絶えない）．
　2）人体側の因子
　　　a）電気抵抗：人体を電流が流れるとき，電気抵抗が関係する．
　　　　ⅰ）皮膚の電気抵抗：最も重要である．
　　　　　①角質層の厚さ，湿度，発汗状態などにより変化する．
　　　　　②低電圧＞高電圧
　　　　　③導体との接触面積が大きいほど抵抗は小さい．
　　　　　④導体と密着するほど小さい．
　　　　　⑤乾燥状態で4〜10万Ω（オーム），濡れていると半分に低下する．
　　　　ⅱ）体組織の電気抵抗
　　　　　①筋肉を1とすると，神経が2，骨が5，皮膚が100〜500である．
　　　　　②電流は血液や体液中を流れるので，体組織の電気抵抗は無視できる．
　　　b）電流の通過経路に重要臓器（心，脳）があると危険性が高い：手─手，手─足は危険，足─足は生命の危険が少ない．
　　　c）身体的素因：心疾患の有無，感受性，慣れなど．

2．死体所見

a．局所所見

1）皮膚の熱傷
　　　a）ジュール熱によるもの＝電流斑
　　　b）スパークによるもの
　　　c）着衣の燃焼によるもの

2）電流斑
　a）ジュール熱*による皮膚の熱傷をいう．
　b）感電死では通常2個認められる．
　　ⅰ）交流は接地極と非接地極の2極であり，この2極を人体経由で電流が流れたり，人体が非接地極のアースとなると感電する．
　　ⅱ）接地極のみに触れても感電しない．
　　ⅲ）交流では流入，流出の区別は無意味である．
　　ⅳ）皮膚が濡れていると電流斑はできにくい：皮膚の電気抵抗が低下し，電流斑1個，あるいはないこともある．
　c）死体に通電しても電流斑はできる．
・電流斑は生活反応ではない：人体に通電した証跡でしかない．
　d）導体との接触面積が小さいほど形成されやすい．
　e）肉眼的性状：大きさは数mm〜数cm，類楕円形，淡褐色調を帯び，典型的なものでは辺縁が隆起，中央が陥凹（噴火口型）している．
・鑑別すべきもの：表皮剥脱，瘢痕，注射痕，痂皮など．
　f）組織学的所見：表皮，真皮の熱性壊死，基底細胞の電流方向への細長化と柵状配列など．
・基底細胞の柵状配列は凍傷，熱傷でも認められ，電流斑特有ではない．

3）鉱性変化（メッキ現象，金属化現象）
導体の金属が皮膚内に沈着する現象をいう．
　・直流による感電で著明である．
　・肉眼的には観察困難である．金属染色して組織学的に，あるいはX線マイクロアナライザーや走査電顕で分析する．

4）水疱形成，表皮剥脱
高電圧電流のスパークによる高熱や機械的損傷で形成される．

5）開放創の形成
高電圧電流の発熱作用，機械的作用，電解作用などによる．

6）骨真珠形成
骨の電気抵抗は比較的大きいので，ジュール熱で骨が融解し，析出する．

b．全身の障害
機能的変化がほとんどであり，証明は難しい．

＊ ジュール熱：感電時に発生する熱量で，電熱器の発熱機序と同じである．
・ジュール熱＝$0.24 \cdot I^2 \cdot R \cdot t$（cal）（$I$は電流の強さ，$R$は電気抵抗）
・電流や電気抵抗が大きいほど，また，通電時間が長いほど発熱量が大きい，すなわち熱傷の程度も重症となる．

1）呼吸障害
   a）電流が脳を通過すれば，呼吸中枢が障害されることがある．
   b）呼吸筋の痙攣，硬直による呼吸運動障害．
2）心停止
   a）心室細動：感電死の主たる死因である．
   ・比較的弱い電流で起こりやすい→心停止
   b）心停止と呼吸障害との合併もあり得る．
3）ショック
   ・外傷性ショックに類似している．
   ・精神的ショック：おどろき，恐怖，死の危険．

c．二次的損傷

1）火　傷

着衣への引火による．

2）転落，転倒による損傷
   a）高所で作業中感電すると，意識消失，痙攣などで転落し，多発外傷で死亡することがある．
   b）電流斑の有無に注意する．
   c）転落の原因は感電か，不注意か，疾病か？
   d）死因は感電死か否か．

3）溺　れ

水中で感電すると感電死か，溺れかの鑑別が必要となる．

3．診断と注意事項

a．診断事項
   1）感電死する状況があるか．電気側の因子は十分か．
   2）電流斑の有無．肉眼的，顕微鏡的観察で確認する．
   3）急性死の所見の有無．
   4）その他死因となり得る疾病，奇形，損傷がないこと．感電による二次的損傷との鑑別に注意する．

b．死体検案時の注意事項
   1）労働災害
      a）感電電圧は低圧から超高圧までさまざまである．
      ・高圧だから感電死とは限らない．
      b）二次的損傷との鑑別に注意する．
      c）水中での感電に注意する：漏電が多い．

[例] 排水ポンプからの漏電．長ぐつに水が入った途端に感電死したなど．

 d）電流斑は上肢（特に手），ついで下肢に認められることが多い：仕事中のため．
・電流斑を欠く症例の大半は水中での事故である．
 e）労災の補償問題があるので，死因，死因の種類の診断には慎重を要する．
2）感電自殺
 a）感電電圧が 100 V とは限らない：変圧器を利用して 200 V 以上に設定．
 b）典型例
  ⅰ）電気コード断端の 2 極を裸線とする．
  ⅱ）皮膚の 2 か所に直接粘着テープで密着させる．
  ⅲ）通電部位は 1 極を左前胸部か左上肢に置いていることが多い．
  ⅳ）タイマーを中間に装着していることが多い．変圧器の使用も少なくない．
  ⅴ）睡眠薬を服用していることもある．
  ⅵ）通電時間が長いため，電流斑にはⅡ～Ⅲ度熱傷，炭化を伴うことが多い．
 c）自殺か事故死か
・自慰行為中の感電死：陰部に通電している場合がある．

4．雷撃死

人体に直接落雷したり，近くの落雷による感電死をいう．落雷死ともいう．
・わが国では年間数十人が死亡する．

a．落雷のエネルギー

電気エネルギーのみならず，急激な空気の膨張による機械的エネルギーの作用が加わる．
 1）電圧は極めて高く（数千万 V 以上），強電流（数万 A 以上）であるが，通電時間は短い（10^{-5} 秒以下）．
 2）高電圧のため電流は物体の表面を流れる傾向がある．
 3）地上の突出部に落雷しやすい．
 4）平地では人が導体となることがある：特に金属物を着用している場合．
 5）車はタイヤが絶縁体のため，車内の人は安全なことが多い．
 6）飛行機に落雷しても人は安全である．

b．人体への影響

 1）All-or-Nothing のことが多い：死亡するか，後遺症を残さず生還するか．
 2）人に落雷すると意識を失い，回復しても記憶喪失していることがある．
  a）直接作用：熱傷，ショック，頭蓋骨骨折，内臓破裂など．
  b）間接作用：転倒，転落などによる二次的損傷．

c．剖検所見

1）雷　紋
　a）皮膚表面の点状，樹枝状の赤色模様をいう．
　b）落雷死の約20％に観察される．
　c）原因：電気刺激による血管麻痺のため．
　d）発生部位：電気の通ったところ．
　e）生体，死体とも時間の経過とともに消失する．

2）熱　傷
　a）第Ⅱ～Ⅲ度熱傷が落雷死の約半数に認められる．
　b）表面的で，皮膚ヒダの凹部にはない：落雷時の姿勢の推定に役立つ．

3）皮膚披裂，耳介や四肢の離断など

4）着衣の変化
　a）鉄製品は磁石化する．
　b）着衣の引き裂かれ，金属製品の変形，融解などがみられる．

5）内部所見
　a）骨折，内臓破裂など．
　b）骨真珠：高温による骨溶解，リン酸カルシウムの結晶化のため．
　c）妊婦では胎児のみ死亡することもあるという．

J．強姦死体

1．一般的事項

a．強姦とは

13歳以上の女性（児）に対し暴力または脅迫のもとに，あるいは心神喪失や抗拒不能状態で同意なしに性交することをいう（刑法第177条，第178条）．

1）13歳未満の女児に対する性交は同意があっても強姦となる（刑法第177条）．
2）精神病者，精神薄弱者：心神喪失状態とみなされ，同意があっても強姦とみなされる．
3）強姦の被害者は女性（児）のみである．
4）女性が男性に強制して性交させた場合は強制わいせつ行為とみなされる．
5）夫婦間では一般的に強姦罪は構成されない．
6）強姦未遂でも罪せられる．
7）親告罪である：被害者側の告訴があって，はじめて事件として取り扱われる．
8）一人の女性が2人以上の男性に強姦された場合（輪姦）は被害者の告訴を待つ必要はない．

b．性交（姦淫）とは

1）医学的：陰茎の腟内挿入と射精をいう．
2）法律的：陰茎挿入のみで性交とみなし，腟内射精は必ずしも必要としない．
 a）腟口部接触，口腔内，肛門への陰茎挿入，射精も強姦とみなされる．
 b）姦淫：みだらな性交のことをいう．

c．抗拒不能状態

性交することに対し抵抗したり，拒否することができない状態をいう．

1）意識の消失状態（心神喪失）

泥酔，麻酔，催眠術，熟睡など．

2）意識下（抗拒不能）

重篤な疾患，外傷，中毒，手足の緊縛，脅迫，重量物による圧迫など．

d．強姦殺人

強姦の際の抵抗の排除，あるいは強姦の発覚を恐れて被害者を殺害することをいう．

1）鑑別すべき事項
 a）屍姦：死体を姦淫すること．
  ⅰ）死体性愛：死体を姦淫することで性的快感を覚える．
  ⅱ）ほかの理由で女性を殺害し，ついでに死体を姦淫する場合．
 b）淫楽殺人：女性の殺害自体に性的快感を覚える場合．
  ⅰ）サディズムの極端な場合．
  ⅱ）殺害後，外性器などを切り取ることがある．
 c）暴行されながら性交しないと性的快感が得られない場合．
 ・暴行によって死亡した場合．
 ・マゾヒズムの一種である．

> ［例］頸部を圧迫されながら性交中，強くかつ長時間圧迫されすぎて窒息死する場合．すでに死亡していても性的興奮による意識消失と誤認されやすい．

e．強姦姿勢

典型的な場合，下半身の着衣が脱がされたり，剥がされ，両股を開いて外陰部を露出し，両手は上方に挙上しているような場合．

2．強姦を疑う所見

a．強姦姿勢
b．着衣や死体周囲の状況（抵抗の痕跡がある場合）

1）着衣の乱れ
 a）引き裂かれ，破れ，ボタンのちぎれ（特に下半身の着衣）．
 b）意識喪失状態では着衣の乱れがないこともある．

2）死体周囲の状況
　a）被害者の所持品，破れた衣類などの散乱，室内の乱れなど．
　b）現場や着衣に血痕，精液，陰毛が付着している．
c．死体所見
1）創　傷
　a）種類：皮下出血，表皮剝脱，裂創，爪痕，咬傷（歯痕）など．
　b）部位と受傷機転
　　ⅰ）全身にみられる創傷と受傷機転は**表 3-35** に示した．
　　ⅱ）処女膜の所見：性交による処女膜の破綻を破瓜（はか）という．
　　① 処女膜：腟周壁の粘膜から突出した結合織のヒダ（厚さ 1 mm）をいう．
　　・通常は中央部に 1 指を通じる程度の処女膜孔がある（輪状処女膜）．
　　・処女膜孔の形態はいろいろである．

表 3-35．強姦死体の主な損傷部位と受傷機転

損傷部位	受傷機転
外性器	●陰茎の強引な挿入 ●指による刺激やいたずら
破瓜（処女の場合）	●陰茎の挿入（性交） ●指や異物の挿入
会陰，肛門（幼女の場合）	●陰茎や異物の挿入
大腿部（内側）	●強引な開脚 ●膝などで押えつける
上肢	●両腕を押え込む ●緊縛痕（手首を縛る）
胸部	●押えつける
乳房	●手によるいたずら ●咬む（咬傷）
頸部	●絞頸や扼頸
顔面	●殴打 ●鼻口部の圧迫 ●鼻口部の腐食(クロロホルムなどをかがせる)
頭部	●殴打 ●頭髪を引っ張る（剝皮創，抜毛）
背面・殿部	●抱きしめる（爪痕）

② 新鮮な破瓜：処女膜孔周囲の1～数か所の裂創と出血，浮腫
　・裂創は成人では比較的浅いが，女児では深く，腟壁に達する（腟裂創）．
　・生体では数日で癒着することなく治癒する：破瓜の痕跡は長く残る（陳旧性裂創）．
　③ 性交経験者：腟口は2指を通じ，姦淫されても処女膜に裂創を認めない．
　④ 経産婦：処女膜の破綻は高度で痕跡的となる（処女膜痕）．処女膜による姦淫の証明は不可能である．
　⑤ 処女膜裂創（痕）の位置の表現法：陰核（クリトリス）を12時とした時計を想定し，その文字盤の位置で表現する（たとえば，4時と9時）．
　⑥ 破瓜を伴わない性交：処女膜孔が大きく，伸展性に富む場合．
　⑦ 性交によらない処女膜の破綻：タンポン挿入，ペッティング，外傷，スポーツなど．
　⑧ 処女性の判定：処女膜の所見のみからは困難なことが多い．
2）精液（斑）の証明（「精液検査」p.492 参照）
　a）腟内容中に精液が証明された場合
　b）外陰部，大腿内側，下腹部などの精液斑（腟外射精）
　c）下着，寝具，チリ紙などの精液斑（腟内精液の流出痕）
　・陰茎を腟内に挿入する前の射精もあり得る（性交したとはいえない）．
　d）DNA分析のため慎重に採取する．
3）被害者の手
　a）加害者の頭毛が握られていることがある．
　b）爪の間：加害者の表皮の剥離片や血液を認めることがある．
　c）吉川線があれば，被害者自身に由来した表皮や血液の付着を確認する．
　d）DNA分析のため慎重に採取する．
4）陰　毛
被害者の外陰部や死体周囲に加害者の陰毛が付着していることがある．
5）薬毒学的分析
　a）抗拒不能にするために用いられる：クロロホルム，アルコール，睡眠薬など．
　b）クロロホルムでは鼻口部の腐触，表皮剥脱に注意する．
　c）薬物乱用の痕跡の有無：注射針痕など．腟内に粉末を入れることもある．
6）年齢の推定（13歳未満か否か）
　a）全身の発育状況
　b）外陰部の所見
　c）歯の所見
　d）骨の所見（X線検査の応用）など

3．検案時の注意点

強姦の証明の難しさを知る．

a．処女性

処女膜のみからの判断は慎重を要する．

1）性交しても破瓜しないことがある．
2）性交によらない処女膜の破綻もある．

b．精液の証明

1）精子とともに精漿の証明を必ず行う（「精液検査」p. 492 参照）．
2）精液の個人識別は血液型と DNA 分析による（Chapter 7「個人識別」参照）．
被害者が分泌型か否かをチェックする：血液からルイス式血液型の判定．
3）強姦直前の性交（たとえば配偶者との性交），屍姦などの可能性も念頭におく．

c．記録と採取

着衣の状況，精液斑や加害者の陰毛，被害者の爪の間などの記載，写真撮影後，試料の採取，検査を行う．

d．外　傷

1）死因となった外傷のほか，強姦を示唆する創傷に注意する：軽微な創傷でも部位，性状，分布などを記載し，写真撮影する．
2）ほとんどが解剖されるので，死体検案時に試料採取の機会は少ない．

K．中毒死体

1．問題点

a．検案時

1）特有の死体所見に乏しい．
2）したがって，病死と誤診されやすい．
3）一方，中毒死を起こす薬毒物はきわめて多い．
4）しかし，各死亡者にすべての薬毒物検査をすることは困難である．

そこで，いかに中毒死の疑いをもつか，検査すべき薬毒物をいかに予測するかが重要である．このための情報として，死亡時の状況，現場の状況，臨床症状，薬毒物検査の結果，死体所見（外表所見，剖検所見）が重要である．

b．死因診断上の問題点

死体から薬毒物が検出されたり，服用した事実があっても，これだけで中毒死とはいえない．

1）検出薬毒物量が致死量以下でも死亡することがある

たとえば，

　a）死亡者の身体的素因（疾病，過敏）

　　 i ）医薬品によるアナフィラキシーショック

　　ii ）心臓病

　b）死因の競合：焼死における急性一酸化炭素中毒

2）薬毒物の検出自体が重要なことがある

死因とは直接関係ないが，薬毒物が検出されたこと自体が問題となる場合である．

　a）犯法的薬物（危険ドラッグ）の検出：薬物乱用

　　 i ）覚せい剤，大麻，その他の麻薬，危険ドラッグ

　　・これらによる中毒死もあり得るので注意を要する．

　　ii ）アルコール：飲酒運転

　　iii）その他：公害物質，化学兵器（サリン，VX ガス）など

　b）偶発的な場合

　　 i ）飲酒中の突然死

　　ii ）薬物療法中の交通事故：薬物の影響の有無

　　iii）医療事故：医薬品の過剰与薬，誤与薬など

c．検案時の注意点

1）死因が不明な死体では中毒死の可能性を考える：予期せぬ中毒死の存在．

2）検案で中毒死が疑われたら，必ず解剖をすすめる．

　a）中毒死以外の死因がないことを確認する．

　b）適切な検査試料の採取による薬毒物の証明．

　c）中毒死の診断根拠の発見（少ない）．

2．一般的事項

a．毒物とは

生体に作用して健康に有害な影響を与える外来性化学物質をいう．

　1）ウイルス，微生物，体内産生毒素などは除外する．

　　　［例］　食中毒は病死に分類される．

　2）動植物性毒物は含まれる．

　　　動物性：フグ毒（テトロドトキシン），蛇毒（マムシ，ハブ），昆虫毒．

　　　植物性：各種アルカロイド，キノコ毒．

　3）薬事法による厚生大臣指定の医薬品の毒性基準を**表 3-36** に示す．

b．中毒とは

薬毒物の摂取や曝露による生体の機能障害をいい，これによる死亡を中毒死という．

表 3-36. 薬事法による医薬品の毒性基準

基準	推定致死量（経口）
毒薬	＜5 mg/kg（体重）
毒薬	5〜50 mg/kg
劇薬	50〜500 mg/kg
普通薬	0.5〜5 g/kg
普通薬	5〜15 g/kg
普通薬	15 g/kg

毒殺：殺害の手段として中毒が用いられた場合をいう．

c．薬毒物の分類
化学的分類と臨床医学的分類（薬理学的分類）を**表 3-37**に示す．
1）化学的分類
法中毒学で薬毒物の分析に用いられている実務的分類法．
2）薬理学的分類
障害の起こり方からみた分類法である．
3）その他の分類
起源（自然毒と人工毒），作用臓器別（例：循環器系毒物），用途・所在（工業薬品，農薬，医薬品など）など．

d．中毒発生因子
1）薬毒物側の因子
　a）摂取量
　ⅰ）中毒量：中毒を起こす最少量をいう．
　ⅱ）致死量：中毒死する最少量をいう．
　① 実際には致死量は大まかな目安でしかない．
　② 主な薬毒物の推定致死量と血中致死濃度を**表 3-38**に示す．
　ⅲ）溶解性：水，酸，アルカリ，リポイドなどに溶解しないと吸収されない．
　ⅳ）摂取経路
　① 経皮（塗付）＜経口（内服）＜吸入＜注射の順で作用の発現は早く，強い．
　② 亜ヒ酸など摂取経路によって毒性が異なる毒物がある．
　ⅴ）摂取方法：摂取時の共存物質によっても毒性の増減がある．

　［例］　黄リン＋牛乳→増強，青酸＋酸性飲料→増強，アルカロイド＋日本茶→減弱，
　　　　昇汞＋卵白→減弱

　ⅵ）薬毒物の相互作用

表 3-37. 毒物の分類

Ⅰ．化学的分類
① 揮発性薬毒物
　　a）酸性で蒸留されるもの：青酸，アルコール類，クロロホルム類，アルデヒド類など
　　b）アルカリ性で蒸留されるもの：アンフェタミン，ニコチンなど
② 陰イオン毒物
　　透析やイオン交換法で単離できるもの．無機酸（塩酸，硝酸など），強アルカリ類など
③ 金属毒
　　有機物の灰化で証明されるもの．ヒ素，水銀，鉛，亜鉛など
④ 難（不）揮発性有機薬毒物
　　有機溶媒で抽出されるもの
　　a）酸性および中性有機薬毒物（酸性水溶液→有機溶媒）
　　　バルビツール酸系睡眠薬，農薬類
　　b）強塩基性薬毒物（アルカリ性水溶液→有機溶媒）
　　　アルカロイド，覚せい剤，ピリン系解熱薬，モルヒネ，抗ヒスタミン薬
⑤ その他の毒物
　　a）有機溶媒に移行しないもの
　　　インスリン，コリン系薬物，スルホンアミド系など
　　b）ガス体
　　　一酸化炭素，硫化水素，LPガスなど
Ⅱ．薬理学的分類（臨床医学的分類）
① 腐食毒：接触部の化学的炎症や凝固壊死（強酸），液化壊死（強アルカリ）を引き起こす．強酸，強アルカリ，金属塩，フェノール類など
② 実質毒（吸収毒）：吸収後に実質臓器の細胞障害を起こす．重金属，有機塩素，ヒ素など
③ 酵素毒：特定の酵素系を特異的に障害する．有機リン剤，青酸など
④ 血液毒：吸収後，血液，特にヘモグロビンの機能を障害する．一酸化炭素，硫化水素，塩素酸カリ，ニトロ化合物など
⑤ 神経毒：吸収後，神経，特に中枢神経系の機能を障害する．麻薬，覚せい剤，アルコール，麻酔薬，クロロホルム，睡眠薬など

［例］　アルコールはバルビツール酸系睡眠薬，抗ヒスタミン薬，INAHなどの作用を増強する．

　　ⅶ）代謝産物：毒物そのものに加えて代謝産物が毒性を有するものもある．
　　ⅷ）その他：薬毒物の純度，風化の有無など
2）中毒者側の因子
　・年齢，性別，体格，栄養，健康状態，胃内容の種類や量，耐性，体質，感受性，

表 3-38. 主な薬毒物の推定致死量

薬毒物	致死量（濃度）	血中致死濃度	備考
I. ガス			
一酸化炭素	0.1〜1.0%	50%＜	0.1% 数時間吸入
LPガス	60〜70%		
塩素ガス	100〜1,000 ppm		許容濃度 5〜7 ppm
亜硫酸ガス	400〜500 ppm		〃　5 ppm
硫化水素	1,000 ppm	1〜4 μg/mL	100〜200 ppm で危険
炭酸ガス	約 30%		
メタンガス	約 90%		
ホスゲン	25〜90 ppm		許容濃度 0.1 ppm
II. 揮発性物質			
青酸ガス	100〜200 ppm	＞1 μg/mL	200〜300 ppm で瞬間死
青酸カリ	100〜200 mg		CN^- イオンで 50〜60 mg
クロロホルム	25〜40 g	約 400 μg/mL	経口摂取
ベンゼン	80〜100 g	約 40 μg/mL	経口, 許容濃度 500 ppm
トルエン	10,000〜30,000 ppm	＞10 μg/mL	吸入, 許容濃度 100 ppm
メタノール	30〜200 mL	0.2〜6.3 mg/mL	経口
エタノール	100〜250 mL	3.5〜4.5 mg/mL	経口
ホルムアルデヒド	＞30 mL		40% ホルマリンの経口摂取
エーテル	約 25 mL		経口
クレゾール	15〜20 mL		経口
ニトロベンゼン	約 2 mL		経口
フェノール	約 10 g		経口
サリン	50〜100 mg/分/m³		吸入
	100〜200 mg		経皮吸収
ソマン	25〜50 mg/分/m³		吸入
	50〜100 mg		経皮吸収
タブン	100〜200 mg/分/m³		吸入
	200〜400 mg		経皮吸収
VX	5〜15 mg/分/m³		吸収
	2〜10 mg		経皮吸収
III. 睡眠薬, 抗不安薬			
バルビツール酸塩	1〜5 g	30〜100 μg/mL	催眠量の 10 倍以上 経口
ブロムワレリル尿素	5〜20 g	4 mg/dL	

死体検案の実際

ニトラゼパム	>250 mg	約 10 μg/mL	経口
イミプラミン	>1 g	0.8〜1.5 μg/mL	経口
フェノチアジン系	>10 g		薬用量 75〜150 mg
IV. 医薬品, アルカロイド			
ジギタリス	約 2 g		経口
フェナセチン	5〜20 g		経口
カフェイン	約 10 g		経口
アンチピリン	5〜30 g	100〜150 μg/mL	経口
キニーネ	約 20 g		経口
モルヒネ	>60 mg	0.1〜4 μg/mL	経口
ヘロイン	約 200 mg	0.1〜3 μg/mL	常用者は 10 倍以上
コカイン	0.5〜1.5 g	1〜20 μg/mL	経口, 皮下注射で 200〜300 mg
コデイン	0.5〜1 g	1〜10 μg/mL	経口
LSD	0.2 mg/kg		経口
アンフェタミン	0.2 g		経口
メタンフェタミン	1 g	7〜1.7 μg/mL	経口
ストリキニーネ	5〜100 mg	10〜90 μg/mL	経口
アコニチン	3〜4 mg		経口
アトロピン	50〜100 mg	>0.2 μg/mL	経口
ニコチン	40〜70 mg	>5 μg/mL	経口
V. 農薬			
① 有機リン剤			
ホリドール	>25 mg	0.5〜3.4 μg/mL	1971 年以降使用禁止
マラソン	25〜60 g	0.1〜2 mg/mL	経口
スミチオン®	約 20 g		経口
EPN	約 0.5 g		経口
② カーバメイト剤	15〜25 g		経口
③ 有機塩素剤			
アンドリン	>5 g		経口
エンドリン	2〜5 g		経口
④ パラコート	30 mg/kg	1.4〜52 μg/mL	マイゼットで 60〜90 mL グラモキソンで 15〜20 mL
VI. 金属			
塩化第 2 水銀(昇汞)	0.2〜1 g	0.4〜22 μg/mL	経口
塩化第 1 水銀(甘汞)	2〜5 g		経口
亜ヒ酸	0.1〜0.3 g	約 3 μg/mL (ヒ素)	経口
有機水銀	0.1 g	0.6〜6 μg/mL	経口

四エチル鉛	0.1 g	1〜4 μg/mL（鉛）	経口
タリウム	0.5〜1 g		経口
硝酸銀	2〜3 g		経口
重クロム酸カリウム	1〜3 g		経口
過マンガン酸カリウム	5〜7 g		経口
塩化バリウム	2〜4 g		経口
塩化カドミウム	30〜40 g		経口
Ⅶ．酸，アルカリ			
濃硫酸	1〜2 g		経口
濃塩酸	5〜10 g		経口
濃硝酸	1〜2 g		経口
酢酸	20〜30 g		経口
シュウ酸	5〜15 g		経口
水酸化ナトリウム	5 g		経口
アンモニア水	10〜20 mL		経口
ギ酸	30 g		経口
Ⅷ．ハロゲン			
塩素	約 430 ppm		経口
塩素酸カリウム	15〜30 g		経口
フッ素	約 2 g		経口
フッ化ソーダ	1〜4 g		経口
Ⅸ．フグ毒	＞2 g		卵巣，肝
	2 mg		テトロドトキシン

　　　習慣性，耽溺，依存など．
3）環境因子

温度，湿度，気圧，集団毒性（アンフェタミン）など．

e．急性中毒と慢性中毒

1）急性中毒

薬毒物摂取から中毒発現までの経過が急激で短時間の場合をいう．

2）慢性中毒

微量の薬毒物を長時間，何回も摂取して中毒が発現，経過もゆっくりな場合をいう．公害，職業性中毒が代表的である．

f．摂取された薬毒物の運命

1）重要性

　中毒死の診断，検査試料の採取，分析，検査結果の評価を適切に行うために人体内に摂取された薬毒物の運命の概略を知っておく必要がある．

2）薬毒物の運命
　　a）未変化で体外に排出される：嘔吐，下痢
　　b）胃洗浄など．経口摂取の場合が多い
　　c）吸収後，局所の組織に蓄積する：重金属
　　d）吸収後，血中に入り，全身を循環する：ほとんどの薬毒物
　・代謝されて無毒化（有毒化）する：解毒臓器（多くは肝）．
　・特定の臓器に蓄積する．
　・特定の臓器から体外に排泄される：排泄臓器（多くは腎）．
3）薬毒物検査との関係
　　a）検査するのは未変化体か，代謝産物か→試料の選定，検査方法の選択
　　b）目的とする薬毒物はどの組織に高濃度に分布するか→試料の採取
　　c）死体からの検出量は致死量か→死因の決定

g．摂取方法
　　a）経口摂取が多い．
　　b）麻薬・覚せい剤は注射が多い（注射痕に注意する）．
　　c）職業中毒では経皮的摂取に注意する（農薬中毒）．
　　d）摂取方法によって毒性の異なるものがある：塩化カリウムは経口で無毒，静注では心臓毒である．

3．死因の種類との関係

自殺，事故・災害，他殺の順で多い．

a．自殺（服毒自殺）
　　1）入手しやすい薬毒物が用いられる．
　　2）その時代の流行がある：練炭自殺，硫化水素自殺など．
　・インターネットの自殺サイトが活用され，未知の人々の集団自殺もある．
　　3）他の手段による自殺でも薬毒物を摂取していることがある．

　　［例］　睡眠薬服用後の感電自殺（タイマー使用），農薬服用後の自絞死．

b．事故・災害
　　1）職業中毒：毒物を取り扱ったり，毒物が発生する職場でみられる中毒．たとえば，密室で塗装工事中のシンナー中毒．
　　2）生活中毒：日常生活で接する毒物による中毒．たとえばCO，農薬，有機溶剤など．
　　3）農業従事者の農薬中毒（経皮的摂取）
　　4）薬物濫用
　　5）治療薬の多量摂取

高齢者は多剤服用者が多く，認知機能障害があれば，一度に，あるいは短時間で治療薬を多量に摂取することがある．

c．他殺（毒殺）

1) わが国では青酸，タリウム，ヒ素，アジ化ナトリウム，サリン，VXなどが用いられた．
2) 強姦などの目的でクロロホルムや睡眠薬が用いられることがある．
3) 手段によっては不特定多数を殺傷することができる．

4．診断と注意事項

死亡時の状況，臨床症状，薬毒物検査の結果，死体所見（できるかぎり剖検所見）などを総合して行う．「死因の種類」の判断も重要である．

a．死亡時の状況

1) 現場の観察

中毒死か否か，中毒発生の原因，自他殺・事故死の別を予測するため．

2) 現場での資料収集

遺書，残りの薬毒物，空ビンや空箱，注射器やアンプル，食器類，吐物，臭い，失禁された糞尿など（薬毒物検査の試料としても重要である）．

3) 死亡者に関する情報の収集

a) 家人や関係者，発見者などからの聴取：既往歴，死亡直前の薬物使用の有無，職業（職業中毒の可能性），薬毒物の入手が可能か否かなど．
・医薬品が発見されたら，主治医に疾患名，処方薬剤，最終受診日などを問い合わせる．
b) 遺書：自殺者が自殺行為の前に自ら書いた文書．おおよその自殺日時や動機の推測，「自殺」の診断の根拠とされる．
c) 自殺偽装のため遺書が偽造されることもある．死亡者の筆跡を確認する．
d) 遺言書が遺書のこともある．日記にも注意する．
e) 紙のみならず，テープ，ビデオ，メール，パソコンを使用することがある．
f) 遺書のみで自殺と診断せず，他の状況を総合して判断する（自筆であっても脅迫された場合がある）．

b．臨床症状

中毒は薬毒物による機能障害であるが，個々の中毒に特異的なものは少ない．

a) 臨床症状のみから中毒死の確定診断は困難である．
b) 臨床症状から，中毒死の予測，検査試料の採取方針の決定が可能となる．
c) 家族や関係者，治療した医師への問診が参考となる．
d) 主要な臨床症状と代表的薬物を**表 3-39** に示す．

表 3-39. 主な薬毒物中毒の臨床症状

臨床症状	主な薬毒物
① 神経症状	
● 催眠・昏睡	睡眠薬, CO, 麻薬, アルコール, 青酸など
● せん妄	覚せい剤, 麻薬, アルコールなど
● 麻痺	アルコール, CO, フグ毒, 二硫化炭素など
● 痙攣	コカイン, 青酸, CO, 有機リン剤など
● 振戦	アルコール, 覚せい剤, 睡眠薬など
② 消化器症状	
● 嘔吐, 腹痛, 下痢	薬毒物の経口摂取（特に重金属, 腐食毒, 有機溶剤, 油類など）, サリンなど
● 流涎（よだれ）	パラチオン, 交感神経刺激薬など
● 黄疸	鉛, クロロホルム, 四塩化炭素など
③ 呼吸器症状	
● 呼吸困難, チアノーゼ	青酸, CO, フグ毒, 有機リン, サリン, タブンなど
● 呼吸抑制	アルコール, 麻薬, 睡眠薬など
● セキ	強酸, 塩素, クロム, 有機リン剤など
● 呼気の臭気	アルコール, アセトン, リン, 有機リン剤：青酸, クレゾールなど
④ 眼症状	
● 視力低下	メタノール, 鉛, ヒ素
● 眼部痛	サリン, ソマン, タブン, VXなど
● 散瞳	アトロピン, コカイン, 睡眠薬, アルコールなど
● 縮瞳	有機リン剤, モルヒネ, サリン, タブンなど
● 眼脂（目やに）	バルビツール剤
⑤ その他	
● 胸部圧迫感	サリン, タブン, VXなど
● 体温降下	麻酔薬, モルヒネ, バルビツール剤など
● 発疹	バルビツール剤, 薬剤アレルギーなど
● 聴力低下	麦角, キニーネなど
● 発汗	バルビツール剤, 有機リン剤など
● 顔面紅潮	麻酔薬, ヒスタミン, モルヒネなど
● 血圧上昇	覚せい剤など

c. 死体所見

死体の外表所見, 剖検所見, 薬毒物検査の結果の3つが含まれる.

1）外表所見（表 3-40）

中毒死を疑わせる外表所見の有無に注意する.

・毒物の接触による局所所見は診断的価値が高い.

表 3-40. 中毒死の主な死体所見

死体所見	主 な 薬 物
① 外表所見	
a）皮膚・粘膜	
顔面紅潮	麻酔薬
腐食	腐食毒のほかクロロホルム，パラコート，青酸塩など
死斑の色調	CO（鮮赤色），H_2S（緑色調）など
発疹（中毒疹）	ピリン系薬物（薬疹）
水疱	バルビタール疹（ホルツァーの水疱）
出血斑	リン，ジクマロール（殺鼠剤），水銀など
歯肉の変色	鉛（黒色，鉛緑），銅（青色），タリウム（青色），硝酸銀（黒色）など
注射痕	覚せい剤，麻薬など
b）眼	
散瞳	アトロピン，コカイン，ニコチン，睡眠薬，アルコールなど
縮瞳	有機リン剤，モルヒネ，ピロカルピンなど
眼脂	バルビツール酸系薬物
c）臭い（吐物，気道）	
アーモンド臭	青酸塩（青酸臭）
ニンニク臭	有機リン剤，ヒ素
アルコール臭	アルコール
クツズミ臭	ニトロベンゼン
化学物質特有なもの	フェノール，クレゾール，クロロホルム，硫化水素，エーテル，ガソリンなど
d）尿	
色調	
暗褐色	フェノール，キニーネ
緑色	アントラキノン
赤色	スルフォナール，ピラゾロン系薬物
黄色	フェナセチン
膀胱内充満	睡眠薬など中枢神経系抑制薬
（膀胱腫瘤）	
e）その他	
脱毛，易抜毛性	タリウム，ヒ素など
爪の変化	
黒い爪	薬剤（ブレオマイシン，金，ヒ素）
白い爪（横線）	タリウム（Mee 線条），ヒ素
吐物，胃洗浄液	
色や臭い	フェノール，クレゾール，アルコール，有機リン剤など
錠剤	睡眠薬のことが多い

② 剖検所見	
a）開検時の臭い	アルコール臭，青酸臭，ニンニク臭（有機リン剤）など
b）消化管	
舌苔の色	キノホルム（緑色）
腐食	腐食毒（強酸，強アルカリ）
腐食部の着色	
黒褐色	硫酸，蓚酸
黄色	硝酸，ピクリン酸，クロム酸
青緑色	銅
充血（中毒性胃炎）	青酸塩（深紅色）
胃内容	
臭い	a 項のほか，ガソリン，フェノールなど
錠剤の有無	睡眠薬など
c）肝	
脂肪変性	四塩化炭素，リン，アルコール
薬剤性肝炎	
d）腎	
尿酸管壊死	重金属塩（金属毒，昇汞腎）
薬剤性腎炎	
e）呼吸器	
気道粘膜の化学的炎症	ガス性毒物，腐食毒の吸入
間質性肺炎	パラコート
f）神経系	
基底核，淡蒼球壊死	CO（対称性）
末梢神経炎	タリウムなど金属毒

a）顔面紅潮：死斑の発現した死体でもみられる．
b）腐食：口周囲の皮膚，口唇，口腔粘膜にみられる．
　 i ）強酸，強アルカリなど腐食毒によるもの：皮膚や粘膜の凝固壊死や融解．
　 ii ）クロロホルム，パラコート，青酸塩などによる腐食性変化（化学的炎症）によるもの：赤色調変色，ただれ，浮腫，粘膜のびらん，剥離，粘膜下出血など．
　 iii ）皮膚炎，死後の乾燥を腐食性変化と誤認しないこと．
　 iv ）死後変化との鑑別が重要：吐物流出による胃酸による腐食．
　 v ）腐食性変化が疑われたら，リトマス紙でpHをチェックする．
c）死斑の色調：薬毒物との結合によるヘモグロビンの色調変化が問題となる．
　 i ）鮮赤色調：CO 中毒が代表的
　　① 一酸化炭素ヘモグロビンが鮮赤色であるため．この色は物理化学的変化に対し安定であるので診断的価値が高い（「CO 中毒」p. 248 参照）．

②凍死や低温での保存死体でも赤色調を帯びる：死後でも大気中の酸素が皮膚毛細血管内ヘモグロビンと結合し，酸化ヘモグロビン化するためである．温めると徐々に赤色調は消失する（CO 中毒との鑑別に応用できる）．
③青酸塩中毒では血液の赤味が増すが，日本人では死斑の赤味は目立たない．
ⅱ）チョコレート色：メトヘモグロビン形成毒（塩素酸カリ，白毛染め液など）
ⅲ）緑色調：硫化ヘモグロビン形成毒（硫化水素）
ⅳ）バルビツール剤中毒：死斑がどす黒い感じで油ぎっていることがある．
d）発疹，水疱（中毒疹，薬疹）
ⅰ）大量摂取直後の急性中毒死ではみられず，2～3日生存した場合に目立つ．
ⅱ）バルビタール疹（ホルツァー Holzer の水疱）が有名である．皮膚同士，あるいは皮膚と床面との接触部の水疱形成である．好発部位は足踵接地面，足関節や膝関節内側の接触部．自律神経障害を主体とした一種の褥瘡である．熱傷との鑑別が必要である．
ⅲ）その他の薬疹：ピラゾール系（ピリン系）薬剤，抗不安薬，抗うつ薬，抗痙攣薬など．ピリン疹が有名である．薬剤アレルギーに起因するものと中毒症状によるものとがある．前者ではじん麻疹様，紅斑状，浮腫状，出血性など，後者では壊死性，丘疹状など．
e）出血斑：鑑別診断の重要性に注意する．
ⅰ）点状～斑状まで大きさは多彩である．
ⅱ）鑑別診断：出血斑の出現する疾患や病態は多いが薬毒物摂取直後にみられると中毒性，あるいは薬剤性と間違いやすい．

［例］ピリン疹とウォーターハウス・フリードリクセン Waterhouse-Friderichsen 症候群，全身性脂肪塞栓症の点状出血，DIC を惹起する病態など．

f）歯肉の変色：慢性中毒でみられる．
ⅰ）歯肉部に黒色調～青色調の色素沈着がみられる．
ⅱ）疑われる中毒物質：鉛，銀，銅，水銀，タリウムなどの重金属．
g）眼所見：散瞳，縮瞳，眼脂（目やに）
ⅰ）散瞳：死体のほとんどは散瞳しており，中毒症状としての散瞳とは区別できないので診断的意義は低い．
ⅱ）縮瞳：有機リン剤，サリン，急性モルヒネ中毒が有名である．生前に縮瞳が認められても，死体検案時には明らかでないこともある．
ⅲ）眼脂：バルビツール剤中毒で目立つ．皮膚が脂ぎり，死斑がどす黒く，汗臭いなどの所見が同時に認められると診断的価値は高くなる．
h）臭い：検案時に異臭があれば，中毒死を疑う．
ⅰ）検案時に胸腹部を軽く圧迫して口元で臭いをかぐ．

ⅱ）死体の口元に直接鼻をつけてかぐことは避け，手で風を送ってかぐ（青酸中毒や硫化水素の場合，過敏なヒトは気分が悪くなる）．
　　　ⅲ）青酸臭をかぎわける感覚は個体差がある（20〜40％のヒトは青酸カリ臭をかぎわける能力が遺伝的に欠如している）．
　　　ⅳ）異臭があれば，中毒死を疑い，予備試験（後述）を行う．
　　　ⅴ）剖検時の異臭は胸腹部や頭蓋腔の開検時に目立つ．
　ⅰ）尿の所見
　　　ⅰ）尿失禁の有無とともに，尿の色調を観察する．
　　　・中毒死でなくても死亡者の薬物服用とその種類を推測できることがある．
　　　ⅱ）中毒死が疑われたら，尿の付着したシーツや衣類を保存，必要に応じ中毒学的に検査する．
　　　ⅲ）恥骨直上部に膀胱腫瘤（尿の充満した膀胱）を触れたら，中枢神経系抑制薬の中毒（睡眠薬など）を疑う．
　ｊ）吐物の観察
　　　ⅰ）色や臭いに特徴のある毒物では吐物の観察が手がかりとなる．

　　［例］　クレゾール，フェノール，有機リン剤など．

　　　ⅱ）自殺を目的として錠剤を多量摂取した場合，吐物の中に錠剤を認めることがある．
　　　ⅲ）死亡者が胃洗浄を受けた場合，洗浄液の性状を観察し，検査のため保存する．
　ｋ）注射痕：覚せい剤，麻薬など
　　❷ 衣類で隠れる部分にも注意する．医療行為によるものか否かを問診する．

2）剖検所見
　ａ）重要性
　　　薬毒物によっては剖検で初めて中毒死が疑われるものもある．急性中毒では特徴的な所見を発現する時間的余裕がない場合も多い．
　　　ⅰ）「予期せぬ中毒死」：検案時に予想しなかった青酸中毒の自験例を示す．検案時推定診断→剖検診断．

　　［例1］　心筋梗塞で通院加療中の76歳の男性．病院から帰宅し玄関で倒れていた．心筋梗塞（病死）→青酸中毒（自殺）．
　　［例2］　29歳の男性．就寝中に死亡．ポックリ病？（病死）→青酸中毒（自殺）．青酸塩をカプセルに入れて服用していた．
　　［例3］　交通事故後遺症で通院加療中の男性が会社内で死亡していた．交通外傷後遺症（交通事故）→青酸中毒（自殺）．
　　［例4］　男性が帰った後にホテルのベッドで女性が死亡していた．鼻口閉塞？（他殺）→青酸中毒（自殺）．自宅から多量の青酸カリウムが発見された．

ⅱ) 情況や外表検査で中毒死が疑われたら，予備試験，検査試料の採取などの準備をしてから解剖を開始する．
b) 臭い：異臭の有無
　　ⅰ) 胸腹部開検時には常に異臭の有無を念頭におく．
　　ⅱ) アルコール臭：アルコールそのものの臭いではなく，代謝産物，添加物の臭いが主体である．
　　ⅲ) 頭蓋腔開検時にも異臭の有無に注意する（硫化水素や青酸中毒）．
　　ⅳ) 胃内容の異臭の有無：後述
c) 腐食：強酸，強アルカリによる中毒
　　ⅰ) 口腔，食道，胃腸管にかけての凝固壊死や融解，出血，浮腫．
　　ⅱ) 口腔粘膜の腐食のみが強い場合は毒物を吐き出した可能性もある．
　　ⅲ) 胃穿孔を伴うことがある：死後変化と鑑別する．
　　ⅳ) 胃腸管壊死部の着色は毒物推定の参考となる：呈色反応による（硝酸はタンパク質とキサントプロテイン反応を生じ，組織が黄染する）．
d) 充血：中毒性胃炎．青酸中毒で目立つ．
　　ⅰ) 粉末を多量摂取すると胃壁全面が深紅色となり浮腫性である．
　　ⅱ) 摂取量が少ないと胃粘膜のヒダの頂部のみ充血する．
　　ⅲ) カプセルに入れて服用すると限局性充血がみられる．
e) 胃内容：臭いと錠剤や粉末の有無に注意する
　　ⅰ) 臭い：アルコール臭，青酸臭，ニンニク臭などのほか，ガソリン，クレゾール，フェノールなど特殊な臭いのものは診断の参考になる．
　　ⅱ) 胃内容に鼻を近づけてかぐと危険である（特に青酸中毒）．
　　ⅲ) 錠剤を多量摂取すると，胃粘膜に固着していることがある．
　　ⅳ) 胃内容を静置すると粉末が沈殿することがある．
　［例］　小さなビニール袋に覚せい剤をいれて飲み込み密輸入を試みたところ，そのひとつが胃内で破裂して死亡した．

f) 試料の採取：詳細は「検査試料の採取，保存」(p.356) の項参照
・汚染を避けるため血液，尿などは臓器摘出前に採取する．また，体液の採取では血液の混入を避ける．
❗解剖室での試料の採取の際にホルマリン，消毒液などが混入しないよう注意する．
　　ⅰ) 血液の採取：注射器を使用する．左房血，右房血(開胸時)，大腿静脈血(開腹時)．
❗焼死や急性 CO 中毒では左右心臓血を別々に採取し検査する．
　　ⅱ) 尿の採取：注射器を使用する．開腹時に行う．

iii）胃内容：胃・十二指腸を摘出後，採取する方法と，腹腔内で胃を切開し採取する方法とがある．
　・必要に応じて十二指腸，小腸・大腸各部位毎に内容を採取する．
　　　iv）胆汁：モルヒネやクロールプロマジンの分析に必要である．総胆管を結紮し，胆のうを付けたまま肝摘出後に行う．血液の混入を避ける．
　　　v）髄液：腹腔臓器摘出後，腰椎間から長針付注射器で採取する．
　　　vi）体腔内出血：胸腔内あるいは頭蓋内出血．汚染される前に採取する．
　・失血などで心臓血や末梢血の採取が不十分な場合は血痕の代用となる．
　・受傷時の薬物使用の有無を示唆していることがある．
　　　vii）脂肪組織：脂溶性毒物の場合に必要である．皮下脂肪織を採取する．
　　　viii）注射痕部：周囲を含めて皮膚，皮下脂肪織，筋肉まで採取する．
　　　ix）毛髪，爪：血液に汚染される前に採取する．
　　　x）各臓器：必要に応じ採取する．
　　　xi）腐敗死体：血液，尿などは採取できないことが多い．中毒死が疑われたら，胸腔内液，腹腔内液，胃内容，腸管内容，臓器など可能なかぎり採取する．
　g）内臓諸臓器の検査：中毒死では，剖検所見に特異的なものは少ない．
　　　i）胃・腸管：経口摂取された薬毒物の吸収，蓄積，化学的炎症の場である．
　　　① 内容の性状，粘膜の出血，充血，壊死，浮腫の有無に注意する．
　　　② 必ず食道から直腸まで開検すること．腐食毒，重金属塩，青酸．
　　　ii）肝と腎：体内に吸収された薬毒物の解毒および排泄臓器である．
　・肉眼的に脂肪変性，浮腫，混濁，変色，出血などの有無を観察する．四塩化炭素，重金属塩，アルコールなど．
　　　iii）気道，肺：ガス状毒物の吸入，吸収の場である．
　・化学的炎症として粘膜の充血，壊死，出血，浮腫，肺水腫，肺出血などの所見がみられる．塩素ガス，腐食毒など．
　　　iv）中枢神経系：多数の薬毒物が直接的，間接的に作用する．脳容積の増大のほか剖検所見に乏しい．
　・CO中毒では数日間生存すると，大脳基底核（特に淡蒼球部）の対称的軟化壊死，大脳のびまん性出血巣，微細軟化壊死巣が発現することがある．
　・硫化水素中毒では大脳皮質や基底核などで緑青色調変色が目立つ．
　　　v）合併症：睡眠薬，COなどの中毒で昏睡状態のまま2～3日経過すると，気管支肺炎（中枢性，就下性）を合併することが多い．
　・パラコート中毒では間質性肺炎や肺線維症に注意する．
　h）病理組織学的検査
　　　中毒死に特有な組織学的所見に乏しい．以下の点を指標に検査する．
　　　i）生活反応の有無

ⅱ）薬毒物による組織傷害の種類，程度
ⅲ）摂取後の経過時間の推定
ⅳ）合併症の有無，程度
ⅴ）鑑別診断のため（たとえば，熱傷とホルツァー Holzer の水疱）
ⅵ）疾患の有無，種類，程度
ⅶ）病態の分析
ⅷ）死因の診断

3）薬毒物の証明（薬毒物分析）
 a）重要性
  中毒死と診断するためには死体由来の試料から薬毒物の存在および量とを化学的に証明する必要がある．
  ⅰ）薬毒物中毒が疑われたら，必ず定性，定量分析の両者を行う．
  ⅱ）死体では死亡までの薬毒物の分解，排泄や死後の拡散のため，定量された概算値は摂取量よりも低いことが多い．
  ⅲ）定量分析の重要性：CO 中毒やアルコール中毒では定性反応のみでは診断的価値はない．CO やエタノールは体内で産生される（各項目を参照）．
  ⅳ）中毒死診断までの流れを図 3-45 に示す．
 b）証明すべき薬毒物のしぼり込み
  中毒死が疑われてもすべての薬毒物を検査することは困難である．そこで証明すべき薬毒物の見当をつける必要がある．
 c）検査試料の採取
  ⅰ）試料の特殊性
  ① 代替性がない：唯一無二で，反復採取できない（保存への配慮が必要）．

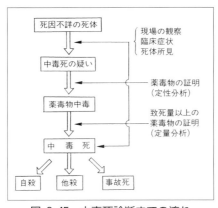

図 3-45．中毒死診断までの流れ

❗ 再分析の可能性を考え，2つに分けて採取しておく．
② 不均質性：死体の条件によって試料の状態は異なる（死後変化の影響）
③ 公共性がある：検査結果が衛生行政，犯罪捜査，個人の人権に関連している．
ⅱ）基本的事項
　　目的とする薬毒物の性状，代謝，摂取方法を考慮して決定する．
① 分析するのは未変化体か，代謝産物か．
・吐物中のものは前者，尿中は後者のことが多い．
・両者で検出方法が異なることも多い．
② どの組織に分布しているか．
・どの組織を採取したらよいかを決定する際の参考となる．
③ 摂取方法はどれか．
・経口摂取か否か．注射痕はあるか．
④ 摂取量はどれ位か：剖検時の試料の採取量決定の参考となる（**表 3-41**）．
・分析に必要な最低量，試料の代替性の欠如，薬毒物によっては2種類以上の検査方法が必要であることを考慮する．
・必要に応じ髄液，腸内容，歯牙，注射痕部などを採取する．
⑤ だれが採取するか：剖検時には医師と分析担当者，死体検案時には医師が採取する．
⑥ どのように保存するか：後述．
ⅲ）死体検案時の試料の採取
　　死体検案のみで中毒死と診断し剖検しない場合，後日の問題発生の可能性があれば，種々の試料を十分量採取しておくことが望ましい．

表 3-41. 剖検時の試料採取量の目安
（日本法医学会ガイドライン）

血液	20 mL×2
尿	20 mL×2
胃内容	20 mL（g）×2
脳	10〜20 g×2
肝臓	10〜20 g×2
肺臓	10〜20 g×2
脾臓	10〜20 g×2
腎臓	10〜20 g×2
筋肉	10〜20 g×2
脂肪	10〜20 g×2
毛髪	50 mg
胆汁	全量

① 血液：心臓穿刺，10 mL 以上．
② 尿：膀胱穿刺，カテーテル法．10 mL 以上．失禁していたら衣類や寝具．
③ 胃内容：経食道的に胃ゾンデを挿入して採取．10 mL 以上．
④ 髄液：後頭窩穿刺，腰椎穿刺による．できるかぎり多量．
⑤ 重金属中毒が疑われる死体：毛髪，爪．
⑥ 現場から採取する試料
・死亡者由来：吐物，出血血液，胃洗浄液（病院に収容されて行われていた場合）など．
・薬物摂取の痕跡：注射器，コップ，薬用カプセルや薬包袋，食器類など．
⑦ 医療を受けている場合：検査目的で採取された血液，尿，胃洗浄液，腹膜透析や血液透析の排液など．
⚠ 必ず遺族の承諾を得てから担当医に依頼する．

iv）死体検案時採取の注意点
① 死体から穿刺によって試料採取する場合．
・死体損壊（刑法第 190 条）に該当しないとされている．
・文書による遺族の承諾を得る．承諾が得られない場合は剖検や，令状に基づく採取を考慮する．
・解剖する場合には検案時の試料採取を行ってはならない．
・穿刺部からの血液の流出で衣類などを汚さない．
② 必ず検案医が行う．

v）穿刺法：いずれも長針を用いると便利である．
① 心臓穿刺：胸骨左縁法と剣状穿刺法がある．
② 膀胱穿刺：下腹部正中で恥骨結合上縁に沿って後やや下方に穿刺する．失禁や排尿直後の死亡では採取困難である．
③ 後頭窩穿刺：長針の内筒針を抜いて少量流出させ（穿刺による血液混入を避けるため），自然流出する髄液を採取する．注射筒を付け吸引してもよい．

vi）試料の保存：採取した試料の分析は可及的早急に行うが，再検査，その他の検査などのために試料を保存せざるを得ない．
① 液体試料：密栓付きガラス容器に 8～9 分目入れ冷凍保存する．
② ガス分析が必要な場合は注射器で直接気相を採取できるようにテフロン栓などで密栓する．
③ 臓器試料：塩化ビニリデン製袋や薄膜（クレラップ® など）に密着して包み，冷凍庫に保存する．
④ 防腐剤の使用：できるかぎり避ける．必要であれば，血液，尿に最終濃度 1％ フッ化ナトリウム，胃内容などには最終濃度 50％エタノールを加える．
⑤ 注意点

- ❗ 液体試料では保存前に 1 mL 当たりの重量，臓器では湿重量を測定しておく（後日容積や乾燥重量との換算が可能となる）．
- ❗ 冷蔵庫や冷凍庫中で揮発性溶剤と一緒に保存しない（試料が揮発性物質で汚染される可能性がある）．
- ❗ 感染の危険を避けるため，結核，肝炎，HIV など感染性の高い疾患の有無や予防接種の有無を検査者に通知する．

d．チェックポイントと注意事項

1）試料に問題はないか
- a）当該死亡者から採取されたものか（取り違えはないか）．
- b）採取法や採取量に問題はないか．
- c）保存は適切であったか：汚染，放散，変質の有無．

2）分析は適切に行われたか
- a）試料採取から分析までの時間：死後の薬毒物の産生や変化を考慮（後述）．
- b）予備試験に問題はないか．
- c）分析法の手順に問題はないか．
- d）本試験の分析方法の選択に問題はないか．
  - ⅰ）抽出法，分離・精製法，定性，定量試験の各段階ごとにチェックする．
  - ⅱ）特異性，感度，混合物の影響の面からチェックする．
- e）検査結果の報告の表現は適切か．
- f）対照物質は適切か．
  - ⅰ）現場から採取した薬毒物：飲み残しなど
  - ⅱ）検査者が調達したもの：製造会社，製造年月日，Lot 番号など

5．薬毒物分析法の概略

　検査試料の採取・保存，結果の評価・診断のためには，薬毒物の分析方法の概略を知っておく必要がある．

- ・必ず対照薬物の検査も一緒に行う：死亡者が摂取したと思われる残薬，コップなどを陽性対照として用いるとよい．
- ・警察は現場でこれらの薬物が発見されたら，検査者に試料と一緒に提供する．

a．目　的

1）試料中に薬毒物が存在するか否か
　予備試験，定性試験．

2）中毒物質は何か
　薬毒物の種類の同定（定性試験）．

3）存在する薬毒物量はどの位か
　定量試験．

4）中毒死か否か

致死量か，死因との関係など．

b．予備試験と本試験

1）予備試験（前試験，スクリーニング検査）
 a）意義：問題となる薬毒物を推定し検査方針を決める．
 b）試料のチェック：試料の保存状態，すり替えの有無など．
 c）臭い：開封直後に検査する．
 d）試料の肉眼的所見：種類，量，色，粉末や錠剤の有無など．
 e）pHのチェック：酸性か，アルカリ性か．
 f）スクリーニング検査の実施：死体検案時に実施できるものは少ない．
 g）主なスクリーニング検査
  ⅰ）簡易乱用薬物スクリーニングキット（トライエージTCA）：金コロイド粒子免疫法によるマルチイムノアッセイ法．尿を用いるが，尿が採取できない場合は血清を用いてもよい．フェンシクリジン，ベンゾジアゼピン類，コカインなど，アンフェタミン，メタンフェタミン，テトラヒドロカンナビノール，モルヒネ，ヘロインなど，バルビツール酸類，三環系抗うつ薬などの薬物群が検出される．
 ・カットオフ濃度に注意する．
 ⚠ 風邪薬の服用によってAMPやOPIが陽性になることがある．
  ⅱ）TLC法：中性・塩基性薬毒物にはTOXI-LAB A，中性・酸性薬毒物にはTOXI-LAB Bを用いる（詳細は日本法医学会薬毒物検査マニュアル参照）．
  ⅲ）GC, GC/MS法によるもの：GC/MSではスクリーニングと確認が同時に可能である（詳細は日本法医学会薬毒物検査マニュアル参照）．

2）確認試験
 a）目的：予備試験で検出された薬毒物は必ず確認試験を行い，その量を測定する（定量試験）．
 b）薬毒物名が検査前に明らかな場合：定性，定量のための最適な方法を選択できる．
 c）それ以外の場合：一般的な薬毒物分析法を行う（詳細は成書参照）．
 d）基本的な手順：抽出，分離・精製，定性（同定），定量の順で行われる．
 e）主な分析方法（表3-42）：その他，免疫化学的分析（特異抗体による同定，たとえば，アンフェタミン），核磁気共鳴スペクトル法，放射化学分析法など．
 ・いずれも定量する薬毒物による適，不適があり，また定量できるレベル（感度）が異なる（詳細は成書参照）．
 f）分析化学的方法以外の検査法
  ⅰ）生物学的検査：試料の抽出液を小動物（マウスなど）に投与し，中毒症状

表 3-42. 主な薬毒物分析法 (永田)

方　　法	定性	定量	備　　考
① 呈色反応など	○	—	mg レベルの量と多種類の検査が必要
② 紫外 (UV), 可視吸収スペクトル法	○	○	特異性, 感度に難あり
③ 赤外吸収スペクトル法 (IR)	◎	×	混合物の分析困難
④ 蛍光スペクトル法	○	◎	特異性に難あり
⑤ 薄層クロマトグラフィー (TLC)	○	×	分離手段としてすぐれる
⑥ ガスクロマトグラフィー (GC)	○	◎	特異性に難あり
⑦ 液体クロマトグラフィー (LC)	○	◎	検出器に差あり
⑧ 質量分析法 (MS)	◎	×	混合物の分析に難あり
⑨ GC/MS, GC/MS/MS	◎	◎	GC で分離後 MS に導入する方法
⑩ HPLC/MS, HPLC/MS/MS	◎	◎	高速液クロ (HPLC) と MS との組合わせ
⑪ 原子吸光分析法	○	○	金属毒用

◎：非常によい　○：普通　×：不適

　　　　　の有無を観察する．
　　ⅱ）生化学的検査：たとえば，有機リン剤中毒におけるコリンエステラーゼ活性試験．

3）薬毒物が検出された場合

薬毒物が検出されても，直ちにそれによる中毒死と診断することはできない．
　a）生前の症状，死体所見，現場の状況などと矛盾しないか．
　b）死亡者が当該薬毒物を入手，あるいは摂取可能か．
　c）生前に用いられていた医薬品ではないか．
　・ヒ素，モルヒネ，アルカロイド，水銀，蒼鉛などは医薬品にも含まれる．
　d）生理的に人体に存在している物質
　　　内因性か否か：内因性 CO など．
　e）職業上での体内への蓄積か否か．
　　　中毒症状がなくても可能である（鉛，水銀など）．
　f）試薬の不純による混入はないか．
　g）中毒量や致死量に達しているか否か．
　　　摂取後の生存期間：代謝による減少，代謝産物の増加．検査されたのは未変化体か代謝産物か．体内摂取量の概算など．

h）死亡後，薬毒物分析までの時間
 ⅰ）死体内での死後代謝の影響：個体は死んでも薬毒物代謝に必要な臓器の酵素活性は残存しているためである．

［例］ 肝臓でのミトコンドリア活性酵素

 ⅱ）試料採取後の代謝：保存中でも血液中の酵素によって代謝が進行する．
 ⅲ）死後の薬毒物の産生：死後，産生された薬毒物が生前に摂取されたと誤診されやすい．

［例］ エタノール，青酸，CO, 抗生物質など

　① 保存時の薬毒物の安定性：保存時のpHによって分解される薬毒物もある．
　② 細菌や真菌による汚染．
ⅰ）死後の薬毒物の体内移動
　ⅰ）胃内容中の薬毒物の周囲臓器への拡散．
　　① アルコール：日常的に問題となる．胃内のアルコールが死後，心臓血中へ拡散する．血中アルコール濃度の測定は心臓血のほか大腿静脈血（後者のみでもよい）で行う．
　　② その他の水溶性薬毒物も同様である．
　ⅱ）腐敗の進行している中毒死体では死後の体内移動が著しい．
ｊ）生前の濃度を比較的正確に示唆する試料
　ⅰ）体内移動の少ない臓器：脳，筋肉．
　ⅱ）体腔内への出血血液：特に頭蓋内血腫は代謝や死後の体内移動が少ない．
　ⅲ）羊水：母体から薬毒物が排泄されても羊水中に残存することがある．
　・逆に母体血で検出された薬毒物が羊水や胎児から検出されないこともある．
ｋ）摂取方法と矛盾しないか
　・胃内容中に薬毒物が検出されても経口摂取されたとは限らず：血中薬毒物の胃液への排泄に注意する（前橋ら）．
ｌ）人為的原因による検出（次項参照）

4）薬毒物が検出されなかった場合
中毒死であっても，死体から薬毒物が化学的に検出されるとは限らない．
　ａ）薬毒物が代謝・排泄されて証明できない．
　　ⅰ）生存期間が長い場合．
　　ⅱ）微量で中毒死し，分解・排泄が早い：アルカロイドの類．
　ｂ）検出方法が確立されていない薬毒物：動物毒，植物毒，化学兵器など
　ｃ）死後変化による分解

リン：腐敗で酸化されてリン酸となり，人体構成成分と区別できない．
　d）救急医療による急速排泄
　　ⅰ）輸液，透析，高圧酸素療法などによる．
　　ⅱ）医療事故の場合に重要である．
　e）人為的原因：最も避けるべきことである
　　ⅰ）試料の採取部位，摂取量が不適切である．
　　ⅱ）保存法が不適切である．
　　ⅲ）試料を取り違える．
　　ⅳ）検査者の技術的未熟．
　　　① 検出されるべき薬毒物が検出されない．
　　　② 摂取していない薬毒物が検出されたと報告される．
　　ⅴ）検査方法の選択が不適切である．
5）病理形態学的変化（一次性か否か）
　a）一次性変化：中毒物質自身による変化．
　・急性中毒では特異性変化は少ない：腐食，中毒性胃炎など．
　・CO 中毒や青酸中毒における心筋の変化：早期の変化の証明には心筋のミオグロビン染色が有効である．
　b）二次性変化：中毒に起因した循環障害や組織の低酸素症による変化をいう（睡眠薬中毒における気管支肺炎など）．
6）死因の種類の鑑別（自他殺，事故死の別の判定）
　a）死体所見のみからの判断は困難である．
　b）過剰摂取か，自殺か：「事故死」か「自殺」か．
　　ⅰ）睡眠薬，精神安定剤，抗うつ薬などの常用者．
　　ⅱ）相対的過剰摂取：個体の身体的素因（妊娠や疾病，加齢）のある場合．
　　ⅲ）明らかに判定できない場合：死体検案書の「11．その他及び不詳の外因」とする．
　c）中毒死か病死か判別できない場合：死体検案書の「12．不詳の死」とする．
　d）2種類以上の中毒物質の摂取に注意する：自殺に多い．
　　睡眠薬やアルコールを服用後に自動車の排気ガスを吸引する．
　e）他の自殺の手段と中毒との組合わせ：少なくない．
　　ⅰ）睡眠薬服用後，タイマーをかけ感電自殺する．
　　ⅱ）農薬を服用後に自絞死する．
　f）中毒死の自他殺の鑑別点．
　・表3-43に主な点を列挙したが，これらに該当しない例も少なくない．
7）医療事故（麻酔事故や薬物ショックの場合）
　a）過剰投与か：特に麻酔事故．

表 3-43. 中毒死における自他殺の主な鑑別点

自　殺	他　殺
① 毒物を一気に摂取する	抵抗の痕跡
② 摂取した毒物や容器が死亡者の近くにある	持ち去られていることが多い
③ 容器の遺留指紋が死亡者に一致	加害者の指紋の存在
④ 刺激性薬毒物の摂取	無味，無臭，無色の毒物の選択不可能
⑤ 錠剤，粉末の多量摂取	
⑥ 遺書の存在	ない

　　b）薬剤アレルギーか：微量摂取でも起こり得る．
　　c）個体の身体的素因との関連性：妊娠，疾患，奇形などの有無．

6．アルコール中毒

a．一般的事故
ここでいうアルコールはエチルアルコール（エタノール）のことである．

1）法医学的重要性
　　a）大量摂取による急性中毒死（イッキ飲み）．
　　b）酩酊による事故：高所からの墜転落，水中への転落，凍死，吐物吸引，交通事故死（飲酒運転，路上に寝てしまう）など．
　　c）殺人や傷害致死事件の加害者や被害者になりやすい．
　　d）アルコール依存症：身体的，精神的荒廃．
　　e）医療事故と酩酊：酩酊のため診療が十分に行われない．
　　f）胎児アルコール症候群．

2）アルコール飲料
アルコール分1度（1％）以上を含むものをアルコール飲料という（酒税法）．
各種アルコール飲料のアルコール濃度を**表 3-44**に示す．

3）酩　酊
酩酊とはアルコールの飲用（飲酒）による人体への一般的な身体的，精神的影響をいう．普通（単純）酩酊と異常酩酊とがある．
　　a）普通（単純）酩酊：飲酒量に応じた一般的な酩酊状態をいう．急性アルコール中毒ともいう．
　　b）異常酩酊
　　　ⅰ）複雑酩酊（量的異常）と病的酩酊（質的異常）とがある．
　　　ⅱ）病的酩酊とは飲酒量が少ないにもかかわらず，強い意識障害，感情の動揺，運動失調などがみられる場合をいう．

表 3-44. 主なアルコール飲料のエタノール濃度

アルコール飲料	エタノール濃度 (v/v%)
ビール	3〜8
ウイスキー	37〜43
ワイン	6〜15
ブランデー	40〜50
清酒	15〜20
焼酎	20〜45
ウォッカ	38〜70
リキュール	38〜70

b．摂取されたアルコールの運命（代謝）
1）吸　収
　a）飲酒されたアルコールの約20％は胃粘膜，残りの80％は小腸粘膜から吸収され血中に入る．口腔粘膜からも吸収される．
　b）アルコール吸収に影響する因子
　　 ⅰ）胃内容の量や種類
　　・空腹時は吸収が速く，1時間以内に飲酒量のほとんどが吸収されるという．
　　 ⅱ）飲酒時間，速度
　　 ⅲ）飲酒時の精神状態
　　 ⅳ）胃や小腸の病変の有無
2）分　布
体内に摂取されたアルコールは含水量の多い臓器，組織にほぼ均等に分布する．
　a）よく分布する組織：血液，脊髄液，尿，唾液，肝，脳など
　b）ほとんど分布しない組織：脂肪組織，骨，毛髪，爪，皮膚など
　c）配分率 γ（体内分布係数）
　　アルコールをよく分布する組織が体重のどのくらいの割合かを示した値．
　　 ⅰ）体重70 kgの人が70 gのアルコールを摂取した場合，身体が水でできていると仮定すれば，1 g/kg体重の割合で分布する．実際には，ほとんど分布しない組織があり，その割合（配分率）が個体によって異なる．
　　 ⅱ）日本人の平均 γ 値は男性 0.704，女性 0.610 という（谷川）．
　　 ⅲ）γ 値が大きい人ほど酔いにくく，小さいほど酔いやすい：肥満の人はやせた人より一般に γ 値は小さく，酔いやすいことになる．
　　 ⅳ）各個体はほぼ一定の γ 値を示すと考えられている．
　d）血中濃度を基準とした主要臓器や体液中のアルコール濃度を示す（**表 3-45**）．

表 3-45. 主要臓器や体液のアルコール濃度の目安

血液	1.0
尿	1.13±0.18
唾液	1.5
呼気	1/2000
脳	0.91
肝	1.17

注）血中濃度を 1.0 とした場合

3）代　謝

アルコールの吸収と代謝は同時に進行し，代謝は主に肝臓で行われる．

a）摂取されたアルコールの 90〜98％が肝で代謝され，残りは未変化で呼気，唾液，尿中に排泄される．

b）肝臓のアルコール代謝系

ⅰ）アルコール脱水素酵素（ADH）反応系

ⅱ）ミクロゾーム酸化系（MEOS）

ⅲ）カタラーゼ系：ヒトでは約 70〜80％が ADH 反応系で代謝される．

c）ADH 反応系における代謝経過

ⅰ）アルコール $\xrightarrow{\text{ADH}}$ アセトアルデヒド

ⅱ）アセトアルデヒド $\xrightarrow{\text{ALDH}}$ 酢酸

ⅲ）酢酸 $\xrightarrow{\text{TCA サイクル}}$ 炭酸ガス＋水

4）血中アルコール濃度曲線

短時間に一定量のアルコール飲料を摂取し，経時的に血中アルコール濃度を定量してグラフにしたもの（図 3-46）．

a）尿中アルコール濃度曲線と対比するとよい：アルコール濃度が血液＞尿か否かで，吸収期か排泄期かが判別できる．

b）減少率 β：単位時間内に代謝されるアルコール量を減少率（燃焼係数，酸化係数）という．

日本人の平均 β 値は 0.15 mg/mL である．

c）アルコール消失率：アルコールの体内での代謝程度を表現する方法のひとつである．個体が 1 時間に体重 1 kg あたり何 mg のアルコールを分解できるのかを概算する．

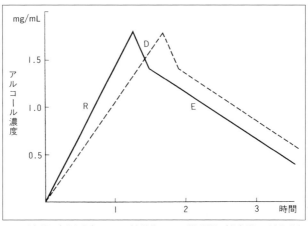

R：吸収期（吸収相）　D：拡散期　E：排泄期（分解期，消失期）
図 3-46．血中および尿中アルコール濃度曲線

- γ 値と β 値から計算する．
- 日本人の平均値は 110±23.8 mg/kg/hr である．

c．血中アルコール濃度と酩酊度

普通酩酊の酩酊度は飲酒量，すなわち血中アルコール濃度に左右される．

1）酩酊度の個体差

アルコールの吸収，代謝などの個体差が著しいので，血中アルコール濃度と酩酊度は必ずしも相関しない．

2）一般的目安

　a）一般的な目安を**表 3-46** に示す．

　b）血中濃度の区分けを 0～1.0 mg/mL（弱度酩酊），1.0～2.0 mg/mL（中等度酩酊），2.0～3.0 mg/mL（強度酩酊），3.0～4.0 mg/mL（泥酔期），4.0 mg/mL 以上（昏睡期）としている教科書もある．

3）飲酒量による大よその目安（菱田）

　a）空腹時，清酒 1.8 L を 1 時間半以内で飲むと死亡する：イッキ飲みの危険性．

　b）日本人成人男子（体重 60 kg）が空腹時に 30 分以内で飲酒した場合の最高血中アルコール濃度．

　　ⅰ）清酒 200 mL 飲酒後 30 分で 0.5 mg/mL
　　ⅱ）清酒 400 mL 飲酒後 1 時間で 1.0 mg/mL
　　ⅲ）清酒 800 mL 飲酒後 2 時間で 2.0 mg/mL
　　ⅳ）清酒 1,200 mL 飲酒後 3 時間で 3.0 mg/mL

　c）前述の清酒の代わりにウイスキーなら 1/4，ビールなら 4.4 倍すれば大体の

表 3-46. 血中アルコール濃度と酩酊度

血中濃度 (mg/mL)	酩酊度	症　状
0.1～0.5		無症状
0.5～1.0	弱度酩酊 （微酔）	顔面紅潮，快活，軽度の血圧上昇
1.0～1.5	軽度酩酊 （第1度酩酊）	多幸感，自信過剰，注意力減退，運動機能低下
1.5～2.5	中等度酩酊 （第2度酩酊）	情緒不安定，興奮，千鳥足，言語不明瞭，判断力低下，嘔吐
2.5～3.5	強度酩酊 （第3度酩酊） （深酔）	運動失調，歩行困難，感覚麻痺，意識混濁
3.5～4.5	昏睡期 （第4度酩酊） （泥酔）	反射消失，呼吸不全，体温低下，意識消失
4.5＜	死亡	呼吸麻痺

目安となる．

d．γ値，β値の求め方

一定量のアルコール飲料を摂取させ，経時的に血中アルコール濃度を測定し，血中アルコール濃度曲線を作成する必要がある（図 3-47）．

1) γ値：γ値は $\gamma = A/C_0W$ の式から求められる．
    ① A：飲酒したアルコール量（g），W：体重（kg），C_0：飲酒したアルコール全量が瞬間的に全身に均一に分布したと仮定した場合の血中アルコール濃度（mg/mL）を示す．
    ② C_0 は全身が水でできていると考えた場合の理論的初期血中濃度である．
    ③ 排泄期を外挿し，タテ軸との交点の血中濃度を C_0 とし計算する（図 3-47 参照）．
2) β値：$\beta = C_t - C_{t+1}$ であるので，C_t および C_{t+1} の実測値から求める（図 3-47 参照）．
3) β値の算出後に β値を用いて C_0 を求めてもよい：$C_0 = C_t + \beta t$．
4) γ値および β値を用いると，ある時点から t 時間前に摂取したアルコール量（A）を概算できる：$A = (W+\gamma)(C+\beta t)$．
・アルコール量が判明すれば，アルコール飲料の容量％，アルコールの比重（0.789）を用いてアルコール飲料の種類と量を推定する．
5) 個人の γ値，β値が不明な場合には，日本人の平均的 γ値，β値を代用して概

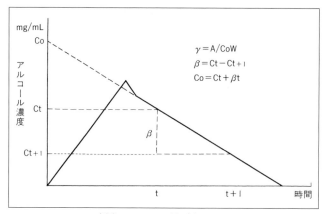

A：摂取アルコール量 (g)
W：体重 (kg)
Co：理論的初期血中アルコール濃度
図 3-47. 血中アルコール濃度曲線からの Co の求め方

算できる.

e．アルコール検査法
1）検 体
 a）血 液
  ⅰ）心臓血と股静脈の両者を用いるとよい．
  ⅱ）血中アルコール濃度が心臓血＞股静脈血の場合，アルコールの死後拡散や死後産生を考慮する．
  ⅲ）股静脈はあお向け死体では，鼡径部辺で屈曲閉塞し，腸内細菌による死後産生を受け難く，胃からの死後拡散も少ない．
 b）尿：死戦期の尿失禁のため，得られないことも多い．
 c）胆 汁
  ⅰ）アルコール分布状態が血液に近似しているので，血液が得られない場合は代用する．
  ⅱ）胃に近いため胃内アルコールの死後拡散の影響を受けやすい．
 d）出血血液
  ⅰ）受傷時の血中アルコール濃度が推定できる：体液による希釈，液体成分の拡散などの影響を考慮する．
  ⅱ）胸腔内および腹腔内出血液は胃腸管内アルコールの死後拡散の影響を受けやすい．
 e）胃内容

　　　　ⅰ）新鮮死体の高濃度のアルコールは死亡時に近接して飲酒したことの証明となる．
　　　　ⅱ）死後変化が進行した死体では 0.5〜1 mg/mL のアルコールの死後産生を認める：高温，細菌，胃内容の発酵などによる．
　　ｆ）その他：前眼房水，脳脊髄液，その他の体液が用いられる．死体の状態から飲酒したか否かの判定には十分注意する．
2）測定法：定量法
　　ａ）化学的酸化法（古典的）
　　　　ⅰ）Widmark 法
　　　　ⅱ）Conway cell 法
　　ｂ）アルコール脱水素法（ADH 法）
　　ｃ）ガス吸着半導体法（ガスセンサー）
　　ｄ）風船式検知管法（北川式検知管）
　　　　ⅰ）呼気からの検査法である．
　　　　ⅱ）原理は化学的酸化法に基づく．
　　ｅ）GC 法（気化平衡法）
　　　　ⅰ）最も一般的に行われている検査法である．
　　　　ⅱ）試料を密封したバイアルビン内で気化させ，気体試料として定量する．
　　　　ⅲ）内部標準物質としてイソプロパノールを用いる．
　　　　ⅳ）アルコールのピークと内部標準物質のピークとの面積比，あるいは高さを測定し，検量線，あるいはアルコール標準試料の値からアルコール量を定量する．

ｆ．アルコールの人体への影響

1）局所的
高濃度では脱水，タンパク変性をもたらす．

2）全身的
アルコール自身の作用と，代謝産物であるアセトアルデヒドの作用に大別される．後者は自律神経系への影響が主体である．
　　ａ）中枢神経系
　　　　ⅰ）非選択的な抑制作用である（図 3-48）．
　　　　ⅱ）飲酒後の興奮性などは高位中枢の抑制が解除されたためである．
　　ｂ）循環器系
　　　　ⅰ）血液循環の促進，血管拡張：血圧低下，心拍数，心拍出量の増加，皮膚の紅潮など．
　　　　ⅱ）長年の多量摂取：アルコール性心筋症の原因となる．
　　ｃ）肝　臓

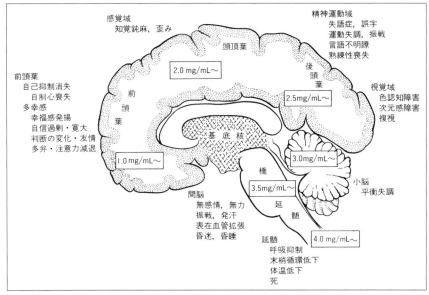

図 3-48. アルコールの脳への影響 (溝井)

　　ⅰ) アルコール性肝障害：アルコール性肝炎，脂肪肝，肝線維症，肝硬変.
　　ⅱ) アルコール性肝硬変とC型肝炎後肝硬変とを鑑別する.
　d) 利尿効果
g．アルコール代謝能の個体差
　肝臓におけるアルコール代謝の主役であるアルコール脱水素酵素（ADH）とアルデヒド脱水素酵素（ALDH）のアイソザイムの中に代謝活性のないものがあるため，飲酒すると気分が悪くなり，飲酒できない人たちがいる.
　1）ADH アイソザイム
　アルコール代謝に重要な ADH アイソザイムは3つのサブユニットで構成され，組み合せの頻度に民族差がみられる.
　　・日本人の85％は ADH の機能が良好という.
　2）ALDH アイソザイム
　アルコール代謝に重要なのは ALDH1 と ALDH2 である.
　　a) ALDH2 欠損者は一般に酒が飲めない.
　　b) 日本人には完全欠損者が約10％，不完全欠損者が約30％おり，約40％の日本人は一般的に酒に弱いか，飲めないことになる.
　　c) ALDH2 欠損者が飲酒すると，アセトアルデヒドの血中濃度が著しく上昇し，自律神経系の症状（顔面紅潮，心拍数増加，悪心，嘔吐など）が発現する.

DD 型：ALDH2 欠損者
ADH $\beta_2\beta_2$ 型：アルコール代謝能が特に強い

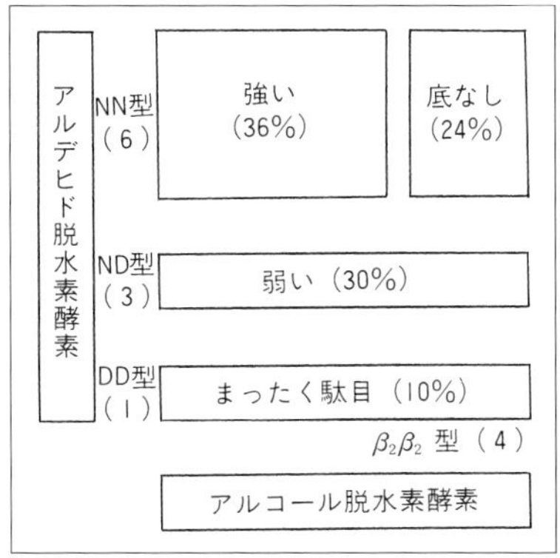

図 3-49．アルコール代謝酵素型と酒に強いか，弱いかの関係

	アルデヒド脱水素酵素		
NN型（6）	強い（36％）		底なし（24％）
ND型（3）	弱い（30％）		
DD型（1）	まったく駄目（10％）		
		$\beta_2\beta_2$ 型（4）	
	アルコール脱水素酵素		

（古村節男：酔いの科学より改変）

以上の酵素型と一般的に酒が強いか弱いかの関係を図 3-49 に示す．

h．呼気中アルコール濃度

血中アルコール濃度は肺胞内の空気と平衡関係を保つ．呼気中アルコール濃度は血中の約 1/2000 である．

$$\text{血中アルコール濃度 } 0.5\,\text{mg/mL}$$
$$=\text{呼気 2 L 中のアルコール濃度}$$
$$=0.25\,\text{mg/L}$$

i．飲酒と薬剤

薬剤の中にはアルコール代謝酵素と拮抗したり，アルコールとの相乗効果によって，アルコールやアセトアルデヒドが体内に蓄積したり，薬剤効果が倍増するものがある．

1）嫌酒薬（ジスルフィラム）は ALDH 活性を阻害する．
2）死亡例もみられる：飲酒状態での死亡例の死体検案では，薬剤服用の有無，種類などを調査する．
3）市販のドリンク剤にもアルコールが含有されている：アルコール含有濃度は 1.6～10.3 v/v％．

j．飲酒と交通事故

血中アルコール濃度の上昇に伴い交通事故発生率が増加する：0.4 mg/mL を基準とすると，1.0 mg/mL では 6～7 倍，1.4 mg/mL では 15 倍であるという．

1）わが国の道路交通法（第 65 条）では酒気帯び運転は禁止されている．
2）同時に飲酒者への車両の提供や同乗，運転者への酒類の提供なども禁止されている．

3）酒酔い運転や酒気帯び運転などの罰則も厳罰化されている．
・特に飲酒運転など悪質な運転で人を死傷した場合．

k．飲酒と疾患
1）心臓障害：アルコール性心筋症
   a）ドイツでビール心といわれていた．
   b）長期間，多量の飲酒を続けた場合にみられるという．
   c）常習飲酒者の突然死の原因となる．
   d）剖検所見：拡張性心肥大，不揃いな心筋，間質の線維増生など．冠動脈硬化症は軽度のことが多い．
   e）病因：アルコール自体によるものか断定されていない．
2）肝障害
   a）1日に150g以上（日本酒で約5合）を10～15年間飲酒すると発生するとされている．
   b）アルコール性肝障害といわれる（「アルコールの人体への影響」p.241参照）．
3）胃腸障害
   a）慢性胃炎：飲酒者に多いが，アルコールとの関係は不明である．
   b）マロリー・ワイス Mallory-Weiss 症候群：慢性胃炎と嘔吐によって食道・胃移行部や小弯側胃体部の粘膜に亀裂が入り，時に大量出血して突然死する．
4）膵疾患：アルコール性膵炎
   a）慢性膵炎は飲酒量と関連性がある．
   b）膵線維症が主体である．
   c）剖検所見：膵壊死，細胞浸潤，出血など．
5）アルコール依存症
長期間のアルコール摂取に伴う人体の障害をいう．
・死因の種類は病死となる（「突然死とは」p.378参照）．

7．医薬品による中毒

何らかの身体的，あるいは精神的異常の際に摂取する医薬品は種類が多く，また多岐にわたるので，中毒か否かの判断が難しい．法医学領域では医療事故との関連で問題とされることも少なくない．

・法医学的には死因（中毒死か否か）のほか，疾患との適応性，服用量，投与方法，フォローアップなどが問題となりやすい．
・最近では後発薬が多く，類似の名称の薬剤も少なくない．

a．中毒の種類
1）急性中毒：大量摂取による自殺，事故死，まれに他殺
・精神・神経系の疾患では多種類の向精神薬が処方され，服用せずため込んで一

表 3-47. 主な危険度の高い医薬品と健康被害

1. 塩化カリウム注射液,アスパラギン酸カリウム注射液
   - 血中カリウム濃度 7～8 mEq/L 以上
   - 致死的不整脈,悪心・嘔吐,手足のしびれなど
2. インスリン注射液
   - 自己注射用ペン型インスリン注射液は過量摂取の危険は少ない
   - 低血糖性昏睡(血糖が 50 mg/dL 以下)
   - 経口血糖降下薬の過量摂取や誤予薬でも低血糖性昏睡は起こり得る
3. ジギタリス製剤(ジゴキシンなど)
   - 高齢者,腎機能低下,低カリウム血症で起こりやすい
   - 種々の不整脈,特に心ブロックを伴う心房頻拍
   - 治療域が小さいのでモニタリング(TDM)が必要である
4. ドパミン塩酸塩(カテコールアミン)
   - 致死的不整脈,脈拍増加(120 回/分),収縮期血圧の上昇(140 mmHg 以上)
   - 治療域が小さいのでモニタリング(TDM)が必要である
5. テオフィリン薬(キサンチン誘導体)
   - 治療域が小さいのでモニタリング(TDM)が必要である
   - 心拍数の増加,痙攣,低カリウム血症など
6. リドカイン塩酸塩(キシロカイン)
   - 治療域が小さいのでモニタリング(TDM)が必要である
   - 致死的不整脈,低血圧など
7. 抗血液凝固阻害薬(ヘパリン,ワーファリンなど)
   - ワーファリンは PT-INR,ヘパリンは APTT でモニタリング(TDM)が必要である
   - 出血傾向や出血が起きやすい
   - 高齢者では軽くぶつけただけで皮下出血を起こす:外力の強さと皮下出血の程度が一致しない
8. 三環系抗うつ薬(トリプタノール,トフラニール,アモキサンなど)
   - 過量服用で致死的不整脈や心停止をもたらす

  度に大量服用して自殺.
  - 認知機能障害を有する高齢者は処方薬の自己管理ができず,一度に多量服用した事故死.
  - 危険度の高い薬物(表 3-47)の過量摂取:処方ミス,与薬ミスなどの医療事故.
  - アレルギー反応:アナフィラキシーショックによる事故死.
  - インスリン,カリウムなどを大量投与しての他殺.
2) **慢性中毒**:睡眠薬など,長期間の服用で習慣性,依存性を獲得する.
3) **医薬品の危険度の評価**
  - 患者側の危険度:疾患の重症度,合併症の有無,肝臓や腎臓の解毒機能,高齢

死体検案の実際

者では加齢による生理機能の低下など.
- 医薬品側の危険度：過量摂取や誤与薬時の健康被害の程度, 特に死亡した場合.
- 両者が競合している場合.

b. 神経系に作用する薬剤

法医学領域で特に問題となるケースの多い神経系に作用する薬剤（向精神薬）の一般的な分類を**表 3-48** に示す.

1) ベンゾジアゼピン系
- ベンゾジアゼピン系および類似化合物のほとんどが睡眠薬, 抗不安薬, 気分安定薬などとして処方されている.
- ベンゾジアゼピン系薬物のヒトに対する致死量は不明であるが, 単独服用では死なないと考えられている. ただし, 他の薬剤やアルコールと同時に摂取すると死亡者数が増加する.
- 副作用として持ち越し効果, 依存性, 耐性が挙げられている. 高齢者では持ち越し効果や筋弛緩作用による転倒が問題となる.

2) バルビツール酸系
- 過去には代表的な睡眠薬として用いられたが, 現在は麻酔前投薬として用いられることが多い.

3) ブロムワレリル尿素
- 死亡例のほとんどが自殺である.
- 最小中毒量 4 g, 致死量は 40 g と考えられている.

4) 抗精神病薬
- 統合失調症, うつ病, 双極性障害（躁うつ病）などに対する薬剤である.
- 統合失調症には定型抗精神病薬（クロルプロマジン, フェノチアジン系, ブチロフェノン系）と非定型抗精神病薬（セロトニン・ドパミン遮断薬, 多元受容体作用抗精神病薬）がある.

表 3-48. 主な向精神薬の分類

1. 抗精神病薬：フェノチアジン系, ベンザミド系, SDA, MARTA, DPA など
2. 抗うつ薬：三環系, 四環系, SSRI, SNRI, NaSSR など
3. 抗不安薬：ベンゾジアゼピン系, セロトニン作動系など
4. 気分安定薬：炭酸リチウムなど
5. 睡眠薬：ベンゾジアゼピン系, 非ベンゾジアゼピン系, メラトニン受容体作動薬など
6. 抗てんかん薬：バルビツール酸系, ヒダトイン系, イミノスチルベン系, 分枝脂肪酸系
7. 精神刺激薬：メタンフェタミンなど

- 定型抗精神病薬では悪性症候群，不整脈死，錐体外路症状などの重大健康被害があるので，統合失調症の第一選択薬は非定型抗精神病薬である．
- うつ病には三環系・四環系抗うつ薬（アナフラニール，トフラニール，トリプタノールなど）が処方されたが，過量服用で死亡例が多い．
- 現在では選択的セロトニン再取り込み阻害薬（SSRI，パキシル，ルボックスなど）やセロトニン・ノルアドレナリン再取り込み阻害薬（SNRI，トレドミンなど）が第一選択薬として処方されている．
- 抗精神病薬は多種多量に処方されることが多いので，ため込んでの過量摂取による自殺が少なくない．

5）抗てんかん薬
- てんかん発作のタイプ（全般発作と部分発作）によって第一選択薬が異なる．
- 全般発作にはバルプロ酸（デパケン®），部分発作にはカルバマゼピン（テグレトール，アレビアチン）の処方が多い．
- 自殺目的で他の向精神薬と一緒に過量摂取されることが少なくない．

c．向精神薬以外の薬物

法医学領域で医療過誤や過量摂取で危険度の高い薬物と注意点を**表 3-47** にまとめて示した．

8．危険ドラッグ

覚せい剤や大麻などの違法薬物とよく似た成分を含むドラッグの総称．

以前は脱法ドラッグ・違法ドラッグとも呼ばれ，2014 年から危険ドラッグに統一された．

- 乾燥ハーブと化学物質を混ぜたいわゆる「脱法ハーブ」のほか，粉末，液体，錠剤などがある．
▷ 覚せい剤類似のカチノン系と大麻類似の合成カンナビノイド系が主体である．
- 催眠・興奮・幻覚作用などを引き起こす．
▷ インターネット，通信販売以外に実店舗（ハーブ専門店，雑貨店など）でも入手可能である．
- 摂取後の交通事故や死亡例が増加している．
▷ 2012 年には危険ドラッグによる意識障害などで緊急搬送された事例が前年比 10 倍の 469 人であった．

種　類

1）合成カンナビノイド
- 大麻に含まれる成分である THC の化学構造や作用を模した合成化合物．
- 中枢神経系に分布するカンナビノイド受容体に作用する．
- 精神症状（多幸感，陶酔感，幻覚）をもたらす．

- 呼吸困難や痙攣を引き起こし，死亡することもある．

2）カチノン系化合物
- メフェドロン，メトドロン，α-PVP および MDPV など．
- 覚せい剤に類似した中枢神経興奮作用や陶酔感をもたらす．
- 薬物依存に陥る．

3）エフェドラ系
- 精神刺激作用のある生薬であるマオウや，エフェドリンが含まれている薬物である．
- ダイエット薬やサプリメントなどの名目で販売されている．
- 中枢神経興奮作用を有する．

危険ドラッグの影響下で車両を運転し，死傷事故を起こすと，「自動車運転死傷処罰法」によって厳罰に処せられる．

▷致死の場合有期懲役（最高 20 年），致傷の場合 15 年以下の懲役．

9．その他の薬毒物中毒

a．一酸化炭素中毒（CO 中毒）

中毒死中最も頻度が高い．CO は炭素を含む物質の不完全燃焼で発生する．無色無臭，空気より軽く（比重 0.976），水に溶けにくい．
- 1 階の事故や自殺で 2 階の住人が死亡することもある．

1）発生要因と状況
- a）不完全燃焼：ガス器具の故障，換気不足，火災，爆発時の燃焼ガスの吸引：事故死（不慮の中毒）と自殺がほとんどである．
- 最近では車内での練炭や木炭を用いた集団自殺が増えている．
- プロパンガスや液化天然ガス（LPG）は CO を含まないが，燃焼の際，多量の酸素が必要のため不完全燃焼しやすい．
- b）CO 含有ガスの吸引（表 3-49）：自殺が多く，他殺は無理心中が多い．

2）代　謝
- a）吸入により肺胞から吸収され，未変化で肺胞内へ排出される．
- b）血中一酸化炭素ヘモグロビン（COHb）の正常値：非喫煙者で 0～1％，喫煙者で 5～10％．
- c）内因性 CO：ヘモグロビン（Hb），チトクロームなどヘムタンパクの分解時に生成される．

3）毒作用
- a）Hb と可逆的に結合し酸素運搬能を障害する（不活性化 Hb の増加）．
  - i）CO と Hb との親和性は高く，酸素の 210～250 倍．
  - ii）結合速度は遅く，酸素の 1/10 である．一度結合した COHb は離れにくい

表 3-49. CO 含有ガスと濃度

CO 含有ガス	濃度（v/v%）*
① 燃焼ガス（煙）	0.1〜0.5
② 自動車排ガス 　（法的には 2.5%以下）	1〜7
③ 都市ガス	3〜1.0
④ ガスストーブの焔	0.7
⑤ タバコの煙	1〜7
⑥ 爆発ガス	
黒色火薬	3〜9
ニトロセルロース	46
ダイナマイト	34
ピクリン酸	61

* 酸素の供給条件により変化する．

　　　（HbO_2 からの酸素解離の 1,000 倍）．
　b）血液酸素平衡曲線の左方移動．
　　 i ）COHb 以外の O_2Hb が組織に到達しても酸素が解離されにくい．
　　 ii ）COHb と同量の Hb を失った貧血よりも酸素運搬能が著しく低いという．
　　 iii ）身体的素因があれば（貧血など），低濃度の COHb でも死亡する．
4）中毒量，臨床症状
　a）急性 CO 中毒の臨床症状の程度は血中 COHb 濃度に比例する（**表 3-50**）．
　・運動障害より意識障害が先行するため，気付いても動けない．
　b）空気中の CO 濃度と死亡までの時間（**表 3-51**）．
　c）CO 吸入からの開放で CO は徐々に排出される．
5）死体所見
　a）鮮赤色の血液や筋肉：COHb と CO-ミオグロビンの色である．血液の鮮赤色調がわかり難い場合，水で希釈し白紙上で観察する．
　b）鮮赤色死斑：血中 COHb 濃度の目安は 30% 以上で明らか，20% 以下では鮮赤色調を示さず，25% では粘膜のみ鮮赤色といわれている．
　・流動性血液，皮膚血管の拡張のため，死斑の発現は早く，強い．
　c）生存期間が長びくと，心筋，大脳の低酸素性変化をもたらす．
6）検出方法
　a）スクリーニング検査：COHb は物理的，化学的変化に対し安定で，常に鮮赤色調を保つ点を利用する．対照は通常の静脈血でよい．
　　 i ）ナトロン法（Hoppe-Seyler）：アルカリに対する抵抗性を応用したもの．

表 3-50. 血中 COHb 濃度と臨床症状

COHb 濃度	臨 床 症 状
〜10%	無症状
〜20%	(軽症) 頭痛, 頭重, 皮膚血管拡張
〜30%	(中症) 頭痛 (拍動性), 判断力減退
〜40%	(重症) 激しい頭痛, 嘔気, 嘔吐, 歩行障害, 判断力鈍麻, 視力障害
〜50%	(重篤) 呼吸困難, 頻脈, 意識障害, 発汗
〜65%	(危険) 昏睡, 痙攣, 時に死亡
70%<	(致死) 呼吸停止, 死亡

表 3-51. 空気中 CO 濃度と死亡までの時間

CO 濃度 (%)	死亡までの時間
0.4〜0.5	30 分以内
0.3〜0.4	1 時間
0.2	2 時間
0.1	3〜6 時間

10% NaOH 溶液 (アルカリ石けん液でもよい) 中に血液を 1 滴落としても鮮赤色を保つ.
ⅱ) タンニン酸法 (Kunkel):3% タンニン酸溶液中でも鮮赤色を保つ.
ⅲ) ホルマリン法 (Liebmann):40% ホルマリン溶液中でも鮮赤色を保つ.
❗ ホルマリン固定液中でも臓器は鮮赤色を帯びる.
ⅳ) 加熱法:50〜60℃以上に加熱 (COHb 濃度が 20% 以上の場合). 熱に対する抵抗性を検査する.
ⅴ) 最近では自動測定器が活用されている (血中 COHb 濃度が 75% まで).
b) 定量試験:可視部分光分析法, GC 法などによる定性, 定量検査.

7) CO 中毒後遺症
a) 後遺症:多発性神経炎, コルサコフ症候群, 心筋障害など.
b) 合併症:意識不明状態が続くと気管支肺炎

b. LPG 中毒

LPG (液化石油ガス) は通称プロパンガスと呼ばれ, 種々の炭化水素の混合物である (**表 3-52**). 空気より重いため漏出直後は床面に滞留 (床面に寝ていると吸入量は多い), その後, 拡散する. 空気中濃度 2.2〜9.5% で引火, 爆発する.

表 3-52. 燃料ガスの組成*

液化石油ガス（LPG）		都市ガス			
		液化天然ガス（LNG）		石炭ガス	
比重**	1.52	比重*	0.65	比重*	0.53
メタン	6%	メタン	88%	水素	46%
エタン	14%	エタン	6%	メタン	22%
プロパン	34%	プロパン	4%	重炭化水素	5%
プロピレン	34%	ブタン	2%	窒素	10%
ブタン	7%			酸素	2%
ブチレン	5%			CO_2	10%
				CO	5%

＊ 製造会社，地域などにより組成は異なる．
＊＊ 比重は空気を 1.00 としたときのもの．

1）中毒の発生
　① 漏出ガスの吸引，爆発：事故死
　② ガス放出による吸引：自殺．まれに他殺
2）中毒量，毒作用
　a）皮下脂肪織に多量に分布：試料の採取に皮下脂肪織を忘れぬこと．ついで肝，腎，血液．
　b）毒作用：中枢神経系の麻痺（麻酔作用）
　・十分な酸素を投与しても致死的に作用する．
　c）中毒量：酸素濃度に関係なく，フローセン吸入麻酔に類似している．
　　　6〜30％：めまい，嘔気，嘔吐，唾液分泌，縮瞳，徐脈
　　　40〜50％：麻酔状態
　　　65％以上：致死域
3）注意点
　a）死　因
　　ⅰ）室内に放出された LPG 吸入による死亡例では，死因は「酸素欠乏による窒息」ではなく，「液化石油ガス中毒」と記載する．
　　ⅱ）ビニール袋をかぶり，その中へのガス放出：酸素欠乏による窒息でよい．
　b）LPG の毒性の変化
　　ⅰ）ボンベ開栓後に流出するガスの主たる組成は経時的に変化する（メタン・エタン→プロパン・プロピレン→ブタン）．どの組成のガスを吸引したかが問題となる．
　　ⅱ）毒性の強さ

エタン，プロパン＜プロピレン＜ブタン

(飽和炭化水素＜不飽和炭化水素，炭素数　少＜多)

4）死体所見

特異的なものはない．

5）検出方法

　a）試料：血液，皮下脂肪織，その他の体組織

　b）方法：ガスクロマトグラフィー

　c）吸入ガス濃度＝プロパンの血中濃度（μg/g）×1.4

c．青酸中毒

青酸は猛毒の代表である．無色の液体，気化して青酸ガスとなる．

1）中毒の発生

　a）青ウメに含まれる青酸配糖体アミグダリンが胃液によって青酸を分離する．小児では中毒量に達することがある（数十個食べた）．

　b）新建材，化学繊維の燃焼時：火災時の青酸ガスの吸引．

　c）青酸塩（青酸カリウム，青酸ナトリウム）の服用：職業によって入手は容易である．自殺が多く，他殺はまれである．

2）中毒作用

　a）局所作用：口腔〜十二指腸粘膜の腐食，中毒性胃炎

　b）吸収後の作用

　　ⅰ）CNHb の形成：血液が鮮紅色調を帯びることがある．

　　ⅱ）チトクロム酸化酵素の阻害作用：血液から組織への酸素供給を障害する（内窒息）．

　　ⅲ）中枢神経系への作用：呼吸中枢の麻痺→呼吸麻痺．

　　ⅳ）急性中毒では呼吸麻痺と不整脈が直接死因と考えられている．

3）中毒症状

　a）大量摂取：数秒で症状が発現し，1分前後で死亡する．

　b）低濃度，あるいは風化した青酸塩の摂取：胸部絞扼感，嘔気，嘔吐，頭痛，呼吸困難，不整脈，意識消失，呼吸麻痺，心室細動で死亡する．

4）致死量

青酸ガス 100〜200 ppm（0.05〜0.1 g），青酸塩 0.1〜0.2 g．

5）死体所見

　a）青酸臭（アーモンド臭）：臭いを嗅ぐときは胃内容や臓器に鼻を直接接近させない．嗅ぐと気分が悪くなることがある（香水の試し嗅ぎの要領）．

　b）口唇，口腔粘膜〜胃・十二指腸粘膜のアルカリによる腐食，出血性びらん．

　c）赤色血液

6）検出方法
   a）スクリーニング検査
      ⅰ）シェーンバイン・パーゲンステッヘル試験：グアヤク試験紙が青変すれば陽性．検出感度は 4 ng/mL で鋭敏．死体検案時でも実施可能である．
      ⅱ）シアンテストワコー：日本法医学会薬毒物ガイドライン参照
      ⅲ）簡便法：古い 10 円硬貨を水でぬらし，口腔内や吐物に接触させる．青酸があれば，新しい硬貨のようになる．
   b）本試験：ロダン反応，ベルリン青反応など

d．硫化水素中毒（H_2S 中毒）

青酸と並ぶ猛毒である．工場，下水，鉱山，温泉などでの事故で発生する．腐卵臭が強い．含イオウ有機物の分解で発生する．
   ・最近の一時期，自殺の手段として流行した．
   ・水に溶けやすく，空気より比重が重い（1.19）ので下方に滞留しやすい．

1）中毒作用
   a）硫化水素は気道経由で吸収される．
   b）100〜200 ppm：局所刺激作用
      700 ppm＜　　：中枢神経系の障害
      1,000 ppm　　：致死領域（呼吸麻痺）
   c）青酸同様にチトクロム酸化酵素やメトヘモグロビンと結合しやすい．

2）中毒症状
   a）粘膜の刺激作用：流涙，結膜炎（ガス眼），咳，気道の化学的炎症，肺水腫．
   b）全身症状：頭痛，嘔心，嘔吐，意識消失，呼吸不全．
   ・致死域の濃度では数呼吸で昏睡となる（ノックダウン）．

3）死体所見
   a）腐卵臭
   b）皮膚，臓器の緑色調変色：Hb との結合力は低いが，脳基底核などで緑色調が目立つ．
   c）硫化水素濃度の高値：筆者の経験した硫化水素自殺 6 例の GC/MS による硫化水素濃度（μg/mL）は血液 0.25〜15.46，尿 0.01〜0.28，髄液 0.02〜0.16，脳 0.96 であった．代謝産物であるチオ硫酸塩は 0.14〜11.63 mM であった．

e．シンナー中毒

シンナーは塗料の「薄め液」として日常的に用いられている．塗装作業中の事故死，「シンナー遊び」の依存者に多い．

1）毒　性
トルエンを主剤とし，ベンゼン，ブタノールなどの混合有機溶剤である．

2）症　状

興奮状態，痙攣，昏睡，呼吸麻痺，不整脈死．

3）中毒死の血中トルエン濃度

10〜50 μg/g

4）検　出

　a）試料：血液，肺，皮下脂肪織など

　b）方法：ガスクロマトグラフィー，GC/MS

5）死　因（シンナー中毒か，酸素欠乏か）

ビニール袋をかぶりシンナー遊び中の死亡の場合，トルエンやベンゼンの定量結果を参考に決める．ビニール袋を頸部で結んで密閉し，かつトルエンやベンゼンの脳内濃度が低ければ，酸素欠乏による窒息死と考えてよい．

　a）シンナー入り袋を頭からかぶった状態で昏睡に陥り，袋を除去できずに窒息死する．

　b）シンナー吸引直後に運動すると，不整脈死することがある：シンナーの心筋作用とカテコールアミン分泌の増加による．

f．クロロホルム中毒

強盗，強姦，殺人などで抵抗力を奪うために利用されることが多い．

・犯罪に利用されると，死因がクロロホルム中毒か否かが問題とされる．

・ガーゼや布片にクロロホルムを浸し，鼻口部に押しあてて吸入させる．

1）中毒作用

　a）局所の刺激作用

　b）麻酔作用：容易に深麻酔に入る．中枢神経系の刺激→麻痺．呼吸中枢麻痺で死亡する．

　c）興奮期に反射的心停止がみられることがある．

2）死体所見

　a）クロロホルム臭，鼻口部周囲の充血，びらん，表皮剥脱．

　b）鼻口部に湿潤した表皮剥脱，口腔粘膜の腐蝕が認められたらクロロホルムを疑う．

3）致死量

吸入 1〜60 g，経口摂取 40 g，血中濃度 0.04〜0.06％．

4）検出方法

　・試料：血液，脳，肺，皮下脂肪織など．

　・方法：GC，GC/MS．

g．覚せい剤（覚せいアミン）

1995 年頃から「第 3 期覚せい剤濫用期」と言われ，青少年，主婦層など，若年者と女性の穏れた濫用者が増加し，死亡例も少なくない．

ほとんど事故死であるが，生前の濫用の有無が不明な場合が多く，死体検案や解剖で疑いを持つことが重要である．

1）種　類

一般的には次の2種類をいう．

　a）メタンフェタミン（フェニルメチルアミノプロパン）：塩酸塩（ヒロポン）がふつう．

　b）アンフェタミン（フェニルアミノプロパン）：硫酸塩がふつう．

　　ⅰ）両者とも中枢神経興奮薬（興奮・覚せい作用を有する薬物）に属する白色，無臭の粉末である．

　　ⅱ）わが国では塩酸メタンフェタミン，欧米では硫酸アンフェタミンの使用が多く，前者は後者より作用が強い．

　　ⅲ）覚せい剤取締法では両者のほか8種類の薬品を覚せい剤原料として規制している．

　　ⅳ）覚せい剤関連物質：非合法的に合成されたアンフェタミン誘導体．メチレンジオキシアンフェタミン（MDA，通常ラブドラッグ）やメチレンジオキシメタンフェタミン（MDMA，通称エクスタシー）が有名である．催幻覚作用が強いが，死亡例はまれである．

2）摂取方法

自己投与がほとんどである．

　a）静脈注射：最も一般的．肘窩や前腕が多い．

　　ⅰ）新旧の多数の注射痕，医療では不自然な部位の注射痕があれば疑いをもつ．

　　ⅱ）救急医療による注射針痕か否かを必ず確認する．

　b）経口摂取：アルコールやジュースに混ぜて服用する．

　c）その他：たとえば，「金魚」（膣内や肛門に入れて性行為を行う）など．

3）代　謝

　a）経口，経皮摂取でも吸収はよい．

　b）摂取量の半分以上は未変化体で主に尿中へ排泄される．

　c）残りは肝で代謝され，メタンフェタミンの主な代謝産物はP-ヒドロキシ体とアンフェタミンである．

　d）尿への排泄は尿のpHによって異なる．酸性尿：排泄良好．アルカリ尿：尿細管で再吸収されて排泄不良．

　e）汗，爪，毛髪などにも排泄，あるいは蓄積する．

4）薬理作用，中毒量

交感神経末端刺激および中枢神経刺激によるカテコールアミンの過剰分泌である．

　a）常用によって耐性が生じ，使用量が増加する．

　b）精神的依存が主体で身体的依存は少ない．

c）耐性，個人の身体的素因によって中毒量や致死量が異なる．通常 5～300 mg が用いられ，死亡例が散見される．100 mg 以上を 1 回で静注すると死の危険ありとされる．

5）中毒症状

カテコールアミンによる症状．

　　a）薬用量（3～5 g）：軽度の交感神経刺激症状（血圧上昇，発汗，散瞳など）．
　　b）大量摂取：興奮，ふるえ，幻覚，血圧上昇，不整脈，錯乱，衝動行為，高体温症など．
　　c）慢性中毒：意識障害，幻覚・妄想状態を中心とした症状，やせ，無欲など．
　　d）実際の死亡例：興奮状態，奇声，異常行動，口から泡をふく，全身の痙攣，暴れるなどののち死亡する．

6）死体所見

特異的なものはない．以下の変化がみられたら覚せい剤中毒を疑う．

　　a）高体温症：カテコールアミンによる筋肉刺激．死後経過時間に比べ直腸内温度が高い．
　　b）死体硬直：発現が早く，強い．過度の筋肉刺激，死亡直前の激動のため．
　　c）心筋壊死：カテコールアミンの心筋作用．収縮帯壊死．ミオグロビン染色で心筋内ミオグロビンの逸脱現象がみられることあり．
　　d）その他：顔面のうっ血と粘膜下溢血点，肺のうっ血水腫，尿失禁など．

7）死　因

原死因は「覚せい剤中毒」でも直接死因は種々考えられる．

　　a）覚せい剤自身の薬理作用
　　　ⅰ）抗心筋作用，高体温症による心臓死
　　　ⅱ）著明な血圧上昇による脳出血
　　　ⅲ）抗骨格筋作用によるミオグロビン腎症
　　b）覚せい剤摂取時の感染
　　　ⅰ）敗血症
　　　ⅱ）DIC，多臓器不全

8）検出方法

　　a）試料の採取：血液，尿，胃内容，毛髪は必ず摂取，各種臓器，爪など．
　　b）スクリーニング検査（メタンフェタミンの場合）
　　　ⅰ）尿を用いた簡易スクリーニングテスト（Triage® が一般的）
　　　ⅱ）シモン反応
　　　①試薬：20％炭酸ナトリウム，50％アセトアルデヒド・エタノール溶液，1％ニトロプルシドナトリウム溶液．
　　　②方法：試料の一部に上記 3 つの試薬を 1 滴ずつ加える．

表 3-53. 血中メタンフェタミン濃度と
重症度（永田の分類）

血中メタンフェタミン濃度* (μmol/100 g)	重症度
0.05〜0.2	軽度
0.2〜2.0	中症
2.0〜3.0	重症
3.0<	致死レベル

* 血中アンフェタミン濃度も合算する．

　③ 結果：メタンフェタミンがあれば青藍色を呈す．
c）定量試験：GC，あるいは GC/MS（最適）
d）結果の評価
　ⅰ）メタンフェタミンの代謝産物としてアンフェタミンも検出される（約10％）．
　ⅱ）定性試験は尿や毛髪，中毒の程度は血中濃度で判定する：1 回摂取すると，尿からは 4〜7 日後まで，汗からは 7〜10 日後まで，毛髪ではさらに長期間検出できるという．
　ⅲ）検出された血中メタンフェタミン濃度は致死域か：永田の分類が目安となる（表 3-53）．
　ⅳ）死亡例 38 例の平均血中メタンフェタミン濃度は 6.4 μmol/100 g，最高値は 28.8 μmol/100 g であった（日本法医学会課題調査報告）．

h．その他の乱用薬物
麻薬（麻薬性鎮痛薬）
耽溺性を有する薬物を麻薬という．連続使用によって耐性を生じる．
・耽溺性：精神的依存と身体的依存に大別される．
・精神的依存：薬物使用を続けたいという欲求の強い状態をいう．
・身体的依存：薬物の使用を中断すると，一連の身体症状が発現するため，薬物使用を続けざるを得ない状態をいう．
分　類
天然麻薬，部分的合成麻薬，合成麻薬の 3 つに大別される（表 3-54）．
1）アヘン
　① ケシの果実からとれる．
　② 20 種類以上のアルカロイドを含む（モルヒネの含有量が最も多い）．
　③ 作用はモルヒネに類似している．

表 3-54. 乱用薬物の分類

Ⅰ. 麻薬性鎮痛薬（麻薬）
　① 天然麻薬（アヘンアルカロイド）
　　● アヘン（末，チンキ），モルヒネ，コデイン
　② 部分合成麻薬
　　● ヘロイン
　③ 合成麻薬
　　● ペチジン，メサドン
Ⅱ. 中枢神経系抑制薬
　① 催眠薬
　　● バルビツール酸誘導体，ブロム剤，精神安定剤など
　② アルコール
　③ 揮発性有機溶媒：シンナー
　④ ガンマヒドロキシ酪酸（GHB）
Ⅲ. 中枢神経系興奮剤
　① 天然麻薬：コカイン（コカアルカロイド）
　② 覚せい剤：アンフェタミン類
　③ その他：カフェイン，ニコチンなど
Ⅳ. 幻覚剤
　① 幻覚剤：LSD
　② 大麻：マリファナ，ハシッシュなど
　③ ジメトキシフェネチラミン（2C-B）

2）モルヒネ
① アヘンアルカロイドの一種で，アヘンの主成分である．
② 催眠作用を生じないほど少量で鎮痛作用があるため，塩酸塩は医薬品として利用される（投与量1回5〜10 mg）．
③ 薬理作用：鎮痛，呼吸抑制，徐脈，縮瞳，嘔吐，下痢など．陶酔感，多幸感による不安の除去は両刃の剣となっている．
④ 中毒量：1回60 mg以上，致死量は70〜500 mg．慢性中毒者は耐性を獲得し，4〜5 gの摂取にも耐える．
⑤ 皮下，筋肉内注射，経口摂取の順で吸収が悪い．
⑥ 10〜20％は代謝されず，50〜60％は代謝されて尿に排泄される．
⑦ 中毒死体では胆汁に濃縮されて排泄されるので，胆汁の採取が必要である．
⑧ 死体検案では特異的所見はない．

3）ヘロイン
① モルヒネの水酸基2個をアセチル化したもの（ジアセチルモルヒネ）．
② 鎮痛作用はモルヒネの2〜4倍で速効性であるが，依存度，耐性も強い：特に

身体的依存が強力であるため，世界各国で製造，所持，使用が禁止されている（麻薬取締法）．
③ 致死量は 200 mg 以上．
④ 肺水腫，感染症が多いほか，モルヒネ中毒と類似の中毒症状を呈す．
⑤ 代謝され，モルヒネとなる．
⑥ 死体外表に特異的変化を認めない．

4）コカイン
① 中枢神経興奮性天然麻薬に分類される．
② コカの葉のアルカロイドの主成分である．
③ 摂取：塩酸塩をマニトールなどで希釈し，鼻から吸引する（sniffing）．
④ スピードボール：ヘロインと混ぜて使用する．
⑤ クラック：熱に対し安定化し吸煙する（タバコに混入させる）．
⑥ 中毒量：皮下注射 200〜300 mL，経口摂取で 500〜1,500 mg である．
⑦ 中毒作用：少量では中枢神経系，刺激作用を示し，多幸感，興奮，多弁，痙攣，反射亢進など，大量摂取では中枢神経系抑制作用を示し，昏睡，呼吸停止で死亡する．
⑧ 身体的依存性はないが，精神的依存性が強い（モルヒネより強い）．
⑨ 死体所見に特異的変化を認めない．

5）覚せい剤（p. 254 参照）

6）幻覚剤
摂取すると思考，気分，知覚が変化する薬剤をいう．
① LSD
・麦角アルカロイドの構成成分，リゼルギン酸誘導体である．
・麻薬取締法の対象薬である．
・摂取後，幻覚が発現，8〜12 時間持続する．
・致死量は 0.2 mg/kg と推定され，中毒死はまれである．
② 大麻：大麻草に由来する薬物で，紀元前から薬物として使用されている．
・乾燥大麻：葉や花を乾燥させたもの．マリファナが代表的である．
・大麻樹脂：ハシッシュが代表的である．
・薬理作用：テトラヒドロカンナビノール（THC）が主体で，幻覚・麻酔作用を有する．
・摂取方法：ハシッシュは経口摂取，マリファナはタバコとして吸煙が多い．
・薬理作用：THC は中枢神経系の興奮，抑制の二相性作用を有する．
・中毒症状：幻覚，妄想，多幸感などの精神症状，吐き気，ふるえ，口渇，心拍数増加など．
・代謝：THC は肝で代謝され，胆汁を経て小腸に排泄される．

・致死量：THC 140 mg/kg と推定されている．中毒死はまれであるが，摂取後，車を運転し交通事故死する例が外国で多い．

7）シンナー中毒（p.253 参照）

ⅰ．農薬中毒

有機リン剤とパラコートが重要である．

1）有機リン剤

a）有機リン系毒ガス（サリンの類）の研究から開発された殺虫剤である．

b）発生原因：農薬散布中の事故と自殺が主体である．

・経口，経皮，経気道的に吸収される．

c）種類：主なものを**表 3-55** に示す．

d）中毒作用：有機リン剤はアセチルコリンエステラーゼおよびコリンエステラーゼの活性を阻害するので，アセチルコリンが分解されず神経末端に蓄積し，神経の過剰刺激症状が発現する（次項「サリン中毒」参照）．

e）中毒症状：縮瞳，呼吸困難，消化器症状などとともに血漿コリンエステラーゼ値の著しい低下を認める（**表 3-56**）（次項「サリン中毒」参照）．

f）死体所見：新鮮死体では縮瞳，肺水腫，異臭（ニンニク臭など），血中コリンエステラーゼ値の低下など．

・生前の縮瞳が検案時にもみられるとは限らない．

g）検体採取：血液，尿，腸内容，脳など．

表 3-55．主な有機リン剤

① 特定毒物
　パラチオン剤（製造，使用ともに禁止）
　メチルパラチオン剤（　〃　）
　TEPP 剤（　〃　）
② 毒物
　エチルチオメトン剤
　EPN 剤
③ 劇物
　チオメトン剤
　DDVP
　EPS
　ダイアジノン
④ 普通物
　マラソン
　MEP（スミチオン®）

表 3-56. 有機リン剤中毒の症状

重症度	コリンエステラーゼ値（正常値に対する%）	主要症状
	50〜100	無症状
軽症	20〜50	流涎，胸内苦悶，腹痛，下痢，嘔吐，軽度の縮瞳
中等症	10〜20	高度の縮瞳，筋線維性攣縮，歩行困難，筋力低下
重症	0〜10	呼吸困難，意識混濁，肺水腫，痙攣，失禁，発熱

サリン中毒

サリンはタブン，ソマン，VX とともに有機リン系の神経ガス（神経剤）で，微量で殺傷能力が高いため化学兵器として用いられる．

① 吸収：皮膚，粘膜のどこからも吸収され，呼吸器系からは最も効率よく吸収される．

② 病態生理：抗コリンエステラーゼ薬

アセチルコリンエステラーゼを抑制し，コリン作動性神経のシナプス間隙にアセチルコリンが過剰に蓄積し，ムスカリン様，ニコチン様症状，および中枢神経症状を引き起こす．

③ 中毒症状

ⓐ ムスカリン様症状：縮瞳が特徴的．その他，分泌腺の分泌亢進（涙，唾液，気管粘膜分泌腺），発汗，徐脈，嘔吐，喘息など．

ⓑ ニコチン様症状：筋力低下，血圧上昇，頻脈など．

ⓒ 中枢神経系症状：不穏，頭痛，痙攣，昏睡など．

④ 毒性

きわめて強力であり，吸入による致死量は約 1 mg とされている．

・皮膚に小さな一滴がついても致死的である．

・致死量の摂取は 2〜3 分で重症中毒に陥り死亡する．

⑤ 死因

ⓐ 急性呼吸不全：以下の競合による

・呼吸筋の筋力低下．

・中枢性呼吸麻痺．

・気管・気管支分泌亢進による気道閉塞．

・気管支収縮による気道閉塞．

ⓑ 急性循環障害
　⑥ 重症度
　　ⓐ 重症度Ⅰ
　　・症状：縮瞳，徐脈以外に著変なし．
　　・手当せずとも回復．
　　ⓑ 重症度Ⅱ
　　・症状：呼吸障害，頭痛，胃腸障害など．
　　・治療しなければ一部は死亡する．
　　ⓒ 重症度Ⅲ
　　・症状：痙攣，意識障害，血圧低下，ショックなど．
　　・救命が困難となる．
　⑦ 死体検案時の注意点
　・集団発生が多い．
　・検案者が中毒にならないよう注意する：着衣は脱がせ，死亡者の皮膚にも素手では触れない．
　・着衣はビニール袋に入れて密封し，皮膚は洗浄する：着衣や洗浄液は検査材料として保存する．
　・必要に応じて着衣や皮膚の汚染除去を行う（サリンは水溶性で水洗できる）：無毒化にはアンモニア水や希アルカリ液を使用する．

2）パラコート
　・肺に選択的に作用する除草剤で，自殺に用いられることがある．
　・毒性が強いため，1986 年以後パラコート単独製剤は製造されていない．
　・主なパラコート剤を**表 3-57** に示す．
　・低濃度品には事故防止用添加物のほか，除草効果を維持するためジクワット（7％）が配合されている．

表 3-57. 主なパラコート剤

	商品名	濃度 (w/w％)	パラコート濃度 (w/w％)	事故防止用配合物
従来品	グラモキソン	24	20	界面活性剤，催吐剤
	パラゼット	24	20	界面活性剤，催吐剤
	グラモキソン 100	24	20	界面活性剤＋着色剤
	グラモキソン S	24	20	界面活性剤＋美臭剤
	パラゼット SC	24	20	界面活性剤＋美臭剤
低濃度品	ブリグロックス L	5	4.5	界面活性剤＋苦味剤＋ジクワット
	マイゼット	5	4.5	界面活性剤＋苦味剤＋ジクワット

a）中毒発生機序：体内に摂取されたパラコートは還元されてパラコートフリーラジカルとなり，元に戻るときに酸素を還元してスーパーオキサイド（O_2^-）になる．これは脂質過酸化を起こし細胞膜を障害する．特に肺は酸素に富むので障害されやすい．
b）中毒症状：パラコート肺が特徴的である．すなわち，肺水腫，間質性肺炎，肺線維症への経過をとる．心毒性もあるとされている．
c）致死量：従来の20％溶液10〜15 mLを経口的に摂取すると死亡する．
d）死体所見：急性死の新鮮死体では，口周囲へのパラコートの付着（着色剤でわかる）と腐蝕，異臭，特徴的な肺所見など．
吐物が青色を呈していることがある．
・パラコートは中毒量摂取しても，直ちに死亡することは少ない．
・酸素はスーパーオキサイド化されるため，酸素吸入には慎重を要する．

L．診療（医療）関連死体

1．一般的事項

　診療関連死の定義や範囲に一定のものはない．一般的には診療行為に関連した予期しない死亡とされている．どのような診療関連死を異状死体として警察署に届出するかについて現在議論されているが，本項では異状死として届出された診療関連死体の解剖，検案における問題点について述べる．
・診療関連死と異状死との関連については「異状死体とは」（p. 1）を参照．
・診療行為には診断，投薬，注射，検査，手術などのみならず，入院中の死亡，看護や介助，医療者側の説明の適否など種々の問題が含まれる．
・医療事故や医療過誤を含む．
・最近では外因死，病死を問わず救急体制の進歩によって医療を受けていることが多いが，ここでは医療事故や医療過誤が疑われた例が中心となる．

1）発生頻度

　わが国の正確な発生頻度は不明である．
　参考までに筆者らの剖検例に関する統計では（酒井），診療関連死は全解剖例の10％弱を占め，承諾解剖が3/4であった．性別分布では男性が約60％，年齢別分布では70歳代が約16％と最も多く，40〜70歳代で約2/3を占めていた．死因の種類では病死が約70％，次に不慮の事故死であった．診療科別では内科系が約70％で，発生場所は約60％が病院内であった．問題とされた診療は診断に関するものが半数強であり，処置あるいは管理が問題とされたものはそれぞれ20％強で大差はなかった．

2）検案時の注意事項

死亡者および診療に関する情報収集と死体所見が最も重要である．

- 同業間評価でもあるので，公正，中立，誠実，あくまでも医学的に実施する．
- 検案のみでは死因や医療行為との関連性は不明なことが多く，必ず解剖検査を進言する．

a）情報収集

ⅰ）受診の理由：外傷か，疾病か，検査か，救急搬送かなど

ⅱ）臨床経過の把握：必要に応じて担当医や家族から直接聴取する

- 警察の捜査記録では，専門用語，薬品名などの誤記載に注意する．
- 検案医による死亡者の情報収集は個人情報保護法には抵触しない．
- 病院での検案では診療録，看護記録，画像などの検査結果を閲覧してよい．
- 担当医の診断やコメントも参考になる．

ⅲ）異常発生時や死亡時の状況

- 手術中か，検査中か，入院中か，拘束帯使用中かなど．

ⅳ）異常発生時の処置の内容

- 蘇生術の有無，内容，使用薬物など．
- 手術後であれば術式，摘出臓器や組織，麻酔方法など．

ⅴ）死亡者の既往歴，受診歴，服用薬物，生活状態など

- 抗凝固薬服用者か，長期臥床者か，高血圧や糖尿病などの有無，飲酒歴など．

b）死体所見

以下の点を区別して記載する．

ⅰ）医療行為で形成された創傷

[例] ①手術創，気管切開創，注射針痕，ドレナージ痕，除細動の電極痕など
②救急医療では開胸式心マッサージ痕，胸腔ドレナージ，緊急手術痕

ⅱ）医療行為の合併症やミス：感染，出血，臓器損傷など

[例] ①心マッサージによる胸腹腔内臓器損傷，血管カテーテルによる血管損傷など
- 特に解剖時に重要な観察項目である．
- 肉眼的に観察が難しいものもある．
②薬剤によるアナフィラキシーショック，薬剤過剰投与など
- 長期生存者では最初の原因が判別し難い．
③多臓器不全，低酸素脳症，レスピレータ脳，ストレス潰瘍など

ⅲ）外因死における本来の損傷と医療痕との鑑別

本来の損傷が特に救急医療の医療痕と紛らわしいものがある．

[例] ①肋骨骨折：心マッサージによる場合は出血が軽いことが多い

②注射針痕：覚せい剤注射では新旧多数，部位もさまざまのことが多い
③鼻口部の表皮剝脱：特に乳幼児で問題となる．挿管時の絆創膏固定痕との鑑別

c）必ず a）情報収集（の内容）と，b）死体所見との間に矛盾がないかをチェックする．

2．救急医療に基づく主な損傷

a．心マッサージ
1）種　類
 a）胸骨部圧迫心マッサージ
 b）開胸心マッサージ
2）合併症
心マッサージの合併症の主なものを**表 3-58** にまとめた．
 a）着院時心肺停止状態（CPAOA）では心マッサージによる損傷部の出血（生活反応）がないか，あっても軽度：心マッサージによる肋骨骨折と，外力によるものとの鑑別のためには重要な所見である．
 b）小児や乳幼児では，肋骨骨折がなくても内臓損傷を起こしやすい：救命可能でも合併症で死亡した例がある．
 c）腹腔内臓器の癒着があると，心マッサージによって牽引され被膜剝離性損傷が生じやすい．

3．電気的除細動

急性心筋梗塞などから心室細動（致死的不整脈の一種）を起こすと，胸壁から除細動器で直流電流を通電して正常な洞調律リズムに戻す救急処置のひとつである．
・除細動器の電極痕を前胸部に残す：右鎖骨下胸骨右縁（陰極）と心尖部（陽極）．

表 3-58．胸骨部圧迫心マッサージの主な合併症

① 多発肋骨骨折，胸骨骨折，肋軟骨連結解離
② 肺損傷：胸腔内出血，気胸などを伴う
③ 心血管損傷：心タンポナーデ
④ 肝，脾，胃，膵損傷：腹腔内出血，消化管出血
⑤ 塞栓症：血栓，脂肪，骨髄塞栓
⑥ 胃内容の逆流：気道内吸引，逆流性食道炎

4．気管内挿管
最も確実な気道確保の方法である．経口挿管と経鼻挿管がある．
1）死体所見
鼻口部周囲の絆創膏貼布痕，軽度の表皮剝脱，挿管チューブによる圧痕など．
2）合併症
- a）歯，歯肉，口腔粘膜，口唇などの損傷
- b）気管損傷：粘膜剝離，穿通と縦隔気腫
- c）声門浮腫（喉頭水腫）
- d）気管潰瘍，肉芽腫形成：カフ圧迫による虚血

5．気管切開
上気道閉塞，気管内挿管が長期間に及ぶ場合，気道内分泌物の反復吸引などのため，前頸部から気管を切開し，気管切開チューブを気管内に留置する．
1）外表の切開創
- a）縦切開と横切開がある．いずれも第2，第3気管輪郭に縦または横切開を加える．
- b）切開部の感染，出血の有無に注意する．
2）合併症
- a）術中，術後の合併症
    - ⅰ）出血：血液の気道内吸引による窒息を引き起こす．
    - ⅱ）気胸，皮下気腫，縦隔気腫．
    - ⅲ）空気塞栓症：頸部静脈が損傷された場合．
    - ⅳ）甲状腺損傷
- b）挿管中
    - ⅰ）気管閉塞，感染，出血，気管瘻など．
    - ⅱ）人工呼吸器の操作ミス，故障，接続部の外れ．
- c）抜管後
    気道閉塞，気管狭窄，感染．

6．気管内吸引
1）目 的
気管内挿管や気管切開は気道の生理的条件を阻害するため，気道内分泌液の増加，粘稠化を引き起こす．このため気管内吸引によって，分泌液を除去し，気道内腔の確保と感染予防を図る．

2）合併症
　　a）感染症：最も多発する
　　b）気道粘膜損傷
　　c）吸引器の操作ミス：吸引と加圧を間違えた場合，空気の放出
　　d）低酸素血症，無気肺，不整脈など

7．注射針痕（ドレナージ痕）

1）末梢静脈穿刺

静脈内注射，採血，血管確保．
　　a）穿刺部位：肘窩，前腕，手背，足関節，足背の皮静脈が多い．
　　b）合併症：血栓性静脈炎（下肢，長期留置），化学的血管炎（高濃度薬剤注入）．

2）中心静脈穿刺，カテーテル留置

中心静脈栄養投与や中心静脈圧測定のためのカテーテル挿入が多い．
　a）鎖骨下静脈穿刺
　　　ⅰ）穿刺部位：（左）右鎖骨下で鎖骨外側1/3の部
　　　ⅱ）合併症：右鎖骨下静脈は重要臓器に近接している一方，盲目的刺入となるため合併症を起こしやすい．
　　・気胸，血胸：肋膜損傷と胸腔内刺入による．
　　・出血
　　・皮下気腫
　　・不整脈：カテーテルの心室内迷入
　　・胸腔内点滴：胸腔内に刺入された状態で点滴した場合
　b）内頸静脈穿刺
　　　ⅰ）穿刺部位：小鎖骨上窩（胸鎖乳突筋鎖骨部と胸骨部）の頂部．
　　　ⅱ）合併症：血腫形成，気胸，不整脈（カテーテルの心室内迷入）．
　c）大腿静脈穿刺
　　　ⅰ）目的：中心静脈路のほか，採血，輸液にも使用される．
　　　ⅱ）穿刺部位：鼡径靱帯の約2横指下方．
　　　ⅲ）合併症
　　・大腿動脈穿刺：皮下血腫形成．
　　・静脈壁裂傷，穿孔：カテーテルの粗雑な挿入，股関節の屈曲などに原因する．
　　・刺入部の汚染：尿や便による．
　　・下肢血栓性静脈炎：肺動脈血栓症の原因となる．

3）動脈穿刺
　　a）目的：血液ガス分析，薬剤，造影剤注入，動脈圧モニターなど．
　　b）穿刺部位：橈骨動脈（手関節部），大腿動脈，足背動脈，上腕動脈．

c）合併症
　　　 ⅰ）血栓形成
　　　 ⅱ）動脈壁損傷
　　　 ⅲ）皮下血腫
 4）胸腔穿刺・ドレナージ
　　a）目的：気胸，血胸，膿胸の治療，胸腔内貯留物の性状の診断，検査のため．
　　b）穿刺部位
　　　 ⅰ）気胸：鎖骨中線第2肋間
　　　 ⅱ）血胸，膿胸：前および中腋窩線の中間部，第5，第6肋間
　　c）合併症
　　　 ⅰ）肺損傷：気胸，胸腔内出血
　　　 ⅱ）肋間動静脈損傷：胸腔内出血
 5）心のう穿刺
　　a）目的：心のう内貯留液の検査，診断，心タンポナーデ時の貯留液除去
　　b）穿刺部位：剣状突起の下端左側
　　c）合併症：心臓損傷，肺損傷，腹腔内臓器損傷
 6）腹腔穿刺
　　a）目的：腹腔内貯留液の排除（特に腹水），穿刺液の検査，診断，留置カテーテルによる持続吸引，腹腔洗浄，腹膜灌流．
　　b）穿刺部位：4か所（上下左右）と2か所（左右側腹部）．いずれも腹直筋を避ける（下腹壁動静脈損傷を避けるため）．
　　c）合併症
　　　 ⅰ）腸管損傷：腹膜炎
　　　 ⅱ）腸間膜損傷：腹腔内出血
 7）膀胱穿刺
　　a）目的：排尿困難時の排尿のため
　　b）穿刺部位：下腹部正中，恥骨結合の2～3横指上方
　　c）合併症：ショック（急激な膀胱収縮）
 8）腰椎穿刺
　　a）目的：髄液検査，薬剤，造影剤，麻酔薬の注入（腰椎麻酔）．
　　b）穿刺部位：成人では第2，第3腰椎棘突起間，小児では第3，第4腰椎棘突起間．
　　c）合併症
　　　 ⅰ）髄腔内出血：内椎骨静脈叢損傷
　　　 ⅱ）脊髄障害，非細菌性髄膜炎：薬剤注入
　　　 ⅲ）アナフィラキシーショック：造影剤，麻酔剤注入による．

8．手術創痕

手術の目的によって皮膚切開の部位はおおよそ一定であるので，手術創痕から既往の手術が推定できることがある．

9．内視鏡やカテーテル挿入痕

最近では内視鏡手術や検査が多く，目的によって種々の部位に挿入痕がみられる．合併症として，管腔臓器や血管の穿孔による出血や感染が多い．

M．白骨死体の検案

1．一般的事項

a．人体の骨格系

1）重要性

白骨死体の検案では，必ず以下の点をチェックする．
- a）完全な骨格系が残されているか
- b）欠落があれば，どの骨か
- c）奇形や変形の有無

2）骨格系の構成

200個の骨から構成されている（表3-59）．
- a）胸郭は胸椎，胸骨および肋骨からなる．
- b）骨盤は左右の寛骨，仙骨および尾骨からなる．

b．死体検案時の注意点

1）全身の人体骨格図を用意しておくと便利である（図6-6〔p.362〕参照）．
2）剖検時の骨折のメモに利用できる．

c．診断事項

1）人骨か否か
- a）完全な形であれば，肉眼的に判別可能である．
- b）骨片の場合，組織学的にハーバース管の数や太さ，血清学的にヒトタンパクの証明やDNA分析などで鑑別する．
- c）著しく古い，あるいは加熱された骨片では血清学的方法は利用できない．

2）個人識別

人骨の場合には個人識別が重要である．
- a）個体数の確認：1個体の骨か否か
  - ⅰ）同名の骨が重複していないか．

表 3-59. 人体の骨格系

```
Ⅰ） 軸骨格 ──── 74 個
  ① 頭蓋骨：23 個
  ② 脊柱：26 個（仙骨，尾骨を含む）
  ③ 肋骨：24 個
  ④ 胸骨：1 個
Ⅱ） 付属骨格 ──── 126 個
  ① 上肢骨：64 個
    ⓐ 上肢帯（4 個）：肩甲骨，鎖骨
    ⓑ 自由上肢骨（60 個）：上腕骨，橈骨，尺骨，手根骨，中
      手骨，（手の）指骨
  ② 下肢骨：62 個
    ⓐ 下肢帯（2 個）：寛骨（腸骨，坐骨，恥骨）
    ⓑ 自由下肢骨（60 個）：大腿骨，膝蓋骨，脛骨，腓骨，足
      根骨，中足骨，（足の）指骨
```

注：種子骨，耳小骨などは含まれない．
　　仙骨と尾骨はそれぞれ 1 個の骨とみなした．

　　ⅱ）各骨の大きさは同一個体として矛盾しないか．
　　ⅲ）肉眼的鑑別が困難であれば，血液型検査や DNA 分析を利用する．
　b）人種の鑑別：まれ
・最近では，わが国でも外国人が増加しているので，重要となる．
　c）性別の判定（後述）
　d）年齢の推定（後述）
　e）身長の推定（後述）
　f）骨折の有無
　g）骨疾患，奇形の有無
　h）血液型の判定：歯，骨髄
　i）DNA 分析：歯髄，骨髄
3）死因の推定
　白骨からの死因の推定はほとんど困難である．死体周囲の状況，関係者からの事情聴取などを根拠に推定する．
4）死後の経過時間
5）死因の種類の推定（自他殺，事故死の別）

2．性別の判定

a．一般的事項
1) 白骨の形態学的性差は 15 歳以下の小児では判別が困難である．
2) 男性骨は女性骨より頑強で，突起や隆起は大きく，著明である．
3) 骨以外の物体や周囲の状況も参考にする．
  a) 頭毛：骨とともに残存することが多い．
  b) 着衣や装飾品など．
4) 完全な白骨死体では，頭蓋骨と骨盤で性別判定は比較的容易である．
5) 骨盤や頭蓋骨を欠く白骨死体では，形態学的特徴のみでの性別判定は難しい．

b．判定方法
1) 骨の形態学的特徴による性別判定
2) 骨の人類学的計測値による性別判定
  a) いずれの場合でも，いくつかの項目について検討し，総合的に判断する．
  b) 人類学的計測では，正しい計測点と計測項目を用いること．
3) DNA 分析（p.342，法医学領域における DNA 分析の活用例参照）

c．頭蓋骨からの性別判定
1) 形態学的特徴による判定
最も一般的で，正解率は約 90％である．
  a) 男性頭蓋（図 3-50a）：頑強で筋付着部の凹凸が著明でごつごつした感じ．頭頂部が発達している（頭頂型）．
  b) 女性頭蓋（図 3-50b）：繊細で凹凸が少ない．前頭骨が発達，突出する（前頭型）．
  c) 男性頭蓋の主な判別部位
     i) 前頭骨の眉弓，眉間の著明な隆起
     ii) 筋付着部（特に側頭骨の下側頭線，後頭骨の上項線など）の突隆，項平面のごつごつした感じ．
     iii) 側頭骨の頬骨突起後根部（外耳孔の上縁部）の隆起（女性では痕跡的）．
     iv) 大きく突出した乳様突起（ほぼ拇指頭大）．女性では小指頭大でほとんど突出せず．
     v) 頬骨弓部の上下幅が広く厚い．
     vi) 下顎体前下縁が直線状（—）．女性では U 字型．
     vii) 下顎角の著明な突隆（下方に下垂する感じ）．
2) 人類学的計測値による性別判定
  a) 注意点
     i) 同じ人種で比較する（外国の対照値を用いることはできない）．

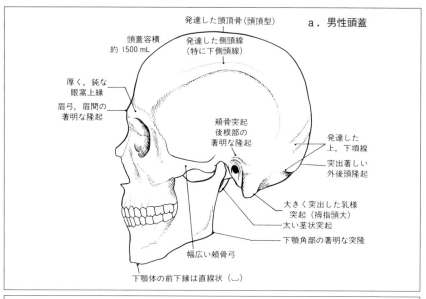
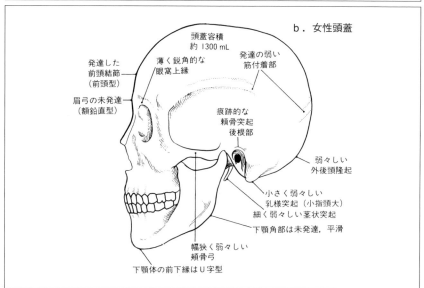

図 3-50. 頭蓋骨の性差

ⅱ) 正確な計測点と計測項目を用いる.
ⅲ) 正解率は形態学的検査と大差なし.
ⅳ) 形態学的特徴で判別できれば，特に行う必要はない.
ⅴ) 死体検案時に行う機会は少ない.
b) 計測点と計測項目，計測値を用いた性別判別式は専門書参照のこと.

d．骨盤からの性別判定（表 3-60）
1) 形態学的特徴（図 3-51）

骨盤は形態学的に最も性差が著しく，性別の判定に際し信頼できる.

a) 男性骨盤：幼児型がそのまま発育し，高さが高く幅は狭い．筋付着部が発達している.
b) 女性骨盤：分娩に適した形態で，10 歳頃から女性特有となる．高さが低く幅が広い.
c) 形態学的特徴と人類学的計測値による性別判別の正解率は，ほぼ同程度である.
d) 死体検案時には形態学的性差のみで推定してよい.
e) 女性骨盤に特有な恥骨の特徴
ⅰ) 恥骨腹側面の弓状隆起

表 3-60．骨盤の形態学的特徴

	男 性	女 性
全体像	頑強	繊細
骨の厚さ	厚い	薄い
骨盤上口	ハート型，狭い	短楕円形，広い
骨盤下口	仙骨，尾骨の前方への突出，狭い 両側坐骨結節の接近	仙骨，尾骨は後方へ，広い 両側坐骨結節は遠ざかる
骨盤腔	細長く，漏斗状	広く，低く，円筒状
恥骨結合の高さ	高い	低い
恥骨下角	V字型，鋭角的	U字型，鈍い弓型
恥骨結節	互いに接近	互いに離開
大坐骨切痕	鋭角的で深い	鈍角的で浅い
閉鎖孔	大きく円い	小さく三角形状
腸骨縁	山形，幅狭く高い	丘形，幅広く低い
腸骨稜	厚く，粗い	薄く，平滑
仙骨	幅深く，長い	幅広く，短い
仙骨耳状面	長く，狭い	短く，広い
仙骨の前凹孛	強い	弱い
岬角	著明な突出	わずかな突出

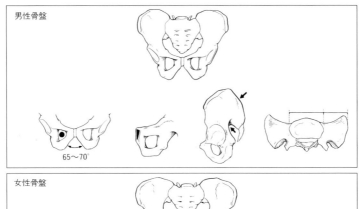

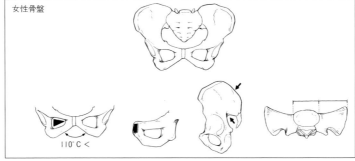

図 3-51. 骨盤の性別判定

  ⅱ）恥骨下肢内側面の隆起（男性は平坦）
  ⅲ）恥骨下肢の走行（上方に軽く弓型）
  ⅳ）恥骨の背側（分娩）小窩：あれば女性
2）人類学的計測法
不完全な骨盤しか残存していない場合にのみ応用される．
e．その他の骨による性別判定
 ・形態学的性差は認めにくく，性別判定式を応用する．
1）胸　骨
  a）Hyrtl の法則
  ・男性：胸骨体長＞2×胸骨柄長
  ・女性：胸骨体長＜2×胸骨柄長
  b）胸骨示数（東野）：胸骨柄長/胸骨体長×100
    男性：50.6
    女性：55.3
  c）実際上への応用
   ⅰ）男性でも胸骨体長が胸骨柄長の2倍以下のことがある．

ⅱ）胸骨体長が胸骨柄長の 2 倍以上（胸骨示数 50 以下）であれば，男性胸骨と推定してよい．

2）四肢長骨

a）肉眼的：一般に男性骨は頑強で太く長い．

ⅰ）長さのみの判定は避ける：男性より長身の女性も多い．

ⅱ）現在の日本人の体格，体型は変化し，特に長骨が長くなっている．対照計測値と比較する際に注意する．

b）上腕骨骨頭の横径と矢状径（図 3-52）

ⅰ）横径（頭最大横径）：右側で測定する．

$\begin{cases} 男性：40〜43\,mm \\ 女性：35〜37\,mm \end{cases}$

ⅱ）矢状径（頭最大矢状径）：右側で測定する．

$\begin{cases} 男性：43〜45\,mm \\ 女性：37〜40\,mm \end{cases}$

c）大腿骨骨頭の横径と垂直径

ⅰ）頭横径：頭赤道面の径（垂直径と直角に測定）．右側で測定する．

$\begin{cases} 男性：44〜46\,mm \\ 女性：40〜41\,mm \end{cases}$

ⅱ）頭垂直径：頭最高点と最下点との距離．右側で判定する．

$\begin{cases} 男性：45〜47\,mm \\ 女性：40〜42\,mm \end{cases}$

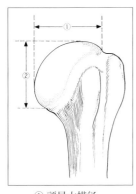

① 頭最大横径
② 頭最大矢状径

図 3-52．上腕骨の横径と矢状径

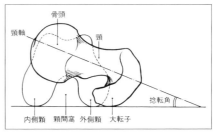

図 3-53．大腿骨捻転角の求め方

死体検案の実際

d）大腿骨捻転角：有効な指標である
　　　　ⅰ）捻転角とは：大腿骨の後面を下にして水平面に大転子，内側および外側上顆を接して置いたときの頸軸と水平面とのなす角をいう（図 3-53）．
　　　　　　$\begin{cases} 男性：12〜15 度 \\ 女性：20〜25 度 \end{cases}$
　　e）性別判定式による方法
　　　　ⅰ）部分的白骨死体で応用される（詳細は成書を参照）．
f．全身骨格の組み合わせによる性別判定式
　・単数の骨による場合よりも誤判率は少ない（詳細は成書を参照）．
　・検案時に行う必要はない．行う必要があれば，専門家に鑑定を依頼する．

3．年齢の推定

a．年齢推定の指標

骨や歯の加齢的変化を観察し，応用する．

1）**骨や歯の成長・発達**（胎生期〜25 歳前後である）
　　a）化骨核の有無，大きさ：X 線検査，鋸断面の検査
　　b）化骨核の癒合状態
　　c）骨幹と骨端の癒合：長幹骨
　　d）歯の萌出状態，乳歯か永久歯か

2）**骨や歯の退行性**（成人の白骨（25 歳以上））
　　a）頭蓋骨縫合の癒合状態
　　b）恥骨結合面の変化
　　c）海綿質骨梁の変化，骨髄腔の高さ
　　d）軟骨結合部の骨化，骨性癒合：胸骨
　　e）軟骨の化骨化現象：甲状軟骨，舌骨など
　　f）骨形態の老人性変化：萎縮，粗鬆化，棘形成など
　　g）骨緻密質の組織像：組織学的検査
　　h）歯の咬耗度
　　ⅰ）歯槽縁の退縮度
　　j）歯髄腔の形態的変化

注意!!
①あくまでも推定の域を出ない：年齢幅をもたせて表現する（例：10 歳前後，30 歳代など）．
②できるかぎり多くの骨を検査し，総合的に判断する．

> ③死体検案では肉眼的検査のみで判断せざるを得ない．判断が難しい場合は専門家による鑑別を進言する．

b．化骨核の変化
1）化骨核の形成，大きさ
死体検案時には参考にはならない．
2）化骨核の形成（表 3-61）
 a）胎生期～20歳前後の年齢推定に応用される．
 b）詳細はX線検査で判定される．
 c）実務的には四肢長骨の骨端を指標とする．
3）化骨核の大きさ（表 3-62）
解剖時に鋸断面の最長径を計測する．
4）化骨核の癒合（表 3-63）
 a）25歳前後までに完了する．
 b）実務上の応用価値は高い．
c．頭蓋泉門の閉鎖（表 3-64）
・乳幼児期の年齢推定に応用される．
d．骨幹と骨端の癒合（思春期～青年期）
1）骨端の成長が完了すると骨幹と癒合する．
2）骨によって骨端の癒合時期が異なる点を年齢推定に応用する．

表 3-61．主な化骨核の出現時期

(肉眼的観察)

● 上腕骨骨頭	胎生9か月～2歳
● 上腕骨外側上顆	8～14歳
● 橈骨上端	5歳前後
● 橈骨下端	2～5歳
● 尺骨上端	9～12歳
● 尺骨下端	6～10歳
● 大腿骨骨頭	胎生5～8か月
● 大腿骨下端	胎生9か月～新生児期
● 大腿骨大転子	2～4歳
● 脛骨上端	胎生期
● 脛骨下端	1～2歳
● 腓骨上端	4～6歳
● 腓骨下端	2歳前後

表 3-62. 化骨核の大きさと年齢 (速水)

年齢	上腕骨骨頭	橈骨遠位端	大腿骨骨頭	脛骨近位端
1歳	1.10	0.28	1.20	1.45
2	1.70	0.93	1.80	1.98
3	2.10	1.00	2.15	2.10
4	2.15	1.34	2.15	2.40
5	2.40	1.55	2.45	2.90
6	2.53	1.80	3.10	2.80
7	2.65	1.95	3.35	2.90
8	3.10	2.09	3.78	3.68
9	3.15	2.20	3.60	3.70
10	3.25	2.25	4.30	3.60
11	3.65	2.50	4.50	4.30
12	3.75	2.73	4.75	5.18
13	4.70	3.00	4.65	4.71
14	4.40	3.00	5.95	6.00
15	5.05	3.20	5.75	5.95

(単位：cm，長径中央値)

表 3-63. 化骨核の癒合時期

骨の名称	癒合の完成
前頭骨	左右：2〜3歳（前頭縫合）
後頭骨	後頭鱗と外側部：2〜5歳
	外側部と底部：6〜7歳
下顎骨	左右：1〜2歳
環椎	左右の後弓：3〜4歳，前弓：6〜7歳
軸椎	左右の椎弓：3歳
	歯突起と椎体：3〜5歳
	椎弓と椎体：6歳
胸骨	4個（第1〜4節）：20歳
仙骨	第2〜第5仙椎：23歳頃
	第1と第2仙椎：30歳
寛骨	恥骨下枝と坐骨下枝：7〜9歳
	腸骨と坐骨と恥骨：13〜16歳

表 3-64. 頭蓋泉門の閉鎖時期 (横尾)

大泉門	1歳終わり〜3歳前後
小泉門	生後6か月〜1歳
前側頭泉門	生後6か月〜1歳
後側頭泉門	1歳〜1歳半

表 3-65. 骨端の癒合による年齢推定

上腕骨	骨頭	15～20 歳
	下端	13～16
橈骨	上端	15～18
	下端	18～19
尺骨	上端	14～16
	下端	17～19
大腿骨	骨頭	14～17
	下端	17～19
脛骨	上端	18～19
	下端	17～18
腓骨	上端	17～19
	下端	14～17
鎖骨胸骨端		18～21
肩甲骨肩峰端		17 前後
寛骨	坐骨結節	18～21
	腸骨稜	17～22
椎体	頸椎～胸椎	20～25
	腰椎	25～30

表 3-66. 頭蓋縫合の癒合度の基準

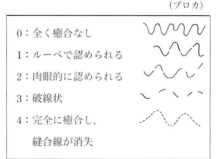

(ブロカ)

0：全く癒合なし
1：ルーペで認められる
2：肉眼的に認められる
3：破線状
4：完全に癒合し，縫合線が消失

3) 実用上の応用価値は高い．
4) 四肢長骨，寛骨，肩甲骨，鎖骨，椎骨などを検査する（**表 3-65**）．
5) 肉眼的検査が一般的である．

e．頭蓋縫合の閉鎖（癒合）

1) 信頼性は低いが，実務上よく参考にされる．
2) 内板から始まり外板に向かう．
3) 女性は癒合開始は遅いが，早く完了する．
4) 検査対象：三大縫合（冠状縫合，矢状縫合，人字縫合），鱗状縫合，後頭乳突縫合，蝶側頭縫合，蝶前頭縫合など．
5) ブロカの癒合度の基準（**表 3-66**）
6) 各年齢群における外板の癒合程度を**表 3-67** に示す．
7) 癒合の開始順位：矢状＞冠状＞人字縫合
8) 癒合の進行速度：冠状＞矢状＞人字縫合
9) 内板の癒合が破線状であれば 50 歳代，縫合線が消失していれば 60 歳以上と推測できる．
10) 蝶頭頂縫合，蝶側頭縫合，後頭乳突縫合に全く癒合がなければ 30 歳未満を示唆している．

表 3-67. 頭蓋骨外板の縫合・癒合度の概略

(岡田のデータをまとめたもの)

縫 合 名	年 齢 群				
	20歳代	30歳代	40歳代	50歳代	60歳以上
① 外板					
前頭縫合	3〜4	3〜4	3〜4	3〜4	3〜5
冠状縫合（側頭部）	0〜1	1〜2	1〜3	2〜3	3〜4
矢状縫合（頂部）	0〜1	1〜2	1〜2	1〜2	2前後
人字縫合（三角部）	0〜1	0〜1	1前後	1〜2	1〜2
鱗状縫合	0	0	ほぼ0	0〜1	0〜1
蝶前頭縫合（眼窩部）	ほぼ0	1前後	2前後	3前後	3〜4
蝶頭頂縫合	0	0〜1	1前後	1〜2	2〜3
蝶鱗縫合（下部）	0	ほぼ0	0〜1	0〜1	1〜2
後頭乳突縫合（下部）	0	0〜1	1〜2	1〜2	2〜3
② 内板	0〜1	1〜2	3前後	3前後	3〜4

(ブロカの基準で表示)

f．口蓋部の縫合（図 3-54）

1) 切歯縫合の消失：30 歳前後
2) 正中口蓋縫合口蓋部の消失：30〜40 歳
3) 正中口蓋縫合上顎骨部，横口蓋縫合のいずれかの消失：50 歳以上

g．蝶後頭軟骨結合

骨性癒合の完成：20 歳代以上．

h．下顎枝角

出生時 140〜170°，歯牙交代期 150°．
永久歯完成時 100°，35〜55 歳 120〜130°，70 歳前後 130〜140°．

i．恥骨結合面の変化

1) 20〜40 歳の年齢推定の有力な根拠である．
2) 骨を十分にさらしてから観察する．
3) 恥骨結合面の名称は図 3-55 の通りである．

j．海綿骨の骨梁構築像

・加齢による骨吸収と骨形成のアンバランスによる：骨吸収＞骨形成．
・骨緻密質や骨梁の減少，骨髄腔の拡大が指標となる．
・検査対象：上腕骨，大腿骨．
・検査法：X 線検査や鋸断面の肉眼的観察による．

1) 上腕骨

近位端部の鋸断面で観察する．

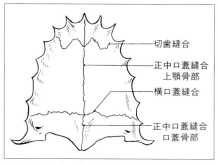

図 3-54. 口蓋縫合

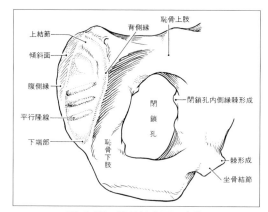

図 3-55. 恥骨結合面の名称

骨端部，骨幹部，骨髄腔の各年齢群での所見を**表3-68**に示す．
2）大腿骨近位端部（ナンセン）
 a）20歳代：骨髄腔上端は小転子下縁，あるいはそれ以下である．骨梁の網目状（蜂巣状）構造を有する．
 b）30歳代：ほぼ20歳代と同様である．
 c）40歳代：骨髄腔上端は小転子下縁に達する．骨端線は痕跡的．骨梁は少し疎となる．
 d）50歳代：骨髄腔上端が小転子下縁かそれ以上である．
 e）60～74歳：骨髄上端は小転子中央の高さになる．骨端線は消失し，骨梁の不明瞭化する．
 f）75歳以上：緻密質が薄くなる．
 g）80歳以上：骨髄腔は小転子中央以上に上昇する．
k．**歯からの年齢推定**（「歯からの個人識別」p.323参照）

表 3-68. 上腕骨骨梁の年齢的変化

	骨端部	骨幹部	骨髄腔上端
21〜22 歳	放射状骨梁	微細網目状	外科頸以下
23〜25	〃（弱い）	〃	〃
26〜30	〃（さらに弱い）	〃	〃
31〜40	放射状構造の消失	柱状構造	外科頸に達する
41〜50	〃	〃（不連続）	〃
51〜60	〃	〃（不明瞭化）	骨端線に接近
61〜74	〃	特徴的構造なし	骨端線に達する
75<	粗鬆化	〃	〃

4．身長の推定

　四肢長骨の長さ（主に最大長，全長）を用いた身長推定式によって概算される．
- 白骨死体と同じ人種の身長推定式を用いる．
- 身長を構成している下肢骨の長さに基づく身長推定式のほうが正確である．
- 複数の異なった身長推定式で得られた結果の平均値を用いることは避ける．
- 時代によって日本人の体格も変化している．年齢，性別，白骨化，体の状態などを十分に考慮する．
- 身長推定式によって，また骨によって計測点が異なるので注意する（図 3-56）．

a．安藤の係数（表 3-69）
1) 広く用いられているが，大正 12 年に発表され，対象とした平均身長は現代の日本人より約 10 cm 低い．
2) 四肢長骨の身長に対する比例係数を意味する．

b．藤井の身長推定式（表 3-70, 71）
1) 回帰直線から身長推定式を作成している．
2) 現在最も広く用いられている．
3) 対象例の平均身長（昭和 35 年）は現代の日本人の平均身長より約 10 cm 低い．

c．工藤の身長推定式（昭和 42 年）

> 推定身長＝大腿骨長×2.5＋56
> 推定身長＝脛骨長×3.3＋47
> 大腿骨長：大転子上端から外側顆下端までの距離
> 脛骨長　：最大長
> ・回帰直線によって身長推定式を作成したもの．

a．上腕骨
X_1：最大長，X_2：全長（自然位長）

b．尺骨
X_1：最大長，X_2：生理長

c．橈骨
X_1：最大長，X_2：生理長

d．大腿骨
X_1：最大長，X_2自然位長（生理長），
X_3：自然転子長

e．脛骨
X_1：全長，X_2：最大長

f．腓骨
X_1：最大長

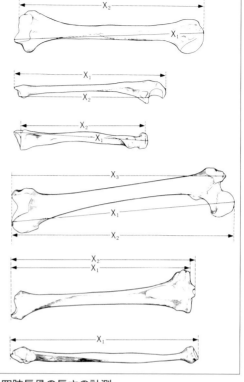

図 3-56．四肢長骨の長さの計測

表 3-69．四肢長骨の長さから身長を算出する係数（安藤）

- 推定身長＝計測値（mm）×係数－2.0 cm
- 計測点は図 3-56 を参照のこと．

四肢長骨		係数		
		男性		女性
上腕骨 最大長	左	5,474	左	5,577
	右	5,337	右	5,440
橈骨 最大長	左	7,112	左	7,500
	右	7,086	右	7,415
尺骨 最大長	左	6,638	左	6,885
	右	6,606	右	6,813
大腿骨 自然位全長	左	3,836	左	3,901
	右	3,840	右	3,934
脛骨 全長	左	4,731	左	4,812
	右	4,792	右	4,822
腓骨 最大長	左	4,812	左	4,912
	右	4,813	右	4,920

死体検案の実際

表 3-70. 日本人四肢長骨の長さに基づく身長推定式

(藤井, 昭和35年)

四肢長骨	身長推定式	
	男　性	女　性
上 腕 骨 最 大 長	左　Y＝2.83X＋729.08 右　Y＝2.79X＋732.42	左　Y＝2.49X＋787.42 右　Y＝2.38X＋813.02
上 腕 骨 全 長	左　Y＝2.80X＋749.90 右　Y＝2.79X＋744.39	左　Y＝2.62X＋761.66 右　Y＝2.51X＋786.61
橈 骨 最 大 長	左　Y＝3.30X＋834.01 右　Y＝3.23X＋842.96	左　Y＝3.21X＋819.31 右　Y＝3.13X＋829.34
橈 骨 生 理 長	左　Y＝1.92X＋1177.34 右　Y＝1.91X＋1176.38	左　Y＝2.85X＋940.97 右　Y＝2.65X＋979.37
尺 骨 最 大 長	左　Y＝3.25X＋792.01 右　Y＝3.09X＋825.87	左　Y＝2.75X＋864.70 右　Y＝2.91X＋826.57
尺 骨 生 理 長	左　Y＝2.48X＋1048.31 右　Y＝2.36X＋1071.76	左　Y＝2.39X＋1013.85 右　Y＝2.27X＋1030.15
大 腿 骨 最 大 長	左　Y＝2.50X＋535.60 右　Y＝2.47X＋549.01	左　Y＝2.33X＋578.41 右　Y＝2.24X＋610.43
大 腿 骨 生 理 長	左　Y＝2.29X＋636.09 右　Y＝2.33X＋621.17	左　Y＝2.05X＋699.57 右　Y＝2.93X＋364.92
大腿骨自然転子長	左　Y＝2.48X＋597.92 右　Y＝2.53X＋579.05	左　Y＝1.97X＋754.31 右　Y＝1.85X＋797.69
脛 骨 最 大 長	左　Y＝2.36X＋775.42 右　Y＝2.47X＋739.99	左　Y＝2.34X＋737.54 右　Y＝2.20X＋778.71
脛 骨 全 長	左　Y＝2.41X＋770.64 右　Y＝2.54X＋729.94	左　Y＝2.03X＋844.65 右　Y＝2.36X＋741.81
腓 骨 最 大 長	左　Y＝2.55X＋729.70 右　Y＝2.60X＋709.25	左　Y＝2.24X＋779.49 右　Y＝2.63X＋660.59

X：計測値（mm）　Y：推定身長

表 3-71. 日本人男性の2つの長骨最大長の和に基づく身長推定式 (藤井, 昭和35年)

Y：推定身長

四肢長骨		身長推定式
上腕骨＋橈骨	左	Y＝1.70（上腕骨＋橈骨）＋686.51
	右	Y＝1.73（上腕骨＋橈骨）＋660.69
上腕骨＋尺骨	左	Y＝1.70（上腕骨＋尺骨）＋658.87
	右	Y＝1.66（上腕骨＋尺骨）＋671.67
大腿骨＋脛骨	左	Y＝1.34（大腿骨＋脛骨）＋564.54
	右	Y＝1.39（大腿骨＋脛骨）＋529.38
大腿骨＋腓骨	左	Y＝1.45（大腿骨＋腓骨）＋492.32
	右	Y＝1.39（大腿骨＋腓骨）＋536.13

d．吉野らの身長推定式（表 3-72）
  1）生体計測値を用いた回帰直線を応用している．
  2）対象の平均身長は現代の日本人のそれとほぼ同じである．
e．カール・ピアソンの身長推定式（表 3-73）
  ・外国人での計測値であるが，現代の日本人によく合致する．
  男性：推定身長＝計測値（cm）×係数＋定数－1.5
  女性：推定身長＝計測値（cm）×係数＋定数－2.0
f．四肢長骨以外の骨による身長の推定
1）脊椎長からの身長推定式（寺沢ら，昭和 61 年）

表 3-72．日本人四肢長骨の長さに基づく推定式

(吉野ら，昭和 61 年)

四肢長骨	身長推定式	
	男 性	女 性
橈骨最大長	左 Y=3.57X+81.38±3.80	左 Y=3.71X+74.07±3.76
	右 Y=3.91X+72.79±3.65	右 Y=3.47X+79.30±3.89
尺骨最大長	左 Y=3.57X+76.07±3.79	左 Y=3.49X+74.69±3.92
	右 Y=3.55X+76.17±3.82	右 Y=3.55X+72.67±3.94
脛骨長	左 Y=2.41X+82.11±3.07	左 Y=3.10X+54.45±3.18
	右 Y=2.38X+83.06±3.06	右 Y=2.96X+58.54±3.19
腓骨最大長	左 Y=2.38X+80.95±3.38	左 Y=2.97X+56.98±2.80
	右 Y=2.29X+83.96±3.42	右 Y=3.00X+56.16±2.83

X：骨計測値（cm）　Y：推定身長

表 3-73．カール・ピアソンの身長推定式

(係数と定数)

	男 性	女 性
大腿骨	1.880X+81.306	1.945X+72.844
上腕骨	2.894X+70.641	2.754X+71.475
脛骨	2.376X+78.664	2.352X+74.774
橈骨	3.271X+85.925	3.343X+81.224
大腿骨＋脛骨	1.159X+71.272	1.126X+69.154
上腕骨＋橈骨	1.730X+66.855	1.628X+69.911

● 各長骨とも最大長
● X：計測値（cm）

死体検案の実際

> 男性：Y＝1.67X＋58.87±4.28
> 女性：Y＝1.67X＋55.84±4.79
> Y：推定身長，X：脊椎長（cm）

- 脊椎長：咽頭円蓋から仙骨岬角までの長さをいう．
- 咽頭円蓋は環椎上縁の1～2 cm上方．
- 四肢骨が焼失した高度焼損死体で有効である．
- 脊椎の各骨がバラバラになった白骨死体では応用が困難である．

2）**胸骨からの身長推定式**（東野，昭和58年）
- 身長（cm）＝2.877×胸骨全長（cm）＋119.2±7.238
- 胸骨全長：正中面で頸切痕最深点と胸骨体最下点との距離．剣状突起は除く．
- 標準偏差が大きく，四肢長骨の長さに基づく場合よりも不正確である．
- 四肢長骨を欠く白骨死体で応用できる．

g．長骨断片からの身長推定式

白骨死体の破損が著しく，長骨の断片から身長を推定せざるを得ない場合に用いられる（詳細は成書参照）．

> ［例］ 高度の焼損，動物による貪食．

1）長骨断片から長骨最大長を推定する．
2）得られた推定最大長を前述の身長推定式に代入して身長を推定する．
- 完全な長骨の場合より誤差が大きいので，推定域幅を広くとること．

5．骨の異常

a．骨　折

頭蓋骨，脊椎骨（特に上位頸椎），肋骨，骨盤などの骨折は死因の推定に重要である．

1）**生前の骨折か否か**
  a）出血などの肉眼的生活反応は不明なことが多い．
  b）新しい白骨では組織学的検査によって生活反応が判明することがある．
  c）実際には死後の骨折も少なくないので注意する．
  d）舌骨や甲状軟骨の骨折の有無は実務上重要視されるので，必ず観察する（「窒息死体」p. 156参照）．
  e）肋軟骨の骨化現象に伴い，肋骨肋軟骨接合部が鋸歯状に離解していることがある．これを肋骨骨折と誤認してはならない．

2）**骨折の陳旧度**（新鮮か，陳旧性か）
  a）陳旧性骨折では治癒機転が認められる．

b）陳旧性骨折や手術痕などは個人識別の貴重な資料となる：特に生前の X 線写真が存在するとき．
　3）**骨折の検査**（「創傷と死因」p. 402 参照）
　　a）完全骨折や粉砕骨折では，骨片を集めて必ず復元し，記録，写真撮影をする．
　　b）程度，外力の作用方向，凶器，受傷機転，死因との関連性などを判断する．
　　c）骨髄の採取：血液型検査，DNA 検査，毒物検査などに応用する．
b．骨の形状の変化（個人識別に重要である）
　1）**加齢現象**
　　a）粗鬆化
　　b）棘形成
　　・椎体辺縁部：個人差が著しく，年齢推定の根拠にはならない．
　　c）軟骨の骨化現象：肋軟骨，舌骨，甲状軟骨など
　2）**陳旧性手術痕**：開頭手術など
　3）**疾　病**
骨髄炎，異常増殖，萎縮，変形．
　4）**切　断**
断端，断面に注意する．
　　a）バラバラ死体の白骨化
　　　i）切断面は新鮮で，鋸断時の線状模様を残すことが多い．
　　　ii）四肢長骨の骨幹部に多い．
　　b）手術的切断：切断面に治癒機転が認められる．
　5）**欠損，欠落**（疾患か，未発見か）
小さな骨は動物によってまき散らされていることがある．

6．死後経過時間の推定

重要な診断項目のひとつでありながら最も難しい．
a．白骨化までの経過時間（死体の崩壊速度を意味する）
　1）**影響を与える因子**
　　a）死体が放置されていた場所
　　・地上か，水中か，土中か：キャスパー Casper の法則が参考となる（「死体現象」p. 35 参照）
　　b）気候：気温，湿度，風や雪の有無など
　　c）着衣，梱包の状態
　　d）動物，昆虫による損壊：死後数日でも白骨化する
　　e）死体の状況：死因，体格，栄養，感染症の有無など

b．白骨死体の死後経過時間推定の目安
1）地上死体

動物による損壊に注意する．
- a）春，秋：数週間以上
- b）夏：数日〜1か月以上
- c）冬：数か月以上
- d）腱，軟骨の消失：2年
- e）脂肪分の消失：2〜3年
- f）骨質がもろい：5〜10年
- g）骨崩壊：10〜15年以上

2）土中死体
- a）新生児：1年前後
- b）幼児：2〜3年
- c）小児：4〜5年
- d）成人：7〜10年
- e）軟部組織の消失：3〜5年
- f）腱，軟骨の消失：5〜7年
- g）脂肪の消失：5〜10年
- h）骨の崩壊：50年以上

3）古い白骨の場合
- a）紫外線照射検査：長骨の横断切片に紫外線を照射し，蛍光の広がり方で推定する．
- b）ヘモグロビンの証明：100年以内
- c）血清タンパクの証明：5〜10年
- d）コラーゲン消失：50年以上
- e）N含有量（新鮮骨4〜5％）が2.5％以下：350年以上
- f）^{14}Cテスト：半減期（5730年）が長く，死後200年以内の白骨には応用できない．
- g）超音波分析
- h）X線分析など

7．個人識別

発見された骨が人骨であれば，個人識別が必要となる．

a．肉眼的観察所見
1）性別，年齢，身長，骨の特徴（骨折，変形，疾病など）．
2）歯の所見：治療所見と該当者の歯科カルテとの対比．

b．X 線撮影
   1) 該当者の生前の X 線写真との形態学的異同について検討する．
   2) 死体損壊の著しい大規模災害では，歯の所見とともに威力を発揮する（普賢岳噴火による死者の個人識別に応用された．長崎大，中園教授私信）．
c．スーパーインポーズ法
白骨の頭蓋と，該当者の顔写真とを重ね合せて，顔面の輪郭や解剖学的位置関係から個人を同定する方法．
d．復顔法
該当者が不明な場合，解剖学的データに基づいて頭蓋の生前の顔貌を復元し，該当者を探す資料とする．
e．白骨以外のものの利用
死体周囲，現場からの採取物：衣類，装飾品，時計，カード類など．
f．血液型検査
   1) 試料：骨髄，骨端部軟骨，毛髪，爪，歯など
   2) 方法：吸収試験，解離試験，混合凝集反応など
g．DNA 分析
   1) 試料の採取
   a) 新しい白骨：骨髄を採取する．
   b) 古い白骨：骨髄管表面を搔爬したり，骨片をけずって採取する．
   2) 方法：「個人識別」の項参照
   3) 死亡者確認のためには，死亡者由来の血痕，毛髪などと対比する．

N．大規模災害時の死体検案

1．一般的事項

a．大規模災害とは
- 集団災害，広域災害，大規模事故とも呼ばれる．
- 厳密な定義はなく，災害と事故との境界も明らかではない．
- 一般的には，自然現象や人為的な原因，あるいは両者の複合によって，広範かつ甚大な被害をもたらす場合をいい，外部からの救援を必要とする場合が多い．
- 多数の死傷者が発生することが多い．何人以上から大規模というかは一定ではない．
- 災害対策に関する法規の多くは地震，風水害などの異常な自然現象に基づく場合を災害と定義している．

b．大規模災害の主な分類
1）原因による分類
 a）自然災害：地震，津波，風水害，火山噴火など．
 ・伝染性疾患の蔓延も含まれる．
 b）人為災害：交通事故（飛行機事故，船舶事故を含む），火災，工場爆発，放射線事故など．
 ・テロ，戦争，生物兵器なども含まれる．
2）発生場所による分類
 a）都市型災害：ライフラインの寸断によって被災地での日常生活が困難となる．
 b）地方型災害：被災者が孤立しやすく，支援が十分できない．

2．基本的事項
 a）平時の死体検案と大きな違いはないが，以下の点が特に重要である．
 b）災害時の死体検案のあり方：厚労省「21世紀の災害医療体制」
 ・災害による死亡は異状死である：警察への届出，検視，死体検案が必要．
 ・死体検案は法医学の修練を積んだ医師が行う：災害死体では身元確認，死因，死亡時刻などの法医学的判断が要求される．
 ・死亡者に関する情報の一元化と指揮命令系統が不可欠である．
 ・都道府県は防災計画の作成に当たり死体検案体制の重要性を認識する．
 c）平時から大規模災害発生時の指揮命令系統，情報の一元化，死体安置場所，役割分担，遺体発見メモの統一などについて，法医学会，行政機関，警察，消防，医師会，自衛隊など関係者間で連携を密にし，訓練することが重要である．
 d）日本法医学会の取り組み

阪神・淡路大震災（1995年）および東日本大震災（2011年）での経験から，以下のように取り組んでいる．

 1）大規模災害時の死体検案体制を構築するためには，死体検案を災害医療の一環（災害医療の最終段階）と考える．
 2）大規模災害発生時に学会内に災害対策本部を設置し，要請によって計画的に法医学者を派遣する（**図 3-57**）．
 ・海外への支援に対応できるようリストの作成．
 3）一般臨床医の死体検案向上のための取り組み
 ・死体検案マニュアルの作成，認定医制度の実施．
 4）具体的な支援活動
 ・死体検案医の派遣
 ・死体検案の指導

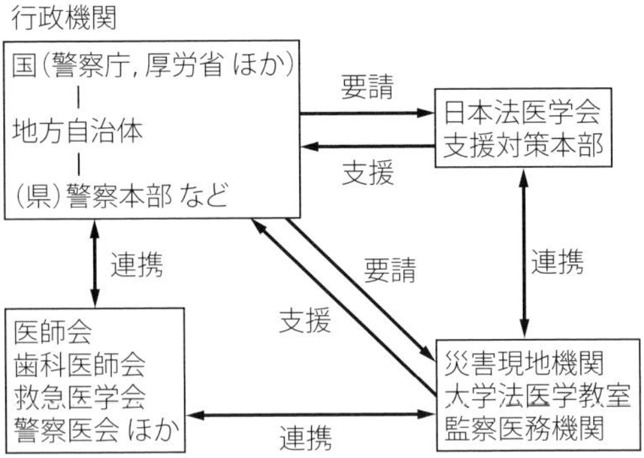

図 3-57. 大規模災害時の死体検案支援体制
(日本法医学会)

- 解剖支援体制への協力
- 薬毒物検査の支援
- 個人識別の支援，DNA 検査のための試料の採取と検査の実施
- 文書の作成，整理，保存，検案医の補助など
- これらの活動ができるように，医師，歯科医師のほか，中毒学者，DNA 検査者，事務職員などのリストを作成している．

3．死体検案時の注意事項

　平時と異なり，短時間に多数死体の検案や死体外表から身元確認に参考となる所見を収集する必要がある．検案の主な目的は以下の3点である．

1）死因の特定（推定）

- 多くの場合，死体の損壊が高度で，死体の一部の場合も少なくない．死体発見時の状況と死体所見とを総合して死因を推定する．
- 津波による溺死など，災害の種類によって死因に傾向がみられる．しかしこの場合，すべてが溺死ではないことは明らかである．

　　［例］　火災で死体の焼損が高度の場合，死後焼かれたのか，焼死か？

- 死因の種類が外因死（災害死）であることを明記する：補償で問題となる．

2）死亡時刻の推定

- 特別な場合を除いて，災害発生時刻を死亡時刻とする場合がほとんどである．検案チームで予め検討しておくといい．
- 遺産相続時の混乱を避けるため，「同時死亡の原則」（民法32条）が適用される．

3）身元の確認
- 基本的には死亡者の身体的特徴で判断する．

　［例］　性別，身長，歯牙，毛髪，手術痕，創痕，刺青，ピアスなど．

- 古典的には指紋，最近では DNA 分析が用いられる．
- 歯牙は歯科医が観察する．

4）これらの所見を短時間で記載できる書式，デンタルチャート，人体図などを作成しておく必要がある．

4．検案の実際

検案チームで検案開始前に死亡時刻の推定基準，死因判定の基準化，外因死の追加事項の記載に関して打ち合わせ，できる限り統一性をはかる．

1）死体現象などから死後経過時間を推定する．
- 阪神・淡路大震災（1月）では死体現象は比較的遅かった．
- 東日本大震災では発見時によって死体現象は凍結，腐敗，白骨化，部分死体と変化した．

2）損傷の有無，個人識別の参考となる身体的特徴の記録．
- 統一された人体図を用いるとよい．
- 歯牙のチャートは法歯学専門家に任せる．

3）死因の推定：発見時の状態を含め総合的に判断する．
- 外表に創傷が認められない場合や明らかに災害発生以前に死亡したと思われる場合，解剖が必要な場合もある．

4）個人識別のための試料の採取：血液，歯牙，毛髪，骨など．

5）死体検案書の作成．
- 死体検案書原本は現地機関で保存し，その後の死体検案書の交付は現地機関が謄本として行うのが望ましい．

5．東日本大震災の検視・検案の経験から学ぶ問題点

首都直下，東海，東南海などの大地震が予想されている現在，東日本大震災での検視・検案から浮かび上がった問題点についてまとめておく．

1）特徴を阪神・淡路大震災と比較し表に示した（**表 3-74**）．

2）平素の準備・連携の問題．
- 資機材の確保と統一化：食料，車両，燃料，通信手段，納体袋，水などの不足，あるいは使用不能．
- 放射能への対応：防護服，放射線計測器などの不足．
- 検視・検案場所や遺体，貴重品などの保管・管理体制の不十分．

表 3-74. 東日本大震災と阪神淡路大震災との主な特徴 (消防庁, 内閣府)

	阪神淡路大震災	東日本大震災
大きさ, 震度	マグニチュード 7.3, 震度 7	マグニチュード 9.0, 震度 7
発生時刻	早朝 (5 時 46 分)	昼間 (14 時 46 分)
被害の種類	主に地震	地震, 津波, 放射線漏洩
範囲	神戸市, 兵庫県南部	多数県にまたがり広範囲
監察医制度	主に施行地域	非施行地域
死者	6,345 名	15,893 名
身元不明者, 行方不明者	少ない (2 名)	多い (2,567 名)
地震の種類	直下型, 都市型	海溝型, 地方型
遺体の変化	地震による損壊	凍結, 腐敗, 白骨化, 部分死体
主な死因	窒息・圧死 (約 77%)	溺死 (約 92%)

・多数遺体の検視・検案の不慣れ.
3) 情報収集と伝達の問題
・伝達情報の一元化：特に遺体情報の不足と不統一.
・被災地の情報不足と二次災害の予防：特に放射能漏れ.
・伝達手段の問題：連絡が取れない.
4) 検視・検案体制
・指揮命令系統や情報の一元化が不十分.
・異状死の届出や検視・検案の必要性について広報と啓蒙が必要.
・死因, 死亡時刻, デンタルチャートなどが検案医間で不統一.
・検案が不慣れ, 心臓血採取などができない医師や歯科医師による検案.
・死体検案書など書類の管理体制が不十分：個人情報の漏洩の恐れ.
5) 遺体情報と身元確認
・遺体発見メモが簡略すぎたり, 不統一で身元確認のための情報にならない：平時に消防, 自衛隊などの遺体発見者の書類に身元確認の必要事項を含む書類の統一.
・個人情報への対応
・人獣鑑別への対応. 白骨化したペットも少なくない.
6) 遺族やマスコミへの対応
a) 遺体取り違えの予防.
・遺体, 所持品, 衣類などの引渡時のチェックが不十分.
b) 死体検案書の交付.

死体検案の実際

- 身元判明者には検案終了後にできる限り検案場所で死体検案書を手渡す.
- 遺体安置所で死亡届と埋火葬許可証の手続きが完了する.

c) 遺族, マスコミへの対応は検視・検案グループ以外のグループが行う.

d) メンタルヘルスケアの重要性

- 平時, 遺体や遺族との対応に不慣れな人は心的外傷後ストレス障害 (PTSD) になりやすい.

6. 遺体安置場所について

a) 平時に関係者間で遺体安置場所を検討する:体育館, 公民館, 寺院など.

b) 遺体安置所に遺族待合室, 検視・検案場所, 行政官待機場所を設置し, 互いに区分けしておく.

c) 行政官は死亡届の受理, 火葬場など遺族の相談に応じる.

Chapter 4

死体検案書の作成

A．死亡診断書と死体検案書

1．意義と重要性
両者とも以下の2つの重要な意義を有する．
a．死亡の証明
1）人の死亡を医学的・法律的に証明する文書である．
2）死亡に関する医学的・客観的な事実が正確に記載される必要がある．
3）社会の権利主体としての人の終止が法律的に証明され，戸籍から抹消される．
b．死因統計の資料
1）死因統計は国民の保健・医療・福祉に関する行政および医学研究の貴重な資料である．
2）この死因統計は死亡診断書（死体検案書）の死因欄の記載内容を資料としている．

2．法律上の交付義務
死亡診断書（死体検案書）の重要性から，医師には，これを交付する義務が法律的に規定されている．
a．応招義務（医師法第19条2項）
診療していた患者が死亡したり，死体を検案した医師は，死亡診断書や死体検案書交付の要求があれば，正当な理由がないかぎり拒否できない．
1）正当な理由とは
　a）不正使用が疑われる場合：たとえば，保険金詐欺など．
　b）遺族の承諾のない第三者からの要求：加害者，雇用者，弁護士など．
　c）死因などの医学的診断が下せない場合など．
2）医師に死体検案の応招義務はあるか
警察から死体検案の依頼があっても，医師には法律上の応招義務はない．

・できる限り協力することが望ましいが，診療中，当直中，飲酒後などの場合には拒否してもよい．
・警察は検案を依頼した医師の判断を尊重する．

> ［例］ 最初に依頼した医師が死因不詳，要解剖と判断したところ，他の医師に再度検案を依頼したことがあった．

b．無診療治療等の禁止（医師法第20条）
医師自ら診療や検案をしないで死亡診断書や死体検案書を交付してはならない．
1）診療中の患者が最終受診後24時間以内に診療中の疾病で死亡した場合．
　a）臨終に立会わなくても，改めて検案することなく，死亡診断書を交付できる：たとえば，胃がん末期で在宅治療中の患者が死亡した場合（医師法第20条例外規定）．
　b）ただし，胃がん末期患者が殺害されたり，自殺することもあるので，異状の有無を確認する必要はある．
2）診療中の患者が最終受診後24時間以上経過して死亡し，臨終に立会っていない場合．
・担当医が死後診察して異状がなければ死亡診断書を交付できる．
・異状があれば異状死の届け出をする．

c．虚偽記載の禁止（刑法第160条）
死亡診断書や死体検案書には，いかなる理由があろうとも故意に虚偽の記載をしてはならない．常に医師自らの医学的判断に従い記載する．
1）虚偽とは実質的に事実と異なっていることが必要である．医師が故意に虚偽の記載をしても実質的に事実であれば，犯罪を構成しない．
2）誤診や診断の変更などは対象とならない．
3）医師が自ら提出したか否かは問題ではない．
4）虚偽記載の要因として，遺族や関係者の強い希望による場合のほか，暴行や脅迫によって虚偽の記載を強要される場合がある．この場合は提出先に文書で真意でないことを連絡する．

d．守秘義務（刑法第134条）
医師は業務上知り得た秘密を正当な理由なく漏泄することは倫理的のみならず，法律的にも禁止されているが，死亡診断書（死体検案書）の内容も例外ではない．
1）正当な理由：各種届出義務，犯罪の通報，令状などに基づく交付請求など．
2）裁判所での証言，公的機関からの死因の照会に対しては回答の義務はない．また回答しても秘密漏泄にはならない．どちらの法益が優先するかは医師の裁量で判断してよい．
3）第三者に死亡診断書（死体検案書）を交付する場合は，必ず文書による遺族

の承諾や委任状を要求する．

e．死亡届との関係
死亡届には死亡診断書（死体検案書）を添付しなければならない（戸籍法第86条）．

1）死亡の届出義務
届出義務者は死亡の事実を知った日から7日以内に役所に死亡届を提出しなければならない．
・死亡届が受理されると，「埋火葬許可証」が交付され，戸籍から抹消される．

2）死亡の届出の実際
死亡届の用紙は役所の戸籍係でいつでも入手できる．左ページは「死亡届」，右ページは「死亡診断書（死体検案書）」になっている（図4-1）．
- a）図4-1の様式に従い，個々の医療機関で印刷してもよい（「様式」p. 300参照）．
- b）左ページは遺族が，右ページは医師がそれぞれ必要事項を記入する．
- c）届出地（死亡地，住所地）と本籍地の役所が異なる場合，どちらに届出してもよい．
- d）役所では死亡届は休日に関係なく24時間受け付けている．
- e）死体が献体される場合，死亡の届出は済ませておく．
- f）死体を遠距離搬送する場合，死亡の届出を済ませ，埋火葬許可証と死亡診断書（死体検案書）の写しを持参する：搬送途中の交通事故死や犯罪死と間違われないため．

3．死亡診断書と死体検案書の使い分け（図4-2）

a．死亡診断書
診療中の患者がその疾病で死亡した場合，死亡に関する医学的判断を記載した文書．
1）作成者（交付者）：診療していた医師（交付義務あり）．
2）死因の種類はほとんどが「病死及び自然死」となる．
3）診療継続中であっても，当該疾病以外の死因が疑われれば，異状死体として取り扱う（「異状死体について」p. 1参照）．
4）歯科医師も交付できるが，歯科医師法には最終受診後24時間以内に死亡した場合の例外規定の記載はない．

b．死体検案書
医師が死体を検案し，その医学的判断を記載した文書をいう．
1）死体検案書のほとんどは異状死体を検案して交付される（「異状死体について」p. 1参照）．
2）記載内容（特に死亡時刻，死因，死因の種類）はその後の問題解決に決定的役割を演じるので，慎重に医学的根拠に基づいて記載する：特に死体検案のみで解剖が行われない場合には慎重に記載する．

死 亡 届

平成　年　月　日届出	受理　平成　年　月　日　第　　号	発送　平成　年　月　日
	送付　平成　年　月　日　第　　号	長印
長殿	書類調査　戸籍記載　記載調査　調査票　附票　住民票　通知	

(1)	（よみかた）	氏　　　　　　　名	□男　□女
(2)	氏　　名		
(3)	生年月日	年　月　日（生まれてから30日以内に死亡したときは生まれた時刻も書いてください） □午前　□午後　時　分	
(4)	死亡したとき	平成　年　月　日　□午前／□午後　時　分	
(5)	死亡したところ	番地／番号	
(6)	住　　所（住民登録をしているところ）	番地／番号　世帯主の氏名	
(7)	本　　籍（外国人のときは国籍だけを書いてください）	番地／番　筆頭者の氏名	
(8)(9)	死亡した人の夫または妻	□いる（満　歳）　いない（□未婚　□死別　□離別）	
(10)	死亡したときの世帯のおもな仕事と	□1.農業だけまたは農業とその他の仕事を持っている世帯／□2.自由業・商工業・サービス業等を個人で経営している世帯／□3.企業・個人商店等（官公庁は除く）の常用勤労者世帯で勤め先の従業者数が1人から99人までの世帯（日々または1年未満の契約の雇用者は5）／□4.3にあてはまらない常用勤労者世帯及び会社団体の役員の世帯（日々または1年未満の契約の雇用者は5）／□5.1から4にあてはまらないその他の仕事をしている者のいる世帯／□6.仕事をしている者のいない世帯	
(11)	死亡した人の職業・産業	（国勢調査の年…　年の4月1日から翌年3月31日までに死亡したときだけ書いてください）　職業　　　産業	
	その他		
届出人	□1.同居の親族　□2.同居していない親族　□3.同居者　□4.家主　□5.地主　□6.家屋管理人　□7.土地管理人　□8.公設所の長		
	住所	番地／番号	
	本籍	番地／番　筆頭者の氏名	
	署名	印　年　月　日生	
事件簿番号			

記入の注意

鉛筆や消えやすいインキで書かないでください。

死亡したことを知った日からかぞえて7日以内に出してください。

届書は、1通でさしつかえありません。

→「筆頭者の氏名」には、戸籍のはじめに記載されている人の氏名を書いてください。

内縁のものはふくまれません。

□には、あてはまるものに☑のようにしるしをつけてください。

→死亡者について書いてください。

図 4-1. 死亡届と

死亡診断書（死体検案書）

この死亡診断書（死体検案書）は、我が国の死因統計作成の資料としても用いられます。かい書で、できるだけ詳しく書いてください。

記入の注意

氏　名		1 男 2 女	生年月日	明治　昭和 大正　平成　　年　　月　　日 （生まれてから30日以内に死亡したときは生まれた時刻も書いてください）午前・午後　　時　　分

←生年月日が不詳の場合は、推定年齢をカッコを付して書いてください。

死亡したとき	平成　　　年　　　月　　　日　　午前・午後　　　時　　　分

夜の12時は「午前0時」、昼の12時は「午後0時」と書いてください。

(12) 死亡したところ及びその種別
(13)

死亡したところの種別	1病院　2診療所　3老人保健施設　4助産所　5老人ホーム　6自宅　7その他
死亡したところ	番地／番号
施設の名称（死亡したところの種別1～5）	

←「老人ホーム」は、養護老人ホーム、特別養護老人ホーム、軽費老人ホーム及び有料老人ホームをいいます。

(14) 死亡の原因

◆Ⅰ欄、Ⅱ欄とも疾患の終末期の状態としての心不全、呼吸不全等は書かないでください

◆Ⅰ欄では、最も死亡に影響を与えた傷病名を医学的因果関係の順番で書いてください

◆Ⅰ欄の傷病名の記載は各欄一つにしてください

ただし、欄が不足する場合は(エ)欄に残りを医学的因果関係の順番で書いてください

		傷病名等	発病（発症）又は受傷から死亡までの期間
Ⅰ	(ア) 直接死因		
	(イ) (ア)の原因		
	(ウ) (イ)の原因		
	(エ) (ウ)の原因		
Ⅱ	直接には死因に関係しないがⅠ欄の傷病経過に影響を及ぼした傷病名等		

◆年、月、日等の単位で書いてください。ただし、1日未満の場合は、時、分等の単位で書いてください（例：1年3か月、5時間20分）

傷病名等は、日本語で書いてください。
Ⅰ欄では、各傷病について発病の型（例：急性）、病因（例：病原体名）、部位（例：胃噴門部がん）、性状（例：病理組織型）等でできるだけ書いてください。

妊娠中の死亡の場合は「妊娠満何週」、また、分娩中の死亡の場合は「妊娠満何週の分娩中」と書いてください。
産後42日未満の死亡の場合は「妊娠満何週産後満何日」と書いてください。

手術	1 無　2 有	部位及び主要所見	手術年月日	平成 昭和　年　月　日
解剖	1 無　2 有	主要所見		

←Ⅰ欄及びⅡ欄に関係した手術について、術式又はその診断名と関連のある所見等を書いてください。紹介状や伝聞等による情報についてもカッコを付して書いてください。

(15) 死因の種類

1 病死及び自然死	
外因死	不慮の外因死 { 2交通事故　3転倒・転落　4溺水　5煙、火災及び火焔による傷害　6窒息　7中毒　8その他 }
	その他及び不詳の外因死 { 9自殺　10他殺　11その他及び不詳の外因 }
12 不詳の死	

「2交通事故」は、事故発生からの期間にかかわらず、その事故による死亡が該当します。
「5煙、火災及び火焔による傷害」は、火災による一酸化炭素中毒、窒息も含まれます。

(16) 外因死の追加事項

◆伝聞又は推定情報の場合でも書いてください

傷害が発生したとき	平成・昭和　　年　　月　　日　午前・午後　　時　　分	傷害が発生したところ	都道府県／市区町村
傷害が発生したところの種別	1住居　2工場及び建築現場　3道路　4その他（　）		
手段及び状況			

「1住居」とは、住宅、庭等をいい、老人ホーム等の居住施設は含まれません。

傷害がどういう状況で起こったかを具体的に書いてください。

(17) 生後1年未満で病死した場合の追加事項

出生時体重　　　　グラム	単胎・多胎の別　1単胎　2多胎（　子中第　子）	妊娠週数　　　満　　週
妊娠・分娩時における母体の病態又は異常　1無　2有　3不詳	母の生年月日　昭和／平成　年　月　日	前回までの妊娠の結果　出生児　　人　死産児　　胎（妊娠満22週以後に限る）

妊娠週数は、最終月経、基礎体温、超音波計測等により推定し、できるだけ正確に書いてください。母子健康手帳を参考に書いてください。

(18) その他特に付言すべきことがら

(19) 上記のとおり診断（検案）する

	診断（検案）年月日　平成　　年　　月　　日
病院、診療所若しくは老人保健施設等の名称及び所在地又は医師の住所	本診断書（検案書）発行年月日　平成　　年　　月　　日　　番地／番号
（氏名）　　　医師	印

死亡診断書（死体検案書）

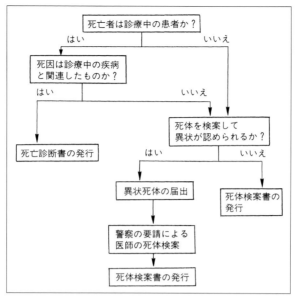

図 4-2. 死亡診断書と死体検案書の使い分け

(厚労省)

3) 医師自らが確認した医学的所見や判断と，捜査や関係者からの聴取による伝聞事項とははっきり区別して表現する．
4) 不明な場合は不明（または不詳）と記載し，決して無理しない：検案時不明でも，その後の捜査で明らかになることもある．

c．死亡診断書か，死体検案書か
両者の使い分けについてのフローチャートを図 4-2 に示した．
・外因（例えば交通事故）で診療中の患者が死亡した場合，異状死の届け出の後，専門家の検案や解剖が必要ないと警察が判断すれば，死亡診断書を交付することも許されている．

4．様　式

わが国では国際死亡診断書に基づき，医師法施行規則第 20 条に定められたものを使用する（図 4-1，「死亡診断書」）．
・各医療機関固有の用紙を印刷する場合，タイトルは「死亡診断書」，「死体検案書」のいずれでもよい（たとえば，大学法医学教室では「死体検案書」のみ印刷すれば十分である）．これに対応させ最下段(19)では「上記の通り検案する」，検案年月日，検案書発行年月日などと印刷する．

a．国際様式の採用

「死亡の原因」欄は国際様式が採用されている．すなわち，WHO による原死因選択ルールに基づいて，「原死因」が確定しやすいように作成された様式である（原死因については「死因の判定」の項参照）．

1）様式はⅠ欄とⅡ欄からなる（図 4-1 参照）．

```
Ⅰ欄　（ア）直接死因（直接死亡を引き起こした疾病または病態）
　　　（イ）（ア）の原因　┐
　　　（ウ）（イ）の原因　├中間先行死因　┐先行病態（直接死因を引
　　　（エ）（ウ）の原因：原死因　　　　　┘き起こした病態）
Ⅱ欄　その他の身体状況：Ⅰ以外の有意義な病態
　　　（死亡に悪影響を与えたが，直接的には死因に関係しない身体
　　　状況）
```

2）最下位に記載された死因が上位のものと因果関係のない場合は除外される：正しい記入が要求される．
3）実務上，原死因は「死因の種類」の診断に関係する：原死因が疾病であれば，病死，外因であれば外因死と判定される．

B．作成上の注意事項

死体検案書の場合を中心に記入上の注意事項を述べる．死亡診断書の場合もこれに準ずる．

1．作成時の心構え

死体検案書の重要性を認識し，慎重に記入する．
1）記載内容は死亡者周囲で発生する法的問題解決に決定的役割を果たすことが多い：たとえば，犯罪捜査，生命保険金の受け取り，刑事的，民事的責任追及の根拠など．
2）わが国では異状死体の剖検率が低いため，死体検案書の記載内容が唯一の医学的根拠として裁判が進行することが少なくない（特に交通事故死）：法廷で証言を求められても医学的に説明できる死体検案書の作成に心がける．
3）死因などが不明な場合は無理せず出来るかぎり法医解剖の必要性を強調する．

死体検案書の作成

4）検案医の義務の遵守（「法律上の交付義務」p. 295 参照）．
5）死体検案に際しては，必ず自ら死体を検案し，決して警察官の観察や判断のみを根拠に死体検案書を作成してはならない（「死体検案の実際」p. 71 参照）．
6）検案後，速やかに死体検案書を交付しないと，遺族は死亡届，埋火葬ができない．
7）検案と解剖が同一医師によって行われた場合，死因が明らかであれば，解剖後に交付する死亡届用死体検案書に主な解剖所見を記載することはさしつかえない．
・剖検後に交付する死体検案書は必ず解剖医が作成する．
⚠ 検案医が解剖に立会った警察から剖検所見を聴取し，死体検案書（死亡届用）に記載することは許されない．
・実際，医師法 20 条違反の可能性もある．

2．記載上の注意事項

欄外の「記入の注意」をよく読んで記入する．

a．一般的事項

1）文字は正確に，楷書で書く．
・特に誤読されやすい文字に注意する．

> ［例］ 吉と吉，肝と肺，腎と胃，腹と腸，腫と膵，瘤と癌など．

2）番号の付された選択肢は該当する数字を○で囲む．
3）標題が「死亡診断書（死体検案書）」となっている場合，不要のものを二重線で消す．押印の必要はない．
4）昼の 12 時は「午後 0 時」，夜の 12 時は「午前 0 時」と記入する．
5）傷病名，手術所見，外因死の追加事項のうち手段および状況などの事項はできるだけ詳しく記載する．この際，伝聞によるものはその旨わかるように表現する．
・「…という」，「○○によれば…」など．
6）書式欄内に記入した内容を訂正する場合，訂正個所に訂正印を押す．
・医師の署名欄が署名のみの場合には訂正個所に署名する．
7）記入漏れのないよう注意する．
8）必ず控えを保存する：後日，死体検案書の再発行を求められることがあるため残しておく．

b．氏名・性・生年月日

1）氏　名（戸籍上の氏名，字体を記入する）
 a）運転免許証，保険証，戸籍抄本などに従う．記載後遺族に確認してもらうと

　　　　よい．
　　b）身元不明死体では「不詳」と左上部に記入する：後日，身元が判明した際に
　　　　正しく記入できるためである．
　　c）氏名不詳で「通称」がある場合，左上部に「(通称) ……」などと記載する．
　　d）異体字に注意する（高と髙，斉と齋，辺と邊など）．
2）生年月日
　　a）生年月日が不詳の場合は，カッコを付して推定年齢を記入する．
　　b）生後30日以内の死亡では出生時刻も記入する．
　　c）外国籍の場合には西暦でよい．

c．死亡したとき
特に重要な項目であり，必ず記入すること．
　　a）詳細が不明の場合，推定できる範囲で記入し，「時，分」の右余白に（推定），
　　　　頃（推定）などと付記しておく：たとえば「平成20年5月21日午前6時頃
　　　　（推定）」，「平成20年5月21日頃（推定）」，「平成20年5月頃（推定）」など．
　　b）死後何年も経過した白骨死体では，「平成3年頃（推定）」，年月の推定も困難
　　　　な場合は（不明）と記入する．
　　c）死亡確認時刻ではなく，死亡時刻を記入する：死体で発見された異状死体の
　　　　ほとんどは死体検案時に死亡時刻を推定することになる．死体現象，捜査結
　　　　果などから，できるかぎり客観的に推定する．
　　d）脳死した者の死亡時刻：臓器移植法に基づき，脳死に係る第2回目の検査終
　　　　了時刻を記入する．特に脳死判定であることを記入する必要はない（死亡者
　　　　のプライバシー保護のため）．

d．死亡したところおよびその種別
　　a）死亡場所が不明な場合（たとえば漂流死体）は，死体が発見された場所を記
　　　　入し，（発見）（漂着）などと付記する．またその状況を「その他特に付記す
　　　　べきことがら」欄に記入する．
　　b）交通事故死など道路上が死亡場所で地番がない場合は「○番△号先路上」な
　　　　どとする．
　　c）種別のうち，老人ホーム内での死亡は，老人ホームが住所として住民票に登
　　　　録されている場合は「6 自宅」に○をする．「自宅」とは死亡者の住所をいう．
　　d）老人ホームとは，養護老人ホーム，特別養護老人ホーム，軽費老人ホーム及
　　　　び有料老人ホームをいう．

e．死亡の原因
「死亡に直接関連する死因群」（Ⅰ欄）と「その他の身体状況」（Ⅱ欄）とに大別され，
原死因の把握のため，手術や解剖の主要所見を記載する様式となっている（図4-1 お
よび「様式」p.300 参照）．

1）一般的注意
   a）傷病名，部位，所見などは日本語で書く．
   b）傷病名は医学界で日常用いられているものを記入する．
   c）略語やあまり使用されない医学用語は用いない．
   d）Ⅰ欄，Ⅱ欄ともに終末期の病態である「心不全」，「呼吸不全」は書かない．
   ・「老衰」は高齢者で加齢による自然死にのみ用いる．
   ❗高齢者の死因を「老衰」で片付けない．その他のⅡ欄に書かれることも多い．
   ・「うっ血性心不全」や「就下性肺炎」ではその状態に陥った原死因を記載する．

2）Ⅰ欄の記載方法（図4-3〜5）
   a）（ア）欄：死亡の直接の原因となった傷病名を記入する．
   b）（イ）欄：（ア）欄に記入した傷病の原因があれば記入する．
   c）（ウ）欄：（イ）欄に記入した傷病の原因があれば記入する．
   d）（エ）欄：（ウ）欄に記入した傷病の原因があれば記入する．

3）Ⅰ欄記入上の注意
   a）各欄には1つの傷病名のみ記入する．

   ［例］ 高血圧による脳出血→（ア）脳出血，（イ）高血圧症

   b）（ア）欄の直接死因から医学的因果関係のあるかぎり逆のぼり，欄が不足したら（エ）欄に因果関係の順に記入する．
   c）症状名を記入してはならない．
   d）各傷病名については，わかる範囲で発症の型（たとえば急性，慢性など），病因（たとえば，インフルエンザ肺炎など），部位（たとえば，胃体部未分化腺がんなど），性状（たとえば，穿孔性胃潰瘍など）を付記する．
   e）来院時心肺停止状態で傷病名が不明な場合は，異状死体として所轄警察署に届け出る（異状死体届出の義務）．
   f）死体検案時に傷病名が不明の場合には，解剖検査を進言する．
   g）解剖が不可能で死体検案のみで処理する場合には，家族などから情報を含めて傷病名を記入する．
   h）傷病名が正確に診断できない場合は推定傷病名を記入し，(推定)あるいは(疑い)と付記する．
   i）白骨死体のように傷病名が全く不明な場合には「詳細不明」と記入し，「その他特に付言すべきことがら」欄に状況を記載する．
   j）傷病名にカッコを使用しない．

   ［例1］ 肝炎（B型）→B型肝炎
   ［例2］ 心筋梗塞（MI）→心筋梗塞

I	(ア) 直接死因	出血性ショック
	(イ) (ア)の原因	胃体部胃潰瘍
	(ウ) (イ)の原因	

図 4-3. I欄の記入例 (1)

I	(ア) 直接死因	心タンポナーデ
	(イ) (ア)の原因	急性破裂性心筋梗塞
	(ウ) (イ)の原因	冠状動脈硬化症
	(エ) (ウ)の原因	

図 4-4. I欄の記入例 (2)

			発病(発症)又は受傷から死亡までの期間 ◆年, 月, 日等の単位で書いてください ただし, 1日未満の場合は, 時, 分等の単位で書いてください (例: 1年3か月, 5時間20分)	
I	(ア) 直接死因	気管支肺炎		3日
	(イ) (ア)の原因	下位頸髄損傷		10日
	(ウ) (イ)の原因	第6頸椎骨折		〃
	(エ) (ウ)の原因	顔面への外力		〃
II	直接には死因に関係しないが1欄の傷病経過に影響を及ぼした傷病名等	糖尿病		8年

図 4-5. I, II欄の記入例

死体検案書の作成　　305

4）Ⅱ欄の記載方法

直接的には死因に関係していないが，Ⅰ欄記載の経過に影響を与えた傷病名，身体的素因，外因の状況などがあれば記載する．

- a）妊産婦の死亡では，妊娠週数を記入する：たとえば満30週．
- b）産後42日未満の場合，分娩時の在胎週数とともに分娩後の日数を記入する．

> ［例］ 妊娠満40週，産後満35日．

- c）産後42日以降に死亡した場合，産科的原因で死亡した場合のみ，妊娠週数，分娩後の日数ともに記載する．
- d）分娩後1年以上の死亡であっても，産科的原因で死亡した場合には「産後何年何か月」と記入する．
- e）低出生体重児の場合は記載する．これがⅠ欄記載の死亡の原因と直接関係があれば，Ⅰ欄に記入する．

5）発病（受傷）から死亡までの期間

Ⅰ欄（ア）～（エ）およびⅡ欄に記入された傷病名について，それぞれ発病（発症），あるいは受傷から死亡までの期間を記入する（図4-5）．

- a）年，月，日の単位で書き，1日未満の場合は時，分の単位で記入する．
- b）短時間で死亡し，数字で表現しにくいときは，「短時間」，「急死」などと書く．
- c）死亡までの間にその傷病が治癒したとされても，その傷病が死因であれば，発病（受傷）から死亡までの期間を書く．
- d）傷病の起始が明らかでない場合，状況や剖検所見から推定できれば，その期間を記入する：たとえば，「10時間（推定）」．慢性疾患などで推定が困難な場合は「不詳」と記入する．
- e）疾患の場合，厳密には発病の時期はほとんど不明であり，臨床症状の発現した時から起算することが多い．

6）手 術

Ⅰ欄およびⅡ欄に記入された傷病名に関連した手術の術式，診断名，関連する所見を記入する．

- a）手術によって明らかになった傷病名はⅠ欄，Ⅱ欄に反映される．
- b）当該疾患について複数回手術が行われている場合はそれぞれを記入する．

7）解 剖

解剖が行われた場合には，Ⅰ欄，Ⅱ欄に記入された傷病名に関連のある解剖所見を記入する．

- ・司法解剖の場合には「司法解剖を実施，検査中」などと記載してもよい．

f．死因の種類
1）一般的事項
　原死因がどのように発生したかによって死因を分類したもの．「死因の種類」欄のうち該当する番号を○で囲む（**図 4-1** 参照）．

　　a）原死因は「死亡の原因」Ⅰ欄（ア）〜（エ）の最下段に記載されているものをいう．たとえば，**図 4-3** では「胃潰瘍」，**図 4-4** では「冠状動脈硬化症」，**図 4-5** では「顔面への外力」が相当する（「死因の判定」p. 57 参照）．

　　b）死因の種類は「病死及び自然死」，「外因死」および「不詳の死」の 3 つに大別され，外因死はさらに 10 種類（2〜11）に細分されている．

　　c）死因の種類の概略と見分け方を**表 4-1** に示す．

　　d）死体検案のみでは死因とともに死因の種類も診断が難しい場合が少なくない．この場合，「11　その他及び不詳の外因」，あるいは「12　不詳の死」の項を活用し，「その他特に付言すべきことがら」の項に詳細を説明しておく．以下に日常的に問題となりやすい例を示す．

> ［例 1］　水中死体：病死か外因死か，死因が溺死であれば自他殺，事故死の別の判定が難しい．
> ［例 2］　入浴中の死亡：入浴中に成人が誤って溺死することは考えられず，基礎疾患を検案のみで診断することは困難である．
> ［例 3］　診療中の急死：診療行為が原因か，疾患によるものか．医事紛争に発展することがあるので解剖が不可欠である．
> ［例 4］　凍死：疾病が原因で寒中動けなくなり凍死することもある．
> ［例 5］　高度の死後変化：解剖しても死因が不明なことが少なくない．白骨死体が典型的である．

2）病死か，外因死か
　疾病と外因が重複している場合の取り扱いである．原死因が疾病か，外因かで判断する．

　　a）突然死はいつ，どこででも発生するので，二次的外傷（転倒，転落，溺れなど）を伴ったり，診療中の発症では医療事故の疑いがもたれる（「突然死とは」p. 378 参照）．

　　b）病死でも外因が重大な影響を与えている場合は，「死亡の原因」Ⅱ欄に外因の状況を記入する．

　　c）病死か外因死か判断できない場合は，「12　不詳の死」に○をつけ，「その他特に付言すべきことがら」欄に状況を詳しく記載する．

　　d）外傷のある死体における死因の種類の考え方（「病死か外因死か」p. 396 および**図 2-10** 参照）．

g．外因死の追加事項
　「死因の種類」欄で，2〜11 に○をした場合に記入する．

表 4-1. 死因の種類の見分け方 (厚労省マニュアル)

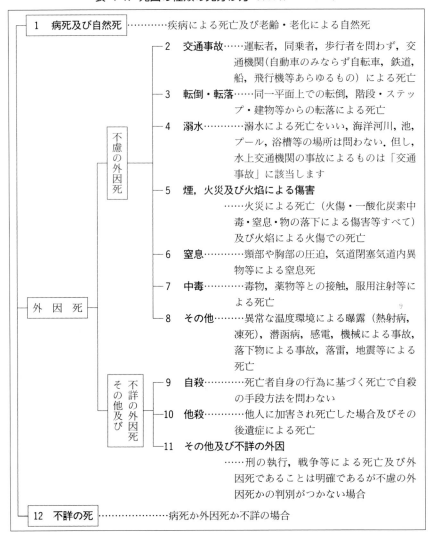

・この欄の記載内容はほとんどが警察,関係者などからの伝聞,推定情報である.
・検案時に警察の捜査が不十分なこともあるので,不明な場合は不明と記載する.
・遺族感情にも十分配慮して記載する.

1）傷害が発生したとき

外因死の「発症から死亡までの期間」の起算時刻となる．明確でない場合は推定時刻を記入する．

2）傷害が発生したところ

遺棄死体，漂流死体などで発生場所が不明の場合，発見場所を記入し，（発見）などと付記する．

3）手段および状況

傷害がどのような手段，状況で発生したかを具体的，簡潔，かつ詳しく記載する．

 a）伝聞や推定情報であることがわかるように表現する（～という，～らしいなど）．

 b）他殺の場合，加害者の実名を記載してはならない（捜査の結果で検案時と異なることがある）．

 c）交通事故では，死亡者の状況（歩行中，乗用車運転中など），事故の状況，発生場所などの情報が必要である．

  ［例］　市役所通りを歩行横断中，普通乗用車と衝突したという．

 d）溺水では，場所（プール，海など），状況（川へ転落，遊泳中など）などを記載する．

  ［例］　プールで水泳中溺れたという．

 e）薬物による中毒では，薬物名，薬効（解熱，睡眠など），状況（過量摂取，不注意による摂取など）などについて記載する．

  ［例］　バルビツレート系睡眠薬を多量服用したという．

 f）転倒，転落では，場所（自宅，駅，がけなど），事故の状況（階段から転落，同一平面での転倒など）を記載する．

  ［例］　酩酊して自宅玄関で転倒したという．

 g）自殺では，薬毒物によるものは薬毒物名，薬効など，高所からの飛降りでは建物，がけなどの種類を記載する．

h．生後1年未満で病死した場合の追加事項

母子健康手帳などを参考にして記載する．

・死産児は妊娠満22週以後の場合のみが対象となる．

i．その他，特に付言すべきことがら

各欄で記入した内容について特に補足すべき事柄があれば記載する．

 1）「死因の種類」欄で「12　不詳の死」に○をつけた場合は必ず，その状況，理由を記載する．「死亡の原因」が不明の場合にも状況を記載する．

 2）今後予想される限界的医療に関連した死亡，脳死判定などはこの欄に状況説明，実施や判定の時刻を正確に記載しておくとよい．

 3）この欄は大いに利用し，作成者の判断根拠などを知らせるとよい．

j．診断（検案）年月日など
1）標題と同様に診断，検案のうち，不要なものを二重線で消す．
2）医師本人が署名する場合には押印の必要はない．ゴム印，印刷済の場合は必ず押印する．

k．死体検案書の記入例を図4-6に示す

C．死胎検案書の作成

ここでは死胎検案書作成上の注意事項について述べる．

1．意義と重要性

遺棄された新生児や胎児の検案，解剖に際し，交付すべき書類や作成方法にとまどうことがある．

死産証書（死胎検案書）は以下の2つの意義を有する．
① 胎児の死亡の医学的，法律的証明である．
② わが国の死産に関する統計作成の資料となる．

2．死産証書（死胎検案書）作成の対象

「妊娠満12週以後の死産児（死胎児）」が該当する．以下の場合は死産証書（死胎検案書）を作成する必要はない．
1）子宮内容物が胎児の形態をなしていない，あるいは胎児と認められない場合．
2）母体が死亡し，胎児の死亡も確実な場合．

⚠ 妊娠満11週以前の胎児死体は死産届も，埋火葬許可申請も不要であるので，死産証書も死胎検案書も作成する必要はない．

3．死産証書と死胎検案書

a．死産とは

妊娠満12週以後の死児の出産をいう．
1）死児とは，出産後において心臓拍動，随意筋の運動および呼吸のいずれも認めないものをいう（死産の届出に関する規定，厚生省令第42号，昭和21年）．
2）胎児死亡に関するWHOの勧告：胎児死亡とは，妊娠期間に関係なく，母体から胎児が完全に排出あるいは娩出される以前に死亡した場合をいう．
3）自然死産と人工死産に大別され，後者はさらに母体保護法による場合とよらない場合とに分類される．

b．死産証書

死産に立会った医師，あるいは助産師が胎児の死亡を医学的に証明する文書をいう．

~~死亡診断書~~（死体検案書）

この死亡診断書（死体検案書）は、我が国の死因統計作成の資料としても用いられます。かい書で、できるだけ詳しく書いてください。

氏名	法〇〇夫	(1)男 2女	生年月日：明治 (昭和) 大正 平成 20年 5月 18日（生まれてから30日以内に死亡したときは生まれた時刻も書いてください）午前・午後 時 分
死亡したとき	平成 20年 1月 2日 (午前)・午後 2時 30分頃		
死亡したところ及びその種別	死亡したところの種別	1病院 2診療所 3介護老人保健施設 4助産所 5老人ホーム 6自宅 (7)その他	
	死亡したところ	東京都〇〇市△△町10丁目 29(番地) 番 10号	
	（死亡したところの種別1〜5）施設の名称		

死亡の原因				発病（発症）又は受傷から死亡までの期間
I	(ア) 直接死因	心タンポナーデ		短時間
	(イ) (ア)の原因	心臓損傷		〃
	(ウ) (イ)の原因	前胸部への外力		〃
	(エ) (ウ)の原因			
II	直接には死因に関係しないがI欄の傷病経過に影響を及ぼした傷病名等	左右多発肋骨骨折		短時間
手術	(1)無 2有	部位及び主要所見	手術年月日	平成 昭和 年 月 日
解剖	1無 2有	主要所見：心タンポナーデ（450ml），貫壁性右心室損傷 前胸部皮下出血，左右多発肋骨骨折		

◆I欄、II欄ともに疾患の終末期の状態としての心不全、呼吸不全等は書かないでください

◆I欄では、最も死亡に影響を与えた傷病名を医学的因果関係の順番で書いてください

◆I欄の傷病名の記載は各欄一つにしてください

ただし、欄が不足する場合は（エ）欄に残りを医学的因果関係の順番で書いてください

◆発病（発症）又は受傷から死亡までの期間：年、月、日等の単位で書いてください。ただし、1日未満の場合は、時、分等の単位で書いてください（例：1年3か月、5時間20分）

死因の種類

1病死及び自然死

外因死　不慮の外因死 {(2)交通事故 3転倒・転落 4溺水 5煙、火災及び火焔による傷害 6窒息 7中毒 8その他}

その他及び不詳の外因死 {9自殺 10他殺 11その他及び不詳の外因}

12不詳の死

外因死の追加事項

傷害が発生したとき	(平成)・昭和 20年 1月 2日 (午前)・午後 2時 30分頃	傷害が発生したところ	東京 (都)道府県 〇〇〇 市 郡 区 町村
傷害が発生したところの種別	1住居 2工場及び建築現場 (3)道路 4その他（ ）		
手段及び状況	乗用車運転中電柱に衝突したという		

◆伝聞又は推定情報の場合でも書いてください

生後1年未満で病死した場合の追加事項

出生時体重 グラム	単胎・多胎の別 1単胎 2多胎（ 子中第 子）	妊娠週数 満 週
妊娠・分娩時における母体の病態又は異状 1無 2有 [ ] 3不詳	母の生年月日 昭和 平成 年 月 日	前回までの妊娠の結果 出生児 人 死産児 胎（妊娠満22週以後に限る）

その他特に付言すべきことがら

上記のとおり診断（検案）する

~~診断~~（検案）年月日 平成20年 1月 2日

本~~診断書~~（検案書）発行年月日 平成20年 1月 2日

（病院、診療所若しくは介護老人保健施設等の名称及び所在地又は医師の住所）

東京慈恵会総合医学研究センター

東京都港区西新橋3丁目 25番地 番 8号

（氏名）医師　高津光洋　印

図 4-6. 死体検案書の記入例

1）医師，助産師ともに作成義務がある（医師法，保健師助産師看護師法）．
2）医師，助産師のどちらも死産に立会った場合は医師が交付する．

c．死胎検案書

医師が胎児（あるいは新生児）の死体を検案して医学的判断を記載した文書をいう．
・助産師は交付できない．

d．死産の届出

妊娠満12週以後の死産は，死産証書，または死胎検案書を添付して，死産後7日以内に市町村長に届出なければならない（前述厚生省令）．
・母体保護法による人工死産（人工妊娠中絶）であっても，妊娠満12週以後の胎児は，「人工妊娠中絶の届出」とともに「死産の届出」が必要であり，死産証書を作成しなくてはならない．

e．死産証書（死胎検案書）の様式

死産証書（死胎検案書）の様式を図4-7，図4-8に示す．
・死産届と死産証書（死胎検案書）がA4判の左右に印刷されている．

4．作成上の注意事項

a．一般的事項

標題の一方を二重の横線で消す．

b．具体的な記入方法

1）死産児の男女別

不詳に○をする場合として，高度の損壊（人工死産の場合），腐敗，白骨化（胎児では骨からの性別判定は困難である）などがあげられる．
・腐敗はかなり進行していても，解剖すると子宮の有無の判別がつくこともある．

2）母の氏名

遺棄死体では不明な場合が多い．

3）妊娠週数

死産児が妊娠満何週で死産したかを記入する．
a）臨床的には最終月経，基礎体温，超音波検査などから推定する．
b）死胎検案においては外表所見，成熟度，諸計測値などから推定する（「嬰児殺」p.137参照）．

4）死産があったとき

死胎検案においては不明なことが多い．死体所見から推定して記載する．

> ［例］「平成25年3月20日頃」，「平成25年3月頃」，「平成20年頃」など．

a）何年前かもわからないときは「不明」と記載してもよい．
b）死産に立会っていた場合には，時分まで記入する．

5）死産児の体重，身長

死胎児においては胎齢を推定する根拠となる（「嬰児殺」p. 137 参照）．正確に計測し記入する．

- 体重は死後変化のため減少するので，胎齢の推定には身長が役立つ．

6）胎児死亡の時期

胎児死亡が「妊娠満 22 週以後の自然死産」の場合にかぎり記入する．

a）妊娠満 12 週以後 22 週未満の場合は記載する必要はない．
b）妊娠満 22 週未満の妊娠の中絶は流産，妊娠満 22 週以降 37 週未満の分娩は早産と定義されている．
c）妊娠満 22 週以降の分娩経験者を経産婦という．
d）「分娩前」とは，陣痛開始前のことをいう．
e）「分娩中」とは，陣痛開始から胎児の娩出終了までをいう．
f）陣痛開始前の帝王切開において，執刀開始から胎児の娩出終了までの間の胎児死亡は「分娩中」とする．
g）「不明」：遺棄死体に多い．

7）死産があった所および種別

死産の場所の種別を選択し，住所を記入する．

- 遺棄死体では不明のことが多い．発見場所を記載し，（発見）と付記する．

8）単胎・多胎の別

多胎分娩では，死産した児の数だけ死産証書（死胎検案書）を作成する．

9）死産の自然，人工別

死産が自然か人工かを判定する．

a）自然死産：人工的処置を加えていない死産，すなわち人工死産以外の死産のすべてをいう．
　ⅰ）人工的処置とは，胎児の母体外排出や娩出を目的として胎児やその付属物に直接的に加えられた処置や手術（穿頭術など）のほか，薬物使用（陣痛促進剤など）も含む．
　ⅱ）胎児の出生を目的とした処置，手術，薬物使用で結果的に死産した場合は自然死産とする．
　ⅲ）母体内の胎児の生死が不明，あるいはすでに死亡している場合に人工的処置が加えられた場合は自然死産とする．ただし，堕胎行為による母体内での胎児死亡の場合は除く．
b）人工死産：胎児の母体内生存が確実な時期に人工的処置に原因して死産となった場合をいう．母体保護法によるものとよらないものに分けられている．
　ⅰ）母体保護法による人工死産：母体保護法で定義された人工妊娠中絶による死産をいう．

死 産 届

平成　年　月　日　届出

　　　　　　　　　長殿

受付	年　月　日	平成　年　月　日	調査票作成
	事件簿番号	死産第　号	

記入の注意

鉛筆や消えやすいインキで書かないでください。

この届は妊娠満12週以後（満12週を含む）の死産について、死産後7日以内に役場に出してください。

□にあてはまるものに☑のようにしるしをつけてください。

この死産証書又は死胎検案書の作成者は医師又は助産婦ですが、医師・助産婦ともに死産に立ち会った場合には医師が書いてください。

医師又は助産婦の死産証書又は死胎検案書が得られないときは届出人はその理由を余白に書き死産の事実を証明しうる者が死産証書の(15)(16)(17)以外の各欄についてできるだけ書いてください。この場合標題の「死産証書」の「死産」の次に「（事実）」という文字を書いて「死産（事実）証書」としてください。

(11)胎児死亡の時期（妊娠満22週以後の自然死産に限る）で「分娩前」とは陣痛開始から胎児が娩出し終るまでをいいます。なお、陣痛開始前の切開分娩の場合は、執刀開始から胎児の娩出までを「分娩中」とします。

		父	母
(1)	父母の婚姻直前の本籍（外国人のときは国籍を書いてください。）	都道府県　名	都道府県　名
(2)	氏　　名　生年月日（死産があったときの年齢）	年　月　日（満　歳）	年　月　日（満　歳）
(3)	死産児の男女別及び嫡出子か否かの別	□男　　□女　　□不詳　　□嫡出子　　□嫡出でない子	
(4)	死産があったとき	平成　年　月　日　□午前／□午後　時　分	
(5)	死産があったところ	番地／番号	
	死産があったときの母の住所（住民登録をしているところを書いてください。）	番地／番号	
(6)	死産があったときの世帯の主な仕事と	□1.農業だけまたは農業とその他の仕事を持っている世帯 □2.自由業・商工業・サービス業等を個人で経営している世帯 □3.企業・個人商店等（官公庁は除く）の常用勤労者世帯で勤め先の従業者数が1人から99人までの世帯（日々または1年未満の契約の雇用者は5） □4.3にあてはまらない常用勤労者世帯及び会社団体の役員の世帯（日々または1年未満の契約の雇用者は5） □5.1から4にあてはまらないその他の仕事をしている者のいる世帯 □6.仕事をしている者のいない世帯	
(7)	父母の職業	（国勢調査の年…　年…の4月1日から翌年3月31日までに死産があったときだけ書いてください。） 父の職業　｜　母の職業	
(8)	この母の出産した子の数	出生子（出生後死亡した子を含む。）　　　　　　人 妊娠満22週以後の死産児（この死産児を含む。）　胎 妊娠満21週以前の死産児又は流産死胎（この死産児を含む。）　胎	
	届出人	□父　□母　□同居者　□医師　□助産婦　□その他の立会者 住所　　　　　　　　　　　　　　　番地／番号 氏名　　　　　　　　　　　　　　　印	

図 4-7. 死産届

図 4-8. 死産証書（死胎検案書）

① 人工妊娠中絶：胎児が母体外では生命を保持できない時期（成育限界）に，人工的に胎児および付属物を母体外に排出すること（母体保護法第2条の2）．
② 成育限界は満22週未満である．
③ 母体保護法指定医によって実施されたものであること．
④ 人工妊娠中絶が許される理由（同法第14条）．
　・母体の生命救助（医学的適応）．
　・妊娠の継続・分娩が母体の健康を著しく害するおそれのある場合．
　・身体的，経済的理由による母体保護．
　・強姦された被害者の救助（倫理的適応）．
ii）母体保護法によらない人工死産：「母体保護法による人工死産」以外のすべての人工死産をいい，以下のものが含まれる．
① 母体の生命救助のため緊急避難的に行われたもの．
② 母体保護法指定医以外の医師によって行われたもの．
③ 満22週以降に行われたもの：胎児が母体外で生命を保持できる時期での人工死産．
④ 犯法的人工死産：堕胎罪を構成する．
c）不明：自然死産か人工死産か，あるいは母体保護法によるものか否か不明な場合に○をする．ほとんどは遺棄死胎児の場合である．

10) 自然死産の原因もしくは理由，または人工死産の理由（図4-9～11）
　a）一般的事項：死亡診断書（死体検案書）の場合と同様の注意を要する．
　b）遺棄死胎の多くが自然死産である．
　　i）「死産の自然人工別」欄の「1　自然死産」または「4　不明」に該当する場合に記入する．
　　ii）考え方は死亡診断書（死胎検案書）の「死亡の原因」欄と同様である．
① I欄「直接原因又は理由」：死産の直接原因または理由を胎児の側か，母の側かに分けて記入する．
　・胎児側か，母の側かを決められない場合は母の側に記入する．
　・両者に原因があれば，両者に記入してもよい．
② （イ）欄：（ア）欄に記載した内容の原因や理由があれば，胎児側か，母体側かに分けて記載する．
　・（ア）欄で胎児側の原因が（イ）欄で母体側の原因によることは十分あり得る．
③ （ウ）欄，（エ）欄：（イ）欄，あるいは（ウ）欄に記載した内容の原因や理由があれば，胎児側か，母体側かに分けて記載する．
④ II欄：I欄の経過に影響を及ぼしたと思われる傷病や状況があれば記載する．

死 産 証 書（死胎検案書）

この死産証書（死胎検案書）は、我が国の死産統計作成の資料としても用いられます。かい書で、できるだけ詳しく書いてください。

死産児の男女別	① 男　2 女　3 不詳	母の氏名	不詳		
		妊娠週数	満 40 週（推定）日		

死産があったとき	平成 20 年 5 月 10 日頃（推定）　午前・午後　　時　　分

死産児の体重及び身長	体重 3050 グラム	身長 50 センチメートル

胎児死亡の時期（妊娠満22週以後の自然死産に限る）	1 分娩前　　2 分娩中　　③ 不明

死産があったところ及びその種別	死産があったところの種別	1 病院　2 診療所　3 助産所　4 自宅　⑤ その他
	死産があったところ	東京都○○市□□町 350 番地
	死産があったところの種別1〜3 施設の名称	

単胎・多胎の別	1 単胎　　2 多胎（　子中第　子）　　③ 不詳

死産の自然人工別 ◆胎児を出生させることを目的として人工的処置を加えたにもかかわらず死産した場合は「自然死産」とします	① 自然死産（推定） 2 母体保護法による人工死産 3 母体保護法によらない人工死産 4 不明

自然死産の原因若しくは理由又は人工死産の理由		自然死産の場合		人工死産の場合	
		胎児の側	母の側	母体側の疾患による場合	
◆Iの⑦欄には直接原因又は理由を胎児の側か母の側のいずれかに分けて書き、さらにそれと因果関係のある原因又は理由があれば（イ）欄⑨欄と続けて、それぞれ胎児又は母の側に分けて書いてください ただし、胎児又は母の側いずれかに決めかねる場合は、母の側に関係してください ◆自然死産か人工死産か不明の場合は、自然死産の欄に書いてください	I	ア 直接原因又は理由　気管支肺炎		1 疾患名	
		イ （ア）の原因　子宮内感染（推定）		母体側の疾患による場合	2 理由
		ウ （イ）の原因　不詳			
		エ （ウ）の原因		母体側の疾患によらない場合	1 疾患名
	II	直接には死産に関係しないが、Iの経過に影響を及ぼした傷病名等			2 理由

胎児手術の有無	① 無　2 有	部位及び主要所見

死胎解剖の有無	1 無　② 有	主要所見 気管支肺炎，胎児性無気肺

1 医師 2 助産師	上記のとおり証明（検案）する　　証明（検案）年月日　平成25年5月11日 本証明書（検案書）発行年月日　平成25年5月11日 （病院、診療所若しくは助産所の名称及び所在地又は医師若しくは助産師の住所） 東京慈恵会総合医学研究センター 東京都港区西新橋3町25番8号 （氏名）　高津光洋　印

図 4-9. 死胎検案書の記入例（1）

死体検案書の作成

自 然 死 産 の 場 合		
	胎 児 の 側	母 の 側
ア 直接原因 又は理由	先天性水頭症	
イ (ア)の原因		

図 4-10. 記入例 (2)

	自 然 死 産 の 場 合		
		胎 児 の 側	母 の 側
Ⅰ	ア 直接原因 又は理由	子宮内低酸素症	
	イ (ア)の原因		遷延分娩
	ウ (イ)の原因		僧帽弁狭窄症
	エ (ウ)の原因		

図 4-11. 記入例 (3)

c) 母体保護法による人工死産の場合
　①「母体側の疾患による」欄：妊娠の継続・分娩が母体の健康を害すると思われる疾患名などを記入する．
　②「その他」欄：経済的理由，または暴行，脅迫，強姦などによる妊娠などの場合．
d) 母体保護法によらない人工死産
　人工死産の理由となった疾患名などを記入する．
e) 記入上の注意事項
　① Ⅰ，Ⅱ欄とも記入すべき原因，理由がなければ空欄のままでよい．
　② 疾患名が確定できなければ，(推定)，(疑い) などと付記し，推定も困難であれば「不詳」とする：胎児側の原因は剖検しなければ不明のことが多いので，できるかぎり剖検する．
　③ 理由が2つ以上あれば，それぞれの欄に記入する．
　④ 母体保護法による人工死産は妊娠満22週未満であるので，「妊娠週数」欄の記載と矛盾してはならない．
　⑤ 死産の原因として，低出産体重児，早産，流産，子宮内死亡，発育不良など

の不明確な記載は避け，これらが引き起こされた原因を記入する．
⑥ 胞状奇胎で胎児がなければ，死胎検案書の交付は必要ない．
11）死胎検案書記入例（図 4-9）

5．死体検案書との使い分け

嬰児の遺棄死体の検案・解剖で問題となる．
- 死胎検案書：死産児の場合に交付する．
- 死体検案書：生産児死体の場合に交付する．
- 生産児か，死産児かは検案のみでは判断できない．したがって，解剖によっていずれかを決定せざるを得ない．

a．母が明らかな場合

1）死産児の場合

分娩の状況が明らかで死産児であることが確実な場合．
- 「死産届」に死胎検案書が必要となる．

2）生産児の場合

a）出生届と死亡届を同時に行う必要がある．死亡届には死体検案書が必要であるので，死児の命名をしてもらい，死体検案書を交付する．

b）多くの場合，出生証明書は交付者がいない．

b．母が不明な場合

1）死産児の場合

所轄の警察署長が発見地の市町村長に対し，「母の不明な死産児に関する通知書」に死胎検案書を添付して通知する（死産の届出に関する規程）．検案者は死胎検案書を交付する．

2）生産児の場合

a）所轄の警察署長が発見地の市町村長に死体見分調書を添えた死亡報告書で報告する（死体取扱規則）．

b）死亡届は届出義務者が行うことを原則とする．後日，届出義務者が判明するかも知れないので，死亡届は提出しないが，検案医は氏名不詳で死体検案書を交付し，警察がこれを保管しておく．

c．遺棄死体の実際例

検案後に一応「死胎検案書」を交付し，できるかぎり法医解剖を行う．

1）解剖の結果，生産児と判明したら，母が明らかな場合は，死児の命名後に「死体検案書」を交付する（死亡届のため）．
- 母が不明な場合は，そのままでよい（先に発行した死胎検案書が無効となる）．

2）解剖の結果，死産児であれば，母の存否に関係なくそのままでよい．
- 母の不明な場合が圧倒的に多いので，「死胎検案書」を交付することになる．

Chapter 5 個人識別

A．一般的事項

1．個人識別とは

問題となっている生体，死体またはその一部について，だれであるか，あるいはだれのものかを決定することをいう．異同識別ともいう．

2．個人識別が必要な場合

a．生体の場合

詐称，身元の黙秘，乳幼児や精神病者，記憶喪失者，密入国者，残留孤児，新生児取り違えなどの身元確認など．

b．死体の場合

バラバラ死体，身替り殺人，腐乱死体，白骨死体，焼死体，大規模災害時の多数の死体など．

c．物体の場合

死体の一部，人体由来のもの（血痕，精液，指紋など）．

3．個人識別の指標

人体（由来）か否か（特に物体の場合），年齢，性別，身体的特徴，血液型，DNA分析，所持品，着衣，死体の発見場所など．

B．個人識別の検査対象

1．死体の外観の特徴

a．所持品，着衣など

・他人の衣類を着用していたり（変装，盗品の着用，所持），殺害後，着せられていることがあるので注意する．

b．身体的特徴

身元不明死体の場合，死体検案時に特に注意を要する．

1）身長，体重，体型，栄養状態など
2）顔貌，体毛の状態など
3）奇形，発育異常，創痕，手術痕，刺青，皮膚疾患，創傷などの有無，部位，程度．
4）歯牙（後述）
5）職業的特徴の有無

c．写 真

特に顔面を含む写真が重要である．生前の撮影時と変わっていることがあるので，特徴的な所見の有無で比較する．

d．指 紋

終生不変，万人不同の2大特徴のため，個人識別の最も確実な方法とされている．

1）現在では死体検案医や解剖執刀医が直接指紋を検査することはなく，警察官の指紋採取に協力することが多い．
2）死体からの指紋採取は指頭を十分観察後に行う．
3）指頭部が膨潤，蝉脱している場合（水中死体，腐乱死体），真皮の紋理から採取する．
4）指頭部がミイラ化している場合，NaOH-グリセリン液に浸し膨潤させてから採取する．
5）指紋法，手掌紋，足蹠紋の詳細は法医学成書を参考にする．

e．人体測定法（ベルチョン）

ベルチョンが個人識別のため考案した生体測定法．現在はほとんど用いられない．

f．白骨死体 （「白骨死体の検案」p. 269 参照）

g．血液型，DNA分析など（後述）

C．性別判定

1．外性器，内性器からの判定

- 高度の腐乱死体や焼死体では子宮，前立腺，骨盤の形態などが参考になる．
- 白骨死体：白骨死体の項参照．

2．法医生物試料からの性別判定法

死体検案医は直接検査しなくても，試料の採取，警察官への指示のため，概略を知っておく必要がある．

・最近は DNA 分析が主流で，以下の記載は古典的となりつつある．

a．性染色体からの判定

ヒトの性別は性染色体が XX か，XY かによって決定される（XX：女性，XY：男性）．
- Y 染色体（Y クロマチン）は男性にしかないので，Y 染色体の有無によって性別判定が可能となる．
- 性染色体はあらゆる細胞核内に存在するので，人体由来細胞を含む試料から性別判定が可能となる：血液（血痕），毛髪，唾液，歯牙，臓器（組織片）など．
- 生体では，スポーツ大会でのセックスチェックに口腔内粘膜上皮細胞や毛根を，胎児の出生前性別診断に羊水が用いられる．

検査法

詳細は法医学教科書を参照のこと．

a）X クロマチン：体細胞塗抹標本をクレシール・バイオレット染色し，光学顕微鏡で観察する．X クロマチンは細胞核に接した濃染したスポットとして観察される．
- 陽性細胞出現率：女性 20～30％以上，男性 0～5％．

b）Y クロマチン（石津ら）：体細胞塗抹標本をキナクリン塩酸塩で染色し蛍光顕微鏡で観察する．Y クロマチンは，細胞核内の蛍光スポットとして観察される．
 ⅰ）陽性細胞出現率：女性 0～5％，男性 50％以上．
 ⅱ）10 年前後経過した陳旧血痕や加熱血痕でも検出可能である．

b．染色体分析

組織培養によって染色体分析し，XX，XY の別を確認する．

c．性ホルモンの定量（石津）

ラジオイムノアッセイ法を用いて血液（血痕）中の男性ホルモン（テストステロン）と女性ホルモン（プロゲステロン）とを定量し，その検出比（T/P）を算出する．男性 1.41～3.55，女性 0.08～0.63 であり，性別判定が可能である．

d．DNA 分析

「DNA 分析」p.337 参照．

D．歯からの個人識別

歯からの個人識別が重要な症例については，歯科医師との共同作業が望ましい．

 日本歯科医師会の要請で各都道府県に警察歯科（協力）医会が設置されているので協力を得る．

個人識別 323

1. 個人識別における歯の重要性

1) 長期間原形のまま残存する：特にエナメル質は内部が崩壊後も残る（エナメルキャップ）．特に歯髄は血液型，DNA分析に応用できる．
2) 所見が多様である：成人の32本の歯の形態，治療の有無や方法，X線所見などを組み合わせると万人不同に近い．
3) 歯科疾患による罹患率，受診率が高い（90％以上）：歯科カルテ，X線写真，歯型模型，技工指示書などが保存されているので，死体所見との照合が可能である（歯科医のカルテ保存期間は5年である）．
4) 検査が比較的簡単である．
5) 加齢的変化がわかりやすい：萌出時に完成し以後成長しない（年齢推定に役立つ）．
6) 歯1本でも情報量が多い．
7) 歯の形態に性差がある：性別判定に役立つ．
8) 家人，知人が歯の特徴を知っていることが多い：歯の一部は外部からも観察できるので，笑顔の写真から情報が得られることがある．
9) 被害者の抵抗，加害者の攻撃の手段として咬傷を残せば，歯痕の特徴から個人識別が可能となる．

2. 歯から推定できること

特に白骨死体やバラバラ死体で有用である．

a. 人の歯か，動物の歯か

1) 形態学的：歯式の比較
2) 組織学的：平行条，シュレーゲン氏条紋，エナメル質の特徴など．

b. 人　種

歯1本では困難である．

c. 歯の種類

乳歯か，永久歯か，どの歯か，上顎か下顎か，左か右かなど．

d. 年齢推定

歯の発生学的，生理学的，病理学的，物理化学的変化による．

1) 乳歯，永久歯の萌出時期（表5-1）．
2) 咬耗度，磨耗度（図5-1）．
3) 歯髄腔の加齢的変化：X線写真で判定する．
4) 歯根石灰化の進行速度：X線写真で判定する．
5) 物理化学的性状：比重，硬さなど．
6) グスタフソン法：歯の研磨標本から推定する．

7）アスパラギン酸のラセミ化反応の応用（山本）．

e．性　別

歯の大きさ，口蓋，歯列弓の大きさ．

表 5-1. 乳歯と永久歯の萌出時期

各乳歯の萌出時期

歯種		浜野		北村
		男児	女児	
上顎	乳中切歯	8〜9か月	9〜10か月	7〜10か月
	乳側切歯	10〜12	10〜11	8〜11
	乳犬歯	17〜18	16〜17	17〜20
	第一乳臼歯	15〜17	15〜16	15〜20
	第二乳臼歯	24〜	24〜	23〜26
下顎	乳中切歯	7〜8	7〜8	7〜10
	乳側切歯	12〜13	12〜13	8〜11
	乳犬歯	17〜18	17〜18	16〜19
	第一乳臼歯	17〜18	15〜16	15〜20
	第二乳臼歯	24〜	24〜	22〜26

永久歯の萌出時期

歯種		浜野		北村
		男性	女性	
上顎	中切歯	7歳	7歳	6.5〜8.0歳
	側切歯	8	8	7.5〜9.0
	犬歯	11	10	11.0〜12.0
	第一小臼歯	9	9	8.0〜9.5
	第二小臼歯	10〜11	11	10.5〜11.5
	第一大臼歯	6	6	5.5〜7.0
	第二大臼歯	12	12	12.0〜14.0
下顎	中切歯	6	6	6.5〜7.5
	側切歯	7	7	7.0〜8.5
	犬歯	10	9	9.0〜10.5
	第一小臼歯	10	10	9.0〜11.0
	第二小臼歯	11	10	10.5〜12.0
	第一大臼歯	6	5〜6	5.5〜6.5
	第二大臼歯	11	11	11.0〜13.0

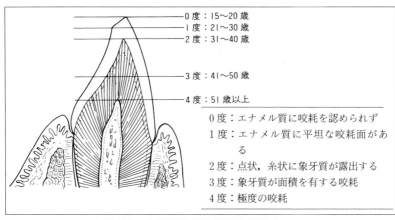

図 5-1. 下顎切歯の咬耗度の分類 (天野)

f．血液型
歯髄が最適である．ついで象牙質，セメント質の順である．エナメル質には血液型物質は認められない．歯石，義歯からでも検査可能である．

g．DNA 分析
性別判定にも応用可能である．

h．職業，生活様式，環境
i．歯の損傷，疾病，中毒

3．歯の記録

a．外観の名称（図 5-2）
歯冠部は乳白色，歯根部は黄白色であり，両者の境界は容易に区別できる．

b．断面の構造（図 5-3）
1) 歯槽と歯は歯根膜（シャーピー線維束）を介して強く結合している．
2) 歯槽骨，歯根膜，歯肉，セメント質を合わせて歯周組織という．
3) 白骨死体では歯肉，歯根膜が融解，消失し容易に歯槽から脱落する（特に歯根が1本の切歯や犬歯）．
4) 生前の抜歯か，死後の脱落かの鑑別が重要である．

c．歯の種類，名称（図 5-4, 5）
1) 乳歯と永久歯とに大別される．
2) 歯は馬蹄形に1列に並ぶ（歯列）．永久歯列と乳歯列，上顎歯列と下顎歯列に分けられる．
3) 表現法は歯科学で使用されている方法を用いることが望ましい（図 5-4, 5）．

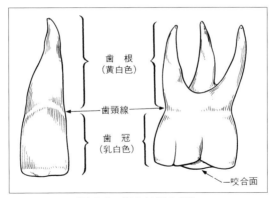

図 5-2. 歯の外観の名称

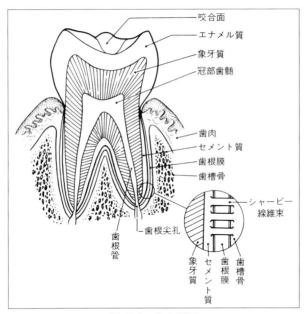

図 5-3. 歯の断面

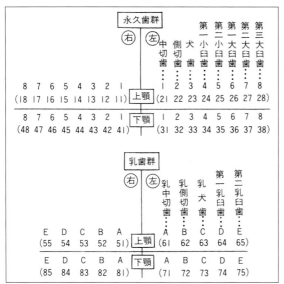

図 5-4. 歯の記号と名称

下段（ ）内は国際歯科連盟によるもの

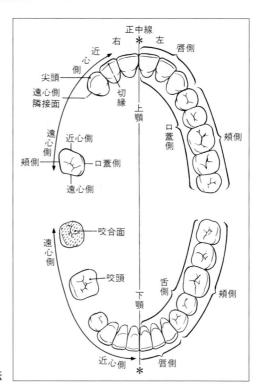

図 5-5. 歯列歯の表現方法

4）中切歯から犬歯までを前歯部，小臼歯から大臼歯までを臼歯部という．
5）切歯の咬み合う部分を切縁，犬歯は尖頭，臼歯部では咬合面と呼ぶ．咬合面の突出部を咬頭という．

d．歯の記号と歯式（図 5-4）

死体検案や剖検時に歯の名称をそのたび記載するのは大変である．歯科学では各歯を符号で表し（歯の記号，歯牙記号），これを用いて歯の位置を表示している（歯式）．

1）法医実務でも歯の記号で記載してよいが，報告書（鑑定書）では歯の名称を併記するのがよい．
2）以下に記載方法の例を示す．
　　上顎左側第一大臼歯…………………$\underline{6}$
　　下顎右側犬歯および第一小臼歯……$\overline{43}$
　　上顎左側乳犬歯…………$\underline{C}$
3）図 5-4 に国際歯科連盟（FDI）で国際的に統一された表示方法を併記した．この方法では各歯を数字で表現でき，国際刑事警察機構（ICPO）も使用している．

［例］　下顎左側犬歯…………33
　　　　上顎右側乳側切歯……52

4）わが国では FDI 方式は一般的ではない．

4．死体における歯の観察

歯からの情報が正しく応用されるためには正確な観察が不可欠である．
　⚠ 歯の観察が個人識別に重要な場合は歯科医に任せることを勧める．

a．検査用器具類

剖検では全歯，全面にわたり直視可能であり，特に歯科用器具を必要としない．
・死体検案のみの場合には歯鏡，歯科用探針，口角鉤があれば便利である．

b．観察方法

1）観察順序

見落しのないよう各自で決めておく．

参 考

通常は
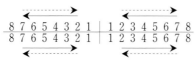

の矢印（「C」字型），あるいは「逆 C」字型（⋯→）に観察する．

2）存在する歯の確認

歯の記号，歯式を利用すると便利である．

3）欠落した歯の確認

抜歯か，損傷による欠落か，自然脱落か．歯槽窩の状態から判断する．
- a）生前の抜歯：抜歯後約1か月で新しい骨梁が増殖し，歯槽窩がなくなる．
- b）損傷：出血や凝血の付着，歯槽骨骨折，口腔粘膜損傷などを伴う．
- c）自然脱落：白骨死体．歯根膜や歯肉の融解・消失によって歯の固定が不十分なために起こる．生前の疾患による自然脱落は抜歯との区別が困難である．

4）肉眼的観察（死体検案の場合）

全歯について全面にわたり詳細に観察，記録し，必要に応じ写真撮影する．歯とともに歯肉，歯槽，歯槽骨も観察する．歯の疾患の有無，咬耗度，治療痕の部位，方法，歯列の異常の有無など，個人識別に有効な所見を探す．
- ・組織学的検査，X線撮影，口腔模型の作成などは必要に応じて行う（法歯学者や警察歯科医会などに依頼するか，協力を得る）．

|注意点|

1) 白骨死体では歯が自然脱落しやすいので，発見後の顔面骨の取扱い，発見現場での自然脱落歯の捜査は慎重を要する．
2) 新鮮死体では死体硬直のため開口できないことがある．
3) 解剖時には，筋肉を切断し下顎が自由に動かせる状態で観察する（頸部器官摘出後に行うとよい）．
4) 歯による個人識別が不可欠な場合，不明な異常所見が発見されたら，歯科医と対診することをすすめる．
5) 大規模災害時には歯による個人識別が極めて重要であるので，警察歯科医会などと平時に対応を検討しておく．
6) めずらしい疾患や治療法などは個人識別に大変参考となる．

［経験例］ 身元不詳の死体の歯にエナメル質形成不全と多数のさし歯が認められた．剖検時の歯科医との対診で疾患名や治療法が正確に診断でき，歯科医師への照会で身元が確認された．

- ・受診していた歯科医師の古いカルテやX線写真と，死体の歯の所見とが一致しないこともある．

［例］長い間，受診していない，他の歯科医院での治療，充填物の脱落などによる．

5．歯の特徴的所見

上顎前歯部の異常は家族，同僚，知人が記憶している場合も多い．

a．歯の異常

先天的奇形が主体である．

1）歯数：歯数過剰（上顎前歯部に多発する），歯数不足（先天性欠如，上下第三大臼歯に多い）．
2）形態：大きさ，異常結節，異常根など．
3）位置：歯列からのずれ，埋伏，転位歯など．
4）咬合：口を閉じたときの上下歯列の位置関係の異常をいう．

b．歯の疾患

1）歯の外傷：破折，脱臼など（後述）．
2）むし歯（齲蝕症）：歯質の破壊性変化をいう．進行程度により4つに分類される（図5-6）．
3）歯槽膿漏（歯周病）：歯の周囲組織の破壊．歯槽骨の吸収の程度など．
4）ハッチンソン歯：先天性梅毒に特有で切歯切縁の半月状欠損がみられる．
5）エナメル質形成不全：表面の凹凸，著しい咬耗状態を示す．
6）黄色歯：歯が広範囲に黄色調を帯びている．
7）歯肉増殖症：ダイランチン（抗痙攣薬）常用者にみられる歯肉の増殖をいう．
8）口唇裂，口蓋裂．

c．歯の喪失

1）乳歯の脱落

自然脱落し，永久歯が萌出するという交換現象がみられる（5歳頃開始し，12歳頃完了する）．

2）永久歯の抜歯

永久歯喪失の主体をなす．

3）白骨死体からの自然脱落

歯根膜および歯肉の融解・消失により歯の固定が不十分になると脱落する．

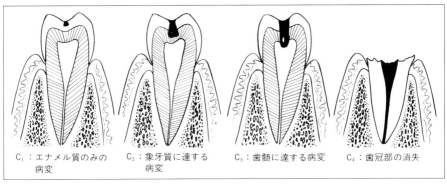

C_1：エナメル質のみの病変　　C_2：象牙質に達する病変　　C_3：歯髄に達する病変　　C_4：歯冠部の消失

図 5-6. むし歯の程度

4）自然脱落と抜歯の区別

前述のように，抜歯窩の状態から判定する．

d．歯の治療処置

- 最も個人識別に役立つ．
- 正しく表現，記録することが重要である（次項参照）．

6．歯の治療法と記載方法

  1）むし歯は，治療されることが多い．
  2）個人識別に重要な治療痕はむし歯の治療痕が主体である．
  3）記載に際し健全歯は何も記載しなくてよい．
  4）正確な観察は歯科医に任せるとよい．

a．むし歯の進行程度

C_1, C_2, C_3, C_4（図 5-6）．

b．歯槽膿漏の進行程度

判断が難しいので，専門家に任せる．

c．充填（F）

  1）C_1, C_2のむし歯に対する治療法である．
  2）むし歯の部分を削り取った後，充填物が脱落しないように形を整え（窩洞形成），充填物を充填する方法．多種の充填剤があり時代により改良されている．
  3）アマルガム充填（AF）：最も古くから用いられ，水銀と銀，スズ，銅などの合金で銀色（古くなると黒味を帯びる）を呈している．
  4）複合レジン充填（CRF）：色調が歯質に類似するので見落さないようにする．主として前歯部に用いられる．
  5）カルボキシレートセメント充填（CF）：前歯部に用いられる．
  6）金箔充填（GF）など．

d．鋳造歯冠修復

1）インレー修復（I）

窩洞形成後，窩洞に合った金属体や陶材を鋳造し，これをセメントで合着させて修復する．鋳造歯冠修復の一種．

- 咬合面の大部分を占める大きなインレーはアンレーと呼ばれる．

  a）メタル・インレー（MI）：金合金，銀合金，金銀パラジウムなど．主として臼歯部に用いられる．
  b）陶材インレー（PI）：前歯部に用いられる．

2）部分被覆冠（一部被覆冠）

歯冠の唇側や頬側を残して，他の面を金属で被覆されたもの．

  a）単独に歯冠修復のほか，義歯の支持装置として用いられる．

b）3/4冠（前歯部）と 4/5冠（臼歯部）がある．
　　c）ピンレッジ：歯の舌面に小釘を形成する補綴法．
　3）**全部被覆冠**（クラウン，Cr）
C_3以上の齲蝕で歯冠の崩壊が著しい場合．
　　・無髄歯では歯冠全体を人工歯材で被覆する冠（クラウン）がかぶせられる．

▍**有髄歯と無髄歯**
　　・有髄歯：歯髄を有する歯
　　・無髄歯：抜髄された歯（神経を抜いた歯）
　　・根管充填：感染した歯髄が抜髄され，歯髄の通っていた根管に樹脂や薬剤が充填されたもの．無髄歯．
　　a）全部鋳造冠：歯冠部全体を金属で被覆する．正確な解剖学的形態が再現可能である．金属の種類はインレーと同様に種類が多い．おもに臼歯部に用いられる．
　　b）前装鋳造冠：金属冠の唇側や頬側を自然色に近い陶材やレジンで前装した鋳造冠．前歯部や小臼歯に用いられる．
　　c）ジャケット冠：金属以外の単一材料のみで歯冠を形成するもの．審美性に優れ，前歯部に適用．歯材として陶材，硬質レジンなどがある．
　　d）帯環金属冠（バケツ冠）：金属板を貼り合せた帯環で側面を形成，咬合面は金属板を圧印，または鋳造した金属冠をいう．材料として，加工用金合金，金銀パラジウム合金，ニッケル合金（サンプラ冠）など．
　　e）無縫冠：円筒形の金属鞘を歯に合せて圧印したもの．前歯部で唇側面に窓をあけたものを開面冠（いわゆる額縁）という．
　4）**合釘継続歯**（ポスト冠，さし歯，つぎ歯）
歯根のみ残存した場合，歯冠部を歯根管内に挿入した合釘で固定された人工歯．外観は前装鋳造冠やジャケット冠に類似する．

　e．架橋義歯（ブリッジ）
欠損した歯の形態と機能を回復するために残存する歯を利用して橋渡しをする固定式入れ歯である．

　f．有床義歯（入れ歯）
ブリッジが困難な場合などで適用となる．
　1）**部分床義歯**（PD）
総義歯以外のものをいう．義歯床（歯肉に相当）と鉤（ハリガネ，バネ）で口腔内に支持される．
　2）**総義歯**（総入れ歯）（FD）
全歯が欠損した場合．上顎総義歯，下顎総義歯．広く粘膜面を被覆した義歯床により口腔内に維持される．

g．治療中の歯の処置
次回の治療まで除去可能な材料で歯の欠損部を一時的に封鎖する（仮封）．
1）仮封状態が認められれば，治療中の歯である．
2）インレー窩洞形成後の仮封．
3）根管治療中の仮封．
4）暫間被覆冠：歯を削った後の外来刺激からの保護．歯の移動や破折も防げる．
・支台築造（コア）：無髄歯では残存する歯質が少ないので，被覆冠を装着する前に欠損部分を補うこと．歯材は金属，セメント，レジンなどが用いられる．

h．特殊な治療
身元確認には貴重な所見となり得る．
・矯正治療：学童に多い．歯列矯正用装置を装着している．
・インプラント：骨に人工歯根を埋め込む．
・ワイヤーによる暫定固定：歯槽膿漏で動揺する歯を固定するため．

7．歯の損傷

a．素　因
むし歯，無髄歯，歯頸部の磨耗，治療歯（充塡）など．

b．誘　因
口周囲の殴打，転倒，転落，歯科診療など．
・口周囲への外力による歯の損傷には，口腔粘膜の損傷を伴うことが多い．

> ［例］　口唇や口腔粘膜の粘膜下出血，粘膜剥離，挫創など．

c．歯の破折
1）単純破折
損傷が歯髄に達せず，歯冠が欠損している程度のものをいう．
2）完全破折
髄質に達する開放性損傷．
3）複雑破折
粉砕状で多数の歯質片となっている．

d．歯の脱臼
歯根膜の離断した状態をいう．
1）不完全脱臼
外力による歯の動揺．歯は歯槽窩中にある．
2）完全脱臼
歯が歯槽窩から脱出し口腔内にある場合をいう．骨髄内への陥入も含む．

e．歯槽骨折

上顎，特に前歯部に多い．

　　f．顎骨骨折

下顎骨に多い．

　　g．化学物質による歯の侵蝕

慢性中毒や職業の推定，確認に役立つ．

1）歯牙酸蝕症

無機酸（特に塩酸，硝酸，硫酸）の蒸気による．

　　a）前歯部の唇側面にみられる．
　　b）酸による脱灰，白濁，欠損がみられる．
　　c）歯肉炎を伴うこともある．

2）鉛縁（ブルトン氏線）

　　a）歯肉に沿って幅1mm位の線状に暗青色や暗灰色に着色する．
　　b）歯冠部が淡褐色〜黒色を帯び，歯肉炎や口内炎を伴うことがある．
　　c）下顎前歯部唇側面にみられる．
　　d）鉛化合物を用いる職業従事者（鉛製練工場，蒼鉛を材料とする絵具，顔料の製造，使用など）．

3）水銀縁

　　a）歯肉に沿った紫色の着色
　　b）水銀蒸気や水銀化合物を用いる職業
　　c）口内炎，歯肉炎を伴う

4）リン中毒

　　a）骨膜炎や骨髄炎，髄疽
　　b）黄リンを使用する職業

5）銅　縁

前歯部歯肉の暗緑色，赤緑色着色．

6）鉄，銀

歯の表面や歯肉が黒染する（おはぐろ）．

7）その他

クロール，フッ化水素など．

8．その他

　　1）職業性変化：職業上，口に物をくわえて仕事をする人の切歯切端の物理的磨耗（大工のクギ，美容師のヘアーピンなど）．
　　2）斑状歯（エナメル質形成不全）：飲料水中に2ppm以上のフッ素を含む地方でみられる．エナメル質表面の白濁，斑点状，斑状，縞状模様を伴う．エナ

表 5-2. 咬傷や歯痕について (鈴木)

咬む側		咬まれる側	
		人 体	物 体
人	自咬	舌, 口腔粘膜など	リンゴ, ナシ, ガム, 王冠, チーズ, キューリ, ニンジンなど
	他咬	身体各部	
動 物		身体各部	食料品など

メル質形成期におけるフッ素の影響による.

ピンク歯
① 歯冠および歯根がピンク色に変色した歯をいう. 象牙質の着色である.
② 縊死, 絞死, 溺死など窒息死に多いという (池田).
③ 水中や湿潤状態で発現しやすい.
④ 発生機序：死亡直前の歯髄腔内のうっ血, 出血による血液が融解して生じたヘモグロビンやその分解産物が象牙細管内に浸透し, プロトポルフィリン, 還元ヘモグロビン, 一酸化炭素ヘモグロビンに変化したものと考えられている. 細菌産生色素の関与も示唆されている.
⑤ 個人識別よりは死因との関連で問題となる.

咬傷, 歯痕
① 歯の機能は咬み切り咀嚼することであるが, 攻撃や防御にも使用される.
② 咬傷や歯痕は咬む側と咬まれる側の両方の情報を提供している (**表 5-2**).
③ 咬傷：皮内, 皮下出血から表皮剥脱, 挫創, 挫断までさまざまである. 歯痕を残すものから, 咬傷か否かの判別の難しいものまで含まれる.
④ 歯痕：咬傷のうち, 歯列の形状に一致した痕跡の明らかなものをいう. 成傷者の歯列の状態, 歯の幅, 欠損の有無などがわかる.
⑤ 自咬：舌尖や舌縁部, 口唇, 口腔粘膜でみられる. 殴打や事故によるものは舌のほか, 上顎前歯群による下口唇の咬傷が多い. 歯列間にある舌が死体硬直のために圧迫された場合には生活反応を欠く圧痕となる.
⑥ 他咬：乳房, 腹部, 腕, 肩, 陰部などに残された典型的な歯痕は類楕円形に配列した表皮剥脱や皮内・皮下出血, 浅い哆開創で, 不連続破線状のことが多い.
⑦ 咬傷 (歯痕) が認められれば, 歯列痕や歯痕の大きさ, 形状から動物によるものか否か, 生前のものか死後のものかを決定する.
⑧ 人による場合, 加害者の口腔模型と対比する必要があるので, 所見は正確に記録し, 写真撮影, トレースなどをしておく.

⑨ 歯痕周囲の微物の採取：口紅，唾液など．咬んだ人の個人識別の参考となる（血液型，DNA 分析）．
⑩ 舌や口唇の咬傷：自咬か他咬かの鑑別が重要である．強姦目的などで強引に接吻しようとして咬まれる（加害者の同定），性的倒錯（マゾヒズム）の行為の一環として舌や口唇を咬ませるなどの他咬も含まれる．
⑪ 殺人現場の物体（果物や野菜）に残された歯痕も加害者の確定の参考となることがある．

E．DNA 分析

1．一般的事項

a．DNA 分析とは

遺伝標識の多型分析にヒトゲノム DNA を用いることをいう．

1）多型：ある特定の遺伝子座に2つ以上の対立遺伝子があり，かつ変異遺伝子の出現頻度が1％以上である場合をいう．簡単には，DNA の塩基配列の個体差ともいえる．

2）ゲノム：ある個体のすべての染色体に蓄えられているすべての遺伝情報をいう．ヒトゲノムは24種類の染色体（22種類の常染色体と2種類の性染色体）の中に 3×10^9（30億）塩基対を有する．ヒトは2倍体であるので，6×10^9 塩基対の DNA を有する．

3）核 DNA は構造遺伝子 DNA と非遺伝子 DNA に大別される．前者はゲノム機能に関係し，後者は無関係である．

4）通常の血液型は構造遺伝子の表現型を遺伝形質（遺伝標識）として個人識別に応用している．

5）核 DNA の多型性はメンデルの法則に従って遺伝する：DNA 分析による親子鑑定．

6）個人識別には，塩基配列の個体差や変異による DNA の構造上の相違を応用している．

7）ヒト DNA は細胞核 DNA のほか，ミトコンドリアにも存在する（ミトコンドリア DNA）．

b．DNA 多型の種類

1）点突然変異多型

非遺伝子 DNA に起こりやすい．

2）挿入欠失変異多型

DNA 配列の挿入や欠失に基づく多型をいう．

3）VNTR 型多型
 a）ヒト DNA の約半数は一定の長さの塩基配列（コア配列）を繰り返す．このうち短い塩基の反復配列を VNTR（ミニサテライト DNA）という．
 b）この反復回数が個体によって異なるため多型が発現する．
 c）ミニサテライト DNA より短い DNA 反復配列は STR（マイクロサテライト DNA）と呼ばれる．

4）制限酵素断片長多型（RFLP）
DNA 鎖を制限酵素*で切断すると，点突然変異 DNA 配列の挿入，欠失変異によって酵素の認識部位が変化し，いろいろな長さの断片が生じ，多型として観察される．

5）ミトコンドリア DNA
塩基配列の一部は多型性に富んでいるので個人識別に応用できる．

6）SNP
1 塩基の置換や挿入・欠失に基づく多型．

2．DNA 多型の検査法

年々進歩しているので具体的な検査法は専門書を参照．ここでは主な検査のみを挙げておく．

a．サザンブロット法
制限酵素で切断された DNA をアガロースゲル電気泳動法で分画する．

b．VNTR 型多型の検査

1）マルチローカス法（図 5-7 a）
ミニサテライト DNA プローブ**で多数の DNA バンドを検出し多型性を識別する方法をいう．泳動パターンの個体差が著しく，他人同士のパターンが偶然一致する確立は 10^{-11} といわれ，DNA フィンガープリントと呼ばれる．
・個々のバンドがどの染色体に由来しているかは不明である．

2）シングルローカス法（図 5-7 b）
特定の染色体上の VNTR 部位の多型を識別する方法をいう．通常 1 本（ホモ接合），あるいは 2 本（ヘテロ接合）のバンドが検出される．
・個人識別のためにはヘテロ接合度の高い VNTR 領域を標的とする．

c．PCR 法（ポリメラーゼ連鎖反応）
DNA ポリメラーゼ反応を利用した DNA の特定領域の増幅法である．

＊ 制限酵素：特定の塩基配列を認識して DNA 鎖を切断する酵素群．
＊＊ DNA プローブ（マーカー）：特定の DNA 塩基配列と相補性に会合反応（ハイブリダイゼーション）する DNA をいう．ラジオアイソトープなどで標識され，泳動された DNA バンドの検出に用いられる．RFLP を検出するプローブを RFLP マーカー，特に VNTR 多型の検出に用いられるものを VNTR マーカーと呼ぶ．

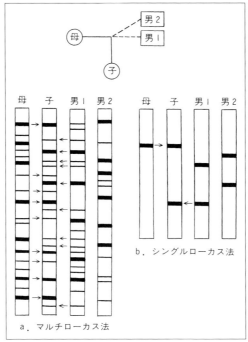

（男1が子の真父）
図 5-7. DNA分析による親子鑑定の1例

1） 法医生物試料からDNAが微量しか抽出されなかった場合，PCR法でDNAを必要量まで増量できる．
2） 応用：VNTRやSTR多型分析，Y染色体の特異領域にある性別判定，HLA抗原の遺伝子型分析はPCR法で直接検出できる．

d．DNA シークエンス法

DNAの塩基配列を直接決定することをいう．点突然変異のようなわずかな塩基配列の変異を直接証明できる．

e．その他

1） PCR-RFLP法：PCR法によって目的のDNAを増幅後に制限酵素で切断し電気泳動する．
2） PCR-直接シークエンス法
   PCR法で増幅されたDNAの塩基配列を直接決定すること．
3） PCR-SSCP法

3．DNA 分析の法医学的応用

人獣鑑別, 性別判定, 個人識別, 親子鑑定, 疾患の診断, 病因分析など多岐にわたる.
- 自然災害や大規模事故などによる多数の犠牲者の身元確認の手段として偉力を発揮している.

a．試料の採取

死体検案, あるいは解剖の際に DNA 分析が必要と判断されたら, 試料採取の段階から合目的的に行う必要がある.
- RI 標識プローブによるサザンブロット法には $1～5\,\mu g$, PCR 法では $7～10\,ng$ の DNA が必要とされる.

1）法医学領域の試料の特徴
- a）試料の種類が多種多様である：血液, 組織, 歯, 骨, 毛髪, 精液など.
- b）試料の状態がさまざまである. 新鮮血液, 腐敗した組織, 白骨化した骨や歯, 湿潤や乾燥, ホルマリン固定など.
- c）微量試料が多い：血痕, 精液斑, 数本の毛髪, ヒゲなど.
- d）汚染されていることが多い：細菌やカビの DNA など.
- e）以上の理由から, 効率的で適切な DNA 抽出・精製法を用い, できるかぎり多量の高分子 DNA を分離する.
- f）このためには可及的に速やかな検査, あるいは適切な試料保存（$-80℃$保存）が要求される.
- g）DNA 分析技術の進歩は著しいので, どの方法で分析するかを十分吟味する.

2）試料採取および取り扱い上の注意点
- a）生体からの静脈採血による血液
    - ⅰ）目的：親子鑑定, 個人識別（血痕, 精液斑などがその個体に由来しているか否か. 被疑者の血液との DNA 多型の比較など）.
    - ⅱ）採血量：DNA 分析用に $5\,mL$. 新鮮血 $1\,mL$ から $20\,\mu g$ の DNA が得られるという.
    - ⅲ）保存：採血後, 有核細胞を分離し直ちに$-80℃$で保存する.
- b）解剖時の死体血
    - ⅰ）新鮮死体では生体血と同様に扱う.
    - ⅱ）腐敗死体の溶血液：DNA 分析は可能. 必要であれば採取・保存する.
    - ⅲ）焼死体では血液からの DNA 抽出が難しいことがあるので, 焼損の軽い中心部の臓器も採取しておく.
- c）血痕
    - ⅰ）DNA 収量は血痕の量に比例する. DNA 分析が可能な血液量は $20～100$（$1×1cm$大）である.

ⅱ）低温環境ほどDNA収量が多い．

［例］ 10℃環境下では2～3か月後でも高分子DNA量は20～30％しか減少しない．

通常の保存状態で数か月～1年は高分子DNAがよく保存されている．
ⅲ）細菌やカビによる汚染血痕からの高分子DNAの回収は少なく，PCR法を駆使する．
ⅳ）乾燥した陳旧血痕では，3年後でも高分子DNAが少量回収されるという．
ⅴ）血痕が付着している担体の影響：染色剤，着色ペイントなどではDNA回収率は不良，紙，ガラス，ナイロン，木材などでは良好である．

d）精液（斑）
ⅰ）高分子DNAの回収量は精液中の精子数に依存する．
ⅱ）精子核1個からのDNA量は約2.5 pgである．
ⅲ）精子カウント法：新鮮精液では赤血球用メランジュールで染色，希釈し，トーマ氏血球計算板でカウントする．
精子数/mL＝カウント数×2×10^{6}個
ⅳ）腟内精子や精液斑では，プロテイナーゼK, SDSなどで夾雑物を除いた後，精子破壊前に鏡検し精子の多寡を判定する．
ⅴ）精液斑では，付着量，精子数のほか，付着経過日数，環境条件などでDNA回収率が著しく左右される．
ⅵ）室温では付着後3か月までは大部分が高分子DNAである．
ⅶ）高温多湿，細菌やカビの汚染などの条件下では精液斑のDNAは急速に低分子化する．
ⅷ）長期の陳旧精液斑では高分子DNAは回収され難い．付着後3年前後まで

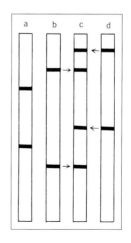

a：被害者の血液由来DNA
b：被疑者の血液由来DNA
c：腟内精子由来DNA
d：被害者の夫の血液由来DNA
（強姦に近接して性交している）

図 5-8．腟内精液の個人識別例（強姦殺人事件）
（シングルローカス法）

は高分子 DNA が残存することがあるので DNA 分析を試みる.
ix) 精液・腟内容混合液（生体，死体を問わず，強姦された女性の腟内容）の DNA 分析では，精子の存在を確認し，DNA を抽出する．図 5-8 に実際例を示す．
x) 強姦された女性の腐敗死体でも，腟内精子由来の高分子 DNA が残存していることがあるので，DNA 分析用の試料も採取しておく．

e) 組織・臓器
　i) 剖検時に組織片や臓器片を約 1 g 採取する．
　ii) DNA 収量の多い組織：リンパ節，脾臓（1 g から 2〜4 µg の DNA）．
　iii) 収量の比較的少ない組織：骨格筋（1 g から約 300 ng の DNA）．
　iv) リンパ節や脾臓は死後変化が進行しやすいので，腐敗や自家融解しにくい筋肉も採取しておく．
　v) 直ちに DNA 抽出を行わないときは −80℃ に保存する．

f) 毛髪
　i) 抜去毛の毛根鞘や毛母基からの DNA 回収が主体である：生体，死体ともに毛根を付着させ少なくとも 2〜3 本抜去する．
　ii) 抜去毛の DNA 収量：毛根鞘付着のもので 200〜400 ng/本，毛根鞘のないもので約 50 ng/本とされている．
　iii) 自然脱落毛，毛幹部のみでも DNA 抽出は可能：犯罪現場で発見された毛髪，ヒゲ剃りに付着したヒゲなども採取しておく．
　iv) 自然脱落毛からの DNA 収量は 10 ng/本以下と少量である．

g) 骨
　i) 骨髄からの DNA 抽出が主体である．肋骨，大腿骨，上腕骨近位端部に残存する骨髄を採取する．
　ii) 骨緻密質からも DNA 抽出が可能であるが，骨髄と比較すると微量である．
　iii) 乾燥した白骨死体では比較的長期間にわたり DNA 回収が可能である．
　iv) 水中死体や土中死体では，1〜3 か月で DNA が回収され難くなる．

h) 歯
　i) 歯髄と象牙質から DNA が回収できる．
　ii) 象牙質 DNA は歯髄 DNA に比べ，低分子化していることが多い．
　iii) 乾燥歯牙からは，かなり長期間，高分子 DNA の回収が可能である：自然脱落歯，白骨死体．
　iv) 無治療歯 1 本あれば十分な DNA 分析が可能である．

b．法医学領域における DNA 分析の活用例
1) 人獣鑑別（ヒトの DNA か否か）
　a) 血痕，遺棄された組織片や骨片などの人獣鑑別に不可欠である．

b）ヒト DNA 中にはヒト特異的 DNA が 3〜6％を占める．この部に特異的に会合する DNA プローブを使用する．
2）性別判定
　　a）Y 染色体上の STR の応用（石津）
　　　ⅰ）女性由来 STR は反応 PCR 法で増幅しない（対照は女性由来試料）．
　　　ⅱ）判定限界の DNA 量は 1 ng 以下でも可能である．
　　　ⅲ）血痕，遺棄された組織片，その他，犯罪現場で発見された物体の性別判定．
　　　ⅳ）高度焼損死体，腐敗死体の性別判定：外性器や内性器が焼失，あるいは融解している場合．
　　　ⅴ）部分白骨で，骨の形態から性別判定が不可能な場合．
　　　ⅵ）鑑別資料のチェック：提出された鑑定資料が当該個体由来か否かの個人識別の一環として利用される．
　　　ⅶ）胎児の性別判定：羊水診断の 1 項目としての性別判定．
　　b）X 染色体上のアメロゲニン遺伝子の欠失の応用
3）DNA による個人識別
鑑定資料から抽出した DNA の多型分析から個人を特定する．
　　a）DNA 分析は微量試料，陳旧試料でも可能なことが多い．
　　b）現在では STR 多型について検討されることが多い．
　　c）血痕の場合，血痕からの DNA のほか，被害者，被疑者，その他，関係者からの DNA を合せて検査し，血痕 DNA がだれに由来するかを決定する．
　　d）精液の場合：強姦（殺人）事件．腟内容物（精子の存在を確認すること），精液斑，被害者の血液（死体血），被疑者の血液から DNA を抽出し，精子由来 DNA と被疑者血液由来 DNA 多型が一致するか否かを判定する．
・腟内容由来 DNA の性別判定も行う（男性由来 DNA の存在の確認）．
　　e）バラバラ死体：発見された各身体部分が同一個体に属するか否か．
　　f）白骨死体：疑わしい個体の残した人体由来物質（血痕，毛髪，ヒゲ，精液斑，爪，その他の体液痕など，自宅や犯罪現場）の DNA と，白骨由来 DNA との比較．性別判定も同時に行う．
　　g）歯：白骨死体でも応用される．
　　h）毛髪
　　　ⅰ）死後変化を受けにくい（白骨死体での個人識別）．
　　　ⅱ）日常生活のなかで自然脱落毛を遺留しやすい（犯罪現場，自宅など）．
　　　ⅲ）本当にその個体由来であるかを厳密にチェックする（ABO 式血液型，DNA 分析による性別判定も行う）．
　　　ⅳ）陰毛検査：強姦現場，自宅の下着に付着した陰毛との照合など．
　　　ⅴ）被害者が手に握っていた加害者の頭髪の抜去毛．

ⅰ）その他，犯罪現場から採取した体液斑，人体由来物体の個人識別：尿斑，唾液斑，月経血，羊水，悪露，爪，浴室遺残物（アカ，毛髪など）．
　　　ｊ）大規模災害時における個人識別：特に肉片や肉塊の場合．
　　４）親子鑑定
　　　ａ）生体の場合：最近ではDNA型判定が主体である．特に以下の場合はDNA鑑定が求められる．
　　　　ⅰ）男性が死亡している場合：両親兄弟のDNA型から故人のDNA型を推定し，次に問題の母子のDNA型と対比する．
　　　　ⅱ）両親が死亡している場合：真の兄弟姉妹，残留する毛髪などからDNA型を推定する．
　　　ｂ）死体の場合：新生児や小児の死体の父親，母親はだれか．
　　　　ⅰ）新生児死体の母親や父親の決定．
　　　　ⅱ）堕胎，あるいは人工妊娠中絶された児の父親の決定．
　　　　ⅲ）高度損壊死体の個人識別の一部として：親子のみならず，同胞との関係もチェックする．
　ｃ．**法医学領域におけるDNA分析の問題点**
　　１）DNAは最高の個人情報であるので，プライバシーの保護（DNA情報の保存，秘密保持）に最大限配慮する．
　　２）人種差：他の人種における遺伝子頻度やDNAバンドの不一致率のデータを直ちに日本人に応用することは危険である．
　　３）使用する制限酵素，DNAプローブ，マーカーの種類を出来る限り一定にする．このためDNA分析の統一性，互換性，再現性などについて厳密な品質管理を行う必要がある．

F．血液型判定

1．血液型とは

　血液成分に含まれる遺伝形質の総称，すなわち，血液成分の有する遺伝的多型をいう．個人の遺伝形質は父親と母親からそれぞれ1個ずつ受け継いだ2個の遺伝子の組み合わせで決定される．

2．分　類

ａ．細胞成分の多型
１）赤血球型
　ａ）古典的，あるいは狭義の血液型．

b）赤血球膜表面に存在する血液型抗原の種類による分類（ABO, MNSs, Rh, P, Lewis 式など）.

　2）赤血球酵素型

　赤血球に含まれる酵素アイソザイムの多型による分類（ACP1, PGM1, AK, GLO1, s-GOT 型など）.

　3）白血球型

　　a）白血球膜表面の抗原による分類.

　　b）代表的なものに HLA 型がある.

　4）白血球酵素型

　白血球に含まれる酵素アイソザイムの多型による分類（MDH, α-フコシダーゼ型など）.

　5）血小板型

　血小板膜表面の抗原による分類.

b．血清成分の多型

　1）血清型

　血清タンパクの多型による分類（ハプトグロビン（Hp），トランスフェリン（Tf），γ-グロブリン（Gm, Km, Am）など）.

　2）血清酵素型

　血清中の酵素アイソザイムの多型（コリンエステラーゼ型など）.

c．HLA 型

　1）定　義

　　a）ヒト白血球の細胞膜上の抗原による多型をいう.

　　b）ヒトの組織適合性に関する機構を調節する重要な因子である：臓器移植や輸血で問題となる.

　2）分　類

　　a）ヒト第 6 染色体短腕上にある MHC 遺伝子の支配を受ける.

　　b）クラス I（A, B, C）とクラス II（DR, DP, DQ）とに大別される.

　　c）法医学的にはクラス I 抗原，組織適合性ではクラス II 抗原が問題とされる.

　3）法医学的応用

　　a）個人識別

　　b）親子鑑定

　　c）遺伝病のマーカー

　4）検査方法

　　a）リンパ球細胞毒性試験

　　b）リンパ球混合培養法

　　c）DNA 分析

d）電気泳動法

3．血液型の応用
a．個人識別
一卵性双生児以外では，多数の血液型が偶然同じ型になることはない．
b．親子鑑定
　　1）親（父，母）と子の関係が生物学的に誤っていないかを鑑定すること．
　　2）現在は各種血液型とDNA分析で行われている．
c．輸　血
　　1）現在はABO式とRh式（D抗原のみ）の同型輸血が適合輸血とされる．
　　2）不適合輸血では輸血副作用で死亡することもある（死亡例：20～30％）．
d．血液型不適合妊娠
　　1）ABOとRh不適合妊娠がある．
　　2）死産，脳性麻痺の原因となる．
　　3）妊婦の管理にABOおよびRh式血液型検査は不可欠である．
e．臓器移植
組織適合性の検査として不可欠である（ABO式，Rh式，HLA型クラスII抗原）．
f．人類学的調査，研究
各種血液型の出現頻度には人種差，地域差がある．

4．検査試料
検案や解剖，犯罪捜査などで問題とされる血液型検査の試料は以下の通りである．
　　1）血液：新鮮血液，血痕
　　2）体液（斑）：唾液，精液，汗など
　　3）組織片：臓器，体毛，骨，歯など
　　4）その他：胎便，指紋など

5．血液型検査法
各血液型システム，検体量，陳旧度などによって異なる．詳細は教科書を参照する．
a．新鮮血液の場合
各血液型システムの検査が可能である．
　　1）赤血球型：赤血球凝集反応
　　2）赤血球酵素型：電気泳動法
　　3）白血球型：白血球凝集反応，細胞毒テスト，補体結合反応，混合培養法など
　　4）血清型，血清酵素型：電気泳動法，免疫電気泳動法など

b．血痕の場合

1）吸収試験（凝集阻止試験）：血痕量が多い場合
2）解離試験：血痕量が少ない場合
3）混合凝集反応：血痕量が少ない場合
4）免疫組織化学的検査：蛍光抗体法，酵素抗体法
5）血液型抗体証明法
a）血痕が比較的新鮮な場合に応用される
b）ABO式血液型の判定のみ可能である

c．唾液，精液，毛髪，歯などの場合

1）凝集阻止試験：液体試料や抽出液．唾液，精液，腟液，胎便など
2）吸収試験：固体試料．毛髪，歯，骨髄など
3）解離試験：固体試料．毛髪，歯，骨髄など
4）混合凝集反応：組織，毛髪，指紋など
5）免疫拡散法：液体試料．唾液，胎便など
6）酵素抗体法，蛍光抗体法：組織

6．検案，解剖時の注意事項

a．血液型検査の必要性

1）身元不明な死体
2）司法解剖される死体
a）犯罪捜査のため
b）不適合輸血の疑われる死体
3）死体や現場から発見された人体由来物質
・解剖時採取されたものを含む

b．検査試料の採取

1）必要な検体を適切に採取する．
2）新鮮死体の解剖では必ず血液を採取し，一部血清を分離して凍結保存する．
3）身元不明死体を検案のみで処理するときは血液や毛髪などを採取する．
4）腐敗死体の解剖では腎臓片を採取する：腎は腐敗しにくく，血液型物質に富む．
5）新生児死体では胎便を採取する．
6）犯罪死体では死体外表や現場に残された人体由来物質はすべて血液型判定の試料と考え，慎重に採取する．
7）現場や死体外表の試料は必ずピンセットなどで採取し，素手では扱わない：採取者の手の汗などの混入を防ぐためである．
8）胎便や腎組織などは採取後，直ちにアセトンを加えてアセトンパウダーにすると取り扱いやすい（ABO式血液型のみ）．

9）白骨死体では骨髄や歯を採取する．

c．血液型の判定

1）試料の種類，量，陳旧度などによって適切な検査法を選択する（「血液型検査法」p. 346 参照）．
2）新鮮血液では少なくともABO式とその他，たとえば，MN式あるいはRh式血液型の2種類を判定する：この両者は血痕からも判定可能である．
3）新鮮死体で分泌型か否かを検討するため，ルイス式血液型を判定する：たとえば，強姦死体の場合（「物体検査」p. 487 参照）．
4）その他の試料では，ABO式血液型しか判定できないことが多い．

d．その他

1）輸血された死体血ではMN式血液型が判定できないことがある：適合輸血されていればABO式血液型は問題ない．
2）試料はできるかぎり多く採取しておく：捨てることはいつでもできる．
3）可能なかぎりDNA分析を行う．
4）バラバラ死体では，いずれの部位の血液型検査やDNA分析を行い，身体各部が同一個体由来か否かを確認する．
5）ABO式血液型物質の決定基は糖鎖であり，保存環境によっては何千年前の死体でも判定できる．また，高温にも耐える（焼死体）．
6）血液型は終生不変であるが，ある種の細菌酵素によって型変化を起こす：感染症，土中死体など．

Chapter 6
法医解剖の実際

A. 基本的事項

1．意義と重要性
　死体を解剖して得た所見，検査結果に基づき，死因などを客観的に医学的合理性をもって判断（鑑定）し，法律上の問題解決や正確な死因診断に資する．
- ・法医解剖における観察—判断が正確に，適切に行われるよう研究，開発する学問領域を法医病理学という．
- ・法医病理学における観察—判断の流れを図 6-1 に示す．
- ・死体検案同様，まず適切な観察なくして適切な判断はあり得ない．
　⚠ 法医解剖は解剖室での臓器摘出作業ではなく，観察・判断を含めた一連の行為である．
　▷法医病理学（法医解剖）は医学の 3 本柱である臨床医学，予防医学，死の医学のいずれとも密接に関係している．

2．原則的事項
a．全身解剖である：三大腔開検が原則となる．
　1）三大腔とは頭蓋腔，胸腔，腹腔をいう．
　2）必要に応じ脊髄腔も開検する．
b．精度の高い観察と検査が要求される．
c．客観的，中立的判断が要求される．
　1）先入観，心情的判断は排除する．
　2）作為的に偏った判断は犯罪的ともいえる．

3．種類と対象
　司法解剖，行政解剖（承諾解剖）とに大別される．最近では新法解剖が加えられる．
- ・篤志解剖：異状死ではない死体を遺族の希望で法医学者が行う解剖．多くの場

合，死因の究明が目的である．異状が発見されれば，所轄の警察署に届け出る（死体解剖保存法第 11 条）．

・対象：詳細は Chapter 1 参照のこと．

a．司法解剖

犯罪死，あるいはその疑いのある死体に対して行われる．

b．行政解剖（承諾解剖）

その他の異状死体に対して行われる．死因の究明が目的のことが多い．

c．新法解剖

死因・身元調査法による解剖．遺族の承諾なしでも行われる．

4．作業のあらまし

観察の重要性が強調される（図 6-1）．各症例に共通する部分と症例ごとに異なる部分とがあるので，その見極めが重要である．

a．観察，検査

1) 解剖に必要な書類のチェック．承諾解剖では解剖承諾書を忘れずに．
2) 事例の情報収集
3) 死体外表検査
 a) 個人識別に参考となる所見（「個人識別」p. 321 参照）
 b) 死体現象の発現状態（「死体現象」p. 35 参照）

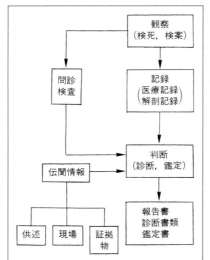

図 6-1．法医解剖における観察から判断への流れ

c）医療行為の痕跡
　　d）体表付着物があれば，検査試料の採取
　4）損傷検査（「損傷の定義と分類」p. 86 参照）
　5）写真撮影
　6）X 線撮影（必要に応じて）
　7）内部検査（後述）
　8）検査試料の採取（組織，血液，尿，胃内容など）
　9）必要な臓器，組織の保存
　10）詳細な観察記録の作成
　11）死体の清浄，遺族への返還
　12）各種検査の実施：血液型，薬毒物，病理組織学的検査，その他必要に応じて細菌学的，ウイルス学的検査，DNA 分析など．

b．診断（鑑定）
司法解剖では鑑定嘱託書の鑑定事項．
　1）死因
　2）死因の種類
　3）死亡時刻
　4）外傷があれば死因との因果関係
　5）個人識別（特に白骨死体の場合）
　6）生産，死産の別（嬰児死体の場合）
　7）その他，要請された鑑定事項に対する判断
　8）捜査機関への解剖結果の説明
・行政解剖，承諾解剖では遺族の求めに応じて死因など解剖結果を説明する．
・司法解剖の場合，遺族への説明は一般に嘱託者の許可が必要である．

c．報告書の作成，提出
　1）鑑定書の作成：司法解剖の場合
　2）解剖（結果）報告書：行政解剖（承諾解剖），新法解剖の場合
　3）死体検案書の交付：遺族の請求による

d．解剖記録，報告書などの保存
　❗死亡者のプライバシーの保護に最大限注意を払う．

5．執刀者について

a．司法解剖
解剖鑑定を嘱託され，裁判官の許可を得た者．
　1）大学法医学教室に勤務する法医学者が多い．
　2）地域によっては警察嘱託医に嘱託される場合もある：死体解剖資格認定医で，

法医学の知識，経験を有することが望ましい．
b．行政解剖（承諾解剖）
監察医，大学に勤務する法医学者．
・監察医制度施行地域以外では，病理学者が解剖を依頼されることがある．
c．新法解剖
警察からの依頼を受けた法医学者，警察医など．

6．注意事項
a．死者に対する礼意
1) 規定：死体解剖保存法第20条，死体取扱規則第5条．
2) 執刀者，補助者，立会官，見学者のすべてが対象となる．
3) 剖検前後の安置，黙礼，合掌，死体のていねいな取り扱い，剖検中の私語や笑いの禁止，慰霊祭の実施など．
4) 遺族に対する対応にも礼を失してはならない．

b．守秘義務
執刀者は補助者などが剖検で知り得た事実や解剖時立会官から聴取した情報を他言しないよう厳重に注意する（捜査上の支障にもなる）．

c．必要書類のチェック
1) 司法解剖
   a) 検察官（司法警察員）発行の「鑑定嘱託書」，裁判官発行の「鑑定処分許可状」の確認後に解剖に着手する．
   b) 鑑定嘱託書の鑑定事項を確認する．
   c) 遺族の承諾は不要であるが，必要性などについて説明する．
2) 行政解剖，承諾解剖
   a) 監察医制度非施行地域では承諾権者の「解剖承諾書」を確認する．
   b) 監察医制度施行地域では，原則として解剖承諾書は不要であるが，遺族の承諾のもとに解剖することが望ましい．
3) 解剖の承諾
   解剖の承諾は死亡者の遺族から必ず文書で得る（解剖承諾書，図6-2）．
   a) 解剖の承諾を与え得る遺族：特に法律上の規定はない．一般的には配偶者，子（18歳以上），父母，祖父母，兄弟姉妹の範囲内の承諾を得ておけば問題はないと思われる．
   ・遺族であるか否かの確認と解剖承諾書を得ることは警察が行うことが多い．篤志解剖の場合は執刀者が行う．
   b) 死亡者の身元が不明，あるいは遺族の所在が不明のため解剖承諾書が得られない場合は死因・身元調査法で遺族の承諾なしに解剖できる（新法解剖）．

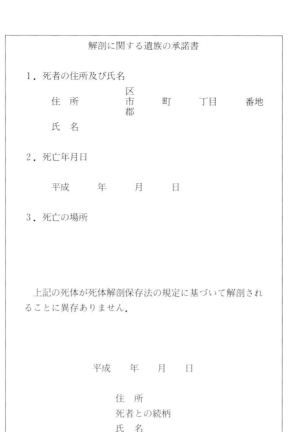

図 6-2. 解剖承諾書の例

　ⅰ）変死体，あるいはその疑いがあるとして司法解剖が行われている．
　ⅱ）死亡者が診察中であった場合，2 名以上の医師（うち 1 名は歯科医師でも可，検案医は不可）が解剖の必要性を認めれば，承諾解剖（病理解剖）できる（死体解剖保存法第 7 条除外例）．この際，医師の承認は文書（遺族の諾否確認不能証明書）で残す．
　ⅲ）食品衛生法や検疫法による行政解剖は承諾が不要である．
c）遺族の間で解剖の諾否が分かれた場合
　ⅰ）通常は解剖の承諾が得られなかったと考えている．
　ⅱ）解剖承諾権者の順位に従って行うことも可能だが，一般的ではない．
d）解剖承諾書が得られない場合，解剖が不可欠と判断されたら，司法解剖や新法解剖で解剖する．
　ⅰ）死体検案調書には承諾が得られなかった旨記載しておくとよい．

事例の情報収集

立会警察官の報告，現場の観察，家族への問診などの伝聞情報を剖検前に収集する．解剖方針の決定，検査試料の採取などの参考とする．

1) 問診：受診している場合は担当医からの臨床経過の聴取が重要となる．
2) 報告：捜査の進展状況によって精度は異なる．
3) 「鑑定人が剖検前に情報を得ると予断を抱くのではないか」との疑問に対して：予見なくして良質な解剖は期待できず，情報入手によって鑑定が偏向するとすれば，それは鑑定人の問題である．
4) 判断偏向を防御するためには：剖検前に収集した情報は，「聴けども信じない」態度が必要となる．常に剖検所見と矛盾しないか検討する．

7．写真撮影

a．個人識別のため

顔面正面，創痕，手術痕，刺青，その他の身体的特徴を撮影する．

b．損傷，その他の異常所見

剖検時の写真は証拠のみならず，記録，研究の補助にもなる．

1) 執刀者が撮影するのが望ましいが，困難な場合は記録者や警察官に依頼する．この場合，執刀者は撮影部位，方向などを細かく指示する．
- デジタルカメラはその場でチェックできるので便利である．
2) 剖検番号とスケールを入れて撮影する．
3) 外表と内部の損傷の関係を明示する：構図，矢印，ゾンデの活用，撮影方向の吟味など．
- 「一目瞭然」であることを目指す：写真のために混乱を招くことを避ける．

c．撮影装置と条件

あらゆる所見が適当な大きさでシャープに撮影できるよう装置と条件を設定する．

1) カメラ

35 mm が便利である．焦点が合わせやすいものを選ぶ．
- 最近ではほとんどデジタルカメラが使用されている．重要な写真は両者で撮影する．

2) レンズ

標準のほか広角，接写レンズが必要である．ズームレンズを使用するのもよい．

3) 照　明

解剖写真は，必要があれば，ストロボ（リングストロボもよい）で十分である．臓器撮影は専用撮影台でタングステンライトを使用する．

4) フィルム

スライド用カラーフィルムが保存などに便利である．

5）背　景

臓器の撮影には光を吸収し，滲み出した液を隠す黒のビロード布が便利である．

6）その他

臓器撮影用照明台，三脚，フィルター，実体顕微鏡（カメラ付），ビデオカメラなど．

d．感染防御

執刀者，補助者のみならず，記録者，立会警察官などに対し感染の防御に細心の注意を払う．

e．執刀者は立会警察官の写真撮影にも協力，指示する

撮影方向，撮影すべき重要所見の指示，写真説明のための解説などを積極的に指導する（警察官が遠慮して盗み撮りやスナップ写真とならないように）．

8．X線撮影

最近では死後X線CT撮影が推奨される（「死後CT画像の法医学への応用」p.74参照）．

❗以下の目的のためには単純X線撮影も十分に活用できる．

a．個人識別のため

焼死，爆死，大規模災害などでの個人識別に応用される．

1）歯，骨格の形態学的個体差，陳旧性骨折などに利用される．
2）生前に撮影されたX線フィルムがあれば，その写真と対応した部位も撮影すると対比しやすい．

　　［例］　普賢岳噴火事故での個人識別でX線撮影が偉力を発揮した（中園）．

b．異物の有無と局在性の判定

金属性異物（弾丸，刃器破片など）やX線非透過性異物の発見と局在性の診断に応用される．

c．骨折の有無と部位の判定

交通事故，児童虐待などでの骨折の有無，部位，陳旧性か新鮮な骨折かなどの判断．

d．死後血管造影法

　　［例］　死後の冠動脈造影法による冠動脈の閉塞，狭窄の有無，部位，程度の判断．

e．死後CT検査（「死後CT画像の法医学への応用」p.74参照）

頭蓋内および胸腹腔内臓器損傷や疾患の診断が可能なケースがあるが少ない（たとえば，脳出血，硬膜外血腫など）．

和歌山医大の統計では470例中18例（3.8％）で死因判断に有用であった（近藤）．

1）死体検案のみで診断せざるを得ないときは特に有効である．
2）外傷性か否か，死後変化か否かの判定に注意を要する．

3）三次元画像解析の際の資料となる．

⚠ あくまでも補助的に使用し，新たなかくれみのにしてはならない．

f．撮影装置と条件
1）単純X線撮影はポータブル型で十分活用できる
2）撮影条件

死体硬直のため自由な肢位，体位が選択できないので，臨床で用いられている条件はそのまま応用できない．部位別撮影条件をあらかじめ独自に設定しておく．

3）撮影時期

原則として解剖前が適当．X線写真が解剖方針決定の参考となることもある．

▷新鮮死体では，撮影時の体位変換で死斑が転位することがある．

4）現　像

単純X線撮影では，撮影直後に現像できることが望ましい．

・筆者の教室では解剖室に隣接する第三病院放射線科の協力で緊急現像できる．

g．開検後の単純X線撮影

以下の場合は開検後，あるいは臓器摘出後に撮影したほうが好結果が得られる．
1）軽度の陳旧骨折（児童虐待など）．
2）背面肋骨骨折（胸腔内臓器摘出後）．
3）頸椎骨折（撮影方向が自由に変えられる）．
4）喉頭軟骨骨折（化骨化している場合）．

9．検査試料の採取，保存

症例毎に検査目的に適した試料を採取，保存する．詳細は各項目の検査の項を参照のこと．以下に概略をまとめておく．

a．頭　髪
1）引き抜いて毛根とともに採取する：死後変化を受け難いことが多い．
2）個人識別：血液型検査，DNA分析など．腐敗，白骨死体，高度損壊死体（飛行機事故，バラバラ死体など）の場合に用いる．

・必要に応じ形態学的検査も行う．

b．陰　毛
1）強姦被疑事件では必ず採取する．
2）クシでとかす：他人の陰毛の発見に努める．
3）精液検査：精液が付着しているときは精液の個人識別（DNA分析も含む）．

c．膣内容
1）強姦被疑事件の場合は必ず採取する．
2）採取方法：強姦死体（「物体検査」p. 487参照）
3）精液検査：精液の有無と個人識別に応用する．DNA分析も含む．

d．皮膚付着物（微物検査）
　1）凶器，死亡場所，死因の種類の判定に役立つ．
　2）セロテープ法：頸部圧迫死が疑われる場合，セロテープで索条の線維片を検出する方法．
　3）塗料片，ガラス片，油類：交通事故における車両の同定のために重要である．
　4）土砂，草木片など：死亡場所の推定に役立つ．
　5）爪の間の異物：頸部圧迫時の抵抗による，加害者の表皮や血液，索条の線維など．

e．血　液
　1）全例で採取する．
　2）採取方法：清潔な注射器を使用する．ディスポーザブル注射器が便利．
　・針はできるだけ太いものを使用．
　・採取しやすい，血液は溶血しにくい．
　3）採取部位：心臓，大腿静脈など．
　4）血清を分離し，凍結保存（−80℃）しておく．
　5）必要に応じて出血血液も採取しておく．
　6）検査目的は多岐にわたる．
　　a）個人識別：血液型判定，DNA 分析など．
　　b）診断のため：中毒学的，細菌学的，ウイルス学的，臨床生化学的各種検査，溺死テストなど．

f．尿
　1）全量採取し，計量後必要量保存する．
　2）採尿方法：注射器を用いる．剖検時には開腹後膀胱から直接採尿，検案時には経皮的に膀胱穿刺する．
　3）尿失禁で少量しかない場合，膀胱を開検すれば 1〜2 mL 採尿できることもある．
　4）検査目的：乱用薬物や尿糖などのスクリーニング検査（トライエージやテステープなど）の試料となる．

g．胃内容
　1）全量採取し計量後必要量保存する．
　2）採取方法：胃・十二指腸を摘出後，大弯側を切開する方法と腹腔内で切開する方法がある．前者を勧める．
　3）検査目的：中毒学的検査のほか，食後経過時間，食事内容の推測，異物誤嚥の有無など．

h．胆　汁
　1）全量採取する．

2）検査目的：中毒学的検査，特に血液が採取できない場合．

i．髄　液
1）できるかぎり多量採取しておく．
2）採取方法：検案時には後頭穿刺，あるいは腰椎穿刺が用いられるが，解剖では開頭直後，あるいは開腹後，腰椎椎間板前面から穿刺する方法が可能である．
3）検査目的：中毒学的，臨床生化学的検査のほか，沈渣の塗抹標本を作成しておく．
・化膿性髄膜炎では白血球，インフルエンザ脳症など無菌性髄膜炎ではリンパ球が主体の混濁を呈する．

j．臓器，組織
1）病理組織学的検査と中毒学的検査が主体である．それぞれの項目を参照のこと．
2）腐敗死体では，血液型判定用に腎臓や歯牙を採取しておく．
3）骨髄：大腿骨，肋骨，胸椎から採取する．白骨死体では，個人識別に応用できる．

k．その他
1）爪：重金属中毒が疑われる場合や微物検査の場合．
2）吐物：中毒が疑われる場合．
3）腸内容：中毒学的検査に用いる．胎便は血液型判定に用いる．
4）注射部位：覚せい剤などの注射，医療事故例などでは，注射部位の皮下組織，筋肉を採取し，薬毒物学的検査を行う．

l．臓器の保存
1）ホルマリン固定
後日，再鑑定などで提出を求められたり，再検査するときのため，主要臓器や損傷部を保存する．
・主要臓器や損傷組織のホルマリン固定後，真空パックする方法もある．
2）凍結保存
中毒学的検査試料の場合，−80℃に保存する．
3）パラフィンブロックの保存
病理組織標本作成後保存する．
4）保存臓器の管理
a）解剖番号，解剖年月日，執刀者名，死亡者名，年齢，性別，死因などを消えない方法で記載して保存する．
b）保存臓器台帳の作成（コンピューターで管理すると便利である）．
・個人情報の保護に配慮する．
c）保存が不必要となった時点で火葬する．最後まで礼意を失しない．

5）保存臓器の遺族への返却

遺族から解剖後の保存臓器（病理標本，組織ブロックを含む）の返却を求められたときには必要な手続きのうえ返却する．以下は東京都の場合を示す．

 a）返却を求める目的：埋葬，火葬，他機関での再検査，手元での保存など
  ⅰ）埋火葬の場合，居住地の許可が必要なので居住地の役所に相談を指示．
  ⅱ）他機関での再検査の場合：依頼する機関の指示に従ってもらう．
  ⅲ）手元に保存の場合
  ・受領者は保存する地域の保健所の許可を事前に取得する．
  ・ホルマリン固定臓器の場合，ホルマリンが人体に有害であることについて注意を与える．
 b）必要な書類：必ず以下のような文書で残しておく．
  ⅰ）遺体引渡申請書
  ・申請者，死亡者との関係，死亡者名，検案及び解剖年月日，引渡後の取り扱いなどを記載．
  ・申請者と死亡者との関係を確認する書類（戸籍謄本など）を添付する．
  ・申請者と受領者とが異なる場合，申請者の委任状を添付．
  ⅱ）受領書：受領した事実，受領後は関係法規に従い適切に管理する旨記載した書類
  ・受領者，死亡者との関係，死亡者名，検案及び解剖年月日，引き渡される保存臓器の内容（保存臓器の種類，臓器名及び個数など）．
  ⅲ）遺体引き取り後の取り扱いに関する書類

10．解剖記録の作成

解剖時の観察所見を正確に記録する．

a．口述筆記

執刀者の口述した所見を補助者が忠実に記録する．最も一般的な方法である．

 ⚠ 執刀者は正確に記録されているか否かを剖検直後にチェックする．
 1）口述をワープロに直接入力してもよい．
 2）あらかじめフォームを決めておくと筆記（入力）しやすい．

b．録　音

口述筆記と同時に録音するのが望ましい．
 ・最近，口述した内容が直接コンピュータ上で文章化されるソフトが開発されている．

c．人体図の活用

外表の人体図，骨格系（全身，頭蓋骨，胸郭，脊柱，骨盤など），歯牙，脳などの略図を用意し，損傷などの異常所見を記録する．

 ・筆者の使用しているものを**図 6-3～6** に示す．

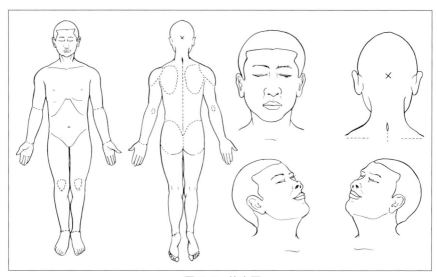

図 6-3. 体表図

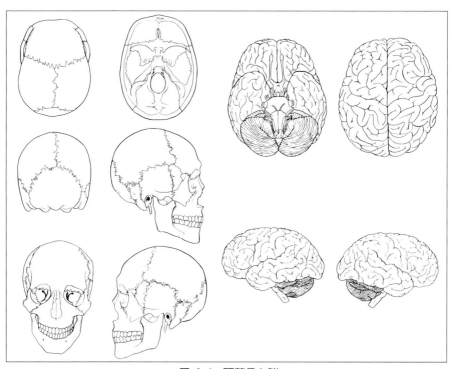

図 6-4. 頭蓋骨と脳

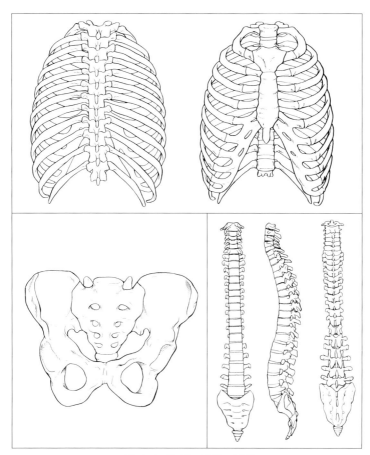

図 6-5. 胸郭, 脊柱, 骨盤

d．**写真撮影**（p.354 参照）
e．**その他**
複雑な損傷の模様, 配列はトレースして計測値を記入するとわかりやすい.
　・トレースにはビニールやセロファンを用い, コピーする.

11. 解剖結果の説明

　　a）警察に対して：司法解剖の場合, 解剖結果が捜査の方針決定に重要な役割を果たす. 解剖直後に概略を説明する.
　　b）遺族に対して：行政・承諾解剖の場合, できる限りわかりやすく, 納得が得られるまで説明する.

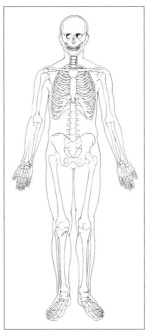

図 6-6. ヒト骨格の前面

注意!!

① 解剖所見は正確に説明する.
② すべての検査結果が出るまで最終的な死因判断を避ける：思わぬ検査結果が出ることがある.

---

12. 解剖報告書, 鑑定書の作成

a. 司法解剖の場合

鑑定書を作成, 通常2通を嘱託者に提出する.

1) すべての検査結果を含めて最終的に総合的に判断されたものを記載する.
2) 平易に, 簡潔に, 論理的に記載する（非専門家にもわかりやすく）.
3) 嘱託された鑑定事項すべてに判断を与える.
・鑑定書の具体的な書き方は後述する.

裁判員制度で審理される場合については p.29 を参照.

b．行政解剖（承諾解剖）の解剖報告書
東京都の場合，解剖報告書を行政官庁と所轄警察署長に提出する．
- 1）内容：死因，病変，損傷の部位，程度，死亡の種類などを簡潔に箇条書きで記す．
- 2）様式：参考までに東京都で使用されているものを**図6-7**に示す．
- ・ほとんどの場合，パソコンに様式を入力し作成している．

13. 病理解剖との相違点
解剖手技は両者とも原則として同様である．**表1-3**（p.21）に相違点を示す．

B．具体的な法医解剖の方法

1．一般的事項
- 1）必ず全身解剖を行う．全身解剖とは，必ず三大腔（頭蓋腔，胸腔，腹腔），必要に応じ脊髄腔を開検し，あるいは創傷部を切開して検査する．
- 2）見落としのない徹底した観察と記録が要求される．
- 3）解剖記録，写真，鑑定書（控）などすべての記録を保存し管理する．
- ⚠ 死亡者のプライバシー保護に注意する．
- 4）偏向（先入観）のない判断，鑑定書の作成，提出に心がける．

2．外表検査
法医解剖では極めて重要である．見落とし防止のため一定の手順で行う．各項目の詳細は「死体検案の実際」p.71参照．

a．外表の概観
1）性別，身長，体重，体格，栄養，死体現象発現の程度．直腸温の測定（測定時刻の確認）
2）個人識別に役立つ所見の有無
刺青，創痕，手術痕など．
3）観察手順
頭部,顔面,頸部,胸腹部,背面,上肢,下肢,外陰部,肛門の順に観察するとよい．
4）すべての創傷の記載（「創傷の検査」p.85参照）
- a）死体検案では創傷部を切開できないが，解剖では切開して出血の有無（生活反応），程度，性状などを詳しく検査する．
- ・とはいえ，遺族の心情を考え，特に顔面などは切開をできるだけ少なくする努力をする：頭部や頸部の切開創を拡大して観察するなど．

様式9　　　　　　　解　剖　報　告　書　　　　　　　　　　No.1（大学保存用）

氏　名			1 男 2 女	生年月日	明治 昭和 大正 平成　年　月　日生（満　歳）（生まれてから30日以内に死亡したときは生まれた時刻）午前／午後　時　分
死亡したとき		平成　年　月　日　午前・午後　時　分			
死亡したところ及びその種別	死亡したところの種別	1 病院　2 診療所　3 老人保健施設　4 助産所　5 老人ホーム　6 自宅　7 その他			
	死亡したところ	東京都　　　　　市・郡　　　　　丁目　　　　番地　　　号			
	死亡したところの種別施設の名称				
死亡の原因	I	(ア) 直接死因		発病（発症）又は受傷から死亡までの期間	
		(イ) (ア)の原因			
		(ウ) (イ)の原因			
		(エ) (ウ)の原因			
	II	直接には死亡に関係しないが I欄の傷病経過に影響を及ぼした傷病名等			
	手術	1 無　2 有		手術年月日	平成 昭和　年　月　日
	解剖（主要所見）				
死因の種類	1 病死及び自然死　外因死 ｛ 不慮の外因死 ｛ 2 交通事故　3 転倒・転落　4 溺水　5 煙・火災及び火焔による傷害　6 窒息　7 中毒　8 その他 ｝ その他及び不詳の外因死 ｛ 9 自殺　10 他殺　11 その他及び不詳の外因 ｝　12 不詳の死				
外因死の追加事項	傷害が発生したとき	平成・昭和　年　月　日　午前・午後　時　分		傷害が発生したところ	都道府県 市区 郡町村
	傷害が発生したところの種別	1 住居　2 工場及び建築現場　3 道路　4 その他（　　）			
	手段及び状況				
生後1年未満で病死した場合の追加事項	出生時体重　　グラム	単胎・多胎の別　1 単胎　2 多胎（　子中第　子）		妊娠週数　満　週	
	妊娠・分娩時における母体の病態又は異状　1無 2有［　　　　　］3不詳	母の生年月日　昭和 平成　年　月　日		前回までの妊娠の結果　出生児　　人　死産児　　胎（妊娠満22週以後に限る）	
その他特に付言すべきことがら					

上記のとおり報告します。　　　　　　　　平成　年　月　日

東京都衛生局長　　大学法医学教室　　　　　　㊞
警察署長　　殿

図 6-7. 解剖報告書の例（東京慈恵会医科大学法医学教室使用例）

b）所見と診断とを混同しない：たとえば，皮膚の紫赤色変色は所見，皮下出血は診断である．

5）身長の測定

全身を伸展した状態で頭頂から踵までの長さをできるかぎり正確に測定する．

　　a）死体硬直による下肢の屈曲，死後の腹部膨隆の影響などを考慮する．
　　b）機関によってはL字型物差しで測定している．

6）腟内容の採取

姦淫の有無，強姦の被害者の検査では不可欠である．

　　a）準備するもの：清潔なピペット，シャーレ（保存容器），ガーゼ片，綿棒，スライドグラス，可能であれば腟鏡．
　　b）採取方法
　　　ⅰ）外陰部：腟口や肛門からの流出物があればピペットやガーゼ片で採取する．
　　　ⅱ）陰唇部，腟口周囲，腟腔内，子宮頸部などを綿棒やガーゼ片で別々に拭う．
　　　ⅲ）剖検時にはさらに腟上部から子宮を摘出し，子宮を開検して子宮内容をピペットやガーゼ片で採取する．
　　c）塗抹標本の作製：採取された腟内容を直ちにスライドグラスに薄く塗布し，加熱固定する．残りは精液検査，血液型検査，DNA分析の試料として冷蔵器に保存する．
　　d）精液検査の詳細は「精液検査」p. 492 参照．

3．内部検査

通常は胸腹腔，頭蓋腔，（脊髄腔）の順に開検する．

　・頸部圧迫が疑われる場合，胸腹腔，頭蓋腔，頸部の順に開検する：剖検時の人工的出血を生前の出血と誤認しないためである（図 6-10 参照）．

a．皮膚切開

種々の皮膚切開を図 6-8 に示す．

　・剖検時に十分な視野が得られるとともに，遺族にできる限り縫合線が見え難くする配慮が重要である．

1）標準正中切開

最も普通に行われる．上端はハイカラーの高さを越えない．

　・大腿骨骨髄採取の場合，図 6-8a の点線のように切開を延長する（図 6-8b〜e も同様）．

2）鎖骨下（Y字型）切開

前頸部に縫合線を残さない利点がある．筆者の教室で用いている．

3）V字型，U字型，須山式切開

頸部圧迫死，乳幼児急死例でよく用いる．

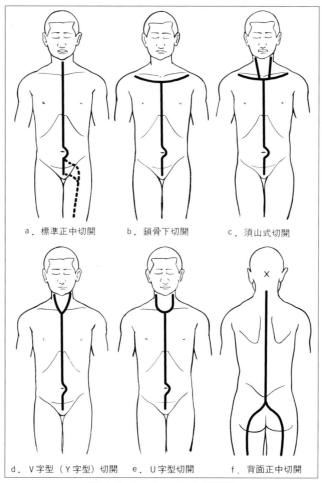

図 6-8. いろいろな皮膚切開

 a）前頸部皮膚片を上方に翻転すると前頸部，顔面の広い視野が得られる．
 b）耳後部で頭皮横断切開に連続できる．
 c）剖検後，前頸部に縫合線が見え難い．
4）背面正中切開
交通事故，高所からの転落など，背面に創傷のみられるときには必ず行う．
b．胸腹壁の観察
 皮下脂肪織の発育程度（臍窩下部で厚さを測定する），筋肉の発育程度，皮下，筋肉内の出血，皮下気腫の有無，胸骨，肋骨骨折の有無，乳腺（女性の場合）などを観察

する.
- a）創傷の有無，広がり，程度の観察は，筋膜直上で胸腹部前面全域の皮下脂肪を切離し，皮膚を翻転するとよい．
- b）皮下出血の部位，大きさ，程度（挫滅の有無），方向性，分布状態が一目瞭然となる．
- c）交通事故死の剖検では必ず行う．デコルマンの有無，轢過の方向，シートベルト損傷などがわかりやすい．
- d）広範囲の皮下，筋肉内出血は出血性ショックや外傷性ショックの原因にもなり得る．
- e）皮下脂肪の挫滅→脂肪塞栓症，筋肉の挫滅→外傷性横紋筋融解症，皮下気腫→胸郭損傷
- f）心肺蘇生術による肋骨・胸骨骨折，心腔内注射，鎖骨下穿刺などによる出血を鑑別する．

c．腹腔開検

腹壁切開で腹腔に達するので，胸腔開検前に観察する．
1）血液，腹水，膿の貯留があれば，写真撮影後に計量し，除去する．
2）内臓諸臓器の位置異常，奇形，手術的摘出，癒着などの有無．
- ・脾臓の有無：先天性欠損は先天性心奇形を伴うことがある（無脾症候群）．
- ・肝臓横隔膜面への異常静脈の流入：総肺静脈還流異常症に注意する．

3）大網，腸間膜，腹膜：脂肪沈着程度，炎症，脂肪壊死，梗塞，外傷の有無．
4）腸管の捻転，絞扼，梗塞，閉塞の有無に注意する．
5）後腹膜血腫の有無，程度：骨盤骨折，膵，大動脈損傷，大動脈解離の破裂など．
6）骨盤臓器：骨盤骨折時の膀胱破裂，子宮外妊娠，膀胱内尿貯留の有無など．
- ・骨盤腔の手術後では静脈血栓の有無を検査する．

7）横隔膜の高さ，肝下縁の高さの測定：胸腔開検前に検査する．
8）尿，血液の採取（ディスポーザブル注射器を使用するとよい）．
9）腹腔内臓器損傷の有無
    臓器損傷があれば，腹腔内臓器摘出前に観察，記録し，外表の創傷との関連性，外力の作用方向，部位，程度を推測する．
- ・内臓損傷をわかりやすく供覧するためには，臓器摘出の方法にも影響する．

d．胸腔開検

頸部圧迫死では頸部切開前に胸腔を開検する．
1）肋骨の剪断
- a）胸腔内圧のチェック：肋間筋を注意深く切断して肋膜を露出し，これを注意深く切断する（肺を損傷しない）．

ⅰ）胸腔内陰圧時：肺の虚脱，横隔膜下降がみられる．
　　・肝や胃の動きに注意するとわかりやすい．
　　　ⅱ）気胸，高度の癒着：横隔膜下降を認めない．
　ｂ）胸骨，肋骨骨折の有無をチェックした後，肋骨を剪断する．
　⚠ 第１肋骨剪断前に胸腔内を観察し，異液の貯留の有無を観察する．
　・第１肋骨切断時に鎖骨下などの血管群を損傷しないよう注意する：出血液が胸腔内に流入し，胸腔内液に混入するのを防ぐ．

2）胸腔内の観察
　ａ）前縦隔：脂肪沈着の状態，血腫，気腫の有無，胸腺の状態など．
　ｂ）肺の状態：虚脱，膨隆，癒着の有無
　・胎児性無気肺，気胸などでは背面胸郭に両肺が密着し，溺死肺では前縦隔を覆うほど膨隆，肋骨痕を残すことがある．
　ｃ）心のうの状態：前縦隔脂肪織を除去して観察する．心タンポナーデ，心のう水腫があれば透見できる．
　ｄ）後縦隔：血腫，断裂，大動脈の状態を観察する．
　ｅ）損傷の有無：臓器摘出前に観察，記録し，外表の創傷との関係を検査する．特に刺創では刺創管の方向，長さ，損傷臓器などを厳密にチェックする．
　ｆ）心臓摘出時の注意事項
　　　ⅰ）心に出入りする大血管系の異常：特に乳幼児の剖検時には注意する．
　　・総肺静脈還流異常では，心，肺，肝を含めた静脈系を注意深く検査する．疑いがあれば，内臓を一塊（en bloc）で摘出し，固定後検査する．
　　・大動脈解離が認められたら心臓と大動脈を一塊で摘出する．
　　・肺動脈血栓塞栓症が疑われたら肺動脈の開検を優先させる．
　　　ⅱ）血液の採取：以下の場合，左右心房血を別々に注射器で採取する．
　　　① CO中毒：COHb飽和濃度の左右差（通常は左＞右）．
　　　② 溺死：新鮮死体のみ．血液の比重，溶血度，タンパク濃度，電解質濃度などの左右差が診断の参考となる．
　　　③ 凍死：左右の色調差に注意する（左：鮮赤色，右：暗赤色）．
　　　ⅲ）心タンポナーデ：外傷性心破裂，破裂性心筋梗塞，大動脈起始部の破裂性大動脈解離によることが多い．心摘出前に出血部位と原因を確認する．
　　　ⅳ）胸腔内血液量（胸部屍血量）の測定：心臓摘出時に上下大静脈を結紮（コッヘルで止めて）後に上下大静脈，次いで肺静脈を切断し右房血および左房血を計量，心摘出後に漏出する血液量を計量してすべてを加算する．
　ｇ）肺の摘出：以下の症例では頸部器官と両肺付着のまま摘出する．
　　　ⅰ）新生児死体：生産，死産の鑑別のため，肺浮遊試験を行う．
　　　ⅱ）溺死：溺水吸引の証明（土砂，白色泡沫）．

ⅲ）焼死：気道熱傷，煤の吸引の有無を検査する．
ⅳ）気道内異物：吐物，吐乳，吐血吸引，異物誤嚥など．
・筆者は全例で気道系を一塊にして摘出している（思わぬ所見が発見されることがある）．

e．腹腔臓器の摘出
腸や胃の内容物を流出させないように摘出すると小ぎれいに解剖できる．

1）腸の摘出
問題がないかぎり，最初に行うと他の臓器摘出が容易である．
・腸間膜付着部を切断して腸管を1本にする方法と，空腸起始部，直腸，腸間膜根部の3か所切断により一塊にして摘出する方法とがある．問題のないかぎり，筆者は後者を用いている．
・筆者の方法でも腸に損傷や病変が認められれば，腸管を1本にしてその部位を正確に計測する．

2）肝の摘出
肝内血流量を計量する場合，下大静脈を上下2か所と肝門部をコッフェルで結紮して摘出し，重量を計量，加割後の肝実質とコッフェルの重量を減ずる．
a）そうでないときも肝門部を結紮して胆汁の流出を防ぐ．
b）胆道系の閉塞による黄疸が疑われれば，胆汁流通試験を行う（十二指腸を切開し，胆のうを圧迫して胆汁の流出を確認する）．

3）骨盤臓器
原則として一塊として摘出する．
a）尿は注射器，あるいは小切開を加えて採取する．
b）子宮外妊娠では摘出前に着床部や破裂部位を確認する．

f．頭蓋腔開検

1）皮膚切開
耳後部を結ぶ横切開を行う．切開前に洗髪し，クシで頭髪を前後に分けると切開しやすい．剖検後，縫合痕をかくすのに役立つ．
・損傷がある場合には剃毛して観察，記録する．

2）頭皮の検査
前後に翻転し，頭皮内，頭皮下，左右側頭筋内，骨膜下に出血などの異常の有無を検査する．外表では明らかでない出血も多い．

3）頭蓋冠骨折
骨膜を剥離して頭蓋冠を必ず全域露出する．骨折があれば，写真撮影し記録する．粉砕骨折では骨片をできるかぎり骨膜で付着させ，複元して観察，記録する．

4）頭蓋冠の鋸断
頭蓋内を開検する．鋸断する部は図 6-9 を参照にする．特に図 6-9b では剖検終了

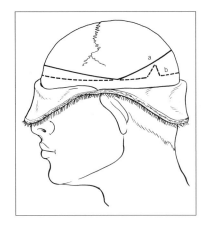

a．側頭部で屈曲させて鋸断．
b．左後頭部に楔状突出部をつける．
図 6-9．頭蓋冠の鋸断

後に鋸断された頭蓋冠を合わせやすいように工夫してある．

> **注意!!**
> ① 人工骨折の作製：不十分な鋸引き後，ノミと槌で強引に開頭すると，人工骨折を作製してしまい，
> ・骨折がない場合：生前の骨折と誤認する．
> ・骨折がある場合：生前の骨折を拡大，修飾し，誤診を招く．
> ② したがって，骨折がある場合は頭蓋骨を徹底的に鋸断する．
> ③ 高齢者や乳幼児では硬膜と頭蓋骨とが剥がれ難いので，頭蓋冠を強引に引っ張ると脳を損傷する．頭蓋冠と硬膜の間を気長に剥離するか，頭蓋冠，硬膜，脳を合わせて摘出するとよい．

5）頭蓋内損傷
 a）頭蓋内出血：出血量，部位，広がり，打撲部位との関係などを記録する．
  ⅰ）硬膜外血腫：中硬膜動脈損傷のほか，静脈洞損傷に原因するものもある．
  ⅱ）硬膜下血腫：脳挫傷を伴っているか否か（加えられた外力が直線的か，回転性かの判断に役立つ）．
  ⅲ）クモ膜下出血：脳底部に限局しているか否か．外傷性か否か．脳挫傷を伴うか否か．
  ⅳ）脳実質内出血：大量出血から点状出血まである．外傷性か，病的か（高血圧性脳出血，出血性脳梗塞，脳腫瘍など）．一次性か，二次性か，脳室内に穿破しているか否か．

b）脳挫傷：部位と外力との関係（直撃損傷か，対側損傷か），クモ膜下出血や硬膜下出血を伴っているか否か.
c）脳幹部損傷：重症頭蓋内損傷に随伴するものと，単独で発生する場合（びまん性脳損傷）とがある．後者は特に詳細な組織学的検査を要する．
d）頸椎・頸髄損傷：頭部外傷に合併しているものと頭部への外力で単独に発生しているものがあり，必ず有無をチェックしておく（「頸椎・頸髄損傷と頭部外傷との共存」p. 463 参照）．
e）その他：脳容積増大の程度，脳ヘルニアの所見，合併症（感染症，内脳水腫など）の有無など．

頭蓋内損傷の場合は，脳を摘出し肉眼的に観察したら，直ちにそのまま固定し，後日詳細に観察するとよい．

6）レスピレータ脳（脳死脳）

生体内における脳死後の自家融解をいう．脳は腫脹著しく，色は汚い．レスピレータ装着期間が長いと，融解壊死状で脆く，脳幹部がくずれている．ホルマリン固定後でも固定は不良で壊れやすい．組織学的に染色性は低下し，広範な壊死，融解にもかかわらず細胞性生活反応はみられない．

7）頭蓋底の観察

必ず硬膜を剥離して観察する．骨折の有無のほか，大孔の変形，後頭環椎関節の異常可動性，錐体の変化（うっ血，出血，中耳炎の有無），椎骨動脈残部の動脈瘤の有無などを検査する．
・化膿性髄膜炎が認められたら中耳や前頭洞などの検査を忘れずに．

8）眼球の検査

a）やむを得ず眼球を全摘せざるを得ない場合，前頭窩と眼瞼結膜上下縁を切開して行う．
・遺族の心情を考え，十分な説明と，できる限り外表からわからないようにする．
・筆者は綿をつめて出血を防ぎ，形を整え，焼却可能な義眼を用いている．開眼してしまう場合は，上下眼瞼を縫合して閉眼を保つ．

g．頸部器官の観察

頸部圧迫が疑われる場合について述べる．

1）皮膚切開

広い視野の得られるV（Y）字型，U字型，須山式切開がよい．

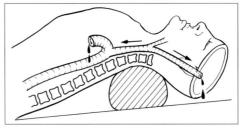

図 6-10. ドレナージによる頸部血管内
血液の排除

2）ドレナージ

頸部の皮膚切開，皮膚翻転時の人工的出血を避けるため，心臓と脳を摘出後に頸部を切開する（頸部の血管内血液をできるかぎりドレナージして除いておく，**図 6-10**）．この際，枕を胸部背面に置き，前頸部を最も高くしておく．

3）前頸部の観察

    a）皮下脂肪織，広頸筋，前頸部筋肉群をそれぞれ別に剥離し，皮内，皮下，筋肉間，筋膜下，筋肉内に出血がないかを検査する（特に索溝部周囲）．

    b）頸部リンパ節のうっ血や出血の有無（索溝より上部）．

    c）舌骨，喉頭諸軟骨の骨折の有無：若年者では認められないことが多い（**表 6-1，表 6-2**）．

    d）頸動脈内膜の亀裂：まれである．

    e）その他：甲状腺内出血，索溝より上方の咽喉頭粘膜のうっ血，出血，舌筋内出血などに注意する．

4）喉頭諸軟骨の骨折

    a）頻度：性別，年齢別頻度，手段との関係について筆者の統計を**表 6-2** および**表 6-3** に示した．20 歳未満では縊死の 1 例を除いて骨折は認められず，化骨化現象の進展とともに骨折しやすくなる．

注意!!

① 死後変化が高度な死体では舌骨，喉頭諸軟骨の骨折の有無が重要視される．**表 6-2, 3** からは，骨折が認められなくても頸部圧迫死を否定できない（特に若年者の場合）．

② 化骨の進んだ高齢者では，頸部器官摘出時，喉頭部を握って粗雑に引っ張ると喉頭諸軟骨は簡単に骨折する．腐敗している場合，

> この人工的骨折が生前のものか否かの鑑別が難しく，剖検が無用の混乱の源となる（特に執刀者が自ら摘出していない場合）．

表 6-1. 頸部圧迫死における喉頭諸軟骨骨折の年齢別，性別分布（自験例）

	男 性		女 性		総 計	
	例 数	骨折（＋）	例 数	骨折（＋）	例 数	骨折（＋）
嬰 児	14	0	18	0	32	0
1歳未満	16	0	16	0	32	0
1〜9歳	34	0	28	0	62	0
10〜19歳	18	0	24	1（4.2%）	42	1（2.4%）
20〜29歳	22	1（4.5%）	63	9（14.3%）	85	10（11.7%）
30〜39歳	20	6（30%）	58	14（24.1%）	78	20（25.6%）
40〜49歳	12	4（33%）	31	12（38.7%）	43	16（37.2%）
50〜59歳	13	7（54%）	20	8（40%）	33	15（45.4%）
60〜69歳	10	5（50%）	15	3（20%）	25	8（32%）
70〜79歳	4	2（50%）	11	5（45.4%）	15	7（46.6%）
80歳以上	4	1（25%）	2	2（100%）	6	3（50%）
合 計	167	26	286	54	453	80（17.66%）

表 6-2. 頸部圧迫の手段と喉頭諸軟骨骨折の頻度（自験例）

	例 数			骨折頻度		
	20歳以上	20歳未満	合 計	例 数	％	20歳以上（％）
絞 頸	194	116	310	48	15.5	24.7
扼 頸	46	34	80	12(1)*	15.0	23.9
絞頸＋扼頸	21	7	28	8	28.6	38.1
縊 死	29	6	35	12	34.3	41.4
合 計	290	163	453	80(1)*	17.7	27.2

注 *（ ）は20歳未満

表 6-3. 骨折部位の分布 (自験例)

```
① 甲状軟骨 ─────────────────── 92 例 (81.4%)
    1. 上角 ─────────────── 82 例 (72.6%)
        A. 上半 ………… 10 例 ( 8.8%)
        B. 中央 ………… 16 例 (14.2%)
        C. 下半 …………  9 例 ( 8.0%)
        D. 起始部 ……… 47 例 (41.6%)
    2. 体部 ───────────────  7 例 ( 6.2%)
    3. 下角 ───────────────  3 例 ( 2.7%)
② 輪状軟骨 ──────────────────── 6 例 ( 5.3%)
③ 舌  骨 ──────────────────── 15 例 (13.3%)
    合  計                       113 例 (100%)
```

表 6-4. 骨折の手段別分布 (自験例)

	甲状軟骨			輪状軟骨	舌 骨	計
	上 角	体 部	下 角			
絞 頸	40 (58.0)	4	1	4	5	54
扼 頸	11 (15.9)	1	2	0	1	15
絞頸＋扼頸	8 (11.6)	0	1	0	0	9
縊 死	10 (14.5)	2	0	2	9	23
計	69 (100)	7	4	6	15	101

注（ ）内は％

b）骨折部位：**表 6-3, 4** に筆者の統計を示した．甲状軟骨上角が好発部位である．舌骨骨折は縊死に多い．

c）甲状軟骨上角の形態の個人差（**図 6-11, 12**）も骨折しやすさに関係する（甲状軟骨上角欠損者では上角骨折は起こり得ない）．

d）麦粒軟骨：舌骨大角と甲状軟骨上角の間に存在する軟骨をいう．大きさ，位置によっては甲状軟骨上角骨折と誤認されやすい（**図 6-13**）．なお，麦粒軟骨は半数以上の人に認められ，大きさは半米粒以下から米粒大以上のものまである．化骨化が進むと甲状軟骨上角とが癒合し，これを変形させる（**図 6-13, 右半**）．

h．脊髄腔開検

脊髄損傷が疑われれば，脊髄腔を開検する．特に頸髄損傷は直接死因に関連するので重要である．

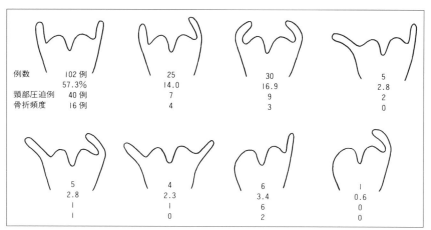

図 6-11. 甲状軟骨上角の個体差（1）　n＝178（自験例）

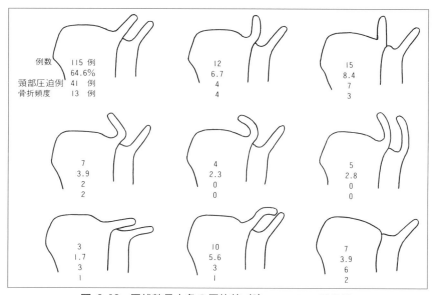

図 6-12. 甲状軟骨上角の個体差（2）　n＝178（自験例）

1) 到達方法（図 6-14）

　① 前方到達法：椎体左右縁を鋸断する方法という．

　② 後方到達法：椎弓切除による．

2) 摘　出

硬膜をつけたまま摘出し，ホルマリン固定後，詳しく検査する．

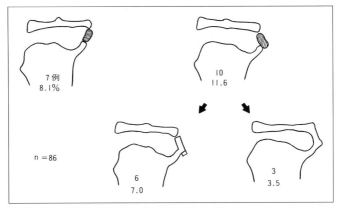

図 6-13. 骨折と間違えやすい麦粒軟骨（左上）とその化骨化，甲状軟骨上角の変形

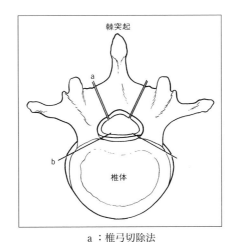

a：椎弓切除法
b：椎体切除法

図 6-14. 脊髄腔開検法

3）頸椎・頸髄検査法

筆者らは後頭骨から第7頸椎までを軟部組織付着のまま摘出し，ホルマリン固定後，詳細に観察しながら椎弓切除を行い，頸髄を摘出，その後脊柱を前後断して観察している．

・頸椎・頸髄摘出後は可燃性棒状物を刺し込み，頸部を固定している．
・家族にその旨説明しておくとよい．

表 6-5. 感染症法による届出感染症と区分

感染症類型	感染症名
新感染症	人から人へ伝染する疾患で既知の感染症と症状等が明らかに異なり、伝染力及び重篤度から判断した危険性が極めて高い感染症
一類感染症	エボラ出血熱，クリミア・コンゴ出血熱，痘そう，南米出血熱，ペスト，マールブルグ病，ラッサ熱
二類感染症	急性灰白髄炎，結核，ジフテリア，重症急性呼吸器症候群（病原体がコロナウイルス属 SARS コロナウイルスであるものに限る），中東呼吸器症候群（病原体がベータコロナウイルス属 MERS コロナウイルスであるものに限る），鳥インフルエンザ (H5N1)，鳥インフルエンザ (H7N9)
三類感染症	コレラ，細菌性赤痢，腸管出血性大腸菌感染症，腸チフス，パラチフス
四類感染症	E 型肝炎，ウエストナイル熱（ウエストナイル脳炎を含む），A 型肝炎，エキノコックス症，黄熱，オウム病，オムスク出血熱，回帰熱，キャサヌル森林病，Q 熱，狂犬病，コクシジオイデス症，サル痘，腎症候性出血熱，西部ウマ脳炎，ダニ媒介脳炎，炭疽，チクングニア熱，つつが虫病，デング熱，東部ウマ脳炎，鳥インフルエンザ（鳥インフルエンザ (H5N1, H7N9) を除く），ニパウイルス感染症，日本紅斑熱，日本脳炎，ハンタウイルス肺症候群，B ウイルス病，鼻疽，ブルセラ症，ベネズエラウマ脳炎，ヘンドラウイルス感染症，発疹チフス，ボツリヌス症，マラリア，野兎病，ライム病，リッサウイルス感染症，リフトバレー熱，類鼻疽，レジオネラ症，レプトスピラ症，ロッキー山紅斑熱，重症熱性血小板減少症候群（病原体がフレボウイルス属 SFTS ウイルスであるものに限る）
五類感染症	アメーバ赤痢，ウイルス性肝炎（E 型肝炎および A 型肝炎を除く），急性脳炎（ウエストナイル脳炎，西部ウマ脳炎，ダニ媒介性脳炎，東部ウマ脳炎，日本脳炎，ベネズエラウマ脳炎およびリフトバレー熱を除く），クリプトスポリジウム症，クロイツフェルト・ヤコブ病，劇症型溶血性レンサ球菌感染症，後天性免疫不全症候群，ジアルジア症，先天性風しん症候群，梅毒，破傷風，バンコマイシン耐性黄色ブドウ球菌感染症，バンコマイシン耐性腸球菌感染症，風しん，麻しん，侵襲性インフルエンザ菌感染症，侵襲性髄膜炎菌感染症（髄膜炎菌性髄膜炎から変更），侵襲性肺炎球菌感染症，カルバペネム耐性腸内細菌科細菌，播種性クリプトコックス症，薬剤耐性アシネトバクター感染症，水痘（入院例に限る）
	RS ウイルス感染症，咽頭結膜熱，A 群溶血性レンサ球菌咽頭炎，感染性胃腸炎，水痘，手足口病，伝染性紅斑，突発性発しん，百日咳，ヘルパンギーナ，流行性耳下腺炎，インフルエンザ（鳥インフルエンザ及び新型インフルエンザ等感染症を除く），急性出血性結膜炎，流行性角結膜炎，性器クラミジア感染症，性器ヘルペスウイルス感染症，尖圭コンジローマ，淋菌感染症，クラミジア肺炎（オウム病を除く），細菌性髄膜炎，マイコプラズマ肺炎，無菌性髄膜炎，インフルエンザによる入院患者，ペニシリン耐性肺炎球菌感染症，メチシリン耐性黄色ブドウ球菌感染症，薬剤耐性緑膿菌感染症
新型インフルエンザ等感染症	新型インフルエンザ，再興型インフルエンザ
指定感染症	該当なし

法医解剖の実際　377

・頚髄の分節を確認しながら観察する．

i．感染予防への配慮

1）注意すべき感染症

　a）ウイルス性肝炎：特にB型やC型肝炎ウイルス．針刺し事故に注意する．

　b）結核

　c）後天性免疫不全症候群（AIDS）：針刺し事故に注意する．

　d）クロイツフェルト・ヤコブ病

　e）輸入感染症：海外からの帰国者，外国人などの突然死．わが国では未知のため誤診例もあり得る．劇症型ウイルス感染症に注意する．

　f）その他

2）感染防止対策（詳細は日本法医学会指針を参考にする）

執刀者，補助者のみならず，立会警察官，見学者，周辺住民への感染予防にも配慮する必要がある．以下に感染症が疑われた場合の注意を述べる．

　a）保護衣，医療用手袋，フェイスマスク，メガネなどを着用する．

　b）消毒の徹底：解剖終了後の手，顔など露出部分，解剖器具，解剖台などの消毒．

　　ⅰ）疑われる感染症に合わせて消毒薬を適宜選択する．

　　ⅱ）予防衣などの滅菌（オートクレーブ使用）．

　　・ディスポーザブルの保護着，マスク，帽子などの使用が便利である．

　c）固定液中での臓器の加割．

　d）感染防止に適した解剖室の整備．

　e）感染防止のための指針の作成：各機関で定められていればそれに従う．

3）感染症の届出

新感染症法に規定された届出すべき感染症（**表6-5**）を診断したら，規定の期日内に届出する必要がある．

C．突然死の法医解剖

1．突然死とは

突然の予期しない自然死をいう．

・死因の種類が「外因死」に属するものは含まれない．

・突然という時間的因子は，死因となった疾病の発症から死亡までの時間をいい，数分以内（瞬間死），1時間以内（1時間死），6時間以内（6時間死），24時間以内（24時間死）などに分類されている．

・一般的には24時間死を突然死という．

・法医解剖の対象例は発症の時期が不明なものが多く,「病死」と同義的に使用されることが多い.

2．発生頻度と概要

法医解剖の対象例のほとんどは「異状死体」として警察に届出されたものである.
  ・わが国の剖検率は低く,死体検案のみで処理されることが多い.
  ・死後画像診断（CT,MRI）を活用すれば,疾患によっては診断の精度が高まる.

a．発生頻度

  ・わが国における正確な統計はない．東京都監察医務院の検案対象となった統計によると,男女比は1.8：1.0で男性が多い.
  ・年齢とともに増加し,65歳以上が全体の約70％を占め,増加傾向にある.
  ・死因別分布：心疾患に原因した突然死（心臓突然死）が圧倒的に多く,全体の約75％以上を占める．参考までに自験例における突然死剖検例の死因別分布を表6-6に示す.
  ・死亡時の状況：睡眠中,入浴中,受診中,仕事中,スポーツ中,運動中,けんか中と多岐にわたる.

3．法医学的特徴と社会的重要性

突然死はいつ,どこででも,誰にでも発生する可能性がある.

  a）不明な臨床経過：剖検所見から,生前の病態生理学的変化を推測せざるを得ない.
  b）短い臨床経過：形態学的所見が十分発現する時間的余裕がない.
  ・典型例は心臓突然死であり,瞬間死（不整脈死）が多い.
  c）外傷（外因）の介在：突然死はいつ,どこででも発症するため二次的外傷を受けやすい．自然死か外因死かの診断が要求される（図2-9〔p.65〕）.
  d）死後変化との戦い：死体で発見されたり,行政的手続きなどのため,早くても解剖までに死後数時間以上を要することが多い．このため,生活反応と死後変化との鑑別が要求される.
  e）診断の社会的重要性：自然死か外因死かの判断ひとつにしても死者や遺族の人権に関係するので,慎重に,正確に判断することが要求される.

表 6-6. 突然死の死因 (慈恵医大での剖検例)

Ⅰ．心血管系　　　　　　　　481（48.5%）	Ⅳ．消化器系　　　　　　　　129（13.0%）
1．虚血性心疾患･････････････329	1．アルコール性肝障害･････････59
a．心筋梗塞　　　　97	2．胃・十二指腸潰瘍････････････21
b．冠状動脈硬化症　165	3．腸閉塞････････････････････14
c．冠状動脈低形成　22	4．悪性腫瘍･･････････････････ 5
d．冠状動脈起始異常　8	5．ウイルス性肝炎････････････ 4
e．その他　　　　37	6．急性膵炎･･････････････････ 4
2．間質性心筋炎･･･････････････34	7．マロリー・ワイス症候群･････ 3
3．特発性心筋症･･･････････････34	8．その他･･････････････････････19
4．弁膜性疾患･････････････････11	Ⅴ．その他　　　　　　　　　82（8.3%）
5．大動脈瘤･･･････････････････47	1．妊娠・分娩･･････････････････14
6．その他･････････････････････26	2．乳幼児突然死症候群･･････････12
Ⅱ．中枢神経系　　　　　　　124（12.5%）	3．内分泌系疾患･･････････････ 8
1．脳血管障害････････････････104	4．腎疾患･･････････････････････ 7
a．脳出血　　　　51	5．悪性腫瘍･･････････････････ 5
b．くも膜下出血　42	6．劇症感染症････････････････ 5
c．脳梗塞　　　　11	7．肺胞拡張不全････････････････ 4
2．髄膜炎････････････････････ 5	8．血液腫瘍････････････････････ 3
3．その他･････････････････････15	9．その他･･････････････････････24
Ⅲ．呼吸器系　　　　　　　　176（17.7%）	合　計　　　992（100.0%）
1．肺炎･････････････････････119	
a．気管支肺炎　　58	
b．ウイルス性肺炎　61	
2．肺動脈血栓塞栓症････････････20	
3．気管支喘息･････････････････16	
4．肺結核････････････････････ 7	
5．肺癌･･････････････････････ 6	
6．その他････････････････････ 8	

注意!!

医療事故と突然死

　診療中の突然死は医療事故が疑われるが，短絡的に医療事故を考えず精密な剖検が不可欠となる．

　例：注射中急変，死亡　← 大動脈瘤破裂
　　　分娩後の出血性ショック死　← 羊水塞栓症
　　　入院中死体で発見　← 大動脈瘤破裂
　　　入院中突然トイレで倒れた　← 肺動脈血栓塞栓症

4. 法医解剖の実際

特に突然死の解剖で重要な点を述べる．

a．問診の重要性

既往歴，生前の健康状態，受診状況，服用薬物などについて，医学的側面から聴取する．

- 特に高齢者は多疾患，多剤服用者が多い．
- 警察の捜査は犯罪性の有無に重点があり，医学的には不十分のことが多い．

b．病理組織学的検査の重要性

「組織学的検査」p. 427 参照．

c．中毒学的検査

中毒死が病死と判定される危険性が高い．

- 突然死が犯罪や外因死の隠れミノになってはならない．
- 薬剤性障害の可能性についても注意を払う．

> ［例］ 悪性症候群，不整脈，肝障害，アナフィラキシーショックなど

d．ウイルス学的検査

突然死の原因のひとつとしてウイルス感染症が重要である．

ⅰ）免疫組織化学的検査（ウイルス抗原の検出）と DNA 分析が活用される．
ⅱ）血清中のウイルス抗体価はまだ上昇していないことが多い．
ⅲ）ウイルス感染症が疑われたら，臓器を中性緩衝ホルマリン固定および冷凍保存し，必要があればウイルス抗原の検出，DNA 分析などを行う．

e．免疫組織化学的分析

臨床経過の短い心臓突然死では，分子レベルでの診断が要求される．鋭敏性，局在性，特異性にすぐれた本法が活用されている．たとえば，超急性心筋虚血の診断に心筋内ミオグロビンや構造タンパクの逸脱現象が利用される．

f．死体血の生化学的検査

死亡者の生前の病態を把握するために死体血の生化学的検査を行う．図 6-15 に示すように，検査値の死後における変動は大きく4つのグループに分けられ，生体の場合とは異なるので(重田)，応用の可能性と限界の見極めが必要である．グループ4(図 6-15) のパラメータ（HbA1c，CRP など）は応用可能である．

g．心臓病理学的検査

突然死の半数近くが心臓突然死であるので，詳細な心臓病理学的検査が要求される．特に致死的不整脈の重要性から，必要に応じて刺激伝導系の検索も行う．

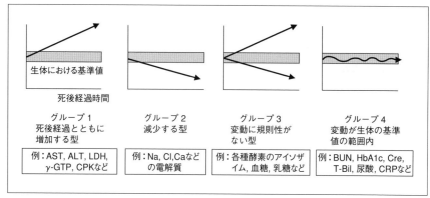

図 6-15. 死体血の生化学的検査値と死後経過時間との関係 (重田ら)

5. 心臓突然死

突然死の原因が心臓にある場合をいう．発生頻度は**表 6-6** を参照．

a．発生機序

致死的不整脈とポンプ機能不全に大別され，前者が大半を占める．

1）致死的不整脈：不整脈死とも呼ばれ，心室細動など頻脈性不整脈が主体で，発生後短時間で心停止する．虚血性心疾患によることが多い．解剖しても死因の診断に苦慮することが多い．

2）ポンプ機能不全：心筋梗塞による心破裂など，心臓のポンプ機能の破綻による．

b．主な原因疾患

1）虚血性心疾患

冠動脈の血流量が相対的，絶対的に減少し，支配領域の心筋が酸素不足で壊死や虚血性障害に陥った状態をいう．

a）突然死の原因疾患として最も多く，破裂性心筋梗塞を除けばほとんどが不整脈死である．

b）冠動脈は心外膜下を走る主幹部からほぼ直角に分岐し，心筋内を心内膜に向かい細血管に移行するので，心内膜側心筋が末梢となり最も虚血の影響を受けやすい．

c）剖検では不整脈の有無は診断できない．病理形態学的に冠動脈の粥状硬化や血栓による内腔狭窄・閉塞と灌流領域の梗塞巣や線維化巣の存在から，心筋梗塞（急性，陳旧性），冠動脈硬化症などと診断されることが多い．

d）急性冠動脈症候群：冠動脈の不安定な粥腫が破綻して血栓を形成，内腔の狭

窄程度から狭心症，急性心筋梗塞，心臓突然死を起こす症候群．臨床領域で使用される．
- e）微小冠動脈の狭窄：心筋内微小冠動脈の狭窄は心筋虚血から不整脈死をもたらすことがある．
- 若年者の突然死では房室結節動脈の狭窄・閉塞で心室中隔上部の心筋虚血が不整脈死の原因となり得る．
- f）冠動脈起始異常（特に左冠動脈肺動脈起始症），冠動脈解離，冠動脈瘤（特に川崎病の後遺症として学童の突然死で注意する）などに原因することがある．
- g）発作時の症状：胸痛や胸部圧迫感が多いが，腹痛を訴える場合がある．法医解剖例では無症状のままの死亡例も少なくない（無症候性心筋虚血）．
- h）組織学的検査の重要性
- 心筋虚血の有無および経時的変化を知るうえで不可欠である．
- 冠動脈の完全閉塞でも4〜5時間経過しないと明らかな形態学的変化はみられない．
- 一般的な心筋壊死は凝固壊死であるが，再灌流などがあれば収縮帯壊死が主体のことも少なくない．
- 心刺激伝導系とともに心室中隔も検索する．
- i）心肥大と心筋虚血：高血圧や心弁膜症で左室求心性肥大があると酸素の需要が高まるので，冠動脈は拡張し相対的に心筋虚血に陥って不整脈死する．
- j）ポックリ病：以前は若年者の原因不明の心臓突然死をポックリ病と呼んだが，最近は使用されなくなった．

2）その他の主な心疾患
- a）心筋炎
  - ⅰ）ウイルス性心筋炎が多く，特に心臓親和性の高いコクサッキーB型に注意する．
  - ⅱ）乳児から高齢者までみられ，無症状，あるいは風邪症状程度が多く，臨床的診断が難しい．
  - ⅲ）剖検時の肉眼所見として，心囊液の増加，心外膜や心筋の混濁，心室拡張などがみられることもあるが，多くは組織学的検査で診断される．
- ウイルス性心筋炎は心耳や心外膜から広がり，心外膜下や心筋間質の炎症細胞浸潤の有無に注意する．
- b）心筋症：原因不明の心筋の構造異常による心機能障害をいい，肥大型心筋症，拡張型心筋症，拘束型心筋症，不整脈源性右室心筋症，分類不能型心筋症および特定心筋症に分類されている．
  - ⅰ）肥大型心筋症：左室心筋の著明な肥大と拡張障害が特徴．元気な若年者の突然死に多く，以前は突然死の王様といわれた．

- 剖検所見：肉眼的に左室および中隔の肥大，組織学的に心筋線維の肥大と錯綜配列．
- 中隔の肥大は大動脈弁の相対的狭窄（弁下狭窄）をもたらす．
- 一部の症例では家族発症し，心筋の構造タンパクに関する遺伝子異常が認められている．

ⅱ）拡張型心筋症：心室の拡張と収縮力低下が特徴的．肥大型よりも予後不良で，死因はうっ血性心不全が主体であるが不整脈死も少なくない．
- 剖検所見：心房，心室が高度に拡張し，組織学的に心筋の変性，萎縮，代償性肥大の混在，間質の線維化など．

ⅲ）不整脈源性右室心筋症：右室の拡張と右心室源性の心室頻脈が特徴，不整脈死が多いとされている．剖検で初めて診断されることが多い．
- 剖検所見：明らかな診断基準はないが，右室の拡張，右室心筋の菲薄化，線維化を伴う脂肪浸潤があれば診断されることが多い．

c）弁膜疾患：大動脈弁狭窄に伴う左室肥大が突然死の原因となることが多い．
- 人工弁置換手術後の血栓付着や人工弁破損，感染性心内膜炎も考慮する．

d）先天性心奇形：乳幼児の突然死では重要な死因の一つである．
- 心臓摘出前に無脾症候群や血管異常があれば心臓血管系奇形を疑い，一塊に摘出する．

6．心疾患以外の主な疾患

a．大動脈疾患

1）急性大動脈解離（解離性大動脈瘤）

急性大動脈解離の破裂は突然死の重要な原因疾患で，心嚢内に破裂して心タンポナーデを起こしている場合が多い．

a）剖検所見：大動脈中膜の外層が解離し，内膜亀裂（エントリー，リエントリー）で本来の内腔と偽腔とが連続している．破裂例では外膜が破綻している．解離範囲を検索し分類する（Stanford 分類，DeBakey 分類，図 6-16）．
  ⅰ）心タンポナーデは DeBakey 分類Ⅱ型，次いでⅠ型が多い．
  ⅱ）破裂部位によって心タンポナーデのほか，胸腔内，腹腔内，後腹膜，肺実質内などに大出血を起こす．
  ⅲ）大動脈解離が疑われたら心臓と大動脈を連続して摘出する．
  - 胸腹部や背面に外傷が認められたら外傷性大動脈解離との鑑別が重要である．

2）真性大動脈瘤

動脈壁が３層構造を保ったまま瘤状に膨らんだ状態．動脈硬化によることが多い．
- 腹部大動脈に多い．
- 剖検所見：破裂の結果は大動脈解離と同様である．

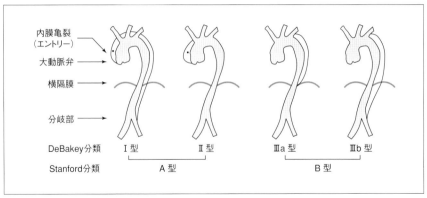

図 6-16. 大動脈解離の分類

b．肺動脈血栓塞栓症
1) 一般的事項
肺動脈の血栓による塞栓症で，主幹部が急激に血栓で閉塞すると急死する．
　a) 塞栓源の90％前後は下肢深部静脈血栓症である．
　　 ⅰ) 肺動脈血栓塞栓症と深部静脈血栓症とを連続した病態と考え，両者を併せて静脈血栓塞栓症とも呼ばれている．
　　 ⅱ) 一次血栓はヒラメ静脈に多く，一次血栓が膝窩静脈より中枢側の太い静脈まで成長して剥離血栓（フリーフロート血栓）となり肺動脈まで運ばれて塞栓する．
　　 ⅲ) ヒラメ静脈の血栓症は両側性に発症することが多い（景山ら）．
　b) 基本的な危険因子（ウィルヒョウの三徴）
　　 ⅰ) 血流うっ滞：長期臥床・安静，長時間の同一肢位（エコノミークラス症候群，車中泊症候群）など．
　　 ⅱ) 血管壁の損傷：外傷や手術時の静脈圧迫や内皮の損傷など．
　　 ⅲ) 凝固能の亢進：悪性腫瘍，経口避妊薬の長期服用など．
2) 法医学的重要性と問題点
　a) 急性肺動脈血栓塞栓症は突然死の原因となる．
　b) 外傷後の発生例では外因との因果関係が問題となる．
・外傷性静脈血栓症に原因することがある．
　c) 院内発生例では医療行為の適否や予防処置の有無が問題となる．
・精神科などでの身体拘束
・手術中の静脈の牽引や圧迫による内皮細胞の損傷
・長期臥床・安静を要する患者への予防処置の有無

- 再発性血栓か，入院後の一回発症型かを鑑別する．
3）解剖所見
   a）肺動脈主幹部から左右分岐部，肺門部肺動脈の血栓による閉塞
- 剖検前に疑われたら，心のう開検後下大静脈，肺静脈，大動脈を切断し，肺動脈を主幹部から左右肺門部まで切開する．
- 左右肺門部に連続する血栓は騎乗血栓と呼ばれる．
- 死後の凝血と血栓との鑑別：心臓血や大血管内の血液が流動性か否かが参考となるが，組織学的検査で確認する．
   b）塞栓源の検索：肺血栓塞栓症は静脈血栓が剥がれ血流に運ばれて肺動脈を閉塞するので，塞栓源（残存血栓）の検索が必須である．
- 下肢深部静脈血栓症ではヒラメ静脈で血栓の検出率が高い（景山ら）．
- 総腸骨静脈，下大静脈の血栓形成や右心室壁在血栓が塞栓源のこともある．
- 下肢深部静脈の観察法（景山法，**図 6-17**）：死体をうつ伏せにして膝窩の直上部からアキレス腱部まで腓腹部を切開し，下腿筋肉群を摘出する（特に脛骨・腓骨静脈合流部から下方 15 cm）．摘出した筋肉群を横断し，静脈血栓の有無を観

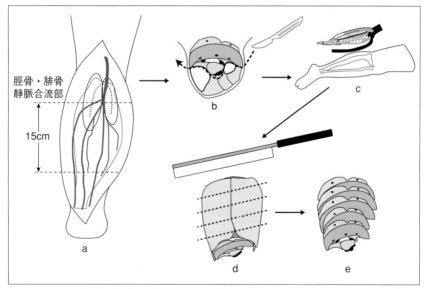

a：下腿後面を縦断開検し，下腿筋肉群を露出する．静脈は筋肉内の走行の概略を示している．
b，c：下腿筋肉群摘出の概略を示す．
d，e：摘出された筋肉を横断し，静脈血栓の有無を検査する．

図 6-17．下肢深部静脈血栓症の観察方法 (景山ら)

察する.
- 血栓の有無は静脈切断部からの血液の流出の有無で推測でき，組織学的検査で確認する.

　⚠ 必ず両側を検査する.

c）肺の貧血：他の臓器は急性うっ血であることが多い.

d）心臓の観察：横断切片による右室負荷の有無.

- 急性右室負荷は右室の拡張，中隔の扁平化，右室の前方への突出，慢性例では右室壁や乳頭筋の肥大が挙げられている.

e）血栓の性状の確認：組織学的検査の重要性

- 新鮮血栓か，器質化血栓か，血栓がいつ頃形成されたか（経時的変化）.
- 肺の中小動脈の器質化血栓の有無.

4）診　断

解剖所見のほかに臨床経過，危険因子の有無などを総合して診断する.

c．脳血管障害

脳を灌流する血管疾患による脳障害の総称．法医解剖では突然死の10～20%を占める.

- 出血性病変（脳出血，クモ膜下出血）と血管閉塞性病変（脳梗塞）に大別され，突然死の原因は前者がほとんどである.
- 心房細動に原因した脳梗塞は心源性脳梗塞と呼ばれ，抗凝固薬（ワーファリンなど）が処方されることが多い.
- 脳梗塞は食物誤嚥，転倒，入浴中の溺死などの原死因となり得る.
- 法医解剖では外傷性頭蓋内出血との鑑別が重要である.

1）脳出血

a）高血圧保有者に多い

- アルコール依存症，肝硬変，白血病など出血性素因をきたす疾患でも発生しやすい.

b）原因：高血圧の持続による細動脈の血管壊死，微小動脈瘤の形成と破綻が考えられている.

c）解剖所見：好発部位は被殻，視床，橋脳，小脳の順である.

　ⅰ）肉眼所見：大脳出血の脳は著しく容積を増大し，脳回は扁平化，触ると軟らかい.

- 突然死例では脳室に穿破していることが多く，クモ膜下出血を伴うこともある．小脳や橋脳で出血量が少ないと加割して発見されることもある.
- 剖検時の加割方法は通常前額断が多いが，水平断すると血腫の流出も少なく写真撮影しやすい．ホルマリン固定後に加割してもよい.
- 非定形的部位での出血では外傷性のほか，高血圧以外の原因を考慮する.

法医解剖の実際

ⅱ) 組織学的に血管壊死の有無を確認する．白血病では白血病細胞の有無を検査する．
- 出血部では血管壊死の有無は判別困難であるので，非出血部，特に反対側の同じ部を検索する．

2) クモ膜下出血

突然死の原因として頻度が高いが，外傷性との鑑別が重要である（「外傷性クモ膜下出血」p. 449 参照）．

a) 原　因

動脈の破裂による．

ⅰ) 脳動脈瘤
- 脳底部動脈輪部（ウイリス動脈輪）に多く，前大脳・前交通動脈が約 1/3 を占め，次いで中大脳動脈，椎骨・脳底動脈系の順である．内頸動脈系と椎骨脳底動脈系とでは前者が約 3/4 を占める．
- 脳底部，特に脳幹部周囲の脳槽に多い．
- 巨大動脈瘤が脳実質内に破裂し，一見脳出血のようにみえることがある．
- 嚢状動脈瘤は先天性動脈瘤とも呼ばれ，内弾性板や筋層が欠落することが多い．動脈分岐部に発生しやすい．
- 紡錘形動脈瘤は動脈硬化性と動脈解離に多いとされ，非分岐部に多い．
- 多発発生や未破裂動脈瘤もあるので，必ず破裂部を確認する．

ⅱ) 動脈解離（解離性動脈瘤）
- 椎骨動脈に多く，偽腔内の血液が外膜から透見できる紡錘型が多い．
- 両側発生もみられ，非破裂側は器質化動脈瘤も多いという（呂ら）．

ⅲ) 動静脈奇形（動静脈吻合）
- 発生部位によって脳実質内出血を伴う．

ⅳ) その他の頭蓋内疾患に随伴した場合：脳出血，脳腫瘍，脳梗塞など．

b) 解剖所見

- 出血源の検索，特に動脈瘤の検索が重要である．クモ膜下出血が認められたら脳摘出前に中大脳動脈や椎骨動脈をできる限り脳側に残し切断する．
- ホルマリン固定前に動脈を傷めないように出血血液を除去して検索する．
- 破裂動脈瘤には凝血を付着していることも多い．
- 椎骨動脈などから液体（ミルクなど）を注入し破裂部からの漏出を確認する．
- 組織学的検査で動脈瘤や破裂部を確認する．動脈解離では多数の横断切片で検索するとよい（景山ら）．

d. 呼吸器疾患

1) 感染症

気管支肺炎，間質性肺炎（ウイルス性肺炎等），および両者の混合性肺炎が重要である．

- 高齢者では誤嚥性肺炎のほか肺結核に注意する．
- 頭部外傷や中毒などに続発する気管支肺炎は外因死である．
- 上気道感染：咽後膿瘍などによる気道狭窄で窒息死することがある．

2）気管支喘息

発作時の吐物吸引が直接死因となることも少なくない．一方，吐物吸引でみられる高度の肋膜下肺気腫のみで気管支喘息と診断してはならない．

e．消化器疾患

腹部症状（腹痛，嘔吐，腹部膨満など）で受診しても診断されず，突然死する症例が少なくない．

1）慢性アルコール性肝障害（肝炎，脂肪肝，肝線維症，肝硬変など）
- C 型肝炎や肝癌の合併に注意する．
- 大酒家の突然死に多い．

2）消化性潰瘍（胃潰瘍と十二指腸潰瘍が主である）
- 出血（吐血，下血，消化管内出血）と穿孔による腹膜炎が重要である．
- ストレス性潰瘍：頭部外傷（クッシング Cushing 潰瘍）や熱傷（カーリング Curling 潰瘍）などが有名．

3）腸閉塞（イレウス）（閉塞性と絞扼性が多い）
  a）閉塞性：癌，糞塊，異物などによる腸管の通過障害．閉塞部から口側の腸管拡張，液体成分の貯留が目立つ．
  b）絞扼性：癒着，軸捻転，ヘルニア孔への陥入による腸管の循環障害と通過障害．腸壁の出血壊死，血液や液体成分の貯留，口側の腸管拡張が目立つ．

4）マロリー・ワイス症候群 Mallory-Weiss syndrome

食道下部から胃噴門部小弯側にかけての粘膜の亀裂．大酒家に多い．
- 亀裂が深いと出血性ショックで死亡することがある．
- 溺死や脳内出血などによる激しい嘔吐で発生することもある．

5）急性膵炎（膵実質の出血壊死，周囲の脂肪壊死，限局性腹膜炎など）
- 腹部に外力が加わった場合，外傷性膵挫傷との鑑別が重要である．
- 急死にみられる間質性出血を膵炎や外傷性変化と診断しない．

6）劇症型肝炎

肝炎ウイルスや薬剤によって発症後短時間に肝細胞の広範な壊死を起こす．
- 播種性血管内凝固症候群（DIC），全身感染症，脳浮腫，急性腎不全，消化管出血などを合併し死亡する．

f．その他

1）産科疾患（医療事故を疑われることも少なくない）
  a）羊水塞栓症：子宮内膜の損傷で羊水成分が母体の静脈血に入り肺血管など生命臓器に塞栓を生じる．

- 分娩前・後，および分娩中に発生する母体の突然死．診断が難しく，致死率が高い．
- 剖検診断は肺を中心とした血管内に組織学的に羊水成分（胎児の上皮細胞や生毛，粘液など）を検出する．免疫組織学的方法を活用する．
- 死亡の原因として，播種性血管内凝固症候群（DIC）の出血傾向による出血死が多いが，呼吸不全や右室不全も考えられる．

b）子宮外妊娠：卵管妊娠が破裂し腹腔内出血で死亡する．最近は少ない．

2）内分泌性疾患

a）糖尿病：多くがインスリン非依存型．形態学的変化に乏しく，剖検所見のみで死因と診断されることは少ない（生前の臨床経過が参考となる）．
- 低血糖やケトアシドーシスなどで糖尿病性昏睡が問題となる．糖尿病があったことが糖尿病性昏睡で死亡したことにはならない．
- 動脈硬化の促進因子であるので，心筋梗塞や冠動脈硬化症の背景となり得る．
- 感染しやすいので，結核や重症感染症による死亡の背景となり得る．
- 死体血の検査に HbA1c は有効であるが，血糖値は参考とならない．

b）脳下垂体，甲状腺，副腎：ホルモン産生性腫瘍，感染症などが原因してまれながら突然死の原因となる（卒中，クリーゼ）．
- 甲状腺機能亢進症（甲状腺クリーゼ）では血液生化学検査で甲状腺ホルモンの高値と甲状腺刺激ホルモンの低値がみられる．

3）悪性疾患（未受診者の突然死で散見される）

a）白血病：臨床的に診断されていない症例も少なくない．

① 出血傾向による脳出血などの合併：年齢に関係ない．

［例］ 元気で未受診の中学生．急性前骨髄性白血病による脳出血．脳出血による突然死が初発症状ともいえる．

- 剖検時に諸臓器に著明な点状出血が認められたら血液疾患を疑い，血液塗抹標本数枚の作成と骨髄を採取する．

② 臓器破裂：特に肝臓と脾臓に多い．
- 著明な肝腫や脾腫があると脆くなり，軽度の腹部への外力で破裂する．

b）腫瘍性疾患：悪性腫瘍は未受診，未治療の場合のほか，手術による摘出後の在宅死などでみられる．
- 悪性腫瘍自体は小さくとも血管に浸潤し出血死をもたらすことがある（喉頭癌の外頸動脈浸潤，食道癌の大動脈浸潤，肺癌の肺動脈浸潤など）．
- 巨大な良性腫瘍では圧迫による血管や気道の圧迫に注意する（巨大胸腺腫の気道および血管圧迫，巨大副腎腫瘍による下大静脈圧迫など）．
- 脳腫瘍は発生部位によって種々の症状を呈するので，生前の症状に惑わされな

いこと（てんかんや性格変化で精神科，複視で眼科，中枢性嘔吐や痙攣で内科など）．
- 突然死のメカニズムも発生部位によって脳内出血，巨大腫瘍による脳圧迫，直接的脳幹部圧迫など多彩である．

4）劇症型全身感染症

敗血症（重症 SIRS）を基盤に急激な経過で死亡する．異状死では臨床的に診断されていないことが多い．

　　a）エンドトキシンショック：大腸菌などグラム陰性桿菌からのエンドトキシンによる特に循環器系への作用で発生する．
- 腹膜炎や腸閉塞などに合併することが多い．
　　b）ウォーターハウス・フリードリクセン症候群 Waterhouse-Friderichsen syndrome：髄膜炎菌敗血症による副腎不全として最初に報告されたが，髄膜炎菌以外の敗血症でも同様の変化がみられる．
- 剖検所見として化膿性髄膜炎，両側副腎の出血壊死，皮膚の出血斑（電撃性紫斑）などが特徴的である．
　　c）劇症型A群レンサ球菌感染症：A群レンサ球菌感染による壊死性筋膜炎など軟部組織の壊死から敗血症となり急激な経過で死亡する．
- 疑われたら剖検時に必ず筋組織（特に腸腰筋）を採取し，検索する．
　　d）トキシックショック症候群 toxic shock syndrome：黄色ブドウ球菌などに由来する外毒素（スーパー抗原）によるショック．
- 女性が生理用タンポンを長く腟内に入れていた場合に発生することがある．

g．長期多量飲酒と突然死

異状死例における長期多量飲酒者の頻度は高く，特に30～50歳代で多い．
- 解剖時には血中，尿中および胃内容中のエタノール濃度を測定する．

1）病死か，外因死かの鑑別

酩酊しての転倒，転落，けんかなどが少なくない．
- アルコール依存者が急性アルコール中毒死することもある．

2）病死でも種々の死因がみられる

　　ⅰ）アルコール性肝障害：最も多い．特に肝硬変の有無に注意する．
　　ⅱ）出血傾向：脳出血，消化管出血など．
　　ⅲ）易感染性：特に糖尿病を合併している場合．気管支肺炎など．
　　ⅳ）ウェルニッケ脳症：チアミン（ビタミン B_1）欠乏による脳症．眼球運動障害，歩行失調，意識障害が三徴候．剖検時には乳頭体や脳室周囲の出血壊死に注意する．
　　ⅴ）アルコール性心筋症：拡張性心肥大がみられるというが，アルコール性か否か診断は難しい．

ⅵ）低栄養

h．精神科病棟での突然死
検案や剖検に際し以下の点に注意する必要がある．

1）病死か，外因死かの鑑別
特に何種類もの向精神薬を服用している場合．
- ⅰ）向精神薬中毒か否か．
- ⅱ）中毒であれば自他殺，事故死の別．
- ⅲ）悪性症候群か：服用薬物の種類，高体温，横紋筋融解症と腎尿細管のミオグロビン円柱などを参考にする．
- ⅳ）気道閉塞による窒息か否か．

> ［例］①自殺の手段としてティッシュペーパーや敷布の切れ端を口腔内に詰め込む．
> ②他人の食物をあわてて盗み食いし，気道閉塞した．

・検案時に口腔内の異物の有無に注意する（特に解剖しない場合）．

2）拘束中の場合
吐物吸引などによる窒息死の可能性，肺動脈血栓塞栓症の有無．

3）不整脈死の可能性
副作用として向精神薬の使用説明書に記載されている．
・剖検診断が困難な場合が多い．臨床的に入院時の心電図検査の有無が問題とされることもある．

i．入浴中の突然死
高齢者で特に多く，増加傾向がみられる．
- 1）基礎疾患を有する場合が多い：虚血性心疾患，脳血管障害，てんかんなど．
- ・溺水をほとんど吸引していない例も多い：短絡的に溺死の診断は避ける．
- 2）外因死の可能性を考慮する．

> ［例］①中毒：急性 CO 中毒，温泉での硫化水素中毒，急性アルコール中毒など．
> ②頭部外傷：酩酊者が外で転倒して頭部を打撲し，入浴中に硬膜外血腫で死亡．
> ③殺害後浴槽に寝かせお湯を満たして遺棄した．

- 3）独居者では発見が遅れ，死後変化が進行している．解剖して死因を究明する．

7．乳児の急死
乳児の突然死は，剖検によって死因の明らかなもの（先天性疾患，感染症など）と，死因の明らかでないものに大別される．後者は乳幼児突然死症候群（SIDS）と呼ばれている．

❗ 外因死との鑑別が重要となる．

a．SIDS
1）定　義
　国際的に「1歳未満の乳児の突然死のうち，その死亡が生前の病歴や健康状態から予測できず，死亡時の状況や精密な解剖検査によって死亡の原因が説明できないもの」と定義されている．

- 生後7日以内の死亡例は周産期の異常に原因することがあるので除外する．
- 定義からSIDSは剖検診断名であり，かつさまざまな検討をしても死因が不明なためやむを得ず診断されるべき（除外診断）ものである．この原則を無視したSIDS診断はあり得ない．
- SIDSは国際疾病分類（ICD）において「診断不明確及び原因不明の死亡」の中に分類されている（R95）．したがって，SIDSと診断されると死因の種類は病死となる．しかし，SIDSは疾患名ではない．
- 精密な解剖検査には肉眼所見のみならず，病理組織学的検査が不可欠である．その他必要に応じて細菌学的，中毒学的，臨床生化学的，ウイルス学的検査を行う．

2）わが国におけるSIDS
　わが国では乳児急死例の剖検率が低く，また解剖されずにSIDSと診断されることが多く，社会的問題となっている．

- 死因統計では乳児の死因別順位でSIDSは第3位であるが，このSIDS診断の60～70％は解剖されていない（藤田）．したがって，わが国におけるSIDSの実態は十分に把握できない．
- 最近はSIDS診断は減少している．
- SIDSと剖検診断された症例の60％内外がうつ伏せ死亡である．
- 生後6か月以内の死亡例が圧倒的に多く，男女比や季節的変動に明らかな傾向はみられない．

b．SIDS診断の法医学的原則
　わが国のSIDS診断の精度を高めるために，筆者らは以下のようなSIDS診断の法医学的原則を提言した．

1）必ず精度の高い解剖が実施されていること．
2）死亡児に関する十分な情報が収集されていること．
3）外因死や虐待の可能性が完全に否定されていること．
4）上記の3点を総合的に検討して診断すること．

- このような条件が満たされない場合は，死因不詳とし，死体検案書の「死因の種類」は「12　不詳の死」とする．

c．SIDSの問題点と注意事項
1）乳児急死は異状死のことが多いので警察に届け出る．

- 死体検案のみで SIDS と診断してはならない．
2）安易に SIDS と診断してはならない．
  a）SIDS 診断が犯罪や外因死の隠れミノになってはならない：殺害後 SIDS を主張する，両親の過失によるものを突然死にみせかけるなど．
  b）SIDS は原因不明であるので，母親の次回の妊娠に不安を与える：母親の多くは妊娠可能な年齢である．
  c）死亡時状況調査の重要性：乳児急死例の死因診断では死亡児の妊娠・分娩，既往歴，発育状況，生前の健康状態などのほか，死亡時や異常発見時の状況を加え総合的に判断する．
- これらを考慮せず SIDS と診断してはならない．
  d）保育所，病院内での死亡例：刑事的，民事的責任問題が生じることがあるので，必ず法医解剖する．

  ［例］父親が保育園に渡す前に床に落とし，硬膜下血腫が死因であった．病院や保育所での急死例では死因として SIDS が主張されることが少なくない．

3）SIDS 研究のためには適切な診断が不可欠である．
4）生前に受診していた医療機関との医事紛争：医師の誤診ではないか？　特に死因が感染症の場合．

d．乳児窒息死の重要性
- 事故がほとんどであるが，犯罪死も少なくない．
- 「避けられる死」が多く，適切な診断は予防のための貴重な資料となる．
- 特に睡眠中の窒息死は SIDS と誤診されやすい．

1）睡眠時窒息死のパターン
うつ伏せで顔面を下方に向けた状態をフェイスダウン facedown（いわゆる near facedown を含む）と表現する．
  a）顔面の挟み込み wedging：facedown で顔面が2つの物体の間に挟まり，鼻口閉塞で窒息死する（マットレスと壁，ソファの角，大人用枕の間など）．
  b）覆い被さり overlying：他人の身体やその一部の下敷きになって鼻口閉塞や胸腹部圧迫で窒息死する．
    ⅰ）発生：添い寝や授乳中の母親の眠り込み，同じ寝具に何人かの乳児を寝かせるなど．
    ⅱ）死亡児の睡眠時体位とは関係ない．寝具は大人用で柔らかいことが多い．
   ・facedown であれば鼻口閉塞単独の可能性も考えられる．
    ⅲ）覆い被さりの痕跡が不明なことが多く，発見時の状況調査が重要である．
    ⅳ）胸腹部圧迫では顔面や上胸部のうっ血症状に注意する．
  c）鼻口閉塞：種々のパターンで窒息の原因となるが，鼻口閉塞単独で窒息死し

た場合.
　　ⅰ）仰向けの場合：重い，通気性の悪い物体が鼻口部を閉塞した場合.
　　・殺児の手段としても多い：枕を鼻口部に押しつけるなど.
　　ⅱ）うつ伏せの場合：柔らかな寝具の上での facedown．
　　・再呼吸：柔らかい敷き布団に顔面が埋もれる場合など，閉鎖空間で呼気を再呼吸すること．窒息死を助長する因子となる．
　　ⅲ）睡眠時体位の変換：仰向け寝→うつ伏せ寝
　　　　日常，仰向け寝の習慣のある児がうつ伏せに寝かされた場合，あるいは寝返りでうつ伏せになった場合．
　　・facedown になると鼻口部閉塞からの回避能力が弱い．
　d）はまり込み entrapment：たとえばベビーベッドの柵の間に身体がはまり込んで窒息死した場合．

> [例]・足からはまり込み頸部が引っかかると縊死や鼻口閉塞で窒息死する．
> 　　・頭を下にしてはまり込み足が引っかかると体位性窒息が問題となる．

　e）その他：頸部周囲に置かれたヒモ類や衣類が睡眠中の体動で頸部に巻き付いて絞頸で窒息死することがある．
　f）おおよその頻度：上位3つ
　　ⅰ）筆者ら：鼻口閉塞 45％，覆い被さり 35％，顔面挟み込み 12.5％，その他 7.5％（重田）.
　　ⅱ）アメリカ：顔面挟み込み 40.4％，鼻口閉塞 23.5％，覆い被さり 8.3％（Drago ら）．

2）睡眠時窒息死の危険因子（剖検例における筆者らの統計）
危険な睡眠環境の分析は睡眠時窒息死の診断のみならず，予防の参考となる．
　a）危険因子：疫学的分析で有意であったものは月齢6か月以下，facedown，柔らかな寝具，添い寝，発見時鼻口閉塞，体位変換．
　・うつ伏せ寝は重要な危険因子であるが，ここでは facedown の中に含まれる．
　・これらは SIDS の危険因子とされているものも多い．
　b）危険因子の複合的な作用：窒息死では前述の危険因子が3つ以上複合的に作用していた．ただし，3つの因子が揃わない窒息死も少なくない．

> [例]・生後4か月児が大人用の柔らかい布団に facedown で死亡．
> 　　・生後5か月児が大人用の柔らかい布団で添い寝中 facedown で死亡．
> 　　・生後3か月児が両親の間で仰向けで睡眠中，父親の上腕が鼻口部を圧迫した．

　c）柔らかな布団での facedown が窒息死をもたらす因子
以下の因子が複合的に関与して窒息状態に陥り，また窒息からの自己救出能も低

いと思われる．
  ・窒息の経過中低酸素脳症で意識障害が発生すると自己救出能は低下する．
    ⅰ）鼻口閉塞による直接的な窒息死
    ⅱ）再呼吸：吸気中の酸素欠乏
    ⅲ）低酸素脳症による中枢性嘔吐と気道内への吐物吸引
    ⅳ）低酸素脳症による呼吸運動障害
    ⅴ）うつ伏せによる胸郭の圧迫：特に気道感染症のある場合
    ⅵ）化学的受容器や呼吸中枢の未熟による低酸素症への防御反応の遅れ
    ⅶ）窒息の危険を排除するための運動能力や筋力の未熟
    ⅷ）窒息感や生命危機の認識の欠如

8．病死（内因死）か，外因死か
a．一般的事項
1）外因死（不自然死）
  a）概念：外傷（外因）が原死因である死亡をいう．
  b）原因：外傷をもたらす機械的（創傷），電気的（感電），化学的（中毒），熱（熱傷，焼死，凍死）などの各エネルギーの侵襲による．
  ・医療行為によるものも含む場合がある．
  c）問題点：外傷のある死体について
    ⅰ）外傷や医療と死因との因果関係．
    ⅱ）外因死か否か．
    ⅲ）外傷の死亡に対する寄与度．
    ⅳ）外因死であれば自他殺，事故死の別（表 4-1〔p. 308〕参照）．
2）内因死（病死，自然死）
  a）概念：何らかの疾患が原死因である死亡をいう．
  b）問題点
    ⅰ）突然死：二次的外傷を伴っていることが多く，外因死の疑いがもたれる．
    ⅱ）医療行為中の突然死：医療事故の疑いがもたれる．
    ⅲ）高齢者，持病のある個体の交通事故など：病死の疑いがもたれ，疾患の有無，死因への寄与度，死因との因果関係などが問題となる．

b．外傷と疾患の共存（図 2-10〔p. 67〕参照）
1）外傷と疾病のどちらが先行したか
  a）外傷が疾病に先行→外因死（図 2-10 ④〔p. 67〕参照）．
    ⅰ）頭部外傷による気管支肺炎の併発による死亡．
    ⅱ）熱傷によるストレス潰瘍（カーリング Curling 潰瘍）穿孔に基づく化膿性腹膜炎による死亡．

ⅲ）パラコート服用による間質性肺炎の併発（パラコート肺）による死亡（自殺）．
　　ⅳ）創傷からの感染症による死亡（破傷風，ガス壊疽，敗血症）など．
　　ⅴ）交通事故による外傷性血栓性静脈炎に起因した肺動脈血栓塞栓症（災害死）．
　　ⅵ）睡眠薬多量服用による気管支肺炎の併発による死亡（自殺）など．
　ｂ）疾病が外傷に先行→病死（図 2-10 ③〔p. 67〕参照）．
　　ⅰ）入浴中のてんかん発作による溺死（病死）．
　　ⅱ）狭心症発作により階段から転落して頭部外傷により死亡（病死）．
　　ⅲ）脳軟化症に基づく食物誤嚥による急性窒息死（病死）．
　　ⅳ）水泳中の心臓発作による溺死（病死）．
　　ⅴ）運転中の心筋梗塞発作による交通外傷死（病死）．
2）既存疾患と外傷が共存している場合（図 2-10 ⑥〔p. 67〕参照）
　ａ）既存疾患の急性増悪や併発症の急性発症が外傷と直接的に因果関係がある場合は前項 b）の判断に従う．
　ｂ）病死への外傷の関与（外傷の寄与度）．
　　ⅰ）既存疾患自体は受傷の原因ではない．
　　ⅱ）外傷自体は死因となり得ない程度である．
　　ⅲ）外傷の寄与度が問題となる：死因である既存疾患に外傷が悪影響を及ぼし，死期を著しく促進したと考えられる場合．
　　ⅳ）脳血管の先天性異常（動脈瘤形成や動静脈吻合）によるクモ膜下出血が有名である：頭部や顔面へ軽度の外力が作用した場合問題とされる．
　　ⅴ）心臓病を有する個体が脛骨骨折で入院中急死した：肺脂肪塞栓による心臓の容量負荷の増大が考えられる．
3）外因死への既存疾患の関与（図 2-10 ⑤〔p. 67〕参照）
　ａ）外傷自身は既存疾患発症の原因ではない．
　ｂ）既存疾患自身は死因となり得ない程度である．
　ｃ）外傷に対する個体の身体的条件（素因）が問題となる：特に外傷自身が通常人では死因となり得ない程度の場合，既存疾患が外傷に対する個体側の抵抗力を弱める場合がある．
　ｄ）先天性心房中隔欠損を有する個体が脛骨骨折に基づく全身性脂肪塞栓症で死亡した場合．
　ｅ）後頭・頸部移行部の先天性異常を有する個体が軽度の頸部過伸展（過屈曲）による頸髄損傷で死亡した場合．
ｃ．外因死か否かの判断の根拠
　1）外因に対する生活反応の有無．
　2）外傷と疾病との経時的変化の比較．

3）外傷や疾病の程度の比較．
4）外傷や疾病がどの臓器に存在するのか．
5）受傷機転の分析．
6）受傷時の死亡者の状況など．

d．注意事項
1）外因死か否かの正確な判定には剖検が不可欠なケースが多い．
2）捜査では既往歴や生前の健康状態，受診していれば臨床経過や診断など詳細に聴取すること．
3）医療行為→死亡と短絡的に考えず，突然死の介在を考慮する．

D．受傷機転の分析

1．一般的事項

人体に機械的外力が作用すると，軟部組織の弾性，骨格系の構造によってエネルギーが吸収される．外力の強さが人体の外力に対する適応能力や抵抗性を越えると創傷が発生する．一方，同じ強さの外力が作用しても創傷の性状，程度は必ずしも同一ではなく，受傷時の人体側や外力の種々の因子によって修飾されやすい．

a．受傷機転（図6-18）
① 動いている物体が静止している人体に衝突：殴打，刺すなど（図6-18a）．
② 動いている人体が静止している物体に衝突：転倒，転落など（図6-18b）．
③ 物体，人体ともに動いている状態での衝突（図6-18c）．

b．作用力
外力の強さは作用した物体が有する運動エネルギー＝$mv^2/2$（m：物体の重さ，v：速度）に依存する（「交通事故の力学」p.119参照）．
- 凶器の重量と作用速度が重要な因子である：特に速度が2倍になれば，エネルギーは4倍になる．
- 弾丸が軽々と人体を貫通できるのは速度が速いからである．

c．外力の作用時間（衝撃持続時間）
外力が同じ強さであれば，作用時間が短いほど破壊力は低い．
- JIS規格の乗員用ヘルメットでは，150G以上の外力が作用した場合の作用時間は4msec以下と規定されている．

d．作用面積
作用面積が小さいほど単位面積あたりの外力は強くなり，破壊力は大きい．
- 作用面積が点や線である針や刃物は破壊効果が大きく，弱い外力でも刺したり切ったりできる．

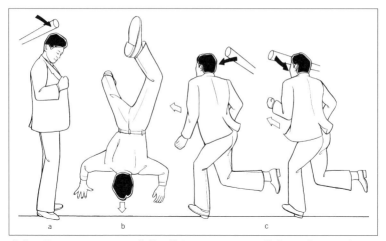

a. 物体：動いている　　b. 物体：静止　　　　c. 物体，人体ともに動いている
　　人体：静止　　　　　　人体：動いている

図 6-18. 受傷機転の模式図

e．組織の抵抗力

皮膚の弾性は人体内で最も大きい．また，内部損傷は臓器の構造や受傷時の状態によって異なる．

1) 皮膚が破断されないのに内部に骨折や臓器損傷が生じる（皮1枚残る）．
2) 肝など実質臓器は破裂しやすく，胃などの管腔臓器は充満していると破裂しやすい．
3) 骨は硬いが脆く，引っ張りに弱い．

f．凶器や受傷部位の変形性（可塑性）

凶器や受傷部の変形によって衝突エネルギーが吸収され，破壊効果は減衰する．

1) 変形しない凶器を用いて同じ外力で頭部と殿部とを殴打すると，頭部には挫創が生じても殿部には生じない．
2) 頭部を仮に同じ重量の豆腐と木材で強打した場合，後者では創傷を生じる．

2．凶器の種類の推定

以下の所見が参考になる．

a．創傷の種類や形状

1) 鈍体によるものか，鋭器か，銃器か

　a) 創傷を正しく診断する：「創傷の検査」p. 85 参照．
　b) 同一凶器でも使い方によってできる創傷が異なるので注意する．
　・たとえば，日本刀は使い方によって鈍創，刺創，割創のいずれも形成可能であ

る（図 3-16〔p. 110〕参照）．
2）鈍体の場合
　a）作用面の広い鈍体か否か，および鈍体の作用面の推測．
　b）作用面が限局している場合には，創傷の大きさ，長さ，幅，形，性状などから当該鈍器を推測する．
　c）頭部の創傷：頭部の解剖学的特徴（形がドーム型で頭皮の下には頭蓋骨がある）を考慮する．断面が 4 角形や円形であっても，垂直方向に作用すると両者とも同様の挫創をつくり区別が難しいが，斜方向や先端部が作用すると，はじめて凶器の輪郭が表現され区別できる．
　d）索溝や爪痕か否か：「窒息死体」p. 156 参照
　e）交通外傷か否か：墜・転落創との鑑別．「交通事故死」p. 118 参照
　f）二重条痕：棒状鈍体を示唆している．
3）有刃器の場合
　a）切創から凶器の形状を具体的に述べることは困難である．
　b）刺創では創端の形状，刺創長（創縁接着時の長さ），刺創管の深さや方向から，当該有刃器が片刃か，両刃か，作用部の刃幅，峰厚，刃渡り，刺入方向，刃の向きなどを推測する（図 3-14〔p. 107〕，表 3-5〔p. 106〕参照）．
　c）割創では骨も損傷されていることが多い．
4）有尖刺器の場合
千枚通しやコーモリ傘の先端など細い有尖刺器では，外表の創傷は小さく軽視されやすいので注意する．
5）刻印された痕跡
タイヤマーク，扼痕，歯痕，吉川線，靴底の模様，自動車のフロントグリル，索溝（硬性索溝，軟性索溝），柄による圧迫痕（刺創）など．

b．外表や体内の残留物
1）外表の残留物
油，塗料，土砂，ガラス片，ホコリ，その他凶器の破損片など．
2）体内残留物
欠けた刃先などの凶器の破損片，弾丸など．
3）衣類，現場

c．骨　折
1）頭蓋骨骨折（「頭部外傷」p. 424 参照）
　a）骨折線から凶器の種類，作用部位，作用機序を推定する．
　b）広い作用面を有する鈍体か，限局した作用面か：路面，壁などか，カナヅチ，角材などか．
　c）直達外力によるものか，介達外力によるものか：たとえば頭蓋底横骨折．

2）その他の骨折
a）メッセラー Messerer の骨折（「歩行者の損傷」p. 121 参照）
b）ジェファーソン Jefferson の骨折（「頸椎損傷」p. 461 参照）
c）割創でも骨折，骨の切断が起こり得る．
d）肋骨の刺創：刺器の断面が残されることがある．

d．内臓損傷など
・刺創：実質臓器では刺器の形状が残されることがある．たとえば，皮膚で片刃か，両刃か判別が困難でも臓器表面で判別できることがある．

3．受傷機転の推定

凶器がどのように作用したか，すなわち作用部位，方向，外力の強さ，2つ以上の創傷の場合，どちらが先かなどについて判定する．

a．頭部外傷（「頭部外傷」p. 424 参照）
1）直達外力によるものか，介達外力か
2）打撲によるものか，圧迫によるものか
3）直線的外力によるか，回転性外力か
4）直撃（衝撃側，クー coup）挫傷か，対側（コントルクー contrecoup）挫傷か
5）一次性出血か，二次性出血か
6）外傷性変化か，病的変化か
7）骨折発生の順序

b．頸椎・頸髄損傷（「頸椎・頸髄損傷」p. 460 参照）
1）直達外力か，介達外力か
2）過伸展によるものか．過屈曲か，圧迫か
3）頸髄損傷の有無

c．頸部損傷
1）自為によるものか，他為か，事故か（頸部圧迫，切創）
2）一種類の手段によるものか，二種類以上か

d．胸部・腹部外傷（「胸部外傷，腹部外傷」p. 463，p. 472 参照）
1）打撲によるものか，圧迫によるものか：肋骨骨折があると判定しやすい．
2）胸腹部の皮下組織を翻転して検査するとわかりやすい．
3）交通外傷や墜・転落では背面からも検査する（図 6-8f〔p. 366〕参照）．
4）直達外力か，介達外力か：特に胸椎や腰椎骨折がある場合．
5）シモン Simon の出血：作用方向の推定に役立つ．

e．骨盤・四肢損傷
1）打撲によるものか，擦過か，圧迫か
2）自為か，他為か：特に切創の場合（防御創，ためらい創の別）

法医解剖の実際　　401

3）直達外力か，介達外力か：交通外傷における寛骨臼骨折（中心性脱臼）など
　　4）緊縛の有無
　　5）メッセラーの骨折：衝突方向の推定に役立つ
　f．交通外傷（「交通外傷の一般的特徴」p. 119 参照）

4．注意事項

受傷機転の鑑定では常に以下の点に留意する．

a．生活反応の有無
・生前の受傷か否かの判定．

b．救急蘇生術の有無
1）肋骨骨折，胸腹腔内臓器損傷などの認められる場合．
2）だれが救急蘇生術を施したかも重要である：専門家によるのか否か．

c．受傷時期はいつか（経時的変化の分析）
・頭蓋内損傷や虐待で特に問題となる．

d．受傷後の行動能力の有無

e．伝聞情報，臨床経過などとの矛盾点の有無

f．多発外傷か否か
・多発外傷であれば，受傷の順序も考慮する．

g．生前の健康状態
1）基礎疾患の有無：出血傾向，慢性アルコール中毒，貧血など．
2）身体障害，精神疾患の有無：防御能の低下に関係する．
3）飲酒の有無：酩酊していると防御能が低下している．

E．創傷と死因

1．外力の直接作用による臓器損傷

・主要臓器の機械的損傷：心破裂，脳挫滅など．
・主要臓器の機能障害も含む：心臓振盪症．

2．出　血

a．種類，分類
1）どこから出血したか
動脈性，静脈性，実質性，毛細管性出血．

2）どこへ出血したか

外出血と内出血．内出血はさらに3つに大別される．
 a）体腔内出血：胸腔内，腹腔内，頭蓋内
 b）管腔内出血：消化管内，気道内，膀胱内
 c）体組織内出血：皮下，筋肉内，実質臓器内

3）失血と出血性ショック（後述）

b．個体の循環血液量の概算

1）体重の 6.5〜7％（約 1/13）

2）成人男性：70〜80 mL/kg（体重）
     2.6 L/m^2（体表面積）
 成人女性：60〜70 mL/kg（体重）
     2.3 L/m^2（体表面積）

c．出血と死因

以下の4点が重要である．

1）出血量（表 6-7 参照）
 ・循環血液量の 50％以上の出血は致死的である．

2）出血速度
 ・急激かつ大量の出血は致死的である（「失血」次頁参照）．

3）出血部位
 a）気道内：血液吸引→急性窒息

表 6-7．出血量と出血性ショック重症度の目安（木村，一部改変）

ショック重症度 （ショック指数）	循環血液量減少量 （％）	出血量 （mL）	尿量 （mL/時間）	症状
無症状 （<0.5）	10〜15	500〜750	40〜50 （やや減少）	無症状 時に立ちくらみ めまい
軽　症 （0.5〜1.0）	15〜30	750〜1500	30〜40 （減少）	冷汗，冷感 口渇，倦怠
中等度 （1.0〜1.5）	30〜45	1500〜2250	10〜20 （乏尿）	蒼白，不穏 呼吸促迫 アシドーシス
重　症 （1.5<）	45<	2250<	0〜10 （無尿）	高度の蒼白 意識混濁 昏睡

注）ショック指数：脈拍数/収縮期血圧

b）心のう内：心タンポナーデ
　　c）胸腔内：血胸→呼吸不全
　　d）頭蓋内：占拠性血腫→脳圧迫
 4）臓器損傷の合併
　外傷性出血には骨折，臓器損傷，組織損傷（皮下脂肪織や筋肉），多発外傷などの合併が多い：疾病による出血性ショックに比べて重症となりやすい（「外傷性ショック」p.407 参照）．
 5）失血死≠出血死
　上記1）〜4）のように出血による死亡では出血量のみならず，出血部位，速度，重要臓器の機能障害などが関連している．

d．失　血
　体内，体外を問わず，急激に大量出血し，生体の防御反応が働く余裕もなく，短時間で重症ショックに陥ること．死亡すれば失血死という．
- ・循環血液量減少性ショックの一種である．
- ・法医学領域でよく用いられる診断名である．
- ・救急医療で生存すれば，出血性ショックと診断される．
- ・受傷後の行動能力はほとんどないと考えられている．

 1）発生原因
　大血管や臓器の損傷：主要大血管の流血量を表 6-8 に示す．心臓に近い大血管損傷で起こりやすい．

表 6-8．主要血管の血流量（成人，古幡）

① 動脈系	
大動脈（起始部）	4,000〜6,000 mL/min
（下行部）	2,500〜3,500
総頸動脈	480〜550
冠動脈	90〜140
腕頭動脈	35〜70
腎動脈	500〜700
総大腿動脈	210〜385
浅大腿動脈	90〜165
② 静脈系	
頸静脈	600〜750
上大静脈	1,300〜2,000
下大静脈	2,600〜4,000
門　脈	600〜1,200

注）左右存在する血管は一側の値を示した

2）死亡の機序
　a）急激な循環血液量減少による心臓ポンプの空転
　b）血圧下降，貧血による生命維持臓器の低酸素血症
　c）血漿減少による栄養補充の減少
3）死体検案時の所見（表 6-9）
　a）大量出血を起こし得る大血管や臓器の損傷が認められる．
　b）外出血では受傷現場や着衣に多量の出血血液がある．
　c）死斑は軽度，あるいは認められない．
4）剖検時の所見（前項 a）〜c）に加えて）
　a）全身諸臓器の高度の貧血
　b）心内膜下出血：特異的ではない
　c）胸部屍血量は少ない：心臓摘出時に漏出する血量は少ない

e．出血性ショック（表 6-9，図 6-19）

体内，体外を問わず，大量に出血しているが，生体防御機構が多少とも働く時間的余裕のある循環血液量減少性ショックをいう（「ショック」p. 407 参照）．
　・臨床的には失血と出血性ショックは区別されない．
　・受傷後の行動能力はあってもよい．
1）発生原因
　a）中・小動静脈の損傷
　b）臓器損傷
　c）骨折：特に骨盤骨折．骨折での出血量の概算値を**表 6-18**（p. 482）に示す．
　d）広範，厚層な軟部組織内出血：後腹膜血腫

表 6-9．失血と出血性ショック

	失血	出血性ショック
① 血管損傷	大血管	中・小血管
出血量	50％以上	30％以上
出血速度	急激	比較的ゆっくり
受傷後の経過	短時間で死亡	比較的ゆっくり
医療	CPAOA*が多い	救命や延命可能
② 出血に対する防御反応	軽微	軽度〜高度
③ 剖検所見		
全身の貧血	高度	中等度〜高度
ショック臓器	(−)〜(+)	(+)〜(#)
心内膜下出血	(#)〜(#)	(−)〜(#)
④ 行動能力	ほとんどない	あることが多い

＊：着院時心肺停止

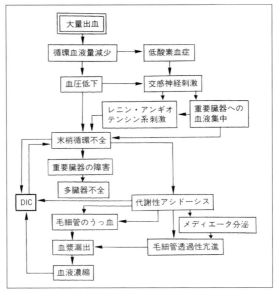

図 6-19. 出血性ショックの病態

2）死亡の機序
   a）重要臓器への血液の集中化現象：出血による血圧低下や低酸素血症によって交感神経が刺激され，β受容体を有する生命維持臓器に血液が集中する生体防御反応の一種．キャノンの逃避反応．
   b）末梢循環系の障害：血液集中化現象によって末梢血管は収縮し，機能的細胞外液が毛細血管内へ移動して（自家補液），循環血液量を増加させようとするが（虚血性無酸素症期），ショック状態が長びくと低酸素血症となり毛細血管は拡張し，透過性が亢進して浮腫を形成する（うっ血性無酸素症期）．この浮腫液は血管内へは移動できずサードスペースと呼ばれ，循環血液量は一層減少し，ショックの病態のうえで重要である．
   c）メディエータ：ショックによって代謝性アシドーシスとなり，生物活性物質が血中に分泌されショックを助長する．
・代表的なもの：心筋抑制因子（MDF），インターロイキン１（IL-1），血小板活性化因子（PAF），ヒスタミンなど．
   d）重要臓器障害：致死的合併症
    ⅰ）ショック肺
    ① 成人呼吸窮迫症候群（ARDS）とも呼ばれる．
    ② 肺毛細血管の透過性亢進による肺水腫，微小血栓形成，無気肺が主体である．

ⅱ）ショック腎：急性尿細管壊死
・心拍出量減少，カテコールアミン分泌による腎血流量減少（腎前性乏尿）が長びくと尿細管障害，腎不全を起こす．
ⅲ）ショック肝
・肝血流減少による中心性肝細胞壊死が本態である．
ⅳ）多臓器不全
① 2つ以上の重要臓器の機能障害が同時に，あるいは連続して発生した場合をいう．
② ショックが長びくと4～5日で致死的となる．

3）診　断
a）かなり太い血管や臓器の損傷，広範な軟部組織内出血の存在．
b）死斑：軽度のことが多いが，多量に輸血されている場合は必ずしも軽度ではない．
c）全身諸臓器の貧血：多量輸血されていると目立たぬことがある．
d）軟部組織の浮腫．
e）血液の希釈：多量輸血では目立たない．
f）ショック臓器の存在：組織学的検査が必要である．

3．ショック

a．定　義
組織，臓器への血流が不十分となり，酸素欠乏により正常の細胞活動ができないときに発生する病態をいう．
1）臨床的概念で，死体検案や剖検のみで確定診断することは難しい．
2）ショックは直接死因となり得るが，原死因ではなく，ショックの原因が何かを追求する．

b．分　類
一般的な分類を表6-10に示した．

c．出血性ショック（前項参照）

d．外傷性ショック
1）広　義
外傷に起因したショックすべてをいい，その約80％は出血性ショックである．
2）狭　義
外傷による以下の2つ以上の所見が競合してショックが発生した場合をいう．
a）出血：特に広範な皮下出血と皮下脂肪織損傷．
b）広範囲挫滅損傷：圧挫（挫滅）症候群が代表的である．広範な筋肉損傷による外傷性横紋筋融解症を主体とした病態（図6-20）．ミオグロビンの腎毒性

表 6-10. ショックの分類

Ⅰ．病態別分類 　1）循環血液減少性ショック 　2）心原性ショック 　3）血管運動性ショック Ⅱ．原因別分類 　1）循環血液減少性ショック 　2）熱傷性ショック 　3）細菌性ショック 　4）心原性ショック 　5）過敏性ショック 　6）神経性ショック 　7）薬物性ショック Ⅲ．最近の分類（循環障害の発生要因別分類） 　1）循環血液減少性ショック 　　例：出血性ショック，熱傷性ショック 　2）心原性ショック 　　例：心筋梗塞，心室瘤，不整脈 　3）血液分布異常性ショック 　　例：細菌性ショック，アナフィラキシーショック 　4）心外閉塞・拘束性ショック 　　例：心タンポナーデ，重症肺塞栓症，緊張性気胸

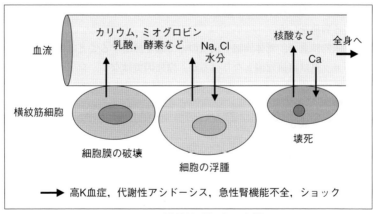

図 6-20. 横紋筋融解症の病態

による腎機能不全や高 K 血症が重要である．
c）骨折：長管骨，骨盤骨折などによる肺脂肪塞栓症．
d）外傷性塞栓症：脂肪，空気，骨髄，組織塞栓症．

  e）頸髄損傷：交感神経遮断による末梢循環不全（血管拡張性ショック，ウォームショック）．
  f）臓器損傷：出血＋臓器機能障害を意味する．
  g）血液吸引
  h）これらの多くが単独では死因となり得ない程度の場合．
  i）これらの2つ以上が競合すると，出血性ショック単独より重篤となりやすい．
 3）診　断
  a）外力作用の痕跡：主として鈍体の作用
  b）上記a）～i）の所見のいくつかの合併
  c）ミオグロビン尿症の証明：尿中ミオグロビン濃度，腎臓のミオグロビン染色によるミオグロビン円柱，尿細管上皮細胞内蓄積がみられる．
  d）ショック臓器の証明
  e）全身諸臓器の貧血傾向

e．熱傷性ショック
熱傷による血漿の血管外漏出を主体としたショック（「熱傷」p. 187 参照）．

f．細菌性ショック（感染性ショック）
 1）分　類
  a）敗血症性ショック（エキソトキシンショック）：血液中に細菌の存在が証明された場合．
  b）エンドトキシンショック
   ⅰ）血液中にエンドトキシンが証明される．
   ⅱ）敗血症性ショックより頻度が高い．
   ⅲ）本態は末梢血管抵抗の低下と血漿漏出による循環血液量の減少．病態的には血管運動性ショックに相当する．
  c）全身性炎症反応症候群（SIRS）：敗血症や敗血症性ショックは独立疾患ではなく，細菌感染を契機とした一連の全身性炎症反応と考える概念．
 2）発生原因
  a）創傷感染による敗血症
  b）消化管破裂，穿孔による化膿性腹膜炎：主として大腸菌由来のエンドトキシンによる．
  c）麻痺性イレウス
 3）診　断
  a）生前に血液中に細菌やエンドトキシンが証明されている．
  ・死体血での証明は困難である．
  b）臨床症状：腹膜炎，敗血症の症状．
  c）剖検所見：消化管破裂や穿孔，腹膜炎，腸閉塞，急性膵炎などの所見，敗血

症の病理組織学的所見など．

g．心原性ショック
心臓ポンプの機能障害による心拍出量の減少をいう．

|原　因|
a）心拍出不全型：心筋梗塞，重症不整脈，心筋炎などによるポンプ機能低下．
b）心充満不全型：心タンポナーデ，肺動脈塞栓症などによる．

h．過敏性ショック
薬剤ショックが主体である．

1）アナフィラキシーショック
 a）重症即時型アレルギー反応の1種である．
 b）IgE抗体（レアギン抗体）による抗原抗体反応が原因である．
 c）IgE抗体は肥満細胞や好塩基球の膜表面に結合しやすく，抗原（たとえば薬物）と抗原抗体反応を起こして肥満細胞を破壊（脱顆粒）し，ヒスタミン，セロトニンなどの化学伝達物質が放出される．
 d）創傷と直接関係しないが，創傷治療や手術のための薬剤投与，麻酔などで発生することがある．
 e）発生しやすい薬剤：抗生剤，麻酔剤，ピリン系薬剤，ヨード系造影剤など．
 f）薬剤投与後5分位で発症し，致死的のことも少なくない．
 g）剖検所見：喉頭水腫（抗生剤，麻酔剤で多い），好酸球の遊出，気管支分泌腺の分泌亢進像，急性死の所見など．
 h）血中IgE抗体の上昇は死体血では認められないことが多い．

2）アナフィラキシー様反応
アナフィラキシーショックに類似するが，発生機序は補体の活性化による肥満細胞からの化学伝達物質の放出である．

1）と2）との区別は生前に血中IgE抗体の上昇を証明するしかない．

|ショックの合併症|

1）ショック腎，ショック肝，ショック肺，多臓器不全については「出血性ショック」p. 405参照．
2）消化管潰瘍
 a）ストレス潰瘍の一種である．
 b）胃潰瘍が最も多く，十二指腸，食道の順である．
 c）胃体部の浅い不正形の潰瘍形成や出血性びらんがみられる．
 d）外傷性か否かの鑑別が重要である：特に化膿性腹膜炎を併発した場合．
 e）クッシングCushing潰瘍：中枢神経系の障害による．頭部外傷が代表的．
 f）カーリングCurling潰瘍：熱傷性ショックでみられるものをいう．

3）播種性血管内凝固症候群（DIC）
　　a）ショックによる低酸素血症，細胞障害により血管内で凝固系が活性化され，末梢血管内に微小血栓が多発して微小循環障害が生じる．
　　b）外傷や熱傷による組織障害も直接の原因となる．
　　c）多臓器不全の原因として重要である．
　　d）臨床診断は厚生労働省DIC診断基準を参考にする．
　　e）剖検診断は必ずしも容易ではないが，肺，腎，肝，副腎などに微小血栓が認められれば容易となる．微小血栓が認められなくてもDICを否定はできない．

4．塞栓症

a．脂肪塞栓症

1）発生原因
　　a）骨折：特に長管骨や骨盤骨折ではほとんど短時間で必発している．骨髄中の脂肪が血流中に入る．
　　b）脂肪織の挫滅：たとえばデコルマン．
　　c）手術：特に骨折の手術（髄腔内固定など）．

2）発生機序
　　a）骨髄や脂肪織からの脂肪滴が血流中に入り栓子となる．
　　b）創傷により血中リパーゼが増量し，流血中の脂肪が増量する：特にショック状態でみられる．

3）分　類
　　a）肺脂肪塞栓症：脂肪滴が肺毛細血管を塞栓している．
　　　ⅰ）長管骨や骨盤骨折では，受傷直後から多かれ少なかれ認められる．
　　　ⅱ）受傷後，数秒で発生するため生活反応としても重要である．
　　b）全身性脂肪塞栓症：脂肪滴が大循環系に入った場合，たとえば多量の肺脂肪塞栓症，心房中隔欠損症の存在など．

4）診　断
　　a）臨床症状：呼吸困難，中枢神経系の症状（全身性脂肪塞栓症の場合）．
　　　ⅰ）皮膚の点状出血（全身性脂肪塞栓症）
　　　ⅱ）脂肪塞栓を起こし得る骨折，脂肪織の挫滅などの存在
　　b）剖検所見：脂肪染色による脂肪塞栓の証明（肺，腎，脳など）．脳紫斑病（大脳白質の点状出血，巣状脱髄）．

5）死　因
　　a）肺脂肪塞栓症：死因となることはまれである（20g以上の脂肪が肺循環系に入ると死亡するといわれる）．

b）全身性脂肪塞栓症：致死的．受傷後2日前後の死亡例が多い．
　・ショックを合併すれば予後不良である．

b．空気塞栓症
血流への空気の流入による気胞塞栓をいう．

1）発生原因
　　a）太い静脈の損傷：特に内頸静脈，鎖骨下静脈，頭蓋内静脈洞など．
　　b）開放性肺損傷：特に肺に線維性癒着があると肺が収縮できず，創壁の露出血管から空気を吸引する．
　　c）堕胎時の子宮血管損傷
　　d）医療行為による：点滴や輸血，人工妊娠中絶時の吸引と加圧の誤操作など．
　　e）他殺の手段として：空気の静注

2）死亡の機序
　　a）血流中の空気が右心室に集まり，ポンプ機能の失調をきたして死亡する．
　　b）泡沫状血液が肺内に運ばれて肺空気塞栓を起こし，不十分なガス交換，右室負荷の増大で死亡する．
　　c）奇異な塞栓症：卵円孔開存などによって全身性空気塞栓を起こす．
　　d）開放性肺損傷：空気が肺から肺静脈，左心室，大循環系に達し，脳や心臓の動脈の空気塞栓を起こして死亡する．

3）どの位の空気が血流に吸入されると危険か
100 mL以上で致死的といわれている．
　・空気を血流中に吸入する速度が重要である：ゆっくりであれば，生還する可能性もあるが，急激であれば短時間で死亡する．

4）診　断
　　a）空気塞栓を起こし得る創傷や状況が認められる．
　　b）血流中の空気の証明
　　　ⅰ）脳表面の動脈，冠動脈の数珠状気泡：解剖時の人工産物に注意する．
　　　ⅱ）心臓内空気の証明：水中で心臓を切開すると気泡が浮上する（空気塞栓が疑われたら，心のうに小切開を加え，心のう内に水を満たし，その中で右心室を切開する）．
　　　ⅲ）気泡が空気であることを証明する：ガスクロマトグラフィー法による．特に新鮮でない死体では腐敗ガスか空気かを鑑別する（腐敗ガスは水素，メタン，硫化水素などを含んでおり，特に水素があれば腐敗ガスと考える．空気は酸素と窒素からなるが，酸素は死後も組織で消費され，窒素は腐敗ガス中にも含まれるので，空気の証明は意外に難しい）．
　　　ⅳ）組織学的検査で凝血中に円形空隙が存在し，白血球などが集合している：脂肪染色し，脂肪滴でないことを確認する．

ｃ．その他の塞栓症

1）組織塞栓症

挫滅された組織片が血流中に入る：肝挫滅時の肝組織による下大静脈，心臓，肺の組織塞栓症．

2）骨髄塞栓症

　ａ）骨折のある場合，脂肪塞栓症に合併して発生する．

　ｂ）人工呼吸による肋骨骨折に随伴することがある．

3）羊水塞栓症

　ａ）妊娠子宮の外傷性破裂，人工妊娠中絶などに合併する．

　ｂ）分娩前後に自然発生することがある（「突然死とは」p.378 参照）．

4）異物塞栓症

空気以外の異物が血流中に入り，塞栓症を起こす場合でまれである：銃弾の破片，シリコン，ワゼリン（豊胸術）など．

5）血栓塞栓症

肺血栓塞栓症：下肢への外力による外傷性血栓性静脈炎が原因のことがある（詳細は「突然死とは」p.378 参照）．

6）塞栓症の法医学的意義

　ａ）外傷による死因に関与する．

　ｂ）生活反応のひとつとして重要である．

　・例えば，肺脂肪塞栓症は生前の骨折か，死後の骨折かの判断の根拠のひとつとなる．

5．外傷性窒息

ａ．発生原因

1）出血した血液の気道内吸引

　ａ）鼻腔内あるいは口腔内粘膜損傷，舌損傷などからの出血

　ｂ）頭蓋底骨折

　ｃ）気管，気管支，肺損傷

　ｄ）気管切開創からの出血

2）両肺拡張不全

　ａ）両側気胸：刺創などの開放性胸部外傷

　ｂ）flail chest：多発肋骨骨折

　ｃ）両側血胸：多量であれば，出血性ショックも起こし得る．

3）呼吸中枢の障害

　・頭部外傷：頭部外傷が死因として採用されることが多い．

4）喉頭水腫
　　a）頸部への外力：血管運動神経失調による局所性浮腫
　　b）気道熱傷：高熱ガスや蒸気の吸引
5）二次的感染症
　　a）胸部外傷による膿胸
　　b）咽喉頭部外傷による炎症性気道閉塞
6）嘔　吐
　　a）吐物吸引による気道閉塞
　　b）頭部外傷による中枢性嘔吐

6．感染症
　a．創傷感染
　　開放創からの感染：破傷風，ガス壊疽，髄膜炎，骨髄炎，敗血症など．
　b．化膿性腹膜炎
　　腸管破裂，穿孔による内容の破壊．

7．循環障害
　　1）外傷性動脈瘤形成とその破裂
　　2）外傷性心房中隔欠損，心室中隔欠損，動静脈吻合など
　　3）外傷性血栓性静脈炎：肺動脈血栓塞栓症

F．生活反応（生体反応）

1．定　義

　生活反応とは生体に何らかの外因，刺激が作用した場合に，生体にしか起こらない全身的，局所的反応をいう（生の確徴）．
- 死体でしか発現しない変化は死体現象という（死の確徴）．
- 個体は死亡までは必ず生きているという点では，死は最大の生活反応といえる．
- 血液循環と呼吸の2大生命現象で惹起される病態生理学的反応が主体をなす．
- 中枢神経系の機能の生活反応は死体検案や剖検では証明が難しい．
- この2大機能が機械的に保たれている場合（例：レスピレータ装着）の変化も含まれる（脳死状態の生活反応）．
- 現実的には，死体や現場から生活反応の結果が客観的に証明される場合に限られる（肉眼的，組織学的，免疫組織化学的，血清学的，中毒学的検査の重要性）．純粋な機能障害の証明は困難なことがある．

2. 重要性

a) 生活反応は，外因が生存中に作用したか否かの判定の根拠となる．
b) 死因決定の根拠となる．
・死因となる変化は生活反応を伴っている（客観的に証明の困難な場合もある）．
c) 受傷後の生存期間の推定の根拠となる．
・生活反応の程度や形態学的変化から受傷後死亡までの経過時間を推定する．
d) 受傷機転推定の根拠となる．
・生活反応の有無，部位，分布，程度から受傷の状況を再構築する．

［例］ 交通事故や多数の加害者による多発外傷．

e) 受傷順序の推定の根拠となる．
・生活反応の有無，程度の差が参考となる．

［例］ 交通事故，蘇生術が施されている場合など．

f) 行動能力推定の参考となる．
・生活反応を伴う損傷のみが判定の対象となる．

3. 判定の難しい場合

a. 死戦期
死戦期や個体死直後の外力によって軽度の生活反応を伴うことがある．

b. 蘇生術
1) 心肺停止状態で一時的に蘇生すると医療による生活反応が発生する．
2) 肋骨，胸骨骨折，吐物吸引，内臓損傷などが蘇生術によるものかの判定が難しくなる．

c. 脳死状態
広義の生活反応ではあるが，法医学的意味付け，既存の生活反応の修飾などの判断が難しい．

d. 死後変化
1) 腐敗死体では，生活反応のほとんどが修飾されたり，融解消失する．逆に剖検時の人工的損傷が生前のものか否か判定できない．慎重な解剖が要求される．

4．生活反応の種類
a．全身性生活反応
1）循環系
- a）多量の出血と貧血
  - ⅰ）受傷時に血液循環がないと多量の出血と全身の貧血は発生しない．
  - ⅱ）脳の血量：急速な大量出血では，脳の血量はあまり減少しないが，浮腫は高度となる．
  - ⅲ）循環血液量が減少するため死斑の発現は軽度か，発現しない．
  - ⅳ）内臓諸臓器の貧血程度は多量の出血が急速であったか，時間がかかったかによって異なる（後者のほうがより貧血性のことが多い）．
- b）塞栓症（脂肪，血栓，空気，組織片など）
  - ⅰ）脂肪塞栓症は受傷後数秒で発生するので，いわゆる即死状態でも生前の受傷か否かの判定に役立つ．
  - ⅱ）外因による組織塞栓症では，肝組織塞栓症（肝挫滅時），骨髄塞栓症（人工呼吸）などが有名である．
  - ⅲ）これら塞栓症は死因となるよりは生活反応の面から重要視される．
- c）全身性炎症反応症候群
  - ⅰ）菌血症に対する全身の炎症性変化の存在．
  - ⅱ）血液中の細菌の存在は死後でもみられる．
- d）顔面のうっ血
  - ⅰ）頸部や胸腹部圧迫時の変化（traumatic asphyxia）．
  - ⅱ）頭部や顔面に開放創があれば，顔面のうっ血が目立たないことがある．
- e）血液の希釈，濃縮
  - ⅰ）出血性（循環血液減少性）ショック時の水血症（血液希釈）：生体の防御反応のひとつ．自家補液（autotransfusion）による．
  - ⅱ）淡水溺死の場合の血液希釈，海水溺死のときの血液濃縮．
- f）血液の生化学的パラメータの恒常性
- ・死体血ではパラメータのいくつかは著明な高値を示す．

> ［例］　血清酵素，血中ミオグロビン濃度など．

- g）外来物質の全身分布，代謝，排泄：中毒の生活反応が代表的である．
- ・吸収と全身へと分布（血中濃度の上昇），代謝（代謝産物の産生），尿，呼気，胆汁への排泄のいずれかが証明されればよい．

2）呼吸器系
- a）異物の気道内吸引

ⅰ）血液，吐物，溺水，土砂などの気道内吸引．
　　ⅱ）生活反応の判定のためには，必ずしも死因を構成する必要はない．
　　ⅲ）心肺蘇生術が施されている場合には，死後に押し込まれた可能性もある．

> ［例］　心マッサージで胃内容が逆流し，これが気管内挿管で気道に押し込まれる場合．口腔内や気道入口部にあった異物が気道内奥深く押し込まれる場合など．

　　ⅳ）気道内の異物の存在のみならず，それに伴う生活反応の有無に注意する．

> ［例］　液体吸引時の微細泡沫形成，肋膜下肺気腫，気道粘膜の充血，分泌腺の分泌亢進像など．

　　ⅴ）焼死の際の煤の吸引：煤とともにCOも吸入し血中COHb飽和濃度が上昇するのは循環系とのチームワークによる．
　　ⅵ）断首されても血液吸引が認められることもある．

3）その他
　a）二次的感染症：外因に由来する続発性感染症．敗血症が代表的である．
　b）異物の嚥下
　・異物による口腔，咽頭の触刺激によって不随意の嚥下反射が発生する．延髄の嚥下中枢が関与し，中枢神経系の生活反応ともいえる．

b．局所的生活反応

1）出　血
　a）創傷の生活反応として重要である．
　b）生存中の血管破綻では血液が血圧によって血管外に押し出され，凝固する．
　c）出血血液が凝固していれば，生前の出血とみなしてよい（死後の出血は簡単に拭え，周囲組織に浸潤しても凝固していない）．
　d）肝硬変や出血性疾患があると，出血程度が増強される．
　・必ずしも外力が強力であったとはいえない．
　e）死後でも死斑やうっ血の部分を加割するとかなり出血する．

2）血液凝固現象
　a）生体では出血すると，防御反応としての止血のため，小血管では損傷部に血液凝固が起こる．
　b）出血傾向がなければ5〜10分で凝固する．凝血内のフィブリン形成は生活反応の一種である．
　・凍死では死体の体外に流出した血液が凝固することがある．

3）創口が開く
皮膚，筋肉の収縮による．

4）炎症性変化，創傷治癒機転の存在
- 受傷後 30 分頃から開始される．
- 発赤，浮腫，化膿，肉芽形成，痂皮付着，瘢痕化などの所見があれば，生前の受傷とみなす．
- 必ず創傷部の組織学的検査を行う．
- 受傷後の生存時間の推定に役立つ（「経時的変化の分析」p. 420 参照）．

5）血栓形成

血栓の組織学的所見から受傷後の生存期間の推定にも役立つ．

c．反応の場による分類（石山）
1）分子レベル（COHb の形成）
2）代謝レベル（薬毒物中毒の生活反応）
3）細胞病理学レベル（外因による細胞自体の変化，たとえば心筋の過収縮壊死）
4）組織レベル（炎症性変化）
5）個体レベル（全身性生活反応）

5．法医学上問題となる生活反応

a．焼　死

焼かれたときに生存していたのか否かを判定する．

1）発赤，水疱形成
a）皮膚では死亡直後の加熱でも発生することがあるので，これのみで焼死と診断するのは慎重を要する．
b）気道粘膜での発生は熱気の吸引によるので，生活反応と考えてよい．
2）煤の気道内吸引，嚥下
3）急性 CO 中毒
a）血中 COHb 飽和濃度が 10％以上であること．
b）高度焼損死体では，内臓，粘膜や漿膜の露出，血液の漏出を伴うことが多いので，これら露出した組織，臓器の色調から鮮赤色調を確認できる．
c）CO 濃度の高い環境下では，CO が皮膚に拡散して表在性に COHb を形成する．死斑のみでの診断は慎重を要する．
d）通常，心臓血中の COHb 濃度に左右差が認められる（左＞右）．

b．溺　死

水中死体は必ずしも溺死ではない．

1）溺水吸引の証明

溺死肺の存在．新鮮死体では比較的容易である．
a）口腔内，鼻腔内からの白色泡沫：蘇生術が施されると，検案時の観察は困難となる．

b）腐敗死体では，胸腔への多量の浸出液の有無が参考となる．
　　c）プランクトンの証明：溺水中のプランクトンの有無，種類の比較，肺以外の臓器からの証明（肝，腎，脳，骨髄など）が必須である．
　2）溺水の嚥下
　新鮮死体では確認しやすい（ワイドラーWydlerの徴候）．溺水に砂，泥などが混在すれば容易である．
　c．創傷の生活反応
　1）出　血
　　a）死斑，うっ血部では出血との鑑別が重要となる．
　　b）生前に強力な外力が作用したにもかかわらず，肉眼的に出血が明らかでないことがある：交通事故での即死例で経験している．
　　c）創傷部と離れた部位に出血することがある．

　　［例］　筋肉付着部出血．

　　d）創傷と紛らわしい出血：痙攣による筋付着部出血（胸鎖乳突筋付着部の出血）．
　　e）腐敗死体では出血と紛らわしい変色が多いので注意する．
　　f）白骨死体の骨折部：出血が明らかな場合もあるが，不明な場合が多い．
　　g）いずれの場合も，疑わしい場合は組織学的検査でわかることがある．
　2）死体にできやすい損傷
　死体にできやすい損傷を知っておくことも参考となる．
　　a）動物の咬傷
　　b）棺傷（納棺，運搬中，埋葬時）
　　c）漂流死体：スクリュー創，水中動物による咬傷，岩などによる擦過
　　d）バラバラ死体か否か
　　e）死者の身元を隠すための損壊
　　f）死後変化の一部
　d．中毒死体の生活反応
　「中毒死体」p.211 参照．
　e．血液生化学データの死後変化（図6-15〔p.382〕参照）

　　［例］　①圧挫症候群に代表される外傷性横紋筋融解症の診断のためには腎組織のミオグロビン染色，尿中ミオグロビン濃度の測定は有用であるが，血中ミオグロビン濃度は意味がない（死後の著しい上昇）．
　　　　　②心筋梗塞，悪性高熱症においてもミオグロビンに関して同様である．
　　　　　③心筋梗塞，肝疾患では血清逸脱酵素値（AST，ALT，LDH など）は参考にならない（死体血では著明に上昇）．死戦期においても死後と同じパターンを示すので，救命救急時の測定値は診断の根拠となりにくい．
　　　　　④糖尿病の診断はヘモグロビンA1c値が参考となる．死後の血糖値は変動が著

しく，参考にならない．組織学的検査を必ず行う．
⑤死体血の尿素窒素，クレアチニン，β_2ミクログロブリン値などは急性腎機能不全の指標となり得ると同時に，外因の生活反応としても重要である．

6．死体以外の状況からの生活反応の推定

着衣，現場など死体以外の状態からも，問題の外因が生存中に加えられたか否かを推定できる．あるべき生活反応がないことも重要である．
- 頸動脈切断と周囲の飛沫血痕
- 縊死の痙攣でみられる周囲の乱れ
- 唾液痕，失禁の尿斑，脱糞などの位置
- 吐物からの薬毒物の証明

G．経時的変化の分析

1．重要性

a．生活反応の判定の根拠
b．創傷の受傷時期の推定
1) 受傷後，死亡までの経過時間の推定の根拠となる．
　a) 生前の創傷であることを確認する．
　b) 受傷時期が判明している場合，剖検所見との間に矛盾はないかを判定する．
　c) 受傷時期が不明な場合，剖検所見から推定する．
　d) 生体の場合，創傷治癒過程の肉眼所見により，受傷からの経過時間を推定する．
　e) 実務上，硬膜下血腫，脳挫傷の経時的変化が問題となることが多い（「頭部外傷」p. 424 参照）．
2) 2つ以上の創傷の陳旧度の比較に役立つ．
- 交通事故，虐待などで問題となりやすい．
- 問題の創傷が救急医療によるものか否かの判定にも重要である．

c．疾病の発病時期の推定
d．疾病と外傷が共存する場合
1) どちらが先行したかを判定する．
2) 高齢者の交通事故，労働災害などの場合に問題となりやすい．

e．中毒の経時的変化
- 摂取された薬毒物の代謝状況が問題となる（「中毒死体」p. 211 参照）．

2．受傷後の経過時間の推定

・心停止のため受傷後の経過時間が短縮される．

> ［例］ 陳旧性心筋梗塞を有する被害者が頸部を圧迫された場合，典型的な窒息死の経過に欠けている．

硬膜下血腫および脳挫傷の経時的変化は「頭部外傷」p. 424 を参照されたい．

a．根拠となる変化

1）創傷の治癒機転（表 6-11）：治療機転の有無，進行程度が参考となる．
2）ヘモグロビンの変化：出血の陳旧度の判定の根拠となる．
　組織内に出血した血液は異物として分解される．特にヘモグロビンの経時的変化が出血の陳旧度の推定に役立つ．
3）創傷における二次的変化の進行程度：出血量，感染，合併症，続発症などの有無，程度から判断する．

b．肉眼的所見

1）表皮剝脱：創傷治癒過程が重要である．
a）痂皮形成：1日（小さいもの）～5日（大きいもの）
b）痂皮の剝離，脱落：7～10日
c）治癒部の陥凹：14～20日
d）痕跡の消失：このため，生体では可及的速やかに検査する必要がある．
2）皮下出血
a）ヘモグロビンの変化による色調の変化が重要である．
b）ヘモグロビンの変化：ヘモグロビン→ヘモジデリン→ヘマトイジン

表 6-11．創傷の治癒機転と受傷後経過時間

受傷後経過時間	主な組織学的所見
～4時間	出血，浮腫，フィブリン析出，白血球の遊走開始，単核球出現，貪食反応
～12時間	白血球，単核球の浸潤，浮腫，皮膚再生開始
～1日	白血球による分画化，マクロファージの増加，血管芽細胞，線維芽細胞の出現，皮膚再生像
～2日	マクロファージ，白血球の浸潤は最高潮
～3日	線維芽細胞増殖，新生毛細血管新生開始，鉄反応陽性化開始，肉芽化の開始
～6日	新生毛細血管，肉芽化，鉄反応陽性
～2週間	肉芽化，瘢痕化，コラーゲン線維形成，炎症反応の鎮静化，ヘマトイジン形成

表 6-12. 創傷治癒に影響を与える因子

局所的	全身的
細菌感染	出血性ショック（貧血）
異物の有無	全身性感染症
壊死組織の有無	疾病（糖尿病，肝不全など）
治療の有無	血液凝固障害
局所の安静など	栄養状態
	年齢など

c）色調変化と受傷後の経過時間（程度により異なるが）
　紫赤色調：数日以内
　緑色調：3～7日
　黄色調：10～14日
　消失：2～3週間
d）皮下出血の大きさ，深さ，出血量によって色調変化，消失までの時間は異なる．
e）皮下出血辺縁部で色調変化が識別しやすい：軽度の出血は数日で辺縁部が緑色調を帯びる．
f）剖検では加割して検査する：陳旧なものは皮膚が黄色調を帯びる．
3）皮膚真皮以下に達する創傷：治癒過程，二次性変化が参考になる．
a）凝血塊：受傷直後は脆く，1～2日後にフィブリン凝血塊となり創壁と疎に固着する．
b）浮腫，浸出液：受傷後1～2日まで目立つ．
c）膿苔の付着：早ければ受傷後1～2日でみられる．
d）創縁部皮膚の再生像：創縁が丸みを帯びてくる．早ければ2～3日後．5～6日後から目立つ．
e）肉芽形成：早ければ2～3日後．5～6日後から目立つ．
f）痂皮形成：早くて1週間前後．
g）瘢痕化：早くて2週間前後．
h）剖検例では組織学的検査を必ず行う（次項参照）．
i）受傷後の創傷治癒は創傷の大きさ，深さのほか，いくつかの因子（**表6-12**）により影響を受けるので注意する．
j）生前に縫合されている創傷では，癒着の程度が参考となる．

c．組織学的所見
1）創傷の治癒過程からの推定
2）鉄反応
a）ヘモジデリン（血鉄素）を鉄染色（ベルリン青染色）で染色する．

b）出血部の組織や細胞内に認められる．
　　c）出血部の血液が破壊され，ヘモグロビンがヘモジデリンに変化すると鉄反応が陽性化する．
　　d）鉄反応の陽性化には出血後，早ければ3〜4日，遅くとも1週間を要する．
　　e）ヘモジデリンがヘマトイジンに変化すれば，鉄反応は陰性化する（ヘマトイジンは出血後10日前後で出現，7日以前には出現しない）．
　　f）ヘモジデリン，ヘマトイジンともにHE染色では黄褐色〜茶褐色の顆粒として認められ，両者の識別は鉄反応でしか行えない．
　　g）細胞内ヘモジデリンは，出血した赤血球が異物としてマクロファージなどに貪食されたことを示唆している．

d．損傷部皮膚の組織化学的検査
通常は行われないが，問題例では参考となる．
　1）生前の創傷か否か：生前の皮膚損傷では創周囲組織の酵素活性が変化するが，死後ではこのような変化がみられない．
　2）受傷後の経過時間の推定
　　a）酵素によって活性増強までの時間が異なる：たとえば，ATP分解酵素，エステラーゼおよびアミノペプチダーゼのみが増強している：受傷後2〜4時間．
　　b）死後数日間は検査可能である．

e．創傷治癒のメカニズム
1）原　理（損傷された組織の再生と修復現象である）
　　a）細胞や組織の破壊，壊死，出血（＝創傷）に対し，生体が速やかに元の状態に回復しようとする反応をいう．
　　b）ヒトでは肝臓と皮膚外層を除くと，再生能力は弱い．
2）メカニズム
　　a）出血期：感染の防御と炎症期の環境づくりの時期
　　　ⅰ）血液の組織中への漏出
　　　ⅱ）受傷部の限局性浮腫：毛細血管の透過性亢進，各種血漿成分の滲出（微小循環系の反応）
　　　ⅲ）凝血塊の形成：血液凝固因子の相互作用→フィブリン凝血塊
　　　ⅳ）細胞増殖因子，化学伝達物質，抗体などの放出，流出（炎症期に対する環境づくりと感染の防御）
　　b）炎症期：炎症性細胞（多核白血球とマクロファージ）による異物や損傷細胞の除去の時期
　　　ⅰ）多核白血球の浸潤：組織コラーゲン線維の分解，貪食作用，殺菌の機能．受傷後数時間で遊走開始，48時間内に最高潮となる．
　　　ⅱ）単核球の遊出：受傷後12時間前後からみられる．

iii）マクロファージの出現：マクロファージは局所で単核球が形態変化したものである．受傷後 48 時間以内に最高潮となり，数週間残存する．異物やフィブリンの貪食，線維芽細胞活性化因子の放出がみられる．
  iv）リンパ球の遊出：免疫応答の中心的役割を果たす．
 c）肉芽形成期（増殖期）：マクロファージ，線維芽細胞，新生血管による組織の修復の時期
  i）線維芽細胞の増殖：線維成分や細胞間基質成分を合成，分泌する．マクロファージや血小板由来の線維芽細胞活性化因子で活性化される．損傷部修復の主役を果たす．
  ii）毛細血管の新生：各種の液性因子で活性化された内皮細胞で構成された毛細血管が創傷部へと伸長する．
  iii）肥満細胞の脱顆粒：化学伝達物質の分泌により結合織を活性化し修復を促進する．
  iv）上皮化：残存する上皮細胞による修復の開始．
 d）成熟期：肉芽組織の瘢痕化の時期
  i）肉芽組織から線維芽細胞と新生毛細血管が後退すると，瘢痕組織を形成する．
  ii）分子間架橋形成：正常皮膚に近い機械的強度の獲得．
 e）創収縮：肉芽形成以後．肉芽中に筋線維芽細胞が多いためである
 f）表皮の再生
  i）創縁の表皮細胞の移動（受傷後数時間）
  ii）残存する表皮細胞の増殖（受傷後 1～2 日）
  iii）増殖する表皮細胞による創面被覆（受傷後約 6 日）
  iv）被覆表皮細胞の多層化，基底膜形成（受傷後 8～10 日）

H．受傷後の行動能力

受傷後に自力で何らかの行動（行為）が可能か否かが問題となる．
- 受傷後の生存期間とは必ずしも同一ではない：生存していても意識障害があれば，行動能力のないことがある．
- 受傷後の行動能力の有無には種々の因子が関与している．
- 受傷後，歩行可能か否か．
- 頭部や手足を動かせるか：腕力による身体の移動，加害者への抵抗の可能性．

1．頭部外傷

完全に意識を消失すれば，行動能力はない．

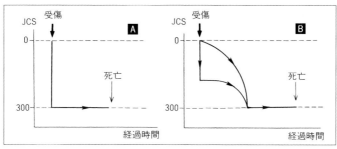
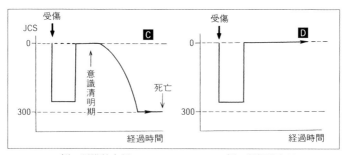

図 6-21. 頭部外傷後の意識障害のタイプ
(JCS：Japan Coma Scale. 意識レベル)

・頭部外傷後の意識障害の経過を図 6-21 に示す．

a．脳振盪
1) 受傷直後から6時間以内の意識消失があり，意識回復後，全く脳症状を示さない（図 6-21D）．
2) 頭蓋内損傷による意識消失に移行していくことが多い（図 6-21B）．
3) ショックなどに続発した意識消失では受傷直後の行動能力は保たれていることが多い（脳の血流は血圧が 40 mmHg 以下にならないと減少しない）．
4) 心停止で脳の血流が数秒杜絶すれば意識を失い，行動能力はない．

b．頭蓋内損傷
1) 硬膜外血腫の意識清明期では行動能力がある（図 6-21C）．
2) 脳挫傷のみでは行動能力が瞬時に失われることは少ない（特に前頭部挫傷）．
3) 一次性脳幹部損傷では受傷直後から行動能力がないことが多い（図 6-21A）．
4) 図 6-21 で明らかなように，受傷後の意識経過は一様ではないので，最終像の剖検所見のみから受傷直後の行動能力の有無を判定することは危険である．

2．脊椎・脊髄損傷

脊髄損傷の最大の症状は両側性麻痺であるので，損傷の部位（高さ）と程度によって，意識障害がなくても受傷直後から歩行などの行動能力を失うことがある．

a．上位頸髄損傷（C1～C4）

完全損傷は生存時間も短く，受傷直後から行動能力はないことが多い．

b．下位頸髄損傷

四肢の運動・知覚麻痺のため歩行などの行動能力は失われることがある．

c．胸髄，腰髄損傷

全横断損傷では下肢の運動麻痺のため歩行は不能となる．半横断損傷では損傷側の運動麻痺と反対側の知覚麻痺のため（ブラウン・セカール症候群），行動能力は制限される．

3．頸部外傷

頸部の刺創や切創では，創傷の程度によって行動能力の程度もさまざまである．

1) 左右頸動脈が切断されればほとんど瞬時に行動能力を失う（出血と脳虚血）．
2) 一側の頸動脈切断では短時間で行動能力が失われる．
3) 頸静脈切断では，出血のほか空気塞栓の影響も考慮する．
4) 頸部血管系のほか気管，神経系まで切断されれば，行動能力はない：典型的な例は頸部離断（切断）．

4．胸部外傷

全体的に行動能力は短時間で失われる．

a．心臓損傷

1) 重症例では致命的であり，行動能力は期待できない．刺創や射創では心タンポナーデの進行速度によって受傷直後の行動能力が保たれることもある．
2) 左室の小さな刺創では，行動能力がかなり保たれることがある（受傷後数100m歩行したという報告もある）．左室は心筋が厚く，その収縮によって血液漏出が緩和されるため，心タンポナーデの影響が出るまで時間がかかることがある．
3) 右室，心室中隔，冠動脈主幹部損傷は左室損傷より不良といわれる．
4) 心臓振盪症は出血より行動能力に影響を与えるという．
5) 肺動脈主幹部切断では，瞬時に行動能力を失う．

b．大動脈損傷

完全切断（破裂）では行動能力はほとんどない：ほとんど短時間で死亡する．

c．呼吸器系損傷

呼吸不全に至るまで行動能力が保たれる．

1）両側気胸：行動能力はない．
2）肺損傷：片側のみでは行動能力への影響は少ない．
3）外傷性窒息が合併すると行動能力への影響力は強い：口腔内，気管，気管支損傷，頭蓋底骨折による血液吸引など．
4）多発肋骨骨折：単独での発現は少なく，胸腔内臓器損傷を伴うことが多い．このため行動能力に乏しい場合が多い．
5）胸腔内出血は呼吸不全に陥るまで行動能力を保つ．

5．腹部外傷

損傷の程度によるが，受傷直後の行動能力は保たれていることが多い．

a．腹腔臓器の単独破裂

出血性ショックの影響に依存する．

b．胃腸管破裂

内容物の流出による腹膜刺激症状が行動能力に影響を与える（腹膜ショック）．

6．骨盤・四肢損傷

左右下肢の完全骨折，多発骨盤骨折では歩行能力を失うことが多い．大腿動脈損傷では受傷直後の行動能力は保たれている．

I．組織学的検査

1．重要性

組織学的検査は法医解剖では必ず行われるべき検査，すなわち法医解剖の一部であり，法医鑑定や法医病理学的判断のために不可欠である．また，組織片や骨片などの物体検査にも応用される．

・常に肉眼的所見と比較検討する習慣をつける．
・創傷や病変部のみならず，全身の主要臓器を観察する．

a．死体解剖における重要性

1）死因の判定

a）組織学的所見のみが診断の根拠となる場合：突然死での疾病診断，全身性脂肪塞栓症，びまん性脳損傷など．
b）肉眼的所見を組織学的に確認する場合：突然死，外因死に関係なく，最も頻回に応用される．

c）生活反応，経時的変化，創傷の二次性変化の有無の判定に応用される（後述）．
　　d）死亡者の身体的素因の有無の判定：外因死が疑われる場合，疾病の有無を確認しておく．
2）生前の病態の推測
　法医解剖例の多くは生前の臨床経過や死亡直前の病態が不明であるので，剖検所見からそれらを推測する必要がある．
　　a）基礎疾患の有無：慢性疾患の有無など．
　・肉眼的に血液疾患が疑われたら，末梢血の塗抹標本を必ず作製しておく．
　　b）受傷後，あるいは発症後の病態の推測：特に局所的組織傷害が全身性臓器障害に発展している場合．ショック臓器，播種性血管内凝固症候群（DIC），多臓器不全（MOF），toxic syndrome などの有無，程度に注意する．
　・法医解剖では，必ず全身の主要臓器について組織学的検査を行う．
　　c）生活反応の有無の判定
　　　ⅰ）肉眼的変化の確認：特に微細で不明瞭な変化では不可欠である．たとえば，肺血栓塞栓症か，死後の凝血塊か．
　　　ⅱ）細胞レベル，組織レベルの生活反応の確認：たとえば，細胞の変性，塞栓，微小出血，創傷治癒過程，炎症性変化などの有無など．
　　d）経時的変化の把握：受傷後，あるいは炎症発現後死亡までの経過時間の推定．以下の点がよく問題となる．
　　　ⅰ）創傷の治癒過程の有無，進行度
　　　ⅱ）脳挫傷，硬膜下血腫などの陳旧度
　　　ⅲ）血栓の陳旧度
　　　ⅳ）出血の陳旧度：鉄反応の有無
　　　ⅴ）骨折の陳旧度
　　　ⅵ）二次性変化の有無，程度：感染症，出血など
　　　ⅶ）異物に対する反応の有無，程度
　　　ⅷ）内的，外的侵襲に対する各種細胞の動向など
3）病死か，外因死かの判定
　疾病と外因（医療行為を含む）とが共存している場合．
　・上述のa）〜d）も含めて検討する．
4）その他
　　a）紛らわしい肉眼的所見の確認
　　　ⅰ）甲状軟骨上角の骨折か，麦粒軟骨か
　　　ⅱ）電流斑か否か
　　b）病的変化か，外傷性変化か
　　　ⅰ）脳底部動脈の動脈瘤：先天性か，動脈硬化性か，外傷性か

ⅱ）脳実質内出血：動静脈奇形か，動脈硬化性か，腫瘍性か，外傷性か，外傷による二次性変化かなど
　　c）新生児の解剖
　　　ⅰ）呼吸肺か，胎児性無気肺か
　　　ⅱ）臓器の未熟性
　　　ⅲ）出生後の生存時間の推定
　　　ⅳ）子宮内感染の有無，程度
　　　ⅴ）分娩時の状況：悪露吸引の有無など
　　d）個人識別：特に白骨死体における年齢推定
　　e）異物の同定：肺胞内異物など
　b．物体検査への応用
　1）検査試料
　　a）犯罪現場，衣類や道具などに付着していた組織片や骨片：たとえば，バラバラ死体の場合．
　　b）手術的摘出臓器や胎児：医療事故の鑑定の場合．
　　c）大規模災害死：飛行機事故，列車事故など．
　　d）その他：再鑑定における原鑑定の組織学的所見の確認．
　2）診断事項
　　a）組織の同定：どの臓器や組織由来か，胎児性か否か．
　　b）疾病や外傷の有無：特に手術的摘出臓器の場合．診断の適否にも関係する．
　　c）多数ある場合，同一個人に由来したものか否か：特にバラバラ死体の場合．
　　d）切断面，骨折断面の生活反応の有無：生体由来か，死体由来か．
　　e）その他：人体由来か否か，血液型，DNA分析，性別判定など（詳細は「物体検査」p. 487参照）．
　c．研究のため
　　a）各種研究活動に組織学的所見は必須である．
　　b）創傷部や病変の組織のみならず，主要臓器の異常のない部分も観察し，両者を比較する習慣をつける．

2．組織学的検査の特殊性

　a．死後変化とのたたかい
　法医解剖では死体発見までの期間や死亡後解剖までの法的，行政的手続きのため，ほとんどが死後半日以上経過して解剖される．このため種々の程度の死後変化を有する細胞や組織を検査せざるを得ない．
　1）問題点
　　a）組織学的所見を把握しにくい．

表 6-13. 死後変化に比較的耐える主な組織学的変化

組織学的変化	所見，重要性
① 動脈硬化性変化	アテローム，石灰化，リポイド沈着，冠動脈，腎動脈，脳底部動脈，大動脈硬化症
② 線維化	心筋（陳旧性心筋梗塞，冠動脈硬化症），肝硬変，創傷の瘢痕化など
③ 白血球浸潤	気管支肺炎，急性心筋梗塞，感染症，創傷の治癒過程，生活反応
④ 硝子化	糖尿病性変化（糸球体，膵島細胞），肺硝子膜（ARDS，間質性肺炎）
⑤ 結核結節	石灰化，乾酪壊死，ラングハンス巨細胞
⑥ 鉄反応陽性	担鉄細胞の存在（陳旧性出血，心臓病細胞など慢性うっ血性変化，血鉄症など）
⑦ 脂肪染色陽性	脂肪塞栓，脂肪肝など
⑧ 異物の証明	異物性巨細胞，塵肺，異物性間質性肺炎（ガラス細工）

　　b）生活反応か，死後変化かの判別が難しい場合がある．
　　c）死後変化がかなり進行すると，組織の染色性が低下する：病理学領域で用いられている染色法をそのまま用いても色調が異なることもある．
2）対　策
　　a）法医解剖例における適切な染色条件の開発．
　　b）死後変化の見極め：どこまでが生前の変化として採用できるかを具体的に見極める．
　　c）このためには，かなり死後変化が進行した死体でも積極的に組織学的検査を行い，日頃から検討しておく．
・長時間かかって生じた病理学的変化は死後変化がかなり進行しても識別できることが多い（**表6-13**）．

b．短い臨床経過

受傷や発症から短時間で死亡すると，肉眼的，組織学的に識別可能な形態学的変化が発現する時間的余裕がない．
・分子レベルでの検査が要求される：死後変化に安定な高分子物質（ヘモグロビン，ミオグロビンなど）の抗原性を利用した免疫組織化学的方法など（後述）．

3．肉眼的観察の重要性

組織学的検査がいくら重要とはいっても，法医解剖の原点は正確な，見落としのな

い肉眼的観察である．肉眼的観察を無視した組織学的検査はあり得ない．

4．組織学的検査の実際

　組織学的検査には，固定，切り出し，薄切，染色，観察，写真撮影，診断の一連の作業が必要である．詳細は専門書を参考にされたい．
　　・最近では一部の行程の自動化が進み，自動包埋装置，自動染色装置，自動封入装置などが導入されている．

a．固　定

固定の原則は早く，十分にかつ組織傷害を最小限にすることである．
　　・染色，観察，診断のためには適切な固定が不可欠である．
　　・何を観察したいかによって固定法も異なる．

1）固定液
　　a）10〜15％ホルマリン液：最も多用される．
　　b）中性緩衝10％ホルマリン液（pH 7.0）
　　c）その他（ツェンカー，ブアン，アルコールなど）
　　d）電顕用固定液（グルタールアルデヒド，パラホルムアルデヒド，オスミウム酸など，専門書参照のこと）．
　　e）中性緩衝ホルマリン固定の利点
　　　　ⅰ）ホルマリン色素の沈着が少ない．
　　　　ⅱ）免疫組織化学的染色に対応できる．
　　　　ⅲ）電顕的観察に対応できる．
　　　　ⅳ）ウイルス抗原の検索に好都合である．
　　f）ホルマリン固定液について：最も日常的に使用されている．ホルマリン原液は37％ホルムアルデヒド液と8％メタノールであり，10％ホルマリン固定液とはこれを水で10倍に希釈したものをいう．

注意!!

　ホルムアルデヒド（ホルマリンはこの水溶液）は，発がん性，アレルギー，その他の人体への影響から，特定化学物質障害予防規則で特定第2類物質に指定されている．したがって，ホルマリンを取り扱う機会の多い人は作業環境の整備，健康診断の実施，保護具の着用に注意し，固定液の廃棄は水に流さず，貯留して専門業者に任せる必要がある．

2）固定法
  a）剖検時に組織片を採取する場合：組織片を適当な大きさ（3×2 cm 以下）と厚さ（0.5 cm 内外）に切り出し，直ちに固定液中に投入する．
・固定によって組織片は収縮，変形するので，多少大きめに切り出し，固定後に整形する．
  b）臓器をそのまま固定する場合：固定後，臓器全体を観察する場合には，摘出された臓器をそのまま固定液に入れ，固定する．
    ⅰ）死後変化の影響を最小限にする：不十分な固定法では実質臓器の中心部は腐敗したり，固定ムラができる．
    ① このため，固定液を血管内注入したり，大きな臓器は差しつかえない範囲で加割し固定する．
    ② 十分量の固定液（投入臓器の容積の 20～50 倍量）に入れ，頻回に固定液を交換し，できたら振盪する．
    ⅱ）固定による臓器の変形を防止する．
    ① 肺：気管・気管支から固定液を注入する．
    ・通常は一方のみホルマリン注入する．
    ② 心：各房室腔を固定液で充満させ，十分量の固定液中に吊す．心臓の原形をできるかぎり保持するためには，加圧式固定法を適宜応用する．
    ③ 脳：固定液中に吊す（脳底動脈部に糸をかけるとよい）．
    ④ 胃：開き厚紙に拡げて固定する．
  c）固定液の組織への浸透速度：実験的に，固定液の浸透量（v）と固定時間（t）の間には，$v=k\sqrt{t}$（k は定数）の関係がある．固定条件が同じであれば，5 時間固定しても 1 時間固定の $\sqrt{5}$（2.2）倍しか固定液は浸透しない．

b．切り出し（組織材料の採取）

最近では種々の大きさのカセットが用いられることが多い．カセットには鉛筆で部位を記入しておく．
  ・特に連続切片の場合，どちらの面を観察したいかを指示する：筆者は墨汁で指示している．
1）いつ切り出すか
  a）剖検時に切り出し，直ちに固定液に入れる．
  ・小切片の方が固定が早い：死後変化の進行を最小限に抑えるため．
  ・切り出しによって臓器の原形が損われる：切り出し前に臓器の適切かつ十分な観察，記録，写真撮影などを完了しておくことが必要である．
  b）固定後に切り出す．
  ・十分な固定が不可欠である．

2）どこから切り出すか
　a）病変や損傷のあるところのみ．
　b）病変や損傷のあるところのみならず，各臓器から一定部分を切り出す．
　・生前の病態を把握するためにはb）の方法が不可欠である：ルーチンにどこから切り出すかを決めておき，これに病変部や損傷部を加えて切り出す．
　・どこから切り出したかわかるようにする：切片の大きさ，形で左右，上下を表現するとよい．筆者は左側を三角形，右側を四角形，上下の区別が必要な場合には，たとえば，肺上葉は小さく，下方ほど大きく切り出している．
　・病変や損傷，臓器の種類によっては臓器をそのまま固定し，部位を特定しつつ切り出す方がよい：たとえば，脳（特にレスピレータ脳），胃，心臓（特に刺激伝導系の検索）など．
　・乳幼児の先天性奇形などでは，各臓器を別個に摘出する（ウィルヒョウ式）よりは，全身内臓諸臓器をまとめて摘出し（ロキタンスキー式），固定，観察後に切り出す方法がよい．
　・最近ではデジタルカメラで臓器を撮影し，プリント後切り出し部位を記載するとわかりやすい（特に心臓輪切り標本）．

3）どのように切り出すか
　a）1枚の標本で全層が観察できるように切り出す．

> ［例］　心筋であれば心外膜，心筋，心内膜の3層を1枚の切片標本で観察できる必要がある．

　b）小切片か，大型切片か．
　・大型切片標本：病変や損傷の拡がり，分布などを観察するのに適している：たとえば，心臓の輪切り切片，大脳半球，乳幼児の肺などに応用される．

c．切片の作成

1）整　形
固定された組織片は多少とも変形しているので，観察したい最小限の大きさ，厚さに整形する．
　・同時に観察したい面にマークする：墨汁，ムシピンなどを用いている．

2）固定液の除去
ホルマリン固定では，水洗によってホルマリン色素沈着を少なくする．
　a）ホルマリン以外の固定液では，それぞれの方式によって固定液を除去する．
　b）小さな切片（たとえば脳下垂体や横断冠動脈など）は紛失しやすいので，カセットに入れるとよい．

表 6-14. 主な染色法とその選択

目 的	染 色 法	固定液	備 考
一般染色	HE 染色	各種	基本的染色法
結合組織	エラスチカ・ワン・ギーソン染色	各種	弾性線維と膠原線維の染め分け．日常的特殊染色
膠原線維	ワン・ギーソン染色	各種	
	アザン染色	各種	
	マッソン・トリクローム染色	各種	ワイゲルト染色との重染色が便利（マッソン・エラスチカ染色）日常的特殊染色
弾性線維	ワイゲルト染色（レゾルシン・フクシン染色)	各種	代表的
	オルセイン染色	ホルマリン	HBs 抗原染色
	ゴモリ染色	ブアン	HBs 抗原染色
	（アルデヒド・フクシン染色）	各種	膵島 α, β 細胞の染め分け
細網線維	鍍銀法（渡辺）	各種	日常的特殊染色
線維素	PTAH 染色（リンタングステン酸・ヘマトキシリン染色）	各種	DIC，心筋の過収縮帯，神経膠組織
多糖類		アルコールホルマリン	
グリコーゲン	PAS 染色		粘液，真菌，アメーバなども染まる
酸性粘液多糖類	アルシアン青染色		粘液も染まる
粘液	ムチカルミン染色		
糖タンパク	PAM 染色	中性ホルマリン	・腎糸球体，細網構造，真菌，PAS 陽性物質 ・電顕用特殊染色でもある
脂肪	ズダンⅢ染色 オイル赤 O 染色 ズダン黒染色 ナイル青染色	未固定 ホルマリン	・凍結切片を用いる 脂肪顆粒細胞 脂肪塞栓症
中枢神経系			・対象：Betz 巨細胞，脊髄前角細胞
髄鞘	ルクソール・ファスト青染色		

	（クリューラー・バレラ染色）	ホルマリン アルコール	・厚めの切片を用いる ・種々の重染色が可能 ・ニッスル顆粒も染まる
ニッスル小体	ニッスル染色	緩衝ホルマリン	・クリューラー・バレラ染色でも染まる ・虎斑溶解
神経原線維 軸　索	ボディアン染色	ホルマリン	・アルツハイマー病，老人性認知症，薬物中毒 ・正常軸索のみ鍍銀される（ナウタ染色と逆）
神経膠線維 （グリア線維）	ホルツァー染色	ホルマリン	・PTAH染色でもよい
変性軸索	ナウタ染色	中性ホルマリン	・正常軸索は鍍銀されず ・（ボディアン染色と逆）
神経膠細胞	カハール染色	ブロム・ホルマリン	凍結切片
鉄	ベルリン青染色 （鉄染色）	ホルマリン	・ヘモジデリンが対象 ・出血の経時的変化
アミロイド	コンゴー赤染色	ホルマリン	・陽性例は偏光顕微鏡で確認する
病原体		各種	
一般細菌	メチレン青単染色 グラム染色		・グラム陽性菌（濃青色）とグラム陰性菌（赤色）の染め分け
抗酸菌	チール・ネルゼン法		・主に結核菌
真菌	グロコット染色		・大多数の真菌に適用できる
HBs抗系	オルセイン染免 ビクトリア青染色 アルデヒド・フクシン染色		・B型肝炎の診断
寄生虫			
マラリア原虫	ギムザ染色	アルコール	・血液塗抹標本
ミクロフィリア	ギムザ染色		・　〃 ・フィラリアの仔虫
ニューモシスチス	ギムザ染色 トルイジン青O染色 メセナミン銀染色	ホルマリン	・嚢子内小体の染色 ・嚢子型を染色 ・嚢子型を染色

d．脱水，包埋，薄切
1）脱水・脱脂
アルコール系列で行う．
2）包　埋
脱水後の組織をパラフィンで包埋する．
- 染色法によってアルコールによる脱水，パラフィン包埋が不適当な場合があるので注意する：たとえば，脂肪染色は凍結切片を用いる（後述）．

3）薄　切
パラフィン包埋された組織片（パラフィンブロック）をミクロトームで薄切する（パラフィン切片）．
- a）切片の厚さは中枢神経系で 4～8 μm，通常の組織で 2～4 μm：染色法や目的により適当な厚さを選択する．
- b）特殊染色などのため，各切片とも 5～10 枚ずつ切り余しを用意しておく．

4）脱灰法
骨，歯，石灰化巣（動脈硬化症や結核病巣），骨化した組織では硬くて薄切できないため脱灰する必要がある．
- 脱灰法には化学反応によるものと電極脱灰法がある．

5）凍結切片
アルコールによる脱水，パラフィン包埋などの過程で，熱や有機溶媒処理によって染色の目的が達せられない場合は凍結して薄切する．
- a）新鮮組織の凍結切片とホルマリン固定後に凍結切片を作製する場合がある．
- b）法医病理学領域では各種酵素組織化学染色，脂肪染色およびドーパ反応（メラニン色素の証明）が代表的である．

e．染色法
組織の構成成分を種々の色素で染め分ける．
- 何を観察したいかにより染色法が異なる（表 6-14）．

1）一般染色と特殊染色とに大別される
一般染色は通常ヘマトキシリン・エオジン染色を指す．

2）免疫組織化学的染色
抗原抗体反応を利用して，目的物質を分子レベルで特異的に同定し，分布を検索する染色法．酵素抗体法と免疫蛍光法がある．
- 最近では多数の抗体が販売され診断や研究に応用されている．
- 自動染色装置もあり，少数例であれば業者に依頼してもよい．
- a）法医病理学領域での応用例
  - ⅰ）ミオグロビン染色：早期心筋虚血（心筋），圧挫症候群（腎臓）など．
  - ⅱ）ABO 式血液型物質の同定（不適合輸血）．

ⅲ）ウイルス抗原の証明：ウイルス性肺炎，心筋炎，肝炎などの診断．
ⅳ）胎児性抗原の証明：がん組織
ⅴ）羊水成分の証明：羊水塞栓症
b）特徴と注意事項
ⅰ）目的物質の有無，局在性がわかるが，定量は困難である：染色の強弱と抗原量は必ずしも平行しない．
ⅱ）感度は鋭敏である：微量でも検出可能である．
ⅲ）特異的に検出できる．
ⅳ）ホルマリン固定・パラフィン包埋切片で染色可能である．
ⅴ）永久標本が可能である（酵素抗体法）．
ⅵ）必ず陰性および陽性対照をおいて染色する必要がある．
ⅶ）特殊染色との重染色も可能である（酵素抗体法）．

J．身体部位別損傷

1．頭部外傷

a．一般的事項

1）頭部外傷とは

頭部への直達的，介達的外力によって発生した頭部各部の損傷のすべてをいう．
器質的障害のみならず，機能的障害も含む（たとえば脳振盪）．

2）頭部の解剖学的特徴（図 6-22, 23）

頭部外傷が特殊な形態をとる原因は次のような点である．
　　a）頭蓋冠は不整半球状を呈している．
　　b）頭蓋底は後下りの階段状である．
　　c）頭蓋内腔は頭蓋骨で囲まれている．

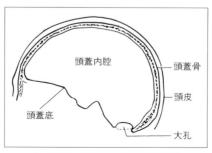

図 6-22．頭部の解剖学的特徴

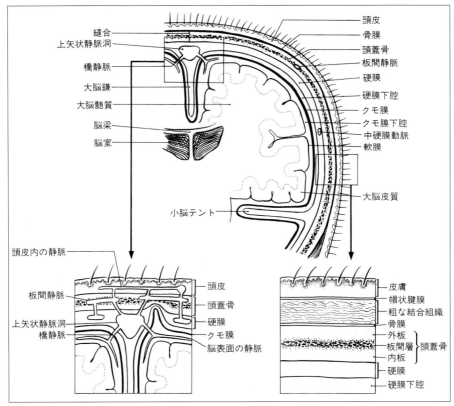

図 6-23. 頭部の構造

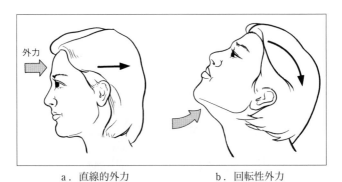

a. 直線的外力　　　b. 回転性外力

図 6-24. 頭部への外力の形態

d）頸部を基点としてよく動く．
e）頭蓋内腔に重要臓器である脳を入れている．
3）頭部への外力の作用形態（図 6-24）
a）直線的外力（並進加速度衝撃）：転倒して後頭部を強打するなど．
b）回転性外力（回転加速度衝撃）：ボクシングのアッパーカットなど．
c）混合型〔a）＋b）〕：前頭部を強打され頭部が後方にのけぞるなど．
4）頭部外傷の分類
a）古典的分類：脳振盪，脳挫傷，脳圧迫の 3 つである．
b）形態学的分類（表 6-15）
c）開放性損傷と非開放性（閉鎖性）損傷：皮膚の離開骨折，硬膜断裂によって外界と頭蓋内腔とが交通した場合を開放性損傷という．
d）受傷後，症状発現までの期間による分類
　ⅰ）急性（3 日以内），亜急性（4〜20 日位），慢性（20 日以上）に大別する．
　ⅱ）慢性を遅発性，晩発性ともいう．
e）一次性脳損傷と二次性脳損傷
　ⅰ）一次性：頭部への外力が直接的な原因となって発生した脳損傷をいう．
　ⅱ）二次性：一次性脳損傷に起因した脳腫脹，頭蓋内圧亢進，脳ヘルニアなどに随伴して発生した損傷をいう．
f）年齢による特徴
　ⅰ）小児：頭蓋骨が薄く弾力性がある．頭蓋骨，脳ともに徐々に成長して容積を増す．
　ⅱ）成人：頭蓋骨は硬く，外力が頭蓋内に影響しやすい．
　ⅲ）高齢者：脳萎縮による間隙が増え，回転やずれ外力の影響を受けやすい．
5）頭部外傷の死因
頭部外傷による死亡のプロセスの概略を図 6-25 に示す．
a）一次性脳幹部損傷：外力が脳幹部に達し損傷した場合をいう．
　ⅰ）高度の頭蓋内損傷を伴う場合
　ⅱ）頸椎・頸髄損傷に随伴する場合
　ⅲ）びまん性脳損傷の一部として発生する場合
　ⅳ）いずれも短時間で死亡することが多い．
b）頭蓋内損傷：頭部への外力によって複数の重症な脳損傷や頭蓋内出血が共存し，これらが競合して死へのプロセスの原因となった場合．
c）出血性ショック：開放性頭部外傷によって体外に出血した場合（特に小児でみられることがある）．
d）合併症，続発症
　ⅰ）窒息：頭蓋底骨折による気道内血液吸引

表 6-15. 頭部外傷の形態学的分類

Ⅰ．頭皮の損傷
　① 鈍体によるもの：
　　1) 表皮剥脱，皮内・皮下出血，挫創，裂創など
　　2) 血腫：皮下，帽状腱膜下，骨膜下
　　3) 剥皮創
　② 鋭器損傷：切創，刺創，割創
　③ 射創：盲管，貫通，回旋，反跳，擦過，僧帽射創
Ⅱ．頭蓋骨骨折
　① 成因別分類
　　1) 破裂骨折：線状（亀裂），縫合離開
　　2) 屈曲骨折：穿孔，陥凹，階段状，ピンポンボール状
　② 部位別分類
　　1) 頭蓋冠骨折
　　2) 頭蓋底骨折：横，縦，輪状
　　3) 顔面頭蓋骨折：眼窩，上顎，下顎
Ⅲ．頭蓋内損傷
　① 硬膜断裂
　② 静脈洞損傷
　③ 出血（血腫）：硬膜外，硬膜下，クモ膜下，脳実質内，脳室内
　④ 脳損傷：局所性脳損傷（脳挫傷，脳裂傷），びまん性脳損傷
　⑤ 急性脳腫脹
　⑥ 脳神経損傷：視神経，動眼神経など
Ⅳ．合併症，続発症
　① 二次性出血：大脳実質内，脳幹部
　② 髄液漏
　③ 内水頭症
　④ 感染症：髄膜炎，脳膿瘍
　⑤ 外傷性てんかん
　⑥ 植物状態
　⑦ 脳死状態
　⑧ 頸椎・頸髄損傷

　ⅱ) 感染症：化膿性髄膜炎，脳膿瘍，敗血症，気管支肺炎，破傷風など
　ⅲ) 消化管出血：クッシング Cushing 潰瘍
① ストレスによる粘膜攻撃因子の亢進，防御因子の減弱が原因とされている．
② 上部消化管出血が主体である．
　ⅳ) 多臓器不全：DIC，中枢性肺うっ血・水腫，多発外傷などによる．

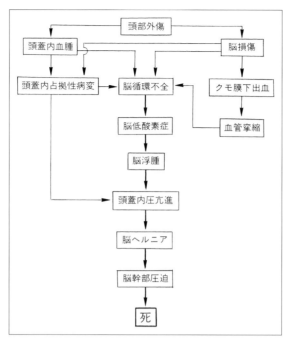

図 6-25. 頭部外傷による死亡のプロセス

b．頭皮の創傷

1）重要性
   a）頭部への外力作用の証跡となる．
   b）感染源になり得る：特に開放性頭部外傷の場合．
   c）出血性ショックの出血源となり得る．

2）血腫について
   a）皮下血腫，帽状腱膜下血腫，頭血腫（骨膜下血腫）に大別される（図 3-32〔p. 136〕参照）．
   b）新生児では，分娩による産瘤と頭血腫が有名である（「小児の死体検案」p. 132 参照）．
   c）いずれも軟らかい，波動のあるコブとして触れる．
   ・硬いコブは頭皮内浮腫が主体である．
   d）骨膜下血腫は縫合線を越えない．
   e）骨膜下血腫は骨化することがある．

3）その他の創傷
   a）鈍体の作用では，挫創や裂創を生じやすい．

b）頭皮の厚さは成人で 0.5〜0.8 cm である．
4）死体検案時の注意点
a）頭髪で皮下出血や表皮剝脱を見落としやすい．
b）必ず頭部に触れて検査する：血腫や骨折の発見のため．
c）頭髪の防御効果で創傷が軽減されることがある．
d）頭部外表に創傷がなくても頭蓋内損傷を否定できない：頭髪の防御効果や介達的外力（特に顔面）のため．
e）逆に，頭部外表に創傷を認めても頭蓋内損傷があるとは限らない：特に頸椎・頸髄損傷に注意する．

c．頭蓋骨骨折
1）重要性
a）外力の作用部位，程度，方向，複数個あれば発生順序の推定のため．
b）凶器の推定のため．
c）重症度の推定のため．
d）骨折断端によって二次的に頭蓋内損傷を発生させることがある．

2）分　類
頭蓋骨骨折は外力の程度，形態，メカニズム，個数，開放性か否かで分類される．主な分類は表 6-15 を参照のこと．

3）骨折のメカニズム
頭蓋骨に限らず，骨は圧迫に強く，引っ張りに弱い．さらに頭蓋骨の特徴（不整球状，板状で厚さは一様でなく，多数の穴があるなど）が関係している．

a）破裂骨折
ⅰ）頭蓋全体が変形することによって生じた骨折（図 6-26a）：線状（亀裂）骨折が代表的である．
ⅱ）頭蓋底骨折は輪状骨折を除き，破裂骨折である．
ⅲ）打撲部位は骨折線上，あるいはその延長線上にある．
ⅳ）凶器は作用面の広い鈍体（地面など）が多い．
ⅴ）後発の骨折線は先発のものを越えない：骨折線発生の順序の推定に重要．
ⅵ）頭蓋骨外板に骨折がなくても内板のみに存在することがある（図 6-27）：外板より内板の骨折線のほうが長くなりやすい．

b）屈曲骨折
ⅰ）作用面の限局した凶器（カナヅチなど）で強打された場合（図 6-26b）．
ⅱ）陥凹骨折，頭蓋底打ち抜き骨折（輪状骨折），貫通射創などが代表的である．
ⅲ）打ち抜き部周囲に放射状に走る線状骨折を伴うことが多い．
ⅳ）打ち抜き部の大きさが凶器の作用部の大きさや形状を示唆している．
ⅴ）たとえば，カナヅチが斜めに作用すると階段状骨折となる．

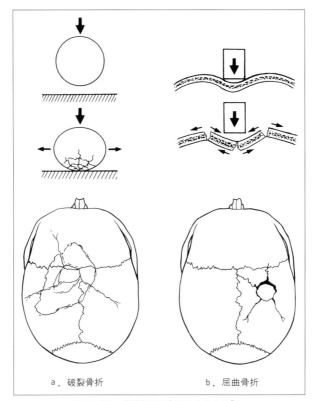

図 6-26. 頭蓋骨骨折のメカニズム

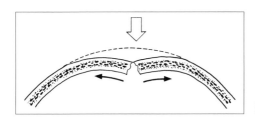

図 6-27. 内板骨折

 vi）幼小児ではピンポンボール状骨折（ダービーハット骨折）と呼ばれる陥凹骨折が多い：骨は薄く弱いが，弾性に富むため．

4）頭蓋底骨折

原則として破裂骨折に属する．典型的なものを図 6-28 に示す．

 a）特殊な頭蓋底骨折：トルコ鞍横断骨折，錐体縦断骨折，眼窩上蓋陥入骨折．
 b）輪状骨折

法医解剖の実際 443

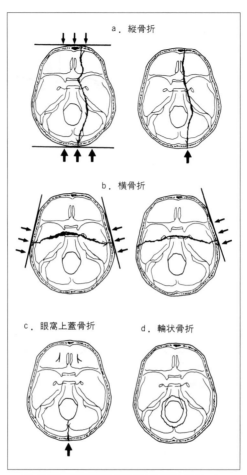

図 6-28. 典型的な頭蓋骨骨折のパターン

　　　 i) 打ち抜き型：尻モチ時に脊柱を介し下方から頭蓋底が打ち抜かれる．
　　　ii) 引き抜き型：頭部が上方に引っ張られ頭蓋底が脊柱から引き抜かれ形成される：乗車用ヘルメットが強引に上方に引っ張られた場合など．
　c) 外表から頭蓋底骨折を示唆する徴候として以下の所見がある．
　　　 i) 眼鏡様血腫（ブラックアイ）
　　　① 上下眼瞼，特に上眼瞼部の出血斑である．
　　　② 前頭蓋窩骨折（特に眼窩上蓋骨折）でみられる．
　　　③ 眼裂周囲を殴打されても同様の出血斑を生じるので鑑別が必要である．
　　　ii) バトル徴候：側頭骨〜頭蓋底骨折があると，骨折部からの出血が乳様突起

　　　　蜂巣表面や耳後部に浸潤し，出血斑を生じる．
　　ⅲ）鼻出血
　　ⅳ）耳出血
　　ⅴ）髄液漏：鼻や耳から髄液が漏出する．
　　ⅵ）気道内血液吸引像：受傷直後から観察される．
d．頭蓋内血腫
1）重要性
　　a）頭部外傷に高頻度で合併する頭蓋内占拠性病変である．
　　b）頭蓋骨骨折を伴わないこともある．
　　c）直線的外力，回転性外力のいずれでも発生する．
　　d）2種類以上の血腫，あるいは両側血腫を併発することがある（重複血腫）．
　　e）テント上，テント下に大別される．
2）分　類
　　a）病理形態学的分類：日常的に使用される．
　　ⅰ）硬膜外血腫
　　ⅱ）硬膜下血腫
　　ⅲ）クモ膜下出血
　　ⅳ）脳実質内血腫
　　ⅴ）脳室内血腫（出血）
　　b）臨床的分類：血腫除去の立場から
　・頭蓋内血腫単独か，脳挫傷を伴っているか．
　・重複血腫か，両側性か．
3）硬膜外血腫
　頭部への外力によって血管が損傷され，硬膜外（頭蓋骨と硬膜の間）に出血した状態．80～90％で頭蓋骨骨折を伴う．
　　a）発生部位，出血源
　　　ⅰ）中頭蓋窩—側頭型（中頭蓋窩硬膜外血腫）
　　　①　最も頻度が高い（50～60％）．
　　　②　主な受傷部位：側頭部
　　　③　出血源：中硬膜動・静脈損傷が最も多い．その他，静脈洞，板間静脈，硬膜剥離面など．
　　　④　幼小児では，側頭骨の歪みのみで血管を損傷し，骨折のないことがある．
　　　ⅱ）前頭蓋窩型（前頭蓋窩硬膜外血腫）
　　　①　主な受傷部位：前頭部
　　　②　出血源：前硬膜動脈損傷
　　　ⅲ）前頂型（上矢状洞血腫）

① 主な受傷部位：頭頂部，前頭部
② 頻度は硬膜外血腫の10％前後
③ 出血源：上矢状洞損傷
④ 幼小児では発生し難い．
⑤ ほとんどで左右にまたがる骨折を伴う．
ⅳ）後頭蓋窩型（後頭蓋窩硬膜外血腫）
① 受傷部位：後頭部が多い．
② 出血源：横洞損傷が多い．
③ ほとんどが致死的である．

b）一般的特徴
ⅰ）新生児や高齢者では起こりにくい：頭蓋骨と硬膜が密着しているため．
ⅱ）頭蓋骨骨折を伴わないことがある：特に幼小児．頭蓋骨の歪み（骨折せず）による硬膜血管の損傷による．
ⅲ）意識清明期があることが多い．
① 頭蓋内血腫の古典的三徴のひとつである．
② 頭部外傷による脳振盪の有無に関係なく，二次性意識障害発現（頭蓋内損傷による意識障害）までの意識明瞭な時期をいう（図6-21C〔p.425〕参照）．
③ 血腫は硬膜と骨との間（生理的に隙はない）を押しのけながら増大するので，脳圧迫による二次性意識障害の発現までに時間がかかる．
④ 頭部打撲患者が帰宅後急変して死亡することがあるので注意する．
⑤ 行動能力がある（「受傷後の行動能力」p.424参照）．
⑥ 頭部CT検査で早期から発見されやすい．

c）剖検所見
ⅰ）硬膜と骨の間の血腫形成：凝血となっている．
ⅱ）出血源：中硬膜動・静脈，静脈洞など（上述）．
ⅲ）致死的出血量：50～200 g（自験例では成人で50～300 g，平均153±61 g）．
ⅳ）脳の圧痕形成と反対側への偏位，脳ヘルニア，脳幹部の二次性出血など脳圧迫の所見．脳容積の増大．
ⅴ）頭蓋骨骨折を伴うことが多い：特に側頭型で多い．
ⅵ）頭部に火傷のある場合（焼死），燃焼血腫と鑑別する（「焼死」p.192参照）．

4）**硬膜下血腫**
硬膜下腔に血腫を形成した状態．頭部外傷死亡例の60～70％に認められる．
・硬膜下腔は生理的に存在するので，出血血液が拡大しやすい．
・出血傾向のある場合は軽度の頭部・顔面の打撲でも起こり得る：特にアルコール依存者，抗凝固薬服用者など．
・外傷以外でも起こり得る：出血傾向，脳血管奇形，脳腫瘍，転移性腫瘍など．

a）発生メカニズム
　ⅰ）脳挫傷部からの出血
　①　最も頻度が高い．
　②　クモ膜損傷を伴う脳挫傷からの出血が硬膜下腔に流出した場合（複合型硬膜下血腫）．
　③　後頭部への外力による対側脳挫傷に原因することが多い．
　④　直線的外力で起こりやすい．
　⑤　頭蓋骨骨折を伴うことが多い．
　ⅱ）橋静脈，ミッテンツバイク静脈の破綻
　①　橋静脈は頭頂葉表面の静脈系と上矢状洞とを結ぶ静脈で硬膜下腔を通る．左右各々6本前後存在する．
　②　ミッテンツバイク静脈は脳表面と硬膜とを結ぶ静脈である．
　③　外力による頭蓋骨と脳のずれによってこれらの静脈が伸展，破綻する．
　④　回転的外力で起こりやすい．
　⑤　打撲部位は前頭部や顔面が多い：スポーツ外傷での発生頻度が高い．
　⑥　高齢者では脳萎縮のため橋静脈が伸張し，脳が容易に動き起こりやすい．
　⑦　頭蓋骨骨折がなくてもよい．
　⑧　意識清明期を伴う症例が少なくない．
　ⅲ）硬膜や脳表面の動静脈の単独損傷：まれである．
　ⅳ）静脈洞損傷：硬膜下腔側での破綻．まれである．
b）分　類
　ⅰ）期間による分類
　・急性（受傷後3日以内），亜急性（20日未満），慢性（20日以降）．
　ⅱ）発生部位による分類．
　①　テント上硬膜下血腫：大脳円蓋部，半球間，テント部（テント裂傷）など
　②　テント下硬膜下血腫：後頭蓋窩硬膜下血腫
c）一般的特徴
　ⅰ）急性，テント上，大脳円蓋部硬膜下血腫が圧倒的に多い．
　ⅱ）複合型硬膜下血腫が多い（自験例では全硬膜下血腫の73％を占める）．
　ⅲ）意識障害：脳挫傷を伴うと受傷直後から持続することが多いが，脳挫傷がないと意識清明期のあることも少なくない．
d）半球間硬膜下血腫（大脳鎌硬膜下血腫）
　ⅰ）大脳縦裂部に限局した硬膜下血腫をいう．
　ⅱ）発生機序：頭部打撲によって大脳半球と大脳鎌との間のずれ現象が起こり，架橋静脈が破綻した場合．
　ⅲ）打撲部位：後頭部，後頭頭頂部．

ⅳ）意識清明期のあることが多い．
　　ⅴ）脳挫傷を伴わないことが多い．
　e）後頭蓋窩硬膜下血腫：めずらしい．
　　ⅰ）後頭部打撲で発生することが多い．
　　ⅱ）出血源：小脳挫傷，横洞損傷，下小脳静脈損傷など．
　　ⅲ）後頭蓋窩の骨折を伴うものが多い．
　　ⅳ）出血量：40 mL 前後．
　　ⅴ）テント上頭蓋内損傷の合併例が多い．
　　ⅵ）脳幹部を圧迫しやすく，短時間で死亡することが多い．
　f）慢性硬膜下血腫
　　受傷後 20 日以上を経過して症状が発現した場合をいう．中にはいつ受傷したか不明の場合や外傷の既往が不明の場合もあり，法医学的に問題となる．
　　ⅰ）原発の硬膜下血腫は頭部外傷による．
　　ⅱ）高齢者やアルコール依存者に多い．
　　・高齢者では脳萎縮のため頭蓋内スペースが増加する．
　　ⅲ）児童虐待の死因として重要である．
　　ⅳ）袋状新生膜の中での再出血が多い：出血源は新生毛細血管が疑われる．
　　ⅴ）被膜の中が血液ではなく液体のこともある（硬膜下水腫）．
　　ⅵ）再出血，毛細血管の新生を繰り返すと，外力に関係なく出血することあり．
　g）剖検所見
　　ⅰ）硬膜下の血腫形成
　　① 頭蓋冠を除去すると透見でき，写真撮影や計量の準備をして注意深く硬膜を切開する．
　　・硬膜切開時に流出することがあるので，注意深く切開し写真撮影するとよい．
　　② 打撲部位の反対側に発生することが多い（対側脳挫傷に原因する場合）．
　　③ 片側大脳半球から中頭蓋窩が多いが両側性も少なくない(出血源は異なる)．
　　④ 致死的血腫量：100〜200 g（自験例では成人で 50〜340 g，平均 142±51 g）．
　　ⅱ）出血源の確認
　　① 脳挫傷からか否か．
　　② 橋静脈破綻部は凝血が付着していることもあるが，一般的に発見は困難である．
　　ⅲ）脳圧迫，脳ヘルニアの所見．
　　ⅳ）受傷後の経過時間の推定（**表 6-16**）
　　① 血腫の吸収，器質化の過程から推定する：必ず組織学的検査を行う．
　　② 大よその目安：鉄反応陽性であれば，受傷後 4〜5 日以上，新生膜で被われていれば，2〜3 週間は経過している．

表 6-16. 硬膜下血腫の経時的変化

経過時間	肉眼的	組織学的
〜1日前後 〜2日前後	● 流動性．硬膜切開時に流出する ● 凝血塊となる	● 硬膜，内皮細胞に著変なし ● 内皮細胞の活性化，線維芽細胞の遊出，一層性新生膜の形成開始
〜4日前後	● 凝血は硬膜に付着し，フィブリン膜で被われ始める	● 担鉄マクロファージの出現開始（鉄反応陽性化）
〜1週間	● 硬膜への凝血付着は水で洗い落せない（器質化の開始）	● 新生膜が硬膜側を被い，多層化
〜10日	● 新生膜形成が識別可能となる ● 黄色化開始	● 毛細血管の新生 ● 新生膜が血腫表面を被い始める ● 線維芽細胞，マクロファージの血腫内への遊出 ● 担鉄マクロファージの増加
2週間後	● 血腫の融解開始 ● 新生膜がクモ膜側も被う	● 新生膜がクモ膜側を被い，硬膜側では硬膜の1/3の厚さになる ● 血腫内線維芽細胞，マクロファージの増殖
3週間以後	● 新生膜が厚くなる	● 新生膜はクモ膜側で硬膜の半分，硬膜側で同じ厚さとなる ● 新生膜内毛細血管の新生
1〜3か月	● 血腫の融解，液状化	● 新生膜のヒアリン化，線維化 ● 経時的変化の推定が難しくなる
6か月以上	● 内容の吸収，あるいはヒグローマ形成	● 収縮，線維化，器質化の完了

③ 器質化が完成後では正確な判定は難しい（受傷後1か月以上）．
④ 毛細血管新生による再出血に注意する．
❗ 慢性硬膜下血腫を急性硬膜下血腫と誤認してはならない．
⑤ 硬膜下血腫の器質化にクモ膜は関与しない：クモ膜との癒着は受傷時にクモ膜も損傷されていたことを示唆する．

5）クモ膜下出血

クモ膜下腔に出血した状態をいう．クモ膜下腔は生理的に存在し，脳脊髄液が流れているので，出血した血液は脳表面全域や脊髄表面へも拡がりやすい．

　a）分類：外傷性と内因性（非外傷性）に大別される．
　　i）外傷性クモ膜下出血
　① 脳挫傷に随伴するもの：複合性．
　② 橋静脈などの破綻：単独でも発生可能である．

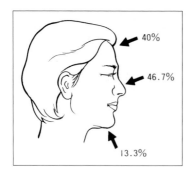

図 6-29. 外傷性脳底部動脈断裂を
　　　　もたらした打撲部位
　　　　（n＝15）

　　③ 脳底部動脈の破裂（**図 6-29**）：頸部過伸展による脳底部動脈の牽引が原因である．椎骨動脈，脳底動脈，後交通動脈などに断裂がみられる．内因性クモ膜下出血との鑑別が重要である．
　　④ 外傷性動脈瘤破裂：外傷による脳底部動脈の不完全損傷から動脈瘤を形成，その破裂による．内因性クモ膜下出血との鑑別が重要である．
　ⅱ）内因性クモ膜下出血（「突然死とは」p. 378 参照）
 b ）重要性
　ⅰ）外傷性クモ膜下出血単独でも十分死因となる得る．
　ⅱ）外傷性か，内因性か：頭部・顔面に外力が作用した場合に問題となる．
　ⅲ）外力作用後の内因性クモ膜下出血の発症例．
　　① 顔面を平手で殴打されたら，突然倒れ死亡した：中大脳動脈の先天性動脈瘤破裂．
　　② 交通事故による頭部打撲，大腿骨骨折で入院加療中突然死した：椎骨動脈合流部の先天性動脈瘤破裂．
　　③ こらしめのために1分位頸部を手で押えつけたら，そのまま死亡した（顔面のうっ血著明で，検視では扼殺が考えられた）：中大脳動脈の先天性動脈瘤破裂．
　ⅳ）頭部外傷の既往のある場合には外傷性動脈瘤破裂か否かを考慮する．
 c ）剖検所見
　ⅰ）クモ膜下出血の存在
　　① 発生部位：脳底部が中心か否か．
　　② 程度：髄液が血性の程度か，脳溝を埋める程度か，脳回を被う程度か．
　ⅱ）出血源
　　① 脳挫傷部からか否か．
　　② 動脈瘤の有無：必ず破裂の有無を検査する．
　ⅲ）外力作用の痕跡：頭部のみならず，顔面への外力の有無にも注意する．

6）脳実質内出血（血腫）

頭部外傷に起因して脳実質内に出血した状態をいう．内因性脳出血との鑑別が重要である．

　a）発生機序
　　ⅰ）直接的機械的損傷：骨折骨片の陥入など．
　　ⅱ）脳挫傷に随伴したもの：脳挫傷の発生機序の項参照．
　　ⅲ）介達性外力による脳実質内小血管の伸展，屈曲，ずれ現象，ねじれなどによる破綻：一次性脳幹部損傷が代表的である．
　　ⅳ）二次性循環障害によるもの：脳挫傷周囲の巨大血腫，脳幹部の点状，斑状出血巣，DIC など．
　b）分類と特徴
　　ⅰ）点状出血型
　　　① 前項 a）の ⅰ）〜ⅳ）のいずれでもみられる．
　　　② 一次性の場合は，受傷後短時間の死亡例でみられる：長時間生存例では，癒合して二次性血腫に進展し，一次性点状出血との区別が困難となる．
　　　③ 一次性脳幹部損傷では，顕微鏡的に注意深く観察しなければ見落とす程度のものもある（「びまん性脳損傷」p. 456 参照）．
　　ⅱ）血腫型
　　　① 一次性血腫は前頭葉，側頭葉に好発し，脳挫傷に随伴することが多い：対側脳挫傷の好発部位と一致している．
　　　② 二次性血腫は脳挫傷部に連続した白質内，あるいは側脳室周囲にみられる．
　　　③ 内因性脳血管障害（脳出血，出血性脳梗塞）との鑑別が必要である：特に高齢者の交通事故や災害による場合．
　c）外傷性後発性（晩発性）脳卒中：頭部外傷後，元気だった人が，突然，脳卒中発作を起こして死亡する状態．
　　ⅰ）最近の頭部 CT による観察によって臨床的に確認されている．
　　ⅱ）受傷後，血腫発現（径 3 cm 以上）の期間は数時間から数週間にわたる．
　　ⅲ）最近では，本態は脳内小血管の破綻，脳挫傷に関連した血腫形成と考えられている．頭部 CT のみでは一次性か，二次性かの判断は難しい．

e．脳損傷

1）分　類（表 6-15〔p. 440〕参照）
　a）脳振盪
　b）局所性脳損傷（脳挫傷，脳裂傷）
　c）びまん性脳損傷（脳幹部損傷を含む）
　d）急性脳腫脹
　e）脳神経損傷

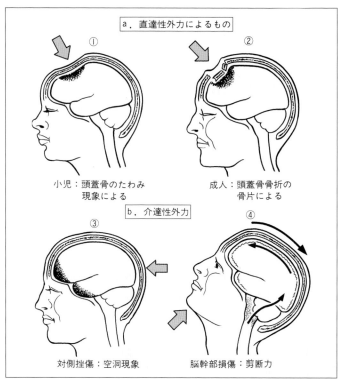

図 6-30. 脳損傷の発生機序

2) 発生機序 (図 6-30)
  a) 直達外力による損傷 (図 6-30a ①, ②)
    ⅰ) 小児の脳損傷：頭蓋骨に弾力性があるため, 外力により歪み, 脳が直接損傷される (頭蓋骨のたわみ現象).
    ⅱ) 成人では頭蓋骨骨折を伴う変形によって脳が損傷される.
    ⅲ) クー coup 損傷とも呼ばれる.
  b) 加速度と減速度
    ⅰ) 頭蓋骨と脳は物理的性質が異なるので, 衝撃加速度とその持続時間の相互作用によって脳が損傷される.
  c) 空洞現象 (図 6-30b ③)
    ⅰ) 頭部打撲時に頭蓋骨と脳との間に慣性による動きの差が生じ, 打撃側に陽圧, 反対側に陰圧が生じる. この陰圧によって脳が損傷される.
    ⅱ) 脳挫傷の衝撃側挫傷 (クー損傷) と対側挫傷 (コントルクー損傷) の発生機転とされている (後述).

d）剪断力（**図 6-30b ④**）
      ⅰ）頭蓋内の脳実質と髄液や血管，灰白質と白質，神経細胞と周囲組織などとの間ではそれぞれ物理的特性が異なるため，外力作用によって境界面のずれ現象が発生し脳損傷が発生する．
      ⅱ）特に回転性外力による脳幹部損傷，びまん性脳損傷の発生機序として有力視される．

3）脳振盪

　頭部に鈍体が作用した際にみられる神経機能障害である．受傷後の一過性意識障害をいい，回復後に何ら臨床症状を残さないものをいう．
- 一過性：数分から数時間以内が多い．一般的には受傷後 6 時間以内をいう．
- 意識障害：完全な意識消失から軽度の意識障害まで含まれる．
- 神経機能障害：意識障害以外の神経機能障害を含む．たとえば，一過性片麻痺，失語症，外傷性自動症など．

　a）臨床的症候群であり，器質的損傷を合併していることもある．
      ⅰ）特に脳挫傷との共存の可能性が大きい：外傷直後の意識消失をまとめて「脳挫傷症候群」と総称し，これを脳振盪と脳挫傷に大別する考え方もある．
   b）外傷性自動症：本人は合目的的，合理的に行動しているが，その間の言動を全く記憶していない状態をいう．脳振盪の際に起こる神経機能障害のひとつである．
- 交通事故やスポーツ外傷で問題となることがある．
   c）外傷性健忘症：頭部打撲直後からの記憶を喪失している状態をいう．
   d）逆行性健忘症：頭部打撲以前の記憶まで失われた状態をいう．
- いずれも行動能力，受傷時の状況の聴取時には注意を要する．

4）脳挫傷

　局所性脳損傷，脳皮質損傷とも呼ばれる．外力による脳実質の出血（挫傷性出血），壊死（挫傷性壊死）を中心とした損傷．
- 脳の連続性が裂けるように断たれた場合を脳裂傷ともいう：軟膜も損傷され，クモ膜下出血を伴う．
- 損傷程度が著しい場合は脳挫滅ともいう：クモ膜も損傷され硬膜下血腫を伴うことが多い．

   a）発生機転：直達性外力，加速と減速，空洞現象のいずれでも生じる（**図 6-30a ①②，b ③**）
   b）好発部位：前頭極，前頭葉下面，側頭極，側頭葉下面など．
- 後述の対側挫傷の好発部位と一致する．
   c）形　状
      ⅰ）皮質内の播種状点状出血の集合：毛細血管の破綻．

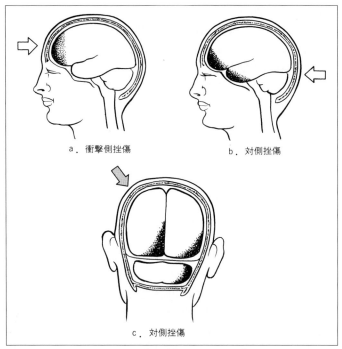

図 6-31. 衝撃側挫傷と対側挫傷

　ⅱ) 血管周囲腔の出血 (線状出血)：動脈, 静脈の破綻.
　ⅲ) 出血, 壊死巣は脳回頂部にみられる.
　ⅳ) 割面は楔状, 浅い皿状を呈する.
d) 程　度
　ⅰ) 軽度：脳皮質の浅い挫傷のみ. クモ膜下出血を伴わない.
　ⅱ) 中等度：脳挫傷＋クモ膜下出血. 脳裂傷.
　ⅲ) 高度：脳挫傷＋クモ膜下出血＋硬膜下血腫. 脳裂傷, 脳挫滅.
e) 衝撃側挫傷と対側挫傷 (**図 6-31**)
　ⅰ) 衝撃側挫傷：クー coup 損傷, 同側挫傷ともいう. 外力作用の加わった側に発生する脳挫傷をいう.
　ⅱ) 対側挫傷：コントルクー contrecoup 損傷, 反衝挫傷ともいう. 外力作用部の反対側に形成される脳挫傷をいう.
　ⅲ) 好発部位：自験例 (237 例) における発生部位と頻度を**図 6-32** および**図 6-33** に示す.
　ⅳ) 1 回の外力作用で衝撃側挫傷と対側挫傷の両者が発生することもある.

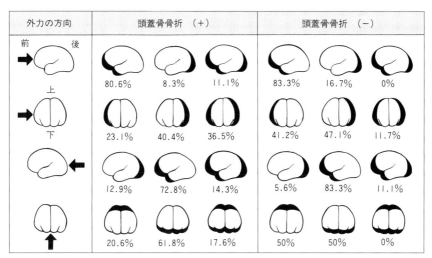

図 6-32. 脳挫傷の発生部位と打撲部位との関係（自験例 237 例）

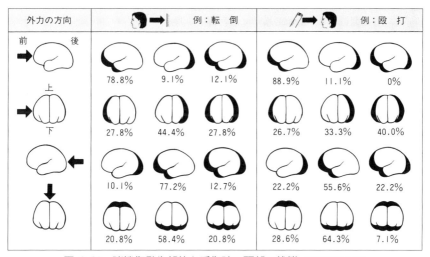

図 6-33. 脳挫傷発生部位と受傷時の頭部の状態（自験例 237 例）

ⅴ) 後頭部打撲では前頭極，側頭極，前頭葉下面などに対側挫傷が発生しやすい（70〜90％）．
ⅵ) 前頭部打撲では前頭葉に衝撃側挫傷が発生しやすい（80〜85％）．
ⅶ) 側頭部打撲では両者が大差なく発生する（対側挫傷の頻度がやや高い）．

viii）頭蓋骨骨折を伴わない場合の傾向と頻度は骨折のある場合と同様である．
　　ix）頭部が静止している物体に衝突した場合（たとえば，転倒）も殴打の場合とほぼ同様の傾向が認められる．
　　x）静止している頭部に物体が衝突した場合（たとえば殴打）：衝撃側挫傷，対側挫傷ともに頻度が増加する傾向がある（図6-33）．
　　xi）脳挫傷の部位は頭部への外力作用部位や方向を推定するのに役立つ．
　f）脳挫傷の経時的変化
　　i）新鮮期：新鮮な出血壊死巣と周囲の循環障害が主体である．出血期と壊死期に分けることもある．
　　① 〜3時間内外：小血管破裂による出血，挫傷部の神経細胞，グリア細胞，血管内皮細胞などの壊死性変化の開始．
　　② 〜24時間：挫傷部および周囲の循環障害による浮腫．
　　③ 〜48時間：挫傷部の壊死性変化の完成．
　　ii）治癒期：挫傷部の吸収，清浄化
　　① 1〜2日：挫傷部壊死巣の液化，挫傷部および周囲の神経膠細胞の増殖開始．
　　② 3〜4日：グリア細胞などによる貪食作用と壊死部の吸収，清浄化の開始．周囲のグリア細胞の増殖，血管新生の開始．
　　③ 〜10日：出血部のヘモジデリン形成（鉄反応陽性化），脂肪顆粒細胞の出現開始．毛細血管の新生，グリア細胞の著しい増殖と貪食活動．
　　④ 〜2週間：脂肪顆粒細胞の多数出現．
　　⑤ 2〜3か月：挫傷部の軟化，脂肪顆粒細胞，鉄反応陽性細胞の多数出現，挫傷周囲の毛細血管新生，星状膠細胞，ミクログリアの増殖などによる分画化，挫傷部の萎縮．
　　iii）瘢痕期：脳瘢痕の形成
　　① 3〜6か月：挫傷部の吸収，清浄化の完成．囊胞形成，楔状退縮，黄色着色．
　　② 硬膜，クモ膜損傷を伴う場合には互いに線維性に癒着する．

5）びまん性脳損傷（中心性脳損傷）

　頭部への外力による大脳半球白質，基底核部，脳梁，間脳，脳幹部など，脳の中心部の閉鎖性損傷をいう．
　・剪断力（ずれ）損傷，髄質損傷とも呼ばれる．
　a）発生機転：頭部への回転性外力による脳全体への剪断力（ずれ），捻転力，髄液の急激な移動などによる．
　・直進性外力でも外力が脳幹部に集中するため発生することがある．
　b）形　状
　　出血と神経線維の断裂が主体である．
　　i）出　血

① 大脳半球の髄質，基底核部の出血
・多発性小出血巣の散在．
・好発部位：深部髄質，基底核部，脳室周囲など．
② 脳梁出血
・他の中心性脳損傷に合併しやすい．
③ 脳幹出血（一次性脳幹部出血）
・二次性脳幹部出血と区別する．
・受傷直後から意識消失し，短時間で死亡することも少なくない．
・重症例では橋延髄境界部の裂傷を伴う．
ⅱ）神経線維の断裂：びまん性軸索損傷
① 大脳から脳幹にかけて広範，びまん性の神経線維（軸索）の断裂．
② 受傷直後から昏睡，脳幹症状が出現する．
③ 形態学的には神経線維（軸索）の離断による球状塊形成，軸索変性，脱髄などの有無で判断する：受傷後 12 時間前後から認められる．

6）急性脳腫脹と脳浮腫

いずれも頭部外傷の急性期に脳容積が急激に増大する状態をいう．

a）急性脳腫脹，びまん性脳腫脹：頭部外傷によって脳血管の自動調節能*が破綻し，脳血管が拡張して脳内血液量が増加して生じる．
 ⅰ）受傷直後から 24 時間以内に発生し，致死的なことも多い．
 ⅱ）広範な外傷性クモ膜下出血（脳静脈圧迫による流出障害），血中 CO_2 の上昇，脳組織温度の上昇などでも発生する．
b）脳浮腫：細胞内外への水分の貯留による脳容積の増大をいう．以下の 2 種類に大別される．
 ⅰ）細胞内浮腫：神経細胞やグリア細胞内に，水分が貯留した脳容積の増大をいう．
① 古典的には脳腫脹と呼ばれている．
② 細胞膜のイオン調節機能障害が原因とされている．
③ グリア細胞の膨化は受傷後早期から発生し，神経細胞の膨化がそれに続く．
④ 剖検時，脳の割面からの水分の滲み出しが少なく，脳刀が割面にへばりつく．
 ⅱ）細胞外浮腫
① 古典的には脳浮腫と呼ばれている．
② 脳血管壁の透過性亢進によって細胞や血管周囲に高浸透圧液が貯留する．

＊ 脳血管の自動調節能：血圧が 40～150 mmHg の間を変動しても脳の血管が自動的に収縮・拡張し，脳の循環血液量を一定に保つ機能をいう．自動調節能が破綻すると，血圧上昇時に脳血流量が急激に増加し頭蓋内圧が上昇する．

③　受傷後1〜3日後に発生し、細胞内浮腫より後発する．
　④　増悪因子として、脳血液関門の破壊、細胞膜傷害によるタンパクの細胞外漏出、脳静脈系のうっ滞、DIC、低タンパク血症など．
　⑤　剖検時に加割すると、割面から水分が滲み出し、みずみずしく、脳刀が割面に付着しない．

7）脳ヘルニア（脳嵌頓）

頭蓋内損傷によって脳容積が増大して頭蓋内圧が亢進し、脳が圧迫や偏位を受けて一部が頭蓋内の抵抗の少ないところからはみ出すことをいう（図6-34）．

　a）帯状回ヘルニア（図6-34a）：大脳鎌の下から帯状回が対側にはみ出す．
　　ⅰ）大脳鎌下ヘルニア、脳梁上ヘルニアともいう．
　　ⅱ）大脳穹窿部の血腫、片側の脳容積増大でみられる．
　　ⅲ）特有の症状はない．
　b）テント切痕ヘルニア（図6-34b）：側頭葉下面の海馬傍回や鈎がテント切痕へ陥入した状態をいう．中脳を圧迫し、脳幹部を下方へ偏位させる．
　　・海馬ヘルニアともいう．
　　ⅰ）主な障害は以下の通りである．
　　①　中脳圧迫による意識障害
　　②　同側の大脳脚圧迫による対側の片麻痺

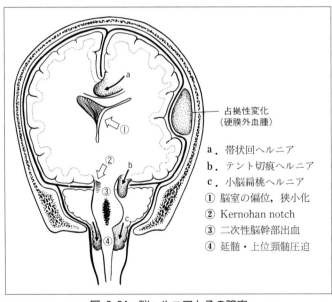

図6-34．脳ヘルニアとその障害

③ 対側の大脳脚圧迫による同側の片麻痺（Kernohan notch, 図 6-34 ②）
④ 同側の動眼神経圧迫による同側の動眼神経麻痺（瞳孔不同，対光反射消失）
⑤ 血管圧迫による二次性脳幹部出血（図 6-34 ③）
ⅱ）中心性テント切痕ヘルニア
① 両側大脳半球の著しい容積増大によって脳幹部が下方へ偏位した状態．
② 意識障害，除皮質姿勢，除脳硬直を引き起こす．
ⅲ）上行性テント切痕ヘルニア：テント下の頭蓋内圧亢進によって，小脳虫部が上方へ偏位しテント切痕からはみ出した状態．小脳上行性ヘルニアともいう．
c）小脳扁桃ヘルニア：小脳扁桃が大孔よりはみ出し，延髄を圧迫した状態．
ⅰ）大孔ヘルニアともいう．
ⅱ）呼吸麻痺をもたらす．

2．顔面損傷

a．受傷機転
交通事故，墜転落，スポーツなど．

b．重要性

1）出血による障害
　a）出血性ショック
　b）出血血液による気道閉塞
　　ⅰ）気道内への血液吸引
　　ⅱ）出血血液による鼻口腔閉塞
2）頭部外傷，頸椎・頸髄損傷を合併する
3）感　染
特に髄膜炎．

c．種　類

1）軟部組織損傷
受傷機転，凶器の推定に重要である．
2）顔面骨骨折
眼窩底，鼻骨，頬骨，上顎骨，下顎骨骨折が重要である．
　a）鼻骨骨折：鼻部は血液供給が多いため鼻出血が著しく，血液吸引，気道閉塞の原因となる．
　b）上顎骨骨折
　　ⅰ）下顎骨骨折，頭蓋底骨折を合併していることが多い．
　　ⅱ）ルフォールの分類がある（Le Fort Ⅰ～Ⅲ，Ⅲが最も重症である）．
　　ⅲ）浮腫，鼻出血，口腔粘膜挫創などによって気道閉塞，血液吸引，感染の原

因となる．
- c）下顎骨骨折
  - ⅰ）口腔粘膜挫創による口腔内出血のため気道内血液吸引，気道閉塞の原因となる．
  - ⅱ）介達外力による頭部外傷，頸椎・頸髄損傷を合併しやすい．
- 3）眼，耳，唾液腺，舌などの損傷

鼻腔内，口腔内への出血を伴えば，血液吸引，気道閉塞の原因となり得る．

3．頸部外傷

a．大血管損傷

1）原　因

ほとんどが頸部の刺創や切創による．

2）病　態
- a）出血：失血死，出血性ショック死の原因となる．
- b）空気塞栓：内頸静脈損傷で合併することがある．

b．気管損傷
1）損傷部から周囲の出血血液を吸引する．
2）血液吸引現象は生活反応のひとつでもある．

c．甲状軟骨骨折
1）前頸部を強力に打撲，圧迫された場合に発生する．
2）高齢者では化骨化に伴い粉砕骨折し，気道閉塞，血液吸引で死亡する．

d．反射的心停止と喉頭浮腫
1）頸部打撲による頸動脈洞，上喉頭神経の刺激が原因である．
2）敏感な人では反射的心停止，喉頭浮腫による気道閉塞などで死亡する．
3）外力自身は強力である必要はない．

4．頸椎・頸髄損傷

頸部への直達的，介達的外力による頸椎の骨折，脱臼，椎間板損傷と，これに伴う頸髄，頸神経の損傷をいう．

- 1）直達的（直接的）外力：頸部へ外力が直接作用した場合をいう．

  ［例］　鈍体による打撲，刺される，叩き切られる，射たれるなど．

- 2）介達的（間接的）外力：頭部・顔面への外力によって，頸部の過伸展，過屈曲，頸椎の縦軸方向の圧迫（頭頂部から転落，尻もちなど）が生じた場合をいう．
  - a）頸部の生理的可動範囲：前屈は60度，後屈と側屈は50度，回旋は70度．

b）生理的可動範囲を越えた場合に過伸展，過屈曲という．
a．頸部の解剖学的特徴
1）頭部を支持する
頸椎が主役である．このため，頭部や顔面への外力によって頸椎損傷が発生する．
2）頭部と体幹との連絡路
脳の機能を支える動脈，静脈，頸髄を含めた神経は頸部を走る．
3）気道がある（「頸部圧迫」p. 159 参照）
4）甲状腺，咽頭，食道など重要臓器がある
b．頸椎損傷
第1～7頸椎までのあらゆる部位の外傷を含む．
　1）受傷機転
　　a）頭部，顔面への外力による過伸展が多い．次いで過屈曲，圧迫，打撲の順．
　　b）過伸展や過屈曲では上位頸椎と第6頸椎付近に多発する．
　2）種　類
　　a）頸椎骨折：椎体骨折，椎弓骨折，棘突起骨折など．不安定型では頸部の運動によって頸椎相互の位置関係が変化し，頸髄損傷を起こしやすい．
　　b）頸椎脱臼：上下の頸椎間の関節面のずれをいう．頸髄損傷を起こしやすい．
　　c）椎間板損傷：過伸展では前方，過屈曲では後方にみられる．完全損傷では頸椎脱臼の原因となる．
　　d）強力な外力が作用すれば，これらが混在し，頸髄損傷を引き起こす．
　3）分　類
上位頸椎損傷と下位頸椎損傷に大別される．
　　a）上位頸椎：第4頸椎より上位の頸椎をいう．環椎後頭関節から軸椎（第2頸椎）までの損傷をいう場合もある．
　　b）主な上位頸椎骨折
　　　ⅰ）環椎後頭関節脱臼：環椎（第1頸椎）と後頭骨間の脱臼をいう．脳幹部損傷，上位頸髄損傷を合併して致死的なことが多い．
　　　ⅱ）環軸関節脱臼：環椎と軸椎の間の脱臼をいう．やはり致死例が多い．
　　　ⅲ）環椎骨折：後弓に多い．
　　　ⅳ）ジェファーソン Jefferson 骨折：環椎の前弓と後弓の両者の骨折．頭頂部から転落した場合などで起こる．
　　　ⅴ）軸椎歯突起骨折：環椎骨折を伴うことが多い．
　　　ⅵ）その他：軸椎椎体，棘突起骨折など．
c．頸髄損傷
　1）受傷機転
　　a）ほとんどが頸椎損傷に随伴して発生する．

b）頸部の過度の運動のみで生じ，頸椎骨折を伴わない場合もある．

　　［例］　頬部を強力に殴打され，頸部が過度に回転して頸髄損傷で死亡．

2）種　類

　a）頸髄の挫傷，裂傷，挫断，浮腫，クモ膜下出血，脊髄腔内血腫，骨片による損傷など．

　b）頸髄腔を開検しないとわからない．

3）病　態

　a）上位頸髄損傷

　　ⅰ）第1, 2頸髄損傷：下位脳幹損傷を伴うことが多い．

　　ⅱ）完全呼吸麻痺で致死的なことが多い．

　b）下位頸髄損傷（第5〜7頸髄）

　　ⅰ）胸郭の呼吸運動の減少（腹式呼吸は可能．横隔膜は第4頸髄支配）．

　　ⅱ）その他，損傷レベル以下の対麻痺（運動・知覚麻痺）が発生する．

d．椎骨動脈損傷

　1）頸椎・頸髄損傷に随伴して，あるいは単独に発生する．

　2）頭蓋内で断裂し，外傷性クモ膜下出血をもたらす．

　3）頸部過伸展で発生しやすい（図6-30④〔p.452〕のような受傷機転）．

e．むち打ち損傷

頸部の過伸展・過屈曲による頸部軟部組織，頸椎，頸髄などの損傷をいう．

　1）むち打ち症や外傷性頸部症候群とも呼ばれる．

　2）低速での追突や正面衝突による交通事故で多発している．

　3）頸部挫傷型，頸椎捻挫型，後部頸交感神経症候群型，根症状型，脊髄症状型などに分類されている．

　4）事故後の心因性や詐病のこともある．

f．死体検案，解剖上の注意点

1）外表検査

　a）頭部，顔面，頸部の創傷の有無：特に前頭・前額部，下顎部に注意する．

　b）頸部の異常可動性の有無

　　ⅰ）検査法：頭部を両手で持ち，注意深く上下左右に動かしたり，回旋させて検査する．

　　ⅱ）異常可動性（＋）：頸椎・頸髄損傷の疑いがある．

　　ⅲ）異常可動性（−）：頸椎・頸髄損傷を否定はできない．

　　ⅳ）死体硬直の有無，程度によって異常可動性の判定は難しいことが多い．

　c）受傷機転，臨床症状などの聴取，分析

　　ⅰ）重篤な頸椎・頸髄損傷があれば，四肢麻痺を起こして行動能力を失う．

ⅱ）上位頸椎・頸髄損傷では短時間で死亡することが多い．
2）頸椎・頸髄損傷と頭部外傷との共存
頭部・顔面に外力が強力に作用すると以下の可能性がある（％：筆者の統計）．

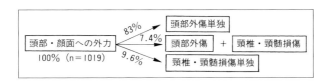

・頭部・顔面へ外力が作用すれば，頸椎，頸髄損傷の可能性を常に考慮する．
3）頸椎・頸髄損傷の解剖
頸椎・頸髄損傷が疑われたら必ず脊髄腔を開検する．
   a）剖検時に行う場合
    ⅰ）椎弓切除によって脊髄腔に達し，頸椎や頸髄硬膜外を観察する．
    ⅱ）硬膜付着のまま頸髄を摘出し，そのままホルマリン固定する．
     ① 折れ曲らないように注意する．
     ② 頸髄摘出時に決して頸髄を手やピンセットでつかまない：頸髄が軟化していると，軟化部が圧迫によって髄内を移動し，歯みがきチューブを押し出したような人工産物を形成する．
    ⅲ）固定後，注意深く硬膜を切開し，分節に注意して頸髄を観察する．
    ・本法では，上位頸椎・頸髄の観察が十分に行えない．
   b）筆者らの方法
    ⅰ）後頭骨付着のまま第7頸椎まで摘出し，そのままホルマリン固定する．
    ⅱ）固定後軟部組織を除去して頸椎を観察する．
    ⅲ）頸椎，硬膜，頸髄を注意深く観察し，硬膜付着のまま頸髄を摘出する．
    ⅳ）頸髄摘出後，頸椎椎体を前後面で縦断し，椎体，椎間板を観察する．
    ⅴ）頸髄の組織学的検査を行う．

5．胸部外傷

急性呼吸障害，急性循環障害の両者を同時に発生する特徴があり，単独外傷，多発外傷を問わず，死因となることが多い．
・急性呼吸障害の原因：多発肋骨骨折，血気胸，肺挫傷，気管・気管支損傷など．
・急性循環障害の原因：心，大動脈，肋間動脈，肺などの損傷．
・危険域（図6-35）への外力は心，肺，大動脈損傷を起こしやすい．

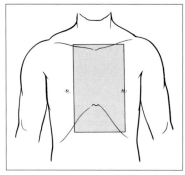

上縁：胸鎖関節の高さ
下縁：心窩部
左縁：左鎖骨中央部を通る線
右縁：右鎖骨の左1/3の部を通る線

図 6-35．心臓損傷の危険域（danger zone）

a．胸壁損傷

1）開放創（胸腔内と交通しているか？）

死体検案時，ゾンデなどを挿入して強引に検査してはならない．

2）非開放創

胸腔内臓器損傷を疑わせる所見はあるか．

　a）危険域（danger zone）の創傷（図 6-35）
　b）多発肋骨骨折と胸郭の変形，扁平化
　c）皮下気腫
　d）顔面〜上胸部のうっ血と溢血点（眼瞼眼球結膜下，口腔粘膜下，顔面の皮膚）：胸部圧迫の可能性．

3）検案時の注意点

　a）医療による創傷と混同しない：除細動痕，注射による出血，心マッサージによる肋骨骨折など．
　b）刺創や射創では刺入口や射入口が胸部になくても，胸腔内臓器を損傷していることがある：上腹部刺創による心損傷など．

4）主な胸壁損傷

　a）皮下気腫：空気が皮下組織に貯留し，圧迫すると握雪感，捻髪音があり，陥凹する．
　　 ⅰ）原因：壁側胸膜・肺損傷（肋骨骨折を伴うことが多い），気管・気管支損傷（縦隔気腫が皮下組織へと拡大），食道損傷など．
　　 ⅱ）高度になれば，顔面から下肢にまで進展する．
　　 ⅲ）気胸を伴う．
　b）胸部圧迫（traumatic asphyxia）：呼吸運動障害で窒息死する．
　　 ⅰ）上大静脈から心臓への還流が障害され，顔面，頸部，上胸部のうっ血性変化が著明（溢血点，チアノーゼ，浮腫など）．

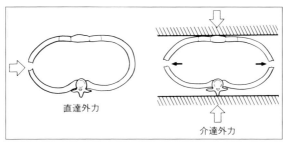

図 6-36. 肋骨骨折

　　ⅱ) 多発肋骨骨折, 胸腔内臓器損傷を伴うことが多い.
　c) 穿通性創傷：刺創, 射創など
・胸腔内へ進入しているか否かを注意する.

b. 肋骨骨折
1) 原　因
胸部や背面の打撲, 圧迫 (挟圧) など. 直達外力でも介達外力でも生じる (図 6-36).
2) 分　類
単発骨折と多発骨折に大別される.
　a) 単発肋骨骨折
　　ⅰ) 第 3〜7 肋骨に多い.
　　ⅱ) 骨折断端による胸膜, 肺損傷, 気胸, 血胸, 皮下気腫を伴うことがある.
　　ⅲ) 第 8〜12 肋骨骨折では, 右側で肝損傷, 左側で脾損傷を疑う.
　b) 多発肋骨骨折
　　ⅰ) 介達外力によることが多い.
　　ⅱ) 骨折部が上下方向の直線上に並ぶことが多い (連続骨折).
　　ⅲ) 胸郭の変形 (扁平化), 圧迫による異常可動性があれば診断できる.
　　ⅳ) 胸腔内臓器損傷, 胸骨骨折, 血胸, 気胸, 肝, 脾損傷を伴うことが多い.
　　ⅴ) 胸壁動揺 (flail chest)：連続した数本以上の肋骨が 2 か所以上で骨折すると (分節骨折), 胸郭の連続性が断たれ, 呼吸運動時に正常部分と逆の胸郭運動を起こし (振子呼吸), 呼吸が障害される.

c. 胸骨骨折
1) 前胸部への直達外力で発生する.
2) 胸骨体に好発する.
3) 多発肋骨骨折, 心血管系損傷, 縦隔血腫を伴うことが多い.
4) 多発肋骨骨折, 胸骨骨折は心マッサージで生じることが多い：心マッサージの既往, 骨折部の出血の有無, 骨折部位などから判断する.

法医解剖の実際

d．胸腔内の異常

1）気　胸
胸腔内に空気が流入し，肺が収縮した状態をいう．自然気胸もある．
- 正常の胸腔内圧は陰圧である（$-5～8\,cmH_2O$）．
- 血胸を伴うことが多い（血・気胸）．

　a）分　類
　　ⅰ）閉鎖性気胸：胸壁の小さな穿通性損傷の場合．瞬時に胸腔と外界が交通するが，再び閉鎖された場合．
　　ⅱ）開放性気胸：胸腔内圧＝大気圧．
　　　① 外開放性気胸：開放性胸壁損傷による外界と胸腔内との交通．
　　　② 内開放性気胸：気管支や肺損傷による気胸．
　　ⅲ）緊張性気胸：空気流入口が弁状の場合，吸気時に空気が一方的に胸腔内に流入し，呼気時に弁が閉まり流出しないため胸腔内圧の異常上昇をきたして心臓などが他方に偏位する．
　　　① 外緊張性気胸：胸壁の弁状創によるもの．
　　　② 内緊張性気胸：気管支，肺の弁状創によるもの．

　b）重要性
　　ⅰ）開放性気胸の場合
　　　① 肺の虚脱による呼吸障害が主体である．
　　　② 両側に発生すれば，致死的である．
　　ⅱ）緊張性気胸の場合
　　　① 胸腔内圧の著しい上昇，肺の虚脱，横隔膜の圧排，肋間の拡大，心臓や大血管の偏位などのため呼吸障害と同時に循環障害をもたらす．
　　　② 一側でも致死的である：胸部外傷の致死的合併症のひとつである．
　c）診断：胸壁開放創，開胸時の肺の虚脱，皮下気腫などの有無が診断に役立つ．

2）血　胸
胸腔内への出血，血液の貯留をいう．気胸を伴うことが多い（血・気胸）．

　a）出血源
　　ⅰ）胸壁損傷：肋間動静脈，内胸動静脈など．
　　ⅱ）胸腔内臓器損傷：肺，心臓，大血管など．

　b）重要性
　　ⅰ）出血性ショックの原因となり得る．
　　ⅱ）呼吸障害：特に凝血性血胸では肺の拡張障害を起こす．
　　ⅲ）時間経過とともに感染を併発して膿胸となる．

e．縦隔血・気腫
縦隔に発生した気腫や血腫をいう．両者を併発することもある（縦隔血・気腫）．

1）原　　因
  a）気腫：気管・気管支，食道などの損傷
  b）血腫：心臓や大血管の損傷
2）重要性
重要臓器の損傷を示唆し，それ自体死因となることは少ない．

f．肺損傷

1）分　　類
  a）開放性（穿通性）肺損傷：刺創，射創などによるもの．
  b）非開放性（非穿通性）肺損傷
    ⅰ）鈍的外力による場合：胸部圧迫，ハンドル損傷，胸部轢過など．
    ・若年者では肋骨骨折を伴わないこともある．
    ⅱ）肋骨骨折断端の刺入．
    ⅲ）肺挫傷：肺胞内，間質への出血．
    ⅳ）肺裂傷：かなり太い血管や気管支の断裂を伴う．
    ⅴ）肺破裂，肺挫滅：肺挫傷や肺裂傷の程度が高度の場合．
    ⅵ）肺内血腫：肺実質内に血腫を形成した場合．
  c）その他
    ⅰ）化学的損傷：刺激性物質の吸入による．
    ⅱ）肺内異物
2）重要性
  a）血・気胸の発生
  b）気管支内出血：大量喀血や血液吸引を引き起こす．
  c）感染症の続発：気管支肺炎，異物性肺炎，肺膿瘍など．
  d）空気塞栓症：損傷部の肺静脈から空気が流入し，全身性空気塞栓症を引き起こす．

g．気管・気管支損傷

好発部位は気管分岐部から 2 cm 以内の主気管支である．
1）損傷機序
  a）穿通性外傷：刺創，射創
  b）鈍的外力
    ⅰ）脊柱との間での圧挫された場合．
    ⅱ）声門閉鎖時の過大呼気力．
    ⅲ）鈍的外力による気管・気管支の急激な伸展．
  c）気管支鏡などの誤操作：医原性損傷
2）重要性
  a）血・気胸，縦隔気腫，皮下気腫の原因となる．

b）出血血液の吸引による急性窒息死．
　　c）感染を起こしやすい．
　　d）気管支鏡などによる医療事故．
h．**食道損傷**（まれである）
1）原　因
　　a）誤嚥した異物による損傷：義歯，針など．
　　b）穿通性外力：刺創，射創．
　　c）食道鏡などの誤操作による損傷．
　　d）鈍的外力による損傷．
　　e）化学的損傷：腐蝕性毒物の服用．
2）重要性
　　a）縦隔炎を併発しやすい：特に下部食道損傷．
　　b）縦隔気腫，皮下気腫の原因となる．
i．**横隔膜損傷**
1）原　因
　　a）穿通性外傷：刺創，射創．
　　b）鈍的外力：胸腹部圧迫，轢過，胸腹部の強打，圧迫，轢過など．
2）好発部位
左側（90％前後）．
　　a）右側は肝臓で保護されている．
　　b）左側後側面の横隔膜は薄い．
3）外傷性横隔膜ヘルニア
横隔膜損傷部から腹腔内臓器が胸腔内に陥入すること．
　　a）左側に多く，胃，小腸，脾，大網，肝左葉が脱出しやすい．
　　b）呼吸によって増強し，肺の圧迫，縦隔の偏位をもたらす．
　　c）循環障害，呼吸障害，腸閉塞などの原因となる．
　　d）大半で腹腔内臓器損傷を合併している．
j．**心臓損傷**
1）受傷機転
　　a）穿通性心損傷
　　・刺創や射創：心臓損傷危険域（danger zone, 図 6-35〔p. 464〕）の刺創が圧倒的に多い．
　　b）鈍的心損傷：非穿通性心損傷
　　・ハンドル損傷など前胸部の強打，圧迫による．
2）分　類
　　a）心臓振盪症：前胸部への鈍的外力によって心機能障害を起こし，剖検しても

明らかな肉眼的異常のない場合をいう．
　ⅰ）頭部外傷における脳振盪症に類似の概念である．
　ⅱ）発生機序：機械的刺激による冠動脈の攣縮と心筋虚血が考えられている．
　ⅲ）精査すれば，何らかの形態学的変化が認められることが多い．
b）心膜損傷
・損傷部から心臓が脱出すると心，大血管の絞扼，圧迫を起こし，心原性ショックを起こす．
c）心臓挫傷：非貫壁性心損傷．
　ⅰ）鈍的外力によって心臓が胸骨と胸椎の間で挟圧されて形成される．ハンドル損傷など．
　ⅱ）肋骨骨折断端による損傷．
　ⅲ）心外膜下出血，心内膜下出血，心筋内出血，巣状性心筋壊死などが主な変化である．
　ⅳ）軽度であれば，心電図異常のみであるが，重症例では心タンポナーデ，心原性ショック，心室細動などを起こして死亡する．
　ⅴ）長期間生存すれば心室瘤の形成，心筋壊死，軟化による心破裂を起こし，自然死との鑑別を要する．
　ⅵ）心マッサージによって生じることもある．
d）心破裂：貫壁性心損傷．
　ⅰ）受傷機転は心臓挫傷と同様であるが，外力が強力な場合に発生する：転落，轢過，胸部圧迫など．
　ⅱ）右心房，右心室，大血管との移行部で破裂しやすい：破裂性心筋梗塞は左室に多い．
e）その他
　ⅰ）外傷性心室中隔穿孔．
　ⅱ）弁損傷：大動脈弁損傷が多い．
　ⅲ）冠動脈損傷：主幹部損傷では外傷性心筋梗塞，心筋虚血による心室細動，心タンポナーデによる心原性ショックによって致死的である．

3）病態生理
a）出血性ショック：血胸型
　ⅰ）心および心膜損傷が共に高度の場合．
　ⅱ）鈍的損傷では多量の血胸，穿通性損傷では体外への出血も加わる．
　ⅲ）心破裂で発生しやすい．
b）心タンポナーデ：心タンポナーデ型
　ⅰ）心タンポナーデ：心膜腔内に血液が貯留する状態をいう（図6-37）．
　ⅱ）心のう内圧の上昇によって静脈還流障害と心室拡張障害を起こす．

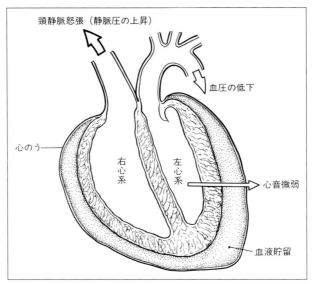

図 6-37. 心タンポナーデの病態（ベックの三徴候）

　　　ⅲ）心損傷が高度で心膜損傷が小さい場合に起こりやすい．
　　　ⅳ）血液 60〜100 mL の貯留で症状が発現，200〜500 mL で死亡する．
　　　ⅴ）主な症状は血圧下降，静脈圧上昇（頸静脈怒張），心音減弱である（ベック
　　　　　の三徴候，図 6-37）．
　　　ⅵ）診断：心膜腔穿刺による血液吸引．
　　・検案時には確実に心膜腔穿刺が行われたかの判断は難しいことが多い．
　　・死後 CT 検査で診断できることが多い．
　　　ⅶ）長期生存すると収縮性心膜炎を起こしやすい．
　　c）致死的不整脈
　　　ⅰ）心挫傷による心筋壊死，冠動脈損傷による心筋虚血などに原因する．
　　　ⅱ）長期生存者では心室瘤からも発生する．
　　d）その他
　　・弁膜損傷による弁閉鎖不全や弁口狭窄など．
　4）検案・解剖時の注意事項
　　a）受傷直後の行動能力はないことが多い．受傷後 100〜700 m 歩行したとの報
　　　　告もある．
　　b）心マッサージによる心損傷
　　　ⅰ）成人では多発肋骨骨折，胸骨骨折を伴うことがほとんどである．
　　　ⅱ）小児では肋骨骨折を伴わないこともある．

c）検案時の心膜腔穿刺
　　ⅰ）原則として行わない．行う場合には遺族の承諾を要する．
　　ⅱ）行う場合は正しい方法で行う：剣状突起下穿刺法が一般的である．
　　ⅲ）心のう内と肺からの血液とを混同しやすいので注意する．
d）剖検例では必ず組織学的検査を行う：損傷部の出血と創壁周囲心筋の収縮帯壊死が特徴的である．

k．胸部大血管損傷
1）胸部大動脈損傷
　a）好発部位（図 6-38）
　　ⅰ）起始部：心臓との結合部は抵抗力が弱い．
　　ⅱ）大動脈の可動部と脊柱前面への固定部との移行部．
　b）損傷機転
　　ⅰ）穿通性損傷：刺創，射創．
　　ⅱ）胸部の打撲，圧迫：交通外傷（ハンドル損傷，胸部轢過）．
　　ⅲ）胸部の急激な減速運動：高所からの転落，飛び降り．
　　ⅳ）大動脈破裂のメカニズム：大動脈の屈曲，伸展，捻転，大動脈内圧の急激な上昇，心臓の振子運動など．
　c）特　徴
　　ⅰ）鈍的外力：内膜の亀裂，横走する断裂（完全型，不完全型）．
　　ⅱ）起始部破裂では心タンポナーデを伴う．

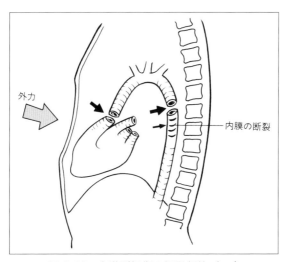

図 6-38．大動脈損傷の好発部位（→）

　　　　ⅲ）その他の部では縦隔血腫や胸腔内出血を伴う．
　　　　ⅳ）大動脈損傷単独よりは胸腔内臓器損傷を伴うことが多い．
　　　　ⅴ）受傷後，短時間の死亡例が多く，行動能力はほとんどない．
　　　d）外傷性大動脈瘤形成
　　・内膜～中膜にかけての不完全損傷の場合．
　　・仮性大動脈瘤を形成する．
　　・受傷後，長期間生存後に破裂すると，病的大動脈瘤と鑑別する必要がある．
　　　e）死　　因
　　・失血：後縦隔血腫，胸腔内出血などに原因する．
　　・心タンポナーデ：起始部の破裂による．
　2）その他の大血管
　　　a）肺動脈損傷
　　　　ⅰ）強力な胸部圧迫：胸部轢過などによる胸腔内臓器損傷．
　　　　ⅱ）肺門部裂傷時や肋骨骨折断端の刺入により形成されやすい．
　　　b）大静脈損傷：下大静脈の右房流入部で損傷されやすい．

6．腹部外傷

a．受傷機転

1）穿通性損傷：刺創，射創など
刺入口や射入口が腹部になくても，腹部外傷を伴うことがあるので注意する．
2）非穿通性損傷（鈍的外力）の場合
　　　a）交通外傷（ハンドル損傷，シートベルト損傷など），転落，足蹴りなど．
　　　b）酩酊者は腹壁の防御反応の低下によって足蹴りなどで重症例が少なくない．
　　　c）心マッサージで生じることがある：肝，胃，脾損傷．
　　　d）外表の創傷と内臓損傷の程度が必ずしも平行しない：外表に変化がなくても致死的な内臓破裂がみられることがある（特に交通外傷）．

b．病態の特徴

1）標的臓器
　　　a）実質臓器：肝，脾，腎，膵など
　　　b）管腔臓器：胃，腸管，膀胱
　　　c）大血管：大動脈，下大静脈など
2）実質臓器損傷，大血管損傷
　　　a）出血性ショックが主体である．
　　・腹腔内出血，後腹膜血腫
　　・消化管出血（吐血，下血）
　　・尿路出血（血尿）

b）腹腔内出血，後腹膜血腫
3）管腔臓器損傷
a）胃腸管破裂，化膿性腹膜炎：胆のう，膵，骨破裂でも腹膜炎は発症する．
b）エンドトキシンショック，敗血症
4）その他
a）腸間膜損傷：出血性ショックによって死亡する．
b）ゴルツの反射：上腹部への鈍的外力による，反射的心停止．迷走神経刺激による．
5）発生頻度
a）多発外傷剖検例の約70％にみられる（自験例，表6-17〔p. 482〕参照）．
b）肝，脾，腸間膜，小腸，腎，膵損傷の順で多い．
c）癒着があると，牽引され被膜剥離性損傷を起こしやすい．

c．肝損傷

肝臓は大きく，移動性に乏しいので損傷されやすい．

1）受傷機転
a）穿通性損傷（刺創，射創など）：胸部の穿通性損傷に合併していることが多い．
b）非穿通性損傷（鈍的外力）
ⅰ）右前胸部，右上腹部への外力による．
ⅱ）分娩損傷として：新生児の肝損傷．
ⅲ）心マッサージ．
ⅳ）病的肝腫大があると破裂しやすい：脂肪肝，白血病，肝癌など．
ⅴ）肝血管腫の自然破裂と混同しないこと．
2）分　類
a）被膜剥離，被膜下血腫，肝挫傷，肝挫滅．
b）好発部位：直達外力では右葉上面，急激な減速などでは鎌状靱帯や横隔膜付着部，癒着部などが牽引され，被膜剥離や肝裂傷を起こす．
c）右肋骨骨折を伴うことが多い．
3）病　態
a）出血：腹腔内出血，横隔膜下血腫．
b）組織塞栓症：肝挫滅では微小挫滅片が肺や右心房に塞栓症を起こす．
・生活反応のひとつである．
c）門脈，下大静脈，右副腎損傷を合併することがある．

d．脾損傷

a）受傷機転
ⅰ）左下前胸部，左上腹部への外力．
ⅱ）心マッサージの合併症として．

    iii）左下位肋骨骨折を伴うことが多い．
    iv）病的脾腫があると発生しやすい：白血病，マラリア，感染症など．
  b）分類
    i）被膜下血腫，被膜剥離，脾挫傷，脾挫滅などに大別される．
    ii）遅発性破裂：受傷後1～2週間以内に発生する．
    iii）被膜剥離：癒着があると，牽引され発生しやすい．
  c）病態
    i）腹腔内出血：小さな損傷でも大量に出血する．
    ii）感染への抵抗力の減弱（特に肺炎球菌）
    iii）免疫能の低下
  d）剖検時の注意点：剖検時に人工的に損傷されやすいので，摘出する前に脾損傷の有無を確認する．

e．腎損傷
1）特徴
  a）第1～2腰椎の高さにある後腹膜臓器である．
  b）心拍出量の約20％の血液が流入する．
2）受傷機転
  a）腰部，側腹部への外力．
  b）下位肋骨骨折，腰椎骨折を伴うことがある．
3）分類
  a）被膜下血腫：腎実質の損傷は軽微である．
  b）被膜下損傷（表在性損傷）：被膜損傷はなく，腎実質損傷は腎盂に達していない．
  c）腎実質損傷（深在性損傷）：被膜損傷，腎盂に達する腎実質損傷を伴うもの．後腹膜血腫，血尿を合併する．
  d）腎門部血管損傷：腎動脈，腎静脈の損傷．
4）病態
  a）出血：後腹膜血腫，腎動静脈損傷．
  b）尿のう腫：尿が後腹膜に漏れ出る．
  c）感染症：腎盂腎炎，敗血症．
  d）腎機能不全

f．膵損傷
・後腹膜に位置し，脊柱をまたいで位置するため，受傷後の症状発現が遅く，診断が困難なことが多い．
・単独損傷は少なく，胃・十二指腸破裂，腸間膜損傷などを合併しやすい．

1）受傷機転
　a）鈍的外力によるものが多い．
　b）腹部を蹴られる，踏みつけられる：特に酩酊のため腹部の防御反応が低下している時に発生しやすい．
　c）ハンドル損傷：特にバス，貨物自動車など，ハンドルの前後の傾斜の少ない場合．
　d）腹部圧迫：轢過・轢圧，下敷きなど．
　e）膵臓が鈍体と脊柱の間に挟まれて損傷される．
　f）腹部外表の打撲部位は心窩部と臍窩の間が多い．
2）分　類
　a）膵挫傷・血腫，膵裂傷（破裂），膵管損傷などに大別される．
　b）膵体部，あるいは膵尾部の完全，あるいは不完全断裂が多い．
3）病　態
　a）出　血
　　ⅰ）後腹膜血腫，腹腔内出血
　　ⅱ）血管に富み，出血しやすい
　b）消化酵素の漏出
　　ⅰ）消化酵素（トリプシン，リパーゼなど）は膵自体および周囲組織の自己消化，壊死，炎症などを引き起こす．
　　ⅱ）このため出血が増強される．
　c）ショック物質の分泌：末梢血管の拡張，毛細血管の透過性亢進，心筋抑制物質などが分泌され，ショックを招来する．
　d）感染症の合併：膵膿瘍，化膿性腹膜炎など．
4）注意点
　a）うっ血性，間質性出血を膵損傷や出血性膵炎と誤診してはならない．
　b）腹部外表の創傷は目立たないことが多い．
　c）診断が難しく，死亡率は高い．

g．腸間膜損傷

1）受傷機転
　a）穿通，鈍的のいずれの外力でも発生する．
　b）シートベルト損傷が有名である．
2）分　類
腸間膜血腫，腸間膜裂傷，腸間膜血管損傷に大別される．
3）病　態
　a）腹腔内出血が重要である．
　b）比較的太い腸間膜動脈損傷では短時間でショック状態に陥る．

c）腸管側の損傷では徐々に出血し，数時間後にショックに陥ることもある．
　　　d）単独損傷でも出血性ショックで死亡する．
　　　e）行動能力は保たれていることが多い．
　h．消化管損傷
　1）胃損傷
　　a）受傷機転
　　　ⅰ）移動性に富み，肋弓縁で保護されているので，鈍的損傷は少ない．
　　　ⅱ）ほとんどが刺創や射創による．
　　　ⅲ）胸部刺創や射創に合併することがある．
　　　ⅳ）食後の充満時には破裂しやすい．
　　　ⅴ）心マッサージによる損傷：特に小児で発生しやすい．
　　b）分　類
　　　ⅰ）非穿通性損傷：胃壁内血腫
　　　ⅱ）穿通性損傷：胃破裂
　　c）病　態
　　　ⅰ）出血：消化管出血，腹腔内出血
　　　ⅱ）急性化膿性腹膜炎：穿通性損傷
　　d）注意点
　　　ⅰ）マロリー・ワイス Mallory-Weiss 症候群：胃小弯側，特に食道胃接合部小弯側を上下方向に走る粘膜亀裂．二条以上のこともある．頭部外傷その他の外傷による頻回の嘔吐で発生することがあり，胃損傷と鑑別する．
　　　ⅱ）ストレス性潰瘍：頭部外傷や熱傷で発生しやすい．病的な消化性胃潰瘍と鑑別する．
　2）十二指腸損傷
　　a）受傷機転
　　　ⅰ）深部（後腹膜腔）にあるが，膵に固定され，移動性に乏しい．
　　　ⅱ）膵損傷に合併することが多い（約 50％）．
　　　ⅲ）鈍的外力と脊柱との間で圧挫される：ハンドル損傷が多い．
　　　ⅳ）損傷部は後腹膜部に多い：第2部からトライツ靱帯まで（後腹膜破裂）．
　　　ⅴ）急激な十二指腸内圧の上昇による破裂：ハンドル損傷で多い．
　　b）分　類
　　　ⅰ）十二指腸壁内血腫：非穿通性損傷
　　　ⅱ）十二指腸破裂：脊柱との圧挫によることが多い．
　　c）病　態
　　　ⅰ）出血：後腹膜血腫，腹腔内出血
　　　ⅱ）急性化膿性腹膜炎：十二指腸破裂

ⅲ）後腹膜気腫：十二指腸からの空気の漏出による．
  ⅳ）周囲組織の融解壊死：十二指腸からの膵液の漏出による．
  ⅴ）後腹膜腔への胆汁漏出
  ⅵ）ストレス潰瘍：第1部（上行部）にできやすい．
3）小腸，大腸，直腸損傷
  a）受傷機転：鈍的外力の場合
    ⅰ）シートベルト損傷，蹴られるなど．
    ⅱ）空腸起始部，回盲部に好発する：固定部との移行部で多い．
    ⅲ）骨盤による保護のため直腸損傷の頻度は低い．
    ⅳ）癒着部で発生しやすい：固定されるため．
    ⅴ）創傷部は1か所とは限らない．
  b）形　態
    ⅰ）小破裂：部分的破裂
    ⅱ）大破裂：腸管全周，腸間膜に及ぶ．
    ⅲ）多発損傷：大，小破裂の多発．
  c）病　態
    ⅰ）急性化膿性腹膜炎：腸内容の漏出による．
    ⅱ）感染性ショック：エンドトキシン＊ショックと敗血症性ショックが主体．
      ①　ショックの初期には末梢血管拡張と心拍出量増大のため，血圧が低下しても皮膚は温かい（warm shock）．
      ②　末期になると，膵からの心筋抑制物質の作用などによって心拍出量も減少し，末梢循環不全を起こして血圧は低下し，皮膚も冷たくなる（cold shock）．
ⅰ．腹部大動脈，下大静脈損傷
  a）鈍的外力，穿通性損傷のいずれでも発生する．
  b）病態は出血が主体である．
    ⅰ）腹腔内出血，後腹膜血腫．
    ⅱ）失血，出血性ショックで約80％は短時間で死亡する：行動能力はないことが多い．
  c）後腹膜血腫
    ⅰ）後腹膜腔へ大量出血し，血腫を形成した状態をいう．
    ⅱ）出血量は2,000～4,000 mLに及び，出血性ショックをもたらす．
    ⅲ）原因：腹部大動脈，大静脈損傷，十二指腸，膵損傷，骨盤骨折，尿管，膀胱損傷．

＊ エンドトキシン：グラム陰性菌の内毒素で，グラム陰性菌の細胞由来リポ多糖類．大腸菌などの菌体が崩壊すると出現する．

j．腹部コンパートメント症候群

腹腔内出血，後腹膜血腫など大量の場合，腹腔内圧が上昇し，腹腔内臓器の虚血，静脈還流障害，横隔膜挙上などによる障害をいう．

7．骨盤骨折

a．受傷機転
1）交通事故，墜転落で多い：特に歩行者の衝突創としてよくみられる．
2）直達外力：腰部，殿部，下腹部への外力．
3）介達外力：大腿部，下肢の突きあげや捻転．
4）多発外傷の一部であることが多い．

b．損傷形態
1）骨盤骨折
2）骨盤隣接臓器の損傷：膀胱，尿管，尿道，子宮など．
3）骨盤領域の血管損傷：総腸骨動静脈，内外腸骨動静脈，これらからの分枝．
4）骨盤周囲の軟部組織損傷．

c．骨盤骨折の種類（図6-39）

骨盤環の単純骨折と離開骨折に大別される．特徴的な骨盤骨折を以下に列挙した．

1）寛骨臼骨折（中心性脱臼骨折）
　a）乗用車の衝突事故でみられる（ダッシュボード骨折）．
　b）大腿骨骨頭が股関節の寛骨臼を中心側に打ち抜くように骨折させ脱臼する．
　c）下肢の短縮がみられる．

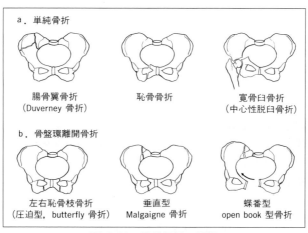

図6-39．骨盤骨折の種類

2）左右恥骨枝骨折（バタフライ butterfly 骨折）
  a）圧迫型骨折の一種である．
  b）下部尿路損傷の合併率が高い．
3）骨盤半側骨折（マルゲーヌ Malgaigne 骨折）
  ・恥骨結合離開，上下恥骨枝骨などによる前方骨盤環離開と，仙腸関節離開，腸骨翼骨折などによる後方骨盤環離開の両方を伴うもの．
4）恥骨結合離開（オープンブック open book 型骨折）
  ・下部尿路損傷を伴いやすい．

d．病態と合併症
1）出血：後腹膜血腫，腹腔内出血．
  a）骨盤領域の動静脈損傷による．
  b）特にマルゲーヌ骨折で多量出血する．
  c）2,000〜4,000 mL の後腹膜血腫が認められる．
  d）出血性ショックで死亡する．
2）合併症
  a）膀胱破裂
    ⅰ）腹膜外破裂と腹膜内破裂に大別される．
    ⅱ）血尿が認められる．
    ⅲ）尿浸潤：腹膜炎を起こすことがある．
  b）尿道損傷
  c）腹腔内臓器損傷
  ・直腸，S字結腸損傷→急性腹膜炎，エンドトキシンショック．

e．死体検案時の注意点
1）下肢の短縮：中心性脱臼骨折を疑う．
2）下肢の異常肢位：外旋，内旋があれば，骨盤環離開骨折を疑う．
3）恥骨丘部を指で押す：陥凹すれば，恥骨結合離開を疑う．
4）両手を腸骨翼に当て，圧迫と伸展を繰り返す．異常可動性があれば，骨盤環の離開を疑う．
5）血尿があれば，骨盤骨折による尿路損傷を疑う．

8．四肢損傷

a．損傷形態
1）四肢骨骨折：バンパー創が有名である．
2）血管損傷：比較的太い動静脈損傷．
3）軟部組織損傷：デコルマン，広範囲皮膚剝脱など．
4）合併症：破傷風など感染症，脂肪塞栓症，外傷性静脈血栓症と肺血栓塞栓症．

b．病　態
1）出血：大腿動脈，腋窩動脈など比較的太い動静脈損傷．
2）感染：開放性骨折からの感染が重要である．
・破傷風，ガス壊疽，敗血症．
3）塞栓症
a）静脈損傷：空気塞栓症
b）骨折：脂肪塞栓症
c）打撲などによる下肢静脈血栓症：肺動脈血栓塞栓症

9．多発外傷

a．定　義
身体に複雑かつ強力な外力が作用し，頭部，顔面，頸部，胸部，腹部，骨盤・四肢

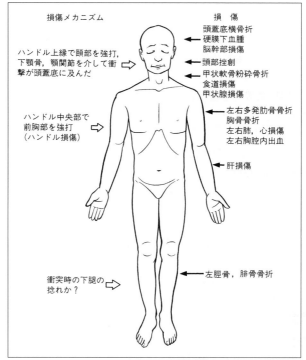

80歳，男性．乗用車を70～80 km/hで運転中，石垣に衝突した．シートベルトは装着していなかった．現場で死亡．
損傷部位組み合わせ：頭部＋頸部＋胸部＋腹部＋骨盤・四肢外傷

図 6-40．多発外傷の1例

部などの身体部位の2つ以上に骨折，内臓損傷などの重度損傷がみられる場合をいう（図 6-40）．（AIS 3 以上，後述）
1）ひとつの身体部位にのみ損傷が認められる場合を単独（単発）外傷という．
2）臨床領域では頭部と頸部，あるいは顔面と頸部を組み合わせ，ひとつの身体部位とすることもある．

b．受傷機転
1）交通事故が圧倒的に多い：一次，二次および三次損傷（「交通外傷の一般的特徴」p. 119 参照）．
2）墜落，転落．
3）その他：飛行機事故，家屋の下敷きなど．

c．特徴と重要性
1）重症外傷が多い．
a）受傷後，短時間で死亡しやすい（現場死）．
b）着院時心肺停止状態（CPAOA）が多い．
c）救急医療を受けても救命率が低い．
2）外表の創傷の有無・程度と，臓器損傷の有無・程度とが必ずしも平行しない．
a）臨床診断が難しい．
b）臨床診断と剖検診断の不一致がみられる（約20％）．
c）検案のみで正確な死因の把握が難しい．
d）このため誤診，治療不十分などで医事紛争の原因となることもある．

d．病　態
主な病態を図 6-41 に示した．

e．検案時の死因の推定
1）頸椎・頸髄損傷と腹部外傷は見落とされやすい．
a）死体の外表検査のみでは診断が難しい．
b）臨床領域と剖検例とで頻度に差異がみられる（表 6-17）．
2）頭部外傷と頸椎・頸髄損傷の合併例に注意する．
a）頭部外傷例の約7％に頸椎・頸髄損傷を，頸椎・頸髄損傷の約40％に頭部外傷を合併している．
b）頭部，顔面への外力（特に前頭部，前額部，下顎部）では頭部外傷にのみ目を奪われないよう注意する．
3）損傷部位別では胸部外傷を含むものが最も多く，腹部外傷，頭部外傷の順である（表 6-17）．
・単独外傷では頭部外傷が最も多い．
4）損傷臓器組み合わせ別では，刺創や射創では「胸部＋腹部外傷」が，交通外傷では「頭部＋胸部＋腹部＋骨盤・四肢外傷」が最も多い．

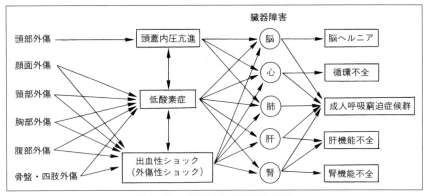

図 6-41. 多発外傷の複雑な病態

表 6-17. 多発外傷自験例 247 例における損傷部位別頻度

損傷部位	多発外傷総数に対する割合（%）
頭部外傷を含むもの	52.0 (56.9)*
顔面・頸部外傷を含むもの	23.4 (7.6)
胸部外傷を含むもの	88.3 (60.0)
腹部外傷を含むもの	70.6 (36.6)
骨盤・四肢外傷を含むもの	49.2 (70.3)
多数の皮膚損傷を伴うもの	47.6

* （　）内は救命救急センターにおける頻度

(大塚敏文著「外傷」より)

表 6-18. 主な骨折における推定出血量

骨　　折	推定出血量（mL）
肋骨（体）	100/本
上腕骨	100～ 500
橈骨＋尺骨	50～ 400
骨盤	1,000～4,000
大腿骨	500～1000
脛骨＋腓骨	300～ 500

5）多発骨折のみでも十分に出血性ショックを招来する出血量になる（**表 6-18**）．
6）損傷臓器の推定には外表の創傷のみならず，事故の状況，受傷機序などを十分参考とする．

7）合併症，基礎疾患の保有者か否か（特に高齢者）にも注意する．
a）外因死か病死かの判断が重要となる．
b）受傷後，短時間の死亡は気道内血液吸引，両側気胸などの合併に注意する．
c）治療中の死亡例では，全身性脂肪塞栓症，感染症（気管支肺炎，腹膜炎，髄膜炎，破傷風，ガス壊疽，縦隔炎など），ストレス潰瘍，肺血栓塞栓症などに注意する．

f．重症度の概算

交通外傷の調査，研究のためにアメリカの自動車医学振興協会が刊行する人体傷害度（AIS）を用いて外傷の重症度を判定できる（現在，AIS-90 Update 98 が最新）．

1）AIS は人体を 6 部位に大別し，各部位の損傷に 1〜6 段階の AIS スコアを与える．
   1：軽症
   2：中等症
   3：重症であるが，生命の危険はない．
   4：重症で生命の危険を伴う．
   5：重篤で生命が危ない．
   6：最重症（必ず死亡する）．
2）3 点以上の損傷部位が 2 つ以上ある場合を多発外傷とする．
3）各損傷部位の最高点を選び，その上位 3 つをそれぞれ 2 乗して加えた数を重症度（ISS）スコアという：$ISS = (AIS_1)^2 + (AIS_2)^2 + (AIS_3)^2$
4）AIS＝6 は自動的に ISS＝75 とする．
5）AIS＝6 には頭蓋骨紛砕骨折，脳幹部挫滅・裂傷，断頭，C3 以上の脊髄完全離断，大動脈完全切断，広範の胸部挫滅，腹部完全離断，体表の 90％以上の 2 度または 3 度火傷などが含まれる．
6）図 6-41 の多発外傷例の重症度の概算を表 6-19 に示す．
7）ISS は死亡率と相関し，高い ISS スコアは予後不良を意味する．
8）交通外傷剖検例の平均 ISS スコアは，短時間死亡群で 57.9±17.7，加療群で 34.8±12.9 であった（自験例 132 例）．

表 6-19. 多発外傷の重症度とその評価（AIS 85 と ISS）（図 6-40 の記入例）

AIS		1 MINOR	2 MODERATE	3 SEVERE	4 SEVERE	5 CRITICAL	A.I.S. SCORE
頭部/頸部		★頭部外傷に伴う頭痛/眩暈 ★骨折脱臼を伴わない頸椎のずれ	★1時間未満の意識消失 ★事故による健忘症 ★呼び掛けに反応する傾眠・昏迷・感覚鈍麻 ★頭蓋冠骨骨折 ★甲状腺打撲	★1〜6時間の意識消失 ★神経症状を伴う1時間未満の意識消失 ★頭蓋底骨折 ★頭蓋冠粉砕または陥没骨折 ★脳挫傷、クモ膜下出血 ★胸椎内膜裂傷/頭損傷 ★頸動脈突起または横突起の脱白または骨折 ★喉頭・咽頭挫傷 ★頸髄損傷 ★頸椎椎間板・椎弓または関節面の脱白または骨折または20%を超える頸椎圧迫骨折	★6〜24時間の意識消失 ★神経症状を伴う1〜6時間以内の意識消失 ★痛覚刺激のみに対する反応 ★2 cmを超える頭蓋冠陥没骨折・硬膜裂傷・脳損傷 ★100 mL以下の頭蓋内血腫 ★不完全頸髄損傷 ★喉頭の挫滅 ★神経症状を伴う頸動脈内裂傷/血栓形成	★異常運動を伴う意識消失 ★24時間を超える意識消失 ★脳幹部損傷 ★100 mLを超える頭蓋内血腫 ★C4以下の完全頸髄損傷	5 （二乗） 25
顔面		★角膜擦過傷 ★舌裂傷 ★鼻・下顎枝の骨折/剥離/または脱臼 ★歯牙の骨折/剥離/または脱臼	★頸骨・眼窩・下顎骨突起の骨折または関節突起の骨折 ★LeFort I型の骨折 ★強膜・角膜の裂傷	★神経の裂傷 ★LeFort II型の骨折	★LeFort III型の骨折		（二重）
胸部		★肋骨骨折 ★胸椎のずれ ★胸骨打撲 血胸・気胸または血気縦隔を伴う場合・AIS 1を加える	★2〜3本の肋骨骨折 ★胸骨骨折 ★胸椎棘突起または横突起の脱白または骨折 ★椎体の20％以下の軽度の圧迫骨折	★4本以上の肋骨骨折 ★1葉に留まる肺挫傷/裂傷 ★片側の血胸・気胸 ★縦隔膜破裂 ★鎖骨下または無名動脈の内膜裂傷/軽度の裂傷/血栓形成 ★軽度の大気の吸引 ★胸椎椎間板・椎白または関節面の脱白または骨折 ★1椎体または20％以上の胸椎圧迫骨折 ★一過性の神経症状を伴う脊髄挫傷	★多葉におよぶ肺性挫傷または裂傷 ★血・気縦隔 ★両側性の血・気胸 ★胸壁損傷 ★心筋挫傷 ★緊張性気胸 ★気管骨折 ★1000 mLを超える血胸 ★大動脈内膜裂傷 ★鎖骨下動脈または無名動脈の高度裂傷 ★不完全脊髄損傷	★緊張性気胸・血気縦隔または1000 mLを超えるまたに多数に及ぶ肺裂傷を伴う多発性の大動脈損傷 ★高度の大動脈損傷 ★心裂傷 ★気管支/気管破裂 ★人工呼吸器の必要な胸壁動揺/火傷破裂 ★喉頭-気管断裂 ★脊髄裂傷または完全脊髄損傷	4 （二乗） 16

484

部位						点
腹部	★陰嚢・腔・陰唇・会陰部の擦過傷・挫傷・浅い裂傷 ★腰椎のずれ ★血尿	★胃・腸間膜・小腸・膀胱・尿道・尿管の挫傷・浅い裂傷 ★肝・脾・腎・膵・膝の軽度の挫傷/裂傷 ★十二指腸・結腸・直腸の漿膜裂起または横突起の脱白または20%以下の圧迫骨折 ★神経根損傷	★十二指腸・結腸/直腸の浅い裂傷 ★小腸・腸間膜・膀胱・尿道/尿管の穿孔 ★大血管からの軽度の裂傷または腎/肝/脾/膵からの1000mLを超える腹腔内出血 ★腰椎椎突起または椎体の20%以上の圧迫骨折 ★後腹膜下血腫 ★腰椎椎間板・関節面または椎弓の脱臼または骨折 ★1椎体または骨折・脊髄震盪症状を伴う脊髄挫傷±出血	★胃/十二指腸・結腸/直腸の穿孔 ★胃・膀胱・尿道/尿管の大きな穿孔 ★高度の肝裂傷 ★腸骨動脈または静脈の高度の裂傷 ★不完全脊髄離断 ★胎盤剥離	★十二指腸・結腸・直腸の大きな裂傷または著しい腹腔内破裂による汚染 ★肝/脾/腎/膵の複合破裂 ★完全脊髄損傷	4 (二乗) 16
四肢	★肘・肩・手首・足首の挫創 ★指・趾の骨折/脱臼 ★肩鎖・肩・肘・手・足・踵関節のずれ 骨折が開放性、粉砕の場合AIS 1を加える	★上腕骨・橈骨・尺骨・手根骨・鎖骨・肩甲骨・踵骨・手根中足骨・中足骨・踵骨の骨折 または肩甲骨の単純骨折 ★肘・手・肩・肩鎖関節の脱臼 ★筋肉/腱の高度裂傷 ★腋窩・上腕・膝窩動脈・腋窩・大腿・膝窩静脈の挫傷 裂傷/軽度の裂傷	★骨盤幹粋骨折 ★大腿骨骨折 ★手・足・膝・股関節の脱臼 中足より上部または上肢の切断 ★膝の靭帯の断裂 ★坐骨神経の裂傷 ★大腿動脈または膝窩動脈・腋窩または膝窩静脈の高度の裂傷土血腫形成	★多発性骨盤粉砕骨折 ★膝より上部の外傷性切断/挫減 ★大腿動脈または上腕動脈の高度の裂傷	★開放性骨盤粉砕骨折	2 (二乗)
外表	★100%に至る1度火傷 ★10%未満の2度火傷または3度火傷/脱手袋損傷 ★顔面/手で25cm以下・体幹部で50cm以下の擦過傷/挫傷 ★顔面/手で5cm以下・体幹部で10cm以下の浅い裂傷	★10〜19%に及ぶ2度または3度火傷または手袋損傷 ★顔面または手で25cm・体幹部より50cmより大きな擦過傷/挫傷 ★顔面または手で5cm・体幹部で10cmより大きな裂傷	★20〜29%に及ぶ2度または3度火傷または脱手袋損傷	★30〜39%に及ぶ2度または3度火傷または脱手袋損傷	★40〜89%に及ぶ2度または3度火傷または脱手袋損傷	2 (二乗)

AIS=6（ISS=75）
頭部・頚部 ★頭蓋骨粉砕骨折
★脳幹部の挫滅・裂傷
★断頭
★脊髄挫滅/裂傷またはC3以上の骨折に伴う脊髄完全離断

胸部 ★大動脈の完全切断
★広範な胸部の挫滅

腹部 ★胴体完全離断

外表 ★90%以上に及ぶ2度または3度火傷

ISS=57
(25+16+16)

Chapter 7
物体検査

　犯罪や事故現場などに残された斑痕，その他の物体を法医鑑識科学的に検査することをいう．人体由来の物体では個人識別が主体となる．わが国では，ほとんどの物体検査は科学警察研究所や警察の科学捜査研究所で行われるため，法医学者や検案医が行う機会は少ない．解剖医や検案医は検査材料の採取，時には現場保存に協力することが多い．

1．一般的事項

a．重要性
物的証拠，個人識別の根拠，犯罪の立証などを通して犯罪捜査の進行に役立つ．

b．検査材料
1) 人体構成成分：血液（痕），毛，歯，組織片など．
2) 人体の分泌物・排泄物：精液，唾液，糞便，乳汁，月経血など．
3) 指紋・掌紋：咬痕（歯痕），口唇紋など．
4) 着衣や付着物
5) 凶器，その付着物
6) その他：医薬品，毒物，筆跡，印鑑など．

c．検査材料取り扱い上の注意事項
1) 貴重な物的証拠である．
・再入手不可能なため，採取から保存，検査まで慎重に取り扱う．
2) 記録の重要性．
・現場，検査前，検査中に写真撮影，図示，文章による記録を残す．
3) 汚染の防止：検体には素手で触れない．
　a) 汗や指紋に ABO 式血液型物質が存在するので，検体は必ず手袋やピンセットで扱う．
　b) 試料間の接触，混合を避ける．
4) 付着した試料の採取：着衣に付着した試料では，付着部位がわかるように原形を残し採取する．

⚠ 対照試料も同時に採取する.
5) 個々の検体はたとえ微量であっても混ぜないこと.
6) 採取後は可及的早急に，かつ最少限の量で検査する.
7) 検体を適切に保存する.
・検体には必ず命名し，取り違いを避ける.

d．検案時の注意事項
わが国では，犯罪現場や事故現場での物体の採取，記録，保存は警察が行い，検案医が行う機会は少ない.
1) 現場での試料の取り扱いは立会官の指示に従う.
2) 死体検案時に発見した試料は，速やかに立会官に報告し，記録，採取，保存する.
3) 死体検案中はできるかぎり証拠保全に協力する.

2．血痕検査
死体，器物，壁，衣類などの物体表面に付着している血液を血痕という.

a．検査事項
1) 形状（図 7-1）
   a) 飛沫痕：飛散方向に感嘆符状の形成を伴う.
   b) 滴下痕（落下痕）：垂直に落下すると，高さによって円形～金米糖状まで変化する.
   c) 流下痕：歩行時の落下では類楕円形で，歩行方向に点状血痕を伴う．壁に飛散した場合は帯状となり，下端は滴状となる.
   d) 擦過痕：血液の付着した物体で擦過された場合をいう.
2) 血痕検査（後述）
   a) 血痕か否か（予試験，確認試験）
   b) ヒトの血液か否か（人獣鑑別）
   c) 人血であれば，血液型，性別，出血源，出血量，陳旧度などを検査する.
   d) DNA 分析：人獣鑑別，性別判定，DNA タイピング
3) 出血量の推定
   ・血色素量や窒素量を対照血と比較して概算する.
4) 出血部位の推定
   a) 月経血：希薄で腟上皮細胞を混在する．ルゴール染色法，フィブリン平板法.
   b) 喀血：赤色．気道粘膜の上皮細胞の存在.
   c) 吐血：コーヒー残渣状．胃や食道上皮細胞の存在，pH が酸性傾向を示す.
   d) 鼻出血：円柱上皮細胞，鼻毛などが混在する.

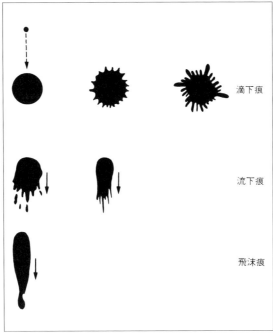

図 7-1. 主な血痕の形状

5) 血痕の陳旧度
 a) 色調：(暗) 赤色→赤褐色→褐色→帯緑褐色→帯黄緑色→黄色 (約2週間)．ヘモグロビンがメトヘモグロビン，ヘマチンへと変化するためである．
 b) 転写の可能性：1～2時間で不可能となる．
 c) その他：塩素量の測定，溶解度の検査など．
6) 生前血か，死体血か
血痕は生前の出血か，死体からの出血かを判定する．
　❗ 酵素抗体法：ミオグロビン，フィブリノーゲンなどを指標とする (筆者)．
7) 胎児血か否か
新生児の血液には胎児型ヘモグロビン (HbF) が70～80％含まれている．
 a) 免疫学的検査：抗 HbF 抗体を用いた沈降反応．
 b) 化学的検査：HbF がアルカリ性に対し抵抗性がある点を利用した方法．
 c) 電気泳動法：HbF は成人型 Hb と比べ，易動度が遅い点を利用する．

b．予試験 (表7-1)
血痕か否かの見当をつける．

表 7-1. 血痕予試験

検査法	感度	特異性	陽性の判定	備考
ロイコマラカイト緑試験	高い	高い	緑〜暗緑色	顕在血痕で最も一般的に使用
過酸化水素法	低い	低い	白色泡沫状	黒色物体上における血痕の発見に有利
ルミノール試験	かなり高い	高い	青白い蛍光	潜在血痕に一般的に使用
ヘマトポルフィリン蛍光試験	高い	高い	橙紅色の蛍光	陳旧血痕に有用

ヘモグロビンの触媒作用の有無を検査する方法が一般的である.
・特異性は低くても感度の高い方法が用いられる.

c．確認試験（実性試験）

血痕か否か確認する.

血液の特異成分を証明する．以前はヘモグロビンに特異的な結晶を形成させる方法が主体であった．最近では免疫学的方法と DNA 分析が主体である.

［例］ ヘモクロモーゲン結晶試験（高山法）

・この両者では人血か否かの確認も同時に行うことができる.

d．ヒトの血液か（人血証明法）

検体が血痕であることを確認した後に行う.

・状況によっては予備および確認試験を省略し，人血試験を行ってもよい.

1）抗血清を用いた免疫血清学的方法

ヒト血液成分に対する抗血清を用いた沈降反応や凝集反応による.

　a）沈降反応：ゲル内沈降反応がよい.
　b）抗血清：抗ヒト Hb 血清，抗ヒトアルブミン血清，抗ヒト IgG 血清など.
　c）凝集反応：抗ヒト赤血球血清.

2）等電点分画電気泳動法

　a）ヒトや各種動物で特有の泳動パターンを示す.
　b）ヒト血とニホンザル血との鑑別も可能である.
　c）腐敗血痕や陳旧血痕には適用できない.

3）DNA 分析（「DNA 分析」p.337 参照）

e．血液型の判定

血痕検査の最終目的のひとつで，個人識別のために重要である.

・詳細は「血痕検査マニュアル」（1988, 日本法医学会）を参照.

1）検査の種類
　a）抗原証明法（おもて試験）
　b）抗体証明法（うら試験）
　c）吸収試験（凝集阻止試験）
　d）混合凝集反応
　e）解離試験
2）検査法の適応
　a）新鮮血痕では凝集反応（おもて試験）が可能である．
　b）血痕量が多い場合には吸収試験，少ない場合は解離試験や混合凝集反応が行われている．
　c）各検査法の長所と短所（**表 7-2**）．
　d）使用する抗血清は活性などを十分に吟味する．
3）検査可能な血液型
　a）通常は ABO 式と Rh 式血液型である．
　b）条件によって赤血球型，赤血球酵素型，血清型の検査も可能である．
　c）DNA 分析：PCR 法を応用すれば，微量，陳旧血痕から ABO 式，HLA-DQα 型などの判定が可能である．

f．血痕からの性別判定

通常の性別判定法（「性別判定」p.322 参照）．
　1）通常 3〜6 か月は判定可能である（保存状態による）．
　2）DNA 分析の応用．

表 7-2．血痕の血液型判定方法の長所と短所

（「血痕検査マニュアル」より引用）

	吸収試験	解離試験	混合凝集試験	免疫組織化学的検査
特異性	優れる	優れる	やや難	やや難
感度	低い	高い	非常に高い	高い
型判定	最も明瞭	明瞭	やや不明瞭	やや不明瞭
検査し得る抗原	少ない	多い	少ない	少ない
指示血球	要	要	要	不要
手技	非常に簡単	簡単	熟練を要す	熟練を要す
その他	半定量的	反復検査可能	抗原局在が判明	抗原局在が判明

従来の polyclonal antibody を用いた場合の成績である．

3．精液検査
a．法医学的意義
1）性的犯罪の証明：強姦や強制わいせつ被疑事件がほとんどである．
2）男性不妊症の証明：親子鑑定に応用される．
3）個人識別

b．検査対象
1）腟内容
2）子宮頸管内容
3）子宮体部・腟内容（死体の場合）
4）外陰部や陰毛
5）口腔内容（口腔内射精が疑われる場合）
6）肛門（男性同性愛者の場合）
7）その他の身体部位：大腿内側など
8）着衣，寝具，ティッシュペーパーなど（精液斑）
9）その他：コンドーム中の精液など

c．精液の一般的事項
1）**精液とは**（図 7-2）
射精によって放出された精子と付属生殖腺の分泌物との混合液をいう．
 a）付属生殖腺：精巣上体，精管，精のう，前立腺，尿道腺など．
 b）無精子症では精子を含まない．

2）**射精量**（3～8 mL）
年齢，射精回数などによって個体差がある．

3）**肉眼的性状**
乳白色，粘稠，弱アルカリ性（pH 7.2～7.4），特有の精液臭がある．
 a）有形成分（精子）が約 10％，液体成分が 90％を占める．
 b）射精直後はすぐ凝固するが，20 分前後で液状となる（液化）．
 c）精液の液化
  精のうや前立腺から分泌された凝固酵素によっていったん凝固した精液が，前立腺からのタンパク分解酵素によって再び液状となることをいう．ヒトに特有の現象とされている．

4）**腟内射精後の精子**
・運動速度：2～3 mm/分．5 分で子宮頸部，30 分で子宮体部に到達する．
・生存時間：1～40 時間（射精量，濃度，腟の状況により異なる）．

5）**組　成**
 a）有形成分：精液の約 10％

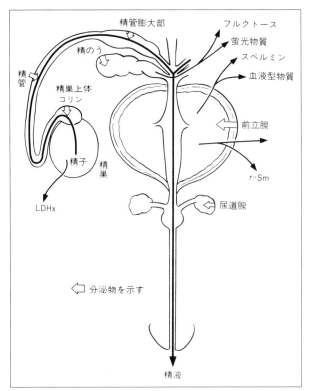

図 7-2. 精液成分の由来

 ⅰ) 精子がほとんどであり，少数の脱落上皮細胞を含む．
 ⅱ) 精液中の精子の濃度：60〜100×10^{6}個/mL
 ⅲ) 精子減少症：60×10^{6}個/mL 以下をいう．受精能力低下の一因となる．
 ⅳ) 精子は頭部，中片（頸部と結合部），尾部よりなり，全長は 45〜55 μm である．
b) 液体成分（精漿）：精液の約 90% を占める．
 ⅰ) 各種付属生殖腺からの分泌液：精漿の約 60% が精のう，30% が前立腺，10% がその他からの分泌液である．
 ⅱ) 精管膨大部および精のう分泌液：ゼリー状で濃い．
 ⅲ) 前立腺からの分泌液：乳白色液状で精液臭を伴う．
 ⅳ) 尿道腺からの分泌液：無色透明な粘稠液である．
 ⅴ) 射精される順序：尿道腺→精子＋前立腺→精管＋精巣上体→精のう．
 ⅵ) タンパク質

① 精漿中 35〜55 mg/mL
② 血清タンパク由来のもの：アルブミン，グロブリンなど
③ 精漿特異的タンパク：γ-セミノプロテイン（γ-Sm，前立腺由来），β-ミクロセミノプロテイン（β-MSP）

vii）酵素
① 酸性ホスファターゼ：他の分泌液や体液よりも活性が著しく高いため精液検査に応用される．前立腺由来である．
② 乳酸脱水素酵素（LDH）：精漿中 LDH のアイソザイムのうち，LDHx（精子由来）が 20〜50％を占め，精液検査に有用である．その他の LDH_2 や LDH_3 は前立腺由来である．
③ タンパク分解酵素：精液の液化に関与している．

viii）血液型物質：個人識別に応用される．

ix）コリン：精巣上体からのコリン誘導体の分解により生じ，射精後 48 時間で最大となる．

x）スペルミン：前立腺由来のポリアミンの 1 種である．

d．精液（斑）の証明法

1）**肉眼的検査**（精液検査を行うか否かの判断に重要である）

a）性　状
　i）新鮮な精液：前項参照のこと．
　ii）精液斑：布類では淡黄白色地図状でゴワゴワした硬さを呈す．加温加湿すると精液臭がある．体表ではウロコ状で光沢がある．

2）**蛍光分析（紫外線検査）**（精液斑の有無をチェックするのに便利である）

a）精液中の青白色（核酸由来）や黄緑色（ビタミン B_2 由来）の蛍光物質が指標となる．
b）最近では洗剤中に蛍光物質が含まれているので，実用には注意を要する．
c）精液斑予備試験として局在をみるのに便利である．

3）**結晶試験法**（精液予備試験）

　いずれも精漿中のコリン（フローレンス法）やスペルミン（バルベリオ法，プラーネン法，スチフィン酸法）の結晶試験である．鋭敏度ではフローレンス法，特異性ではプラーネン法がすぐれている．

4）**酸性ホスファターゼ試験**（重要である）

a）特異性
　i）ヒト精液で著しく高い活性を示す．
　ii）無精子症でも活性の低下がみられない．
　iii）本試験陽性であれば，精液の可能性が高い．
　iv）腟挿入避妊薬で偽陽性を示すものがあり，注意する．

b）検出限界
　ⅰ）新鮮精液：10,000倍希釈でも検出可能である．
　ⅱ）経時的限界
　①生体腔内：約24時間で陰性化する．
　②死体腔内：2～3日，長くても1週間で陰性化する．
　③乾燥精液斑：8か月位から反応が減弱化し，8年目でも陽性を示す（須山）．
c）検査法
　ⅰ）原理：精漿中の酸性アルカリホスファターゼに酸性基質を作用させ，遊離したフェノールやナフチール基を呈色反応で検出する．
　ⅱ）SM試験（須山）による方法
　　SM試薬（市販）0.4 gを0.2 Mクエン酸緩衝液（pH 5.0）100 mLに溶解し，濾過．冷所保存で1週間使用可能である．
　①滴下法：検体を濾紙に転写し，これにSM試薬1滴を滴下する．陽性は濃い紫色を呈する．
　②噴霧法：SM試薬を8倍に希釈し，検体に噴霧する．陽性は鮮紫色を呈す．
　③テストペーパー法
　　・テストペーパー：濾紙にSM試薬を滴下し乾燥させたもの．冷暗所保存で3週間使用可能である．
　　・方法：テストペーパー上に検体を置き，蒸留水1滴を滴下する，陽性：鮮紫色．
　④浸出法：検体の浸出液に試薬を加える方法．

5）LDHアイソザイム検査
デンプンゲル電気泳動法による．精液であれば，精子由来LDHxがLDH_3とLDH_4の間に検出される．
　・無精子症では認められない．

6）精漿特異物質の証明
抗ヒト精漿抗体，抗γ-Sm抗体，抗ヒト前立腺酸性ホスファターゼ抗体などを用いて対応するヒト精液特異物質を検出する．
　a）検査試料：浸出液，セロテープ法
　b）方法：免疫沈降反応（重層法，ゲル内拡散法），免疫電気泳動法，酸素抗体法など．

7）精子の証明
精子が証明されれば，精液であることの確証となる．
　・無精子症，精管結紮術を施された者では精子は検出されず，精漿の証明に全力を尽す．
　・性交が行われてもコンドーム使用であれば精子，精漿とも検出されない．
　・精子は完全な形のこともあれば，頭部のみが認められることもある．

- 検出可能期間：運動性のある精子は射精後5時間前後，運動性はないが，完全な形のものは24時間前後．死体では1〜2週間まで証明可能．
a）無染色法：新鮮精液（斑）や精液斑浸出液の沈渣をそのまま鏡検する．
b）染色法
　ⅰ）検体の調整
　① 検体の調整
　② 浸出液の沈渣の塗抹標本：精液斑の場合に用いられる．
　③ 腟内容の塗抹標本
　④ セロテープ法：両面テープの1面に検体を粘着させ，他面でスライドグラスに貼布する．
　ⅱ）固定方法
　① 火焔固定
　② メタノール固定
　ⅲ）ヘマトキシリン・エオジン（HE）染色（黒岩法）
　① 通常の病理組織標本の場合と同様に行う．
　② 染色結果：頭部前半が淡青色，後半が濃青色，尾部が淡紅色を呈す．
　・ほとんどHE染色で十分である．
　ⅳ）プロテイナーゼKによる前処理（長崎大，岩崎ら）
　① 腟内容からの精子検出に有用である．
　② プロテイナーゼKでの前処理によって腟上皮細胞を破壊し精子のみを残す．
　③ 鏡検によって精子を探しやすい（特に少数の場合）．
　④ 血液型抗原を破壊せず，精子のみの個人識別がクリアカットに可能となる．
　ⅳ）その他の染色法：バエッキー法，松倉法，コリン・ストッキス染色などがあるが実際にはほとんど用いられていない．
　ⅴ）剖検時の簡便法
　① 腟や子宮頸部などから検体採取後，スライドガラスに塗抹する．
　② 火焔固定する．
　③ HE染色を施す．

8）**血液型検査**（精液の個人識別）
最近ではほとんどDNA分析がなされている．
- DNA分析では血液などから死亡者のDNA分析が可能であるので，精液，腟液，血液の混合液であっても精液のDNA型が判定できる（「DNA分析」p. 337参照）．
  a）腟内容の検査
　ⅰ）精液，腟液，血液などの混合液（斑）であり，これらの血液型がいずれも検出される．

ⅱ）生体では加害者，被害者の血液型，分泌型か否かを必ず確認する．
ⅲ）死体では被害者の血液から ABO 式血液型，ルイス式血液型（分泌型か否か）を検査する．
ⅳ）検査法：凝集阻止試験，混合凝集反応など．（「血液型判定」p.344 参照）

b）分泌型と非分泌型

唾液，精液，胃液などの分泌液中に ABO 式血液型物質を
- 多量含む場合：分泌型（Se 型）
- わずかしか含まない：非分泌型（se 型）

ⅰ）通常は唾液を用いた凝集阻止試験で判定される（Se 型と se 型）．
ⅱ）ルイス式血液型と密接な関係がある（特に Le^a 抗原の有無）．
- Le（a＋b－）：非分泌型（se 型）
- Le（a－b＋）：分泌型（Se 型）
- Le（a－b－）：大部分は分泌型

ⅲ）頻度：日本人では分泌型が 75％，非分泌型が 25％ である．
ⅳ）判定上の注意：凝集阻止試験では，非分泌型は O 型と同様の検査結果を示す．死体において加害者が分泌型か否かが不明の場合，O 型か，非分泌型かの判別は困難となる（両者のいずれかと判定せざるを得ない）．

c）精液斑の場合

ⅰ）精漿中に分泌されている ABO 式血液型物質：吸収試験，凝集阻止試験．
ⅱ）有形成分（精子，剥離上皮細胞）上の血液型物質：解離試験，混合凝集反応．
① 分泌型ではⅰ）のみで容易に判定可能
② 非分泌型ではⅰ）で困難，ⅱ）で可能
ⅲ）ABO 式血液型以外の検査：精漿でルイス式血液型，精子で HLA 型，DNA 分析などが可能である．

4．毛髪検査

a．重要性

1）法医学的意義

a）人体外表にあり，部位的，人種的特徴がある．
b）脱落，抜毛しやすく，現場に残されやすい．
c）腐敗しにくく，長期間原形を保つ．
d）外力や熱作用を受けやすい．
e）毛髪の 1 本から血液型や DNA 分析が可能である．

2）検案，解剖時の場合

a）個人識別

ⅰ）毛髪の特徴的所見を応用する．
　　ⅱ）血液型検査の試料：腐敗，白骨死体の場合に有用である．
　　ⅲ）DNA 分析の試料：性別，個人識別，血液型判定（HLA-DQα, β）など．
　b）診断の根拠：毛髪の疾患や異常
　c）現場での遺留毛髪の場合
　　ⓐ 加害者の個人識別：強姦事件など
　　ⓑ 受傷機転や凶器の推定：車両や凶器に被害者の毛髪が付着している場合．
　　ⓒ 被害者の抵抗の証跡：手に加害者の毛髪を握っていることがある．

b．一般的事項
1）毛　髪（哺乳類に特有な皮膚の付属器官である）
2）分　類
　a）長さによる分類
　　ⅰ）長毛：頭毛，陰毛，ヒゲ，ワキ毛
　　ⅱ）短毛：眉毛，睫毛，耳毛，鼻毛
　b）硬さによる分類
　　ⅰ）硬毛：生毛以外の毛髪
　　ⅱ）軟毛：ウブ毛（生毛）
　c）性状による分類
　　ⅰ）直毛：日本人の頭毛の 90％以上を占める．
　　ⅱ）波状毛
　　ⅲ）縮毛：ワキ毛や陰毛で多い．
3）毛髪の構造
　a）肉眼的
　　ⅰ）毛幹：幹状の部分をいう．先端を毛尖という．
　　ⅱ）毛根：毛のうに囲まれた部分をいう．下半は膨隆し（毛球），下端（毛乳頭）から血管や神経が嵌入する．
　b）顕微鏡的特徴
　　ⅰ）毛小皮：角化した鱗状細胞が屋根カワラ状に重積したもの．特徴的紋理を形成し，人獣鑑別や個人識別に応用される．
　　ⅱ）毛皮質：毛小皮の内側．多量のメラニン顆粒を含む長紡錘型細胞層．
　　ⅲ）毛髄質：毛髪の中心部．メラニン，空胞を含む髄質細胞からなる．ヒトでは欠損していることがある．
4）毛髪の病気や異常（死体検案や解剖時に個人識別や診断の参考となる）
　a）多毛症：体幹の体毛の増加，陰毛の男性型分布が特徴である．
　　ⅰ）下垂体，副腎皮質，卵巣などの腫瘍に原因するもの．
　　ⅱ）医原性（ステロイド剤や ACTH の服用）．

① 代表的：副腎性器症候群，ステロイド剤の長期服用など．
② 特に女性では男性型分布が問題となる．
b) 脱毛症
　ⅰ) 円形脱毛症：円形の脱毛巣
① 主に頭毛でみられる．ヒゲやマツ毛でも起こる．
② 爪に点状の凹凸を伴う．
③ 甲状腺機能低下症などに合併することもある．
④ 高度になると全頭脱毛症となる．
　ⅱ) 梅毒性脱毛症：梅毒第2期でみられる．
　ⅲ) 術後脱毛症：全身麻酔後にみられることがある．三日月形脱毛巣．
　ⅳ) Hertoghe 徴候：眉毛の外側1/3の脱毛をいう．左右対称性．間脳・下垂体系の疾患と関係している．
　ⅴ) 壮年性脱毛：前頭正中の髪際の後退か，頭頂部の脱毛で始まる．
① 女性の場合，男性型脱毛症という．
② 男性ではアンドロゲン，女性ではテストステロンが関連している．
　ⅵ) 中毒性脱毛症：ヒ素，水銀，タリウムなど重金属の中毒でみられる（「中毒」の項参照）．
　ⅶ) びまん性脱毛（対症性脱毛）
① 急性熱性疾患回復期．爪の横溝（ボー線条）
② 産後：分娩後2〜3か月で発生する．
③ 消化器系疾患：慢性肝炎で目立つ．
④ 内分泌異常
⑤ 血液透析中
　ⅷ) 抜毛症：欲求不満などで毛髪を抜去することによる脱毛症．学童に多い．
　ⅸ) 機械的脱毛症：帽子や枕による圧迫・擦過に原因したもの．
c) 白毛：毛髪の白変をいう．メラニン形成の低下，毛小皮細胞へのメラニン転送障害などによる．
　ⅰ) 早期白髪症：若しらが
　・精神的ストレス，先天的，後天的疾患が原因のこともある．
　ⅱ) 限局性白毛症
① ヒ素やクロロキン中毒
② 白斑を生じる全身性疾患
d) 損　傷
　ⅰ) 切　断
① 鋭利な刃物：カミソリ．断端は平面的，整である．
② 挟み切り：ハサミやバリカン．断端は鋸歯状，不整である．

③ 圧し切り：ペンチ，爪切り．断端は扇状，不整である．
④ 引きちぎり：断端は階段状，不整である．
ⅱ）熱に対する変化
① 150℃以上で気泡による破壊が進行する．
② 火焰では炭化する．

c．毛髪検査
1) **検案，解剖時の検査**
   a）長さの計測：頭毛，陰毛，ヒゲについて計測し，記録する（個人識別のため）．
   b）性　状
   ⅰ）色：染色されているか否かに注意する．
   ⅱ）特徴的所見の有無：脱毛，白毛，その他疾患を示唆する所見の有無（「毛髪の病気や異常」p. 498 参照）．
2) **遺留された毛髪**（主な検査目的のみを列記する）
   a）ヒトの毛髪か否か
   ⅰ）毛小皮紋理の観察：スンプ（SUMP）法や走査電子顕微鏡による．
   ⅱ）形状の比較：太さ，断面，毛髄質の状態，色など．
   ⅲ）DNA 分析：DNA を抽出し，ヒト DNA か否かを判別する．
   b）発生部位：長さ，太さ，先端，断面，付着物などから判断する．
   ⅰ）頭毛は直毛で割面は類円形である（直径 80〜110 μm）．
   ⅱ）ヒゲは先端が切断されている．
   ⅲ）陰毛は短く縮れ，徐々に細くなり先端は丸い．断面は類楕円形が多い．
   c）性別，年齢
   ⅰ）毛根があれば，性染色体の分析を行うことができる（「DNA による個人識別」p. 343 参照）．
   ⅱ）DNA 分析（性別の鑑定）
   ⅲ）年齢の判定は困難である．
   d）人種の鑑別
   ⅰ）色，形状などが参考となる．
   ⅱ）毛の横断面や毛指数による分類もある．
   e）血液型
   ⅰ）解離試験による ABO 式血液型の判定．
   ⅱ）新鮮な抜去毛であれば，毛根の DNA 分析．
   ⅲ）DNA 分析による ABO 式血液型，HLA-DQα 型の判定．
   f）自然脱落毛か，抜去毛か：毛根部の検査が重要となる．
   g）損傷の有無

5．その他の物体検査

ａ．唾　液

１）唾液とは
唾液腺から分泌された粘稠不透明な液体をいう．

　ａ）１日分泌量：1,000〜1,500 mL
　ｂ）比重：1.002〜1.008
　ｃ）pH：6.3〜6.8で弱酸性を呈す．空気中に放置されるとアルカリ性となる．
　ｄ）組成：水分が99.5％，有機物ではムチン（糖タンパク）とプチアリン（アミラーゼ，消化酵素）が主体である．
　ｅ）唾液腺：耳下腺（漿液腺），舌下腺（粘液腺），顎下腺（混合腺）の大唾液腺と，口唇腺，舌腺などの小唾液腺とに大別される．
　ｆ）生理作用：消化，食物の軟化，口腔内の催滑，清浄作用，不要物の排泄，体温や水分代謝の調節など多岐にわたる．
　ｇ）神経支配：副交感神経刺激（正常の唾液分泌）のみならず，交感神経刺激でも分泌が亢進する（交感唾液）．このため，犯罪現場などでは，被害者や加害者の唾液斑が残される可能性がある．
　　ⅰ）交感唾液は水分が少なく，粘液やプチアリンに富む（緊張時に日常的に経験する）．
　　ⅱ）ABO式血液型物質を含む：唾液斑の個人識別

２）法医学的重要性
　ａ）被害者の唾液斑
　　ⅰ）唾液分泌亢進の原因
　　① 恐怖，抵抗などによる交感神経刺激
　　② 窒息やショックの病態生理学的現象
　　③ 頸部圧迫などによる咽頭や舌の直接刺激：交感，副交感神経の求心路や遠心路の刺激
　　ⅱ）重要性
　　① 加害者の着衣，所持品への唾液の滴下，付着．
　　② 死亡時の体位の推測：縊死死体でみられる前胸部への唾液の滴下が有名である．
　　③ 死後の死体の移動の根拠：床の唾液斑の位置と死体の口部の位置のずれ．
　ｂ）加害者の唾液斑
　　ⅰ）犯行前後の緊張，興奮による唾液の分泌亢進（特に交感唾液）：犯行現場につばを吐くなど．
　　ⅱ）タバコの吸いがら，コップ，切手などへの唾液の付着．

iii）被害者の皮膚や粘膜の唾液斑：咬傷（歯痕），キスする，乳房や外性器をなめるなど．
3）唾液検査
a）唾液の証明：アミラーゼ検査（アミラーゼのでんぷん分解作用を利用した検査法）
b）個人識別
 i）血液型判定
 ii）DNA 分析：唾液に混じる脱落上皮細胞を指標とする．

b．尿　斑
1）法医学的意義
a）被害者：失禁していた場合
b）加害者：犯行現場への排尿
2）検査法
a）顕微鏡検査：生理食塩水浸出液を遠沈し，沈渣の塗抹標本を染色，鏡検する．尿路系上皮細胞や尿円柱があれば確実である．
b）化学的検査：尿素や尿酸の証明
c）血液型検査：尿路系上皮細胞を指標にして，混合凝集反応や酵素抗体法を用いる．

c．糞　便
加害者が脱糞することがある．独特の色調と糞臭がある．浸出液を鏡検し，不消化の食物残渣（筋線維，食物繊維など）を証明する．化学的にはウロビリンを証明する．血液型判定は困難である．

d．胎便や胎垢
1）法医学的意義
新生児死体の死亡時期，死因，分娩後，介助の有無，血液型判定などのため重要である．
2）胎便の証明
a）肉眼的：暗緑色調．糞臭に乏しい
b）顕微鏡検査
 i）メコン小体：胎便特有な成分である．胆汁成分を含むためグメリン反応陽性である．大きさは 2〜40 μm の球状，無構造な小体である．
 ii）うぶ毛，扁平上皮細胞などの羊水成分．
c）血液型判定：胎便は多量の血液型物質を含む．分泌型，非分泌型は無関係．
3）胎垢の証明
新生児の皮膚に付着する灰白色の石ケン様物質をいう．うぶ毛，扁平上皮細胞，脂肪顆粒，コレステリンや脂肪酸結晶が顕微鏡的に観察される．

e．羊水斑，悪露斑

ある女性が最近分娩したか否かの判定のために有用である．羊水斑は破水時の下着などでみられる．ほとんどの場合は悪露斑の証明のことが多い．

1）顕微鏡検査

　a）胎児成分：胎垢成分，羊水成分
　・うぶ毛の有無が重要である．
　b）母体成分：産道の上皮細胞（特に腟上皮細胞），血液，絨毛細胞，脱落膜細胞など

2）血液型検査

混合凝集反応や酵素抗体法により各細胞の血液型を判定する．胎児と母体の血液型が判定可能である．

　・新生児の解剖では，肺で上述の検査により母体の血液型が判定できることもある：新生児は分娩時に悪露を多少なりとも吸引している．

3）DNA 分析

児と母の個人識別が可能となる．

f．乳汁（斑）

1）法医学的意義

　a）新生児の胃内容に乳汁が存在した場合
　　ⅰ）人乳か，牛乳か，人工栄養か
　　ⅱ）人乳の場合，初乳か，常乳か
　b）女性の下着の検査：嬰児殺や堕胎が疑われる場合

2）人乳か否か

　a）紫外線照射：人乳は淡紫灰白色，牛乳は淡黄色に発光する．
　b）化学的呈色反応
　　ⅰ）ヤコビ反応：濃硫酸を加えると人乳は褐色，牛乳は紫色に呈色する．
　　ⅱ）その他，モロ反応，ウミコフ反応，森・松倉法など．
　c）免疫学的検査：抗ヒト血清，抗ヒト乳汁血清などによる沈降反応，免疫組織化学染色．

3）初乳か否か

　a）色調：初乳は黄色調，常乳は灰白色を呈す．
　b）顕微鏡検査
　　初乳小体：初乳に特有な成分である．有核，直径 30 μm 位の脂肪顆粒に富む細胞．脂肪染色で赤色に染色される．分娩後 7〜10 日頃まで証明可能．

日本語索引

あ

アーツの基準　189
アーモンド臭　252
青ウメ　252
悪性疾患　390
アザン染色　434
アシドーシス　46
アシュネル反射　176
アスパラギン酸カリウム注射液　245
圧痕　99
圧迫性表皮剥脱　99
アナフィラキシーショック　410
アナフィラキシー様反応　410
アプガーのスコア　150
アヘン　257
　――アルカロイド　258
アマルガム充填　332
アモキサン　245
アルカロイド　212, 232
アルカローシス　48
アルコール　233
　――依存症　235, 244
　――検査法　240
　――消失率　237
　――性胃腸障害　244
　――性肝障害　244, 391
　――性心筋症　244, 391
　――性膵炎　244
　――代謝能　242
　――中毒　235
　――の吸収　236
　――の人体への影響　241
　――の代謝　236
　――の脳への影響　242
　――の分布　236
アルコール飲料　235
　――のエタノール濃度　236

アルコール濃度　237
　――, 呼気中　243
　――のβ値　239
　――のγ値　239
　――の目安　237
アルシアン青染色　434
アルデヒド・フクシン染色　434
安藤の係数　282
アンフェタミン　255

い

胃潰瘍　389
縊死　165
意識障害　453
意識の消失状態　208
医師法　
　――第19条2項　295
　――第20条　4, 10, 15, 296
　――違反　302
　――第21条　3, 4, 10
　――第33条　4
異状　1
　――死　1
異常温度による局所障害　187
異常温度による死亡　186
異常温度による全身性障害　187
異状死胎　1
異状死体　1, 2
　――, 高齢者と　6
　――現象　37
　――等の届け出義務　3
　――の警察への届出　8
　――の死因究明体制　8
異状死体の届出　3
　――数　5
異常酩酊　235
遺族の諾否確認不能証明書　353
遺族への注意　71

胃損傷　476
遺体安置場所　294
一次性死因　57
一次性ミイラ　48
一徴候説　32
Ｉ度熱傷　188
一部露出説　137
胃腸管破裂　427
胃腸浮揚試験　145
一類感染症　377
イッキ飲み　235
縊頚　164, 166
　――, 定型的　166
　――, 非定型的　166
溢血点　173
一酸化炭素中毒　39, 248
射手の鑑別　114
胃内容　357
胃粘膜の点状出血　200
異物塞栓症　413
違法ドラッグ　247
医薬品による中毒　244
医療安全調査委員会構想　3
医療関連死→診療関連死
医療事故と突然死　380
イレウス　389
入れ歯　333
陰イオン毒物　214
飲酒　238
　――, 長期多量　391
　――と交通事故　243
　――と疾患　244
　――と薬剤　243
　――による突然死　391
インスリン注射液　245
インプラント　334
陰毛　356
淫楽殺人　208
インレー修復　332

う

ウイリス動脈輪　388
ウイルス感染症　62

ウイルス性肺炎　61
ウィルヒョウ式　433
ウィルヒョウの三徴　385
ウェルニッケ脳症　391
ウォーターハウス・フリードリクセン症候群　223, 391
蛆　56
　──の長さと死後経過時間　56
齲蝕症　331
うつ熱　196
うつ伏せ　160
腕絞め　170
ウミコフ反応　503
運転者の識別　118
運転者の受傷機転　126

──── え ────

永久死体　37
永久歯の萌出時期　325
嬰児殺　137
エキソトキシンショック　409
液体クロマトグラフィー　232
エコノミークラス症候群　385
エタノール　233, 235
エチルアルコール　235
エチルチオメトン剤　260
エナメルキャップ　324
エナメル質　324
　──形成不全　331
エフェドラ系（危険ドラッグ）　248
エベック反射　176
エラスチカ・ワン・ギーソン染色　434
塩化カリウム注射液　245
遠射　111
炎症性変化　418
エンドトキシン　477
　──ショック　391, 409

──── お ────

オイル赤O染色　434
横隔膜損傷　468

応招義務　295
黄色歯　331
横紋筋融解症の病態　408
大きさの表現　96
オープンブック型骨折　479
オノ　108
オルセイン染色　434
悪露斑　503

──── か ────

カーリング潰瘍　191, 389, 396, 410
カール・ピアソンの身長推定式　285
外因子　67
外因死　58, 63, 396
　──か病死か　396
　──の判断の根拠　397
外陰部の所見　84
下位頸髄損傷　426, 462
外呼吸　156
外傷　86
　──, 多発　480
　──性横隔膜ヘルニア　468
　──性健忘症　453
　──性自動症　453
　──性ショック　407
　──性大動脈瘤形成　472
　──と疾患の共存　396
　──に起因した病変での死　68
　──の寄与度　69
外傷性窒息　413
　──の発生原因　413
海水溺死　179
外性器からの性別判定　322
改正臓器移植法　32, 34
回旋射創　111
介達的一次損傷　123
外窒息　156
　──の原因　159
回転加速度衝撃　439
海馬ヘルニア　458
外表の残留物　400
解剖医の資格　22
解剖学的記述用語　93

解剖学的部位　90
解剖記録の作成　359
開放係蹄　166
解剖結果の説明　361
解剖資格認定の申請に必要な書類　23
解剖資格認定の要件　22
解剖承諾書　352
開放性損傷　86
開放創　204
解剖の承諾　352
解剖報告書　362
　──の例　364
海綿骨の骨梁構築像　280
解離性大動脈瘤　384
外力の作用時間　398
街路産　148
下顎骨骨折　460
下顎枝角　280
下顎切歯の咬耗度の分類　326
化学繊維の燃焼　252
過期産児　134
架橋義歯　333
覚せいアミン　254
覚せい剤　247, 254
　──中毒　256
拡張型心筋症　384
学童期　132
角膜　81
　──混濁　45, 54
化骨核の変化　277
火災　192, 195
仮死　35
可視吸収スペクトル法　232
下肢深部静脈血栓症　7, 385
　──の観察方法　386
過失致死　64
下肢の所見　84
ガスクロマトグラフィー　232
下大静脈損傷　477
カチノン系化合物（危険ドラッグ）　248
顎骨骨折　335
割創　108
家庭用電気　203

日本語索引　505

カテーテル挿入痕　269
カテーテル留置　267
カテコールアミン　245, 256
化膿性腹膜炎　414
カハール染色　435
カビによる死体の分解　48
過敏性ショック　410
カルバマゼピン　247
カルボキシレートセメント充填　332
姦淫　208
眼球結膜　81
眼球硬度　81
眼球の検査　371
管腔内出血　403
眼瞼結膜　81
────下の溢血点　85
寛骨臼骨折　478
監察医制度　17
監察業務　17
眼脂　223
環軸関節脱臼　461
肝疾患　40
乾性溺水　175
間接的死因　57
感染症　7, 388
────の届出　378
────法　377
感染性ショック　409, 477
感染防御　355
感染防止対策　378
感染予防への配慮　378
肝損傷　473
環椎後頭関節脱臼　461
環椎骨折　461
貫通射創　111
鑑定　24
────証人　28
────処分許可状　14
────人　24
────の手続き　25
鑑定書　25
────作成上の注意　26, 362
感電　201
────自殺　201, 206
────死体　201

────による労働災害　205
────の局所所見　203
────の診断事項　205
────の全身の障害　204
────の注意事項　205
────の二次的損傷　205
────の要因　201
棺内分娩　47
肝の摘出　369
顔面骨骨折　459
顔面損傷　459
顔面の所見　80
顔面反射　176

──────── き ────────

気管支喘息　389
気管支損傷　467
気管切開　266
気管損傷　460, 467
気管内吸引　266
気管内挿管　266
気胸　466
危険ドラッグ　212, 247
キサンチン誘導体　245
キサントクロミー　73
基準線　94
基準点　94
キシロカイン　245
偽装縊頸の鑑別　165
気道内異物　161
気道内微細泡沫の形成　180
気道熱傷　191
気道閉塞　159, 161, 164
キノコ毒　212
揮発性薬毒物　214
気分安定薬　246
ギムザ染色　435
虐待か否か　8
逆行性健忘症　453
キャスパーの法則　48, 182, 287
救急医療　234
────に基づく主な損傷　265
救急蘇生術の有無　402
吸収毒　214
急性アルコール中毒　235
急性化膿性腹膜炎　477

急性冠動脈症候群　382
急性膵炎　389
急性大動脈解離　384
急性窒息　61
急性中毒　217, 244, 234
急性脳腫脹　457
吸入空気の鑑別　146
キュストナー徴候　139
仰臥位　89
胸郭の図　361
凶器　88
────の種類の推定　399
────の変形性　399
胸腔開検　367
胸腔穿刺　268
胸腔内の異常　466
胸腔内の観察　368
強硬性死体硬直　41
胸骨　274
────からの身長推定式　286
胸骨骨折　465
胸骨示数　274
胸髄損傷　426
行政解剖　15, 350, 352
────が少ない理由　16
────から司法解剖への切り換え　22
────の解剖報告書　363
────の執刀者　352
────の重要性　16
────の診断事項　20
────の手続き　16
行政検視　11
矯正治療　334
胸部圧迫　464
胸部外傷　401, 426, 463
胸腹部圧迫　174
胸腹部の所見　82
胸腹壁の観察　366
胸部大血管損傷　471
胸部大動脈損傷　471
胸壁損傷　464
業務上過失致死被疑事件　14
虚偽記載の禁止　50, 296
局所的生活反応　417
局所的ミイラ　49

虚血性心疾患 7, 382
巨人様観 47
巨大児 134
起立位 89
近射 111
金属化現象 204
金属毒 214
金箔充填 332

――― く ―――

グアヤク試験紙 253
空気塞栓症 412
―― による死亡機序 412
クー損傷 401, 452, 454
グスタフソン法 324
屈曲骨折 442
クッシング潰瘍 389, 410, 440
工藤の身長推定式 282
クモ膜下出血 69, 388, 449, 370
クラック 259
グラム染色 435
クリューラー・バレラ染色 435
グロコット染色 435
クロロホルム 160
―― 中毒 254

――― け ―――

蛍光スペクトル法 232
蛍光分析 494
警察官 11
警察の依頼による検案 11
刑事訴訟法 14, 21
―― 第229条 11
刑事調査官 12
経時的変化の分析 420
頸髄検査法 376
頸髄損傷 123, 127, 371, 401, 460
――, 下位 426
――, 上位 426
―― の解剖 463
頸椎検査法 376
頸椎骨折 461
頸椎損傷 123, 371, 401, 460

―― の解剖 463
頸椎脱臼 461
頸部圧迫 159, 164, 373
―― の手段 373
頸部圧迫死 373
―― の外表所見 170
頸部外傷 426, 460
頸部過伸展 127
頸部器官の観察 371
頸部血管の閉塞 164
頸部神経の刺激 164
頸部損傷 401
頸部の解剖学的特徴 461
頸部の所見 82
刑法 86, 137, 149, 164
―― 第134条 296
―― 第160条 50, 296
―― 第177条 207
―― 第178条 207
―― 第190条 229
外科的損傷 86
劇症型A群レンサ球菌感染症 391
劇症型肝炎 389
劇症型全身感染症 391
下剤 7
血液 357
―― 吸引 162
―― 凝固反応 417
―― 就下 38
―― 生化学データの死後変化 419
―― 毒 214
―― 濃縮による固定化 39
―― の凝固性 200
―― の検査試料 346
―― の血流量 404
血液型 344
―― による親子鑑定 346
―― による個人識別 346
―― の判定 344, 348, 490
―― 不適合妊娠 346
血液型検査法 346
―― , 精液の 496
血胸 466
血痕 488

―― からの性別判定 491
―― 検査 488
―― の形状 489
―― の陳旧度 489
―― 予備試験 490
結晶試験法 494
血小板型 345
血色素浸潤 47
血清（型） 345
―― 酵素型 345
―― 成分の多型 345
結節係蹄 166
血栓形成 418
血栓塞栓症 413
血中アルコール濃度と酩酊度 238
ゲノム 337
幻覚剤 259
検察官 11, 22
検死 11
検屍 11
検視 11
―― 官 12
―― 規則第5条 11
―― の立会い医師 11
原死因 58
原子吸光分析法 232
嫌酒薬 243

――― こ ―――

降圧薬 7
抗うつ薬 246
高温による障害 186
口蓋部の縫合 280
強姦 207
―― 殺人 208
―― 姿勢 208
―― を疑う所見 208
強姦死体 207
―― の外傷 211
―― の記録と採取 211
―― の死体所見 209
―― の損傷部位 209
抗凝固薬服用者 8
抗拒不能状態 208
口腔粘膜 81
口径 110
絞頸 164

高血圧症 7
抗血液凝固阻害薬 245
抗コリンエステラーゼ薬
　　　　　　　　　　261
絞死 165
高次脳機能障害 7
絞首刑 164
高出生体重児 134
口述筆記 359
咬傷 88, 336
甲状腺機能亢進症 390
甲状腺クリーゼ 390
甲状軟骨骨折 460
甲状軟骨上角 374
　──の個体差 375
口唇粘膜 81
合成カンナビノイド（危険ドラッグ） 247
抗精神病薬 246
　──，定型 246
　──，非定型 246
　──の分類 246
向精神薬 246
抗生物質 233
鉱性変化 204
合成麻薬 257
酵素毒 214
高体温症 43, 256
交通外傷 118
　──と死因 118
　──の特徴 119
交通事故死 118
　──の診断事項 118
交通事故の力学 119
合釘継続歯 333
抗てんかん薬 246
後頭窩穿刺 73
　──の方法 73
喉頭諸軟骨の骨折 372
喉頭心臓反射 176
喉頭水腫 163
喉頭浮腫 460
抗不安薬 7, 246
後部座席同乗者の損傷 126
硬膜外血腫 370, 445
硬膜下血腫 370, 446
　──の経時的変化 449
肛門の所見 84

交流 202
高齢者と異状死体 6
誤嚥 161
コカイン 259
呼気中アルコール濃度 243
呼吸運動障害 159, 174
呼吸器系 416
　──損傷 427
　──の生活反応 416
呼吸器疾患 388
呼吸窮迫症候群の病態 151
呼吸筋の硬直・麻痺 174
呼吸口の閉塞 160
呼吸児 144
　──，未 144
呼吸中枢麻痺 174
呼吸停止 49
刻印された痕跡 400
国際疾病分類 57
極小未熟児 134
個人識別 321
　──，指紋からの 322
　──，写真からの 322
　──，所持品からの 321
　──，身体的特徴からの
　　　　　　　　　322
　──，精液からの 496
　──，着衣からの 321
　──における歯の重要性 324
　──の検査対象 321
　──のための人体測定法 322
戸籍法第86条 297
個体死 31, 63
　──の判定 32
骨幹の癒合 277
骨真珠形成 204
骨髄塞栓症 413
骨折 286, 400
　──，焼損による 194
　──か否か（生前の） 286
　──の検査 286
　──の陳旧度 285
　──のメカニズム 442
骨粗鬆症 7
骨端の癒合 277
骨盤 273

──，女性 273
──，男性 273
──からの性別判定 273
──臓器 369
──損傷 401, 427
──の図 361
──半側骨折 479
骨盤骨折 478
　──の合併症 479
　──の種類 478
孤独死 5
ゴモリ染色 434
五類感染症 377
ゴルツ反射 176
根管充填 333
コンゴー赤染色 435
昆虫毒 212
コントルクー損傷 401, 452, 454

───── さ ─────

坐位 89
災害死 64
再解剖 16
　──の対象死体 16
　──の問題点 17
再鑑定 28
細菌性ショック 409
再硬直 41
在胎日数 133
裁判員制度 29
細胞成分の多型 344
榊の式 138
索痕 170
索条 164
鎖骨下静脈穿刺 267
鎖骨下切開 365
サザンブロット法 338, 340
さし歯 333
挫創 102
　──の性状 102
撮影装置と条件 354
擦過痕 488
擦過射創 111
擦過傷 99
作用面積 398
作用力 398

508

サリン　260
―― 中毒　46, 261
サルコペニア　7
挫裂創　88
産科疾患　389
散眼　223
三環系抗うつ薬　245, 247
酸性ホスファターゼ試験
　　　　494
酸素欠乏　159, 254
―― による窒息　158, 160
三大腔開検　349
散弾射創　111, 116
三徴候説　32
Ⅲ度熱傷　188
産瘤　136
三類感染症　377

――――― し ―――――

ジアセチルモルヒネ　258
シアンテストワコー　253
死因　57
――, 一次性　57
――, 二次性　57
――, 間接的　57
――, 原　58
――, 先行　58
――, 直接的　57
―― 究明関連2法　8
―― 究明推進法　9
―― 統計の資料　295
―― の種類　63
―― の診断　61
死因判定　57, 59, 67, 85
―― 観察の重要性　60
―― の実際　69
―― の重要性　57, 64
―― の問題点　57
―― 予断の問題　60
死因・身元調査法　8
―― 解剖　28
シートベルト損傷　128
自為の創傷　117
シェーンバイン・パーゲンステッヘル試験　253
ジェファーソン骨折　401, 461

紫外線吸収スペクトル法
　　　　232
自家補液　416
自家融解　46
屍姦　208
刺器　105
ジギタリス製剤　245
子宮外妊娠　390
子宮脱　47
軸椎歯突起骨折　461
死後 CT 画像・検査　74, 355
―― による死因の判断
　　　　76
―― の条件　75
―― の読影　74
自絞偽装　168
自絞死　167
ジゴキシン　245
死後経過時間　54, 287
―― の概算法　44
―― の推定　50, 54, 287
―― の推定の原則　51
死後血管造影法　355
事故死　64
死後代謝の影響　233
死後の薬毒物の産生　233
死後変化　415
――, 血液生化学データ
　　　　419
――, 眼の　45
歯痕　336
自殺　63, 66
――, 服毒　218
―― の消極的行為　64
―― の積極的行為　64
死産　310
――, 自然　313
――, 人工　313
―― 児　141
―― 児の徴候　147
―― 届　312, 314
死産証書　310, 315
―― 作成の対象　310
―― の様式　312
四肢損傷　401, 427, 479
四肢長骨　275
―― 以外の骨による身

長の推定　285
―― の長さからの身長推定　283, 284
死者に関する情報収集　59
死者に対する礼意　352
歯周病　331
耳出血　82
ジスルフィラム　243
刺切創　88
死戦期　415
自然災害　290
自然死　1, 396
自然死産　313
刺創　104
―― からの凶器の推測
　　　　107
―― の形状　106
歯槽骨折　335
歯槽膿漏　331
―― の進行程度　332
死体　71
―― 温の測定　42
―― 観察時の注意　71
―― トルソー　194
―― にできやすい損傷
　　　　419
―― の栄養状態　79
―― の外表検査　78
―― の乾燥　45
―― の局所所見　80
―― の計測　78
―― の肢位　78
―― の全身所見　78
―― の体位　78
―― の体格　79
―― の歯の観察　329
―― の皮膚の変化　78
―― への注意　71
死体解剖保存法　15, 22
―― 第2条　22
―― 第7条　15
―― 第7条除外例　353
―― 第8条　15, 17
―― 第11条　4, 16, 350
―― 第20条　352
死体検案　9
――, 小児の　132

――時の体液の採取 14
――時の問診 71
――と検視との関係 11
――認定医 24
――の主な問題 31
――の限界 12
――の実際 71
――の診断事項 10
――の対象となる死体 9
――の用具 77
死体検案書 65, 295, 297
　　――Ⅰ欄の記入例 305
　　――Ⅱ欄の記入例 305
　　――の様式 299
死体検案書の作成 295
　　――上の注意事項 301
死胎検案書 310, 312, 315
　　――と死体検案書との使い分け 319
　　――の記入例 311, 317
　　――の様式 312
死胎検案書の作成 310
　　――上の注意事項 312
　　――の対象 310
死体現象 35, 54
　　――, 異常 37
　　――, 早期 35, 38
　　――, 特殊 37
　　――, 晩期 37, 46
　　――が影響を受ける因子 37
　　――の重要性 36
死体硬直 37, 40, 54, 256
　　――の経過 41
死体損壊 37
　　――, 人工的な 37
　　――, 動物による 37
支台築造 334
死体の分解 46
　　――, カビによる 48
死体の冷却 37, 42
　　――曲線 43
自脱損傷 171
疾患と外傷の共存 396
膝胸位 91
しつけ 155
失血 404

――による死亡機序 405
――の発生原因 404
実質毒 214
湿性溺水 175
膝肘位 91
執刀者 351
疾病が外傷に先行した死 68
質量分析法 232
指定感染症 377
自転車事故 131
児童虐待 152, 155
――の特徴 154
――の頻度 155
――の分類 154
――防止法 152
自動車事故 118
――の運転者，同乗者の損傷 125
――の歩行者の損傷 121
自動二輪車事故 129
歯肉増殖症 331
死の確徴 35, 414
死の診断学 31
死の徴候 34
死の判定 31
死の不確徴 34
死斑 38, 54
――, 浸潤性 39
――, 鮮赤色の 39
――, 両側 39
――, 緑色調 40
――と皮下出血との鑑別 38
――の固定化 39
――の色調と死因 39
――の生前の病態 40
――の転位 39
――の発現程度 40
ジフェニルアミン硫酸法 114
司法解剖 14, 350, 352
――に伴う経費 27
――の解剖報告書 362
――の執刀者 351
――の診断事項 17
死亡確認時刻 50
司法警察員 11, 22

司法検視 11
脂肪硬化 42
死亡時刻 49
――の社会的重要性 49
――の推定 49
死亡者の身体的素因 68
死亡者の取り扱い 5
死亡診断書 65, 295, 297
――の様式 299
死亡診断を伴う検案 10
脂肪塞栓症 411
――による死因 411
死亡届 297
――の様式 298
死亡の確認 35, 71
死亡の証明 295
シモンの出血 174, 401
シモン反応 256
シャーピー線維束 326
車外放り出され事故 127
射撃距離の推定 111
射撃方向の推定 114
ジャケット冠 333
写真撮影（法医解剖時の） 354
――時の注意 72
射精量 492
射創 109
――の種類 112
――の性状 113
――の名称と性状 112
車中泊症候群 385
車両速度 121
縦隔気腫 466
縦隔血腫 466
銃器 109
――の口径 111
――の射入口 114
――の推定 114
周産期 133
重症度スコア 483
銃創 109
十二指腸潰瘍 389
十二指腸損傷 476
周波数 203
終末期医療 31
ジュール熱 204
縮瞳 223

手術創痕　269
手術の皮膚切開創　83
受傷機転　398
　──の推定　401
　──の分析　398
　──の模式図　399
受傷後の経過時間の推定
　　　　　　　　　421
受傷後の行動能力　424
受傷時期　402
受傷部位の変形性　399
腫大臓器の破裂　69
出血
　──，創傷による　402
　──傾向　69
　──と死因　403
　──と生活反応　417
　──部位の推定　488
　──量と重症度　403
　──量の推定　488
出血性ショック　405, 469
　──，重症度　403
　──による死亡機序　406
　──の発生原因　405
　──の病態　406
出生　133
守秘義務　296, 352
シュレーゲン氏条紋　324
循環血液量の概算　403
循環障害　414
循環系の生活反応　416
逡巡創　117
上位頸髄損傷　164, 426,
　462
上位頸椎　461
傷害　86, 308
消化管損傷　476
消化器疾患　389
上顎骨折　459
消化性潰瘍　389
消極的虐待　154
衝撃加速度の概算法　120
衝撃持続時間　398
衝撃側挫傷　454
上行性テント切痕ヘルニア
　　　　　　　　　459
焼死　186, 192, 418
　──の概念　192

──の診断　193
上肢の所見　84
承諾解剖　15, 350, 352
　──が少ない理由　16
　──の解剖報告書　363
　──の執刀者　352
　──の手続き　16
沼地の死体　37
小腸損傷　477
衝突創　98
小児の死体検案　132
小児の成長　132
小児の脳損傷　452
証人　28
小脳扁桃ヘルニア　459
情報収集　354
静脈血栓塞栓症　385
食後経過時間の推定　56
嘱託殺人　64
食道損傷　468
植物性毒物　212
食物塊死　163
処女性　211
女性骨盤　273
ショック　407
　──，アナフィラキシー
　　　　　　　　　410
　──，外傷性　407
　──，過敏性　410
　──，感染　409
　──，細菌性　409
　──，出血性　405
　──，心原性　410
　──，熱傷性　409
　──，薬物　234
　──，肝　407
　──，腎　407
　──の合併症　410
　──の定義　407
　──の分類　407
　──，肺　406
初乳小体　503
尻もち　7
試料採取後の代謝　233
試料採取量の目安　228
歯列歯の表現方法　328
死ろう化　49

人為災害　290
新型インフルエンザ等感染
　症　377
新感染症　377
心筋壊死　256
心筋炎　383
心筋虚血　383
心筋症　383
　──，肥大型　383
シングルローカス法
　　　　　　338, 341
神経機能障害　453
神経毒　214
人血証明法　490
新建材の燃焼　252
心原性ショック　410
人工死産　313
人工的な死体損壊　37
人工的ミイラ　49
人工妊娠中絶　313, 316
心中　64
浸潤性死斑　39
新生児（期）　132
　──遺棄死体　152
　──仮死　150
　──死体の特徴　152
　──の計測部位　140
　──の死因　148
　──の死体検案　133
　──の分類　134
真性大動脈瘤　384
真性溺死　175, 176
心臓挫傷　469
心臓死　69
心臓振盪症　468
心臓損傷　426, 468
　──の危険域　464
心臓突然死　382
　──の原因疾患　382
腎損傷　474
人体傷害度　483
人体図の活用　359
人体の区分　90
人体の骨格系　269
人体の部位　89
身体部位別損傷　437
心タンポナーデ　384, 469
　──の病態　470

身長推定式　282
　　――，カール・ピアソンの　285
　　――，工藤の　282
　　――，藤井の　282
　　――，吉野らの　285
　　――，四肢長骨以外の骨による　285
伸張輪　116
陣痛説　137
心停止　49
心的外傷後ストレス障害　294
伸展創　124
シンナー中毒　253
浸軟児　46
心のう穿刺　268
心破裂　469
心肥大　383
新法解剖　28，350，352
　　――の執刀者　352
心膜損傷　469
心マッサージ　265
診療関連死　2
　　――体　263
　　――の死体所見　264
　　――の発生頻度　263
診療に関連する調査分析モデル事業　3

――――――す――――――

髄液　358
水銀　232
髄質損傷　456
膵損傷　474
水中死体　174
　　――特有の死体現象　183
　　――の死体検案　184
水中での冷却　176
水疱　223
　　――形成（感電による）　204
水没死体の浮揚　183
睡眠薬　7，246
スーパーインポーズ法　289
スーパーオキサイド　263
スクリュー創　419
ズダン黒染色　434

ズダンⅢ染色　434
ストリキニーネ中毒　42
ストレス性潰瘍　389，476
スピードボール　259
スミチオン®　260
須山式切開　365

――――――せ――――――

精液　492
　　――検査　492
　　――成分の由来　493
　　――のLDHアイソザイム検査　495
　　――の蛍光分析　494
　　――の血液型検査　496
　　――の結晶試験法　494
　　――の個人識別　496
　　――の酸性ホスファターゼ試験　494
精液の証明　211
　　――法　494
生活反応　414
　　――，局所的　417
　　――，全身性　416
　　――，創傷の　419
　　――，中毒死体の　419
　　――，法医学上問題となる　418
　　――の有無　402
　　――の重要性　415
　　――の種類　416
　　――の推定（死体以外の状況から）　420
　　――の定義　414
　　――の判定　415
生から死への移行　36
正期産児　134
制限酵素　338
　　――断片長多型　338
性交　208
青酸　233
　　――ガス　252
　　――カリウム　252
　　――臭　252
　　――中毒　39，252，234
　　――ナトリウム　252
生産児　141
精子カウント法　341

生死産の鑑別点　142
生死中間期　36
　　――反応　36，50
精子の証明　495
清酒　238
成熟児　138
成熟徴候　138
成傷器　88
　　――の推定　105
精漿特異物質の証明　495
青少年期　132
精神科病棟での突然死　392
成人呼吸窮迫症候群　406
精神刺激薬　246
精神障害　5
性染色体からの性別判定　323
生体反応　414
制動距離　121
生の確徴　414
生物学的死　32
性別判定　322
　　――，外性器からの　322
　　――，性染色体からの　323
　　――，内性器からの　322
　　――，法医生物試料からの　322
性ホルモンの定量　323
生命の環　32
生命倫理　31
声門水腫　163
生理的機能の低下　7
セカンドオピニオン　3
赤外線吸収スペクトル法　232
脊髄腔開検　374
脊髄損傷　426
脊柱の図　361
脊椎圧迫骨折　7
脊椎損傷　426
脊椎長からの身長推定式　285
赤血球型　344
赤血球酵素型　345
石けん化　49
接射　111
接触熱傷　186

切石位 91
切創 103
セロトニン・ノルアドレナ
　リン再取り込み阻害薬
　　　　　　　　　247
前頸部の観察 372
先行死因 58
染色体分析 323
染色法 434, 436
全身性炎症反応症候群 409
全身性脂肪塞栓症 411
全身性生活反応 416
鮮赤色の死斑 39
選択的セロトニン再取り込
　み阻害薬 247
剪断力損傷 456
全脳梗塞 34
全脳死 34
全部鋳造冠 333
全部被覆冠 333
全部露出説 137

――― そ ―――

総入れ歯 333
蒼鉛 232
臓器 358
臓器移植法 32
　――，改正 32, 34
総義歯 333
早期死体現象 36, 38
臓器損傷 402
　――の合併 404
臓器の移植に関する法律施
　行規則 33, 49
臓器の保存 358
創口 417
早産児 134
創傷 86
　――，自為の 117
　――，他為の 117
　――感染 414
　――治癒機転の存在
　　　　　　　　　418
　――治癒に影響を与え
　　る因子 422
　――治癒のメカニズム
　　　　　　　　　423
　――と死因 402

　――による感染 414
　――による出血 402
　――の位置の記載 91
　――の大きさ 95
　――の形状 94, 399
　――の検査 85
　――の個数 92
　――の受傷時期の推定
　　　　　　　　　420
　――の種類 99, 399
　――の生活反応 419
　――の性状 97
　――の程度 97
　――の特徴 99
　――の分布 94
創洞 88
相当重量児 134
挿入欠失変異多型 337
創部の名称 88
側臥位 91
即時性死体硬直 41
塞栓症 411
　――，空気 412
　――，脂肪 411
　――の法医学的意義
　　　　　　　　　413
側腹位 91
組織 358
組織学的検査 427, 431
　――と死後変化とのた
　　たかい 429
　――による死因の判定
　　　　　　　　　427
　――による生前の病態
　　の推測 428
　――の研究 429
　――の検査試料 429
　――の重要性 427
　――の診断事項 429
　――の特殊性 429
　――の肉眼的観察 430
組織材料の採取 432
組織切片の作成 433
組織塞栓症 413
組織の切り出し 432
組織の固定 431
　――液 431
　――法 432

組織の脱水 436
組織の抵抗力 399
組織の薄切 436
組織の包埋 436
蘇生術 415
損傷 86
　――，開放性 86
　――，外科的 86
　――，非開放性 86
　――，法医学的 86
　――の定義 86
　――の分類 86, 87
　――部皮膚の組織化学
　　的検査 423

――― た ―――

ダービーハット骨折 136,
　443
ダイアジノン 260
体位性窒息 174
体温降下 42
帯環金属冠 333
大規模災害 289
　――の分類 290
大規模災害時の死体検案
　　　　　　　　　289
　――支援体制 291
　――の基本的事項 290
　――の検案の実際 292
　――の注意事項 291
体腔内出血 403
大血管損傷 460
胎垢 502
　――の証明 502
胎児アルコール症候群 235
胎児仮死 150
胎児の呼吸様運動 142
胎児の生育限界 133
帯状回ヘルニア 458
大静脈損傷 472
大震災の経験 292
胎生期 132
対側挫傷 454
体組織内出血 403
大腿骨骨折 7
大腿骨捻転角 276
大腿静脈穿刺 267
大腸損傷 477

日本語索引　513

大動脈解離　385
大動脈疾患　384
大動脈損傷　426
体内の残留物　400
体内分布係数　236
ダイナマイト　116
大脳鎌下ヘルニア　458
他為の創傷　117
体罰　155
体表図　360
胎便　502
　　──吸引症候群　152
　　──の証明　502
大麻　247, 259
タイヤ痕　98, 124
ダイランチン　331
代理人によるミュンヒハウ
　　ゼン症候群　156
大量羊水吸引症候群　152
胎齢推定　139
唾液　501
　　──検査　502
他家融解　47
多剤服用者　7
他殺　64, 66
多重事故　118
多臓器の機能障害　7
多臓器の疾患　7
多臓器不全　407
脱灰法　436
ダッシュボード骨折　478
ダッシュボード損傷　126
脱水　7
脱法ドラッグ　247
脱法ハーブ　247
脱毛症　499
多発外傷　480
　　──の検案時の死因の
　　　　推定　481
　　──の重症度とその評
　　　　価　483
　　──の受傷機転　481
　　──の定義　480
　　──の特徴　481
　　──の複雑な病態　482
多発肋骨骨折　465
ためらい傷　98
多毛症　498

タルデュー斑　181
弾丸　110
胆汁　357
淡水溺死　179
男性骨盤　273
淡赤色斑状模様　38
タンニン酸法　250
単発肋骨骨折　465

─── ち ───

チアノーゼ　172
チール・ネルゼン法　435
チオメトン剤　260
恥骨結合面の変化　280
恥骨結合離開　479
恥骨枝骨折　479
致死的不整脈　470
地上死体　288
致死量　213
窒息　156
　　──, 外　156
　　──, 外傷性　413
　　──, 急性　61
　　──, 酸素欠乏による
　　　　　158
　　──, 内　156
　　──の病態生理　157
窒息死　61
　　──, 乳児　394
　　──体　156
腟内精液の個人識別　341
腟内容　356
地方型災害　290
着院時心肺停止状態　1, 50
注射針痕　267
注射部位　358
中心静脈穿刺　267
中心性脱臼骨折　478
中心性テント切痕ヘルニア
　　　　　459
中心性脳損傷　456
鋳造歯冠修復　332
中毒　212
　　──, CO　234
　　──, 急性
　　　　　217, 234, 244
　　──, 青酸　234
　　──, 農薬　260

　　──, 慢性　217, 245
　　──死診断　227
　　──疹　223
　　──の種類　244
　　──発生因子　213
　　──量　213
中毒死体　211
　　──の死体所見　220
　　──の自他殺の鑑別　235
　　──の診断　219
　　──の生活反応　419
　　──の問題点　211
腸間膜損傷　475
長期多量飲酒　391
蝶後頭軟骨結合　280
長骨断片からの身長推定式
　　　　　286
超生反応　36
跳弾射創　111
腸内細菌　47
腸内容　358
腸の摘出　369
腸閉塞　389
超未熟児　134
直接(的)死因　57
直腸損傷　477
直腸内温度からの死後経過
　　時間推定　52
直腸内温度測定　42
直流　202
鎮痛薬　7

─── つ ───

椎間板損傷　461
椎骨動脈損傷　462
追突事故　127
墜落分娩　148
通電時間　203
つぎ歯　333
爪　358

─── て ───

低アルブミン血症　7
低栄養　7
低温による障害　186
定型抗精神病薬　246
定型的縊頚　166
低酸素症性分娩損傷　137

停止距離　121
低出生体重児　134
低体温症　43, 186, 197
テオフィリン薬　245
滴下痕　488
溺死　175, 418
　　——, 海水　179
　　——, 真性　175
　　——, 淡水　179
　　——の経過　179
　　——の診断　183
　　——の病態生理　178
　　——肺　180
溺水吸引の証明　418
溺水の嚥下　419
デコルマン　88, 103, 124
　　——形成と伸展創　125
鉄染色　435
テトラヒドロカンナビノール　259
テトロドトキシン　212
電圧　202
電気　202
　　——, 家庭用　203
　　——エネルギーの種類　202
　　——抵抗　203
　　——的除細動　265
電撃死　201
点状出血　78
デンタルチャート　292
転倒創　123
テント切痕ヘルニア　458
点突然変異多型　337
天然麻薬　257
電流　202
　　——斑　204

と

ドイツの死体検案統計　12
頭蓋冠骨折　369
頭蓋冠の鋸断　369
頭蓋腔開検　369
頭蓋骨からの性別判定　271
頭蓋骨亀裂（焼損による）　194
頭蓋骨骨折　440, 442
　　——のパターン　444

頭蓋骨の貫通射創　113
頭蓋骨の空洞減少　452
頭蓋骨の図　360
頭蓋骨のたわみ現象　452
頭蓋泉門　278
　　——の閉鎖　277
頭蓋底骨折　443
頭蓋底の観察　371
頭蓋内血腫　445
頭蓋内出血　370
頭蓋内損傷　370, 425, 440
頭蓋縫合の閉鎖　279
凍結硬直　42
頭血腫　136
凍結切片　436
凍結保存　358
瞳孔　81
　　——反応　36
　　——不同症　46
陶材インレー　332
凍死　186, 197
　　——の診断　201
　　——の病態生理　199
同時死亡の原則　291
凍傷　186
湯傷　186
動静脈奇形　388
動静脈吻合　388
等電点分画電気泳動法　490
糖尿病　7, 390
　　——治療薬　7
頭髪　356
頭皮の検査　369
頭皮の創傷　441
頭皮の損傷　440
頭部外傷　7, 401, 424, 437
　　——後の意識障害のタイプ　425
　　——による死亡のプロセス　441
　　——の合併症　440
　　——の死因　439
　　——の続発症　440
　　——の分類　439
　　——発生のメカニズム（自動二輪車による）　131

動物性毒物　212
動物による死体損壊　37
頭部の解剖学的特徴　437
頭部の構造　438
頭部の所見　80
頭部への外力の作用形態　439
動脈解離　388
動脈穿刺　267
動揺胸郭　174
トキシックショック症候群　391
鍍銀法　434
毒殺　219
篤志解剖　16, 349
特殊死体現象　37
毒物　212
　　——の分類　214
独立呼吸説　137
都市ガス　251
都市型災害　290
土中死体　288
突然死　378
　　——, 飲酒による　391
　　——, 心疾患以外による　384
　　——, 精神科病棟での　392
　　——, 乳児の　392
　　——, 入浴中の　392
　　——と医療事故　380
　　——の死因　380
　　——の社会的重要性　379
　　——の発生頻度　379
　　——の法医解剖　378, 381
　　——の法医学的特徴　379
突発性筋隆起　36
届出された異状死体　4
ドパミン塩酸塩　245
吐物　358
吐物吸引　162
トフラニール　245
トリプタノール　245
トルイジン青O染色　435
トルエン　253, 254
ドレナージ　268, 372
　　——痕　267

日本語索引　515

鈍体　400

――― な ―――

内因死　396
内頸静脈穿刺　267
内呼吸　156
内視鏡挿入痕　269
内性器からの性別判定　322
内臓損傷　401
内窒息　156
　――の原因　160
内分泌性疾患　390
ナイル青染色　434
ナウタ染色　435
ナタ　108
ナトロン法　249
難揮発性有機薬毒物　214
軟部組織損傷　459

――― に ―――

二次性死因　57
二次性ミイラ　48
21世紀の災害医療体制　290
二十条痕　98, 101
ニステンの法則　41
二徴候説　32
日射病　197
ニッスル染色　435
Ⅱ度熱傷　188
日本刀　109
　――の創傷　110
日本の死体検案統計　13
乳児（期）　132
　―――急死　14, 161, 392
　―――窒息死　394
　―――揺さぶり症候群　155
乳歯の萌出時期　325
乳汁　503
乳幼児窒息死　394
乳幼児突然死症候群　61
入浴中の突然死　392
尿　357
　――斑　502
　――路感染症　7
二類感染症　377
認知機能障害　7
認知症　7
認認介護　5

――― ね ―――

ネグレクト　154
熱痙攣　197
熱硬直　42
熱射病　196
熱傷　186
　――，Ⅰ度　188
　――，Ⅱ度　188
　――，Ⅲ度　188
　――，落雷による　207
　――指数　189
　――深度の分類　188
　――性ショック　191, 409
　――による感染症　191
　――による呼吸器系への影響　191
　――の重症度判定基準　190
　――の生活反応　192
　――面積の概算法　190
熱性疾患　42
熱中症　186, 195
熱疲労　197
燃焼血腫　194
粘膜剥離　100
燃料ガスの組成　251

――― の ―――

脳幹　34
　――死　34
　――出血　457
　――部損傷　127, 371
脳嵌頓　458
脳血管障害　387
脳血管の自動調節能　457
脳梗塞　7
脳挫傷　371, 453
　――の経時的変化　456
脳死　32
　――体　32
　――脳　371
　――の概念　34
　――の死亡時刻　49
　――の定義　34
　――の判定　34, 49
脳死状態　415

　――の生活反応　414
脳実質内出血　370, 451
脳出血　7, 387
脳振盪　425, 453
脳卒中　7
脳損傷　451
　――の発生機序　452
脳動脈瘤　388
脳底部動脈輪　388
脳軟化症　161
脳の図　360
脳浮腫　457
脳ヘルニア　458
農薬　216
　―――中毒　260
脳梁出血　457
脳梁上ヘルニア　458
ノモグラムによる死後経過時間の推定　55

――― は ―――

歯　323
　――から推定できること　324
　――からの個人識別　323
　――からの年齢推定　281
　――の異常　330
　――の外観の名称　327
　――の確認（欠落した）　330
　――の記号と名称　328
　――の記載方法　332
　――の記録　326
　――の疾患　331
　――の処置（治療中の）　334
　――の侵食（化学物質による）　335
　――の喪失　331
　――の損傷　334
　――の脱臼　334
　――の断面　327
　――の治療法　332
　――の特徴的所見　330
　――の破折　334
バーク法（バーキング）　161
煤量　115

肺炎　7
肺拡張不全　174
敗血症　42, 391
　──性ショック　409
肺サーファクタント　143
肺脂肪塞栓症　411
肺損傷　467
肺動脈血栓塞栓症　7, 385
　──の解剖所見　386
肺動脈損傷　472
肺浮揚(遊)試験　143, 145
背面正中切開　366
背面の所見　83
ハイリスク児　140
　──の主な要因　135
ハイリスク新生児の死体検
　　案　134
麦角アルカロイド　259
白色泡沫　82
薄層クロマトグラフィー
　　　　　　　　232
白内障　46
爆発損傷　116
剥皮創　103
爆風　88
白毛　499
剥離血栓　385
麦粒軟骨　374
バケツ冠　333
ハシッシュ　259
播種性血管内凝固症候群
　　　　　　　40, 411
破傷風　42
バタフライ骨折　479
発汗現象　36
白血球型　345
白血球酵素型　345
白骨化までの経過時間　287
白骨死体　269
　──のDNA分析　289
　──のX線撮影　289
　──の個人識別　288
　──の死後経過時間推
　　　定　288
　──の身長の推定　282
　──の性別の判定　271
　──の年齢の推定　276
ハッチンソン歯　331

バトル徴候　80, 102
パラコート　260, 262
　──剤　262
　──肺　263
パラチオン剤　260
パラフィンブロック　436
　──の保存　358
パラフィン包埋　436
バルサルバ現象　176
バルタウフ斑　181
バルビタール疹　84, 223
バルビツール酸系薬　246
バルプロ酸　247
破裂骨折　442
晩期死体現象　37, 46
犯罪に関係のない異状死体
　　　　　　　　4
反射的心停止　176, 460
阪神・淡路大震災　290,
　　292
パンチ像　115
反跳射創　111
ハンドル損傷　126
バンパー創　121

── ひ ──

非開放性損傷　86
皮下気腫　464
東日本大震災　290, 292
皮下出血　100
　──のタイプ　101
ひからび化　48
ひき逃げ事故　118
ひきまたぎ損傷　124
ビクトリア青染色　435
鼻口閉塞　61, 160
鼻骨骨折　459
微小冠動脈の狭窄　383
ヒ素　232
脾損傷　473
肥大型心筋症　383
ひっかき傷　99
非定型抗精神病薬　246
非定形的縊頸　166
皮内出血　100
皮膚亀裂(焼損による)
　　　　　　　　194
皮膚切開　365

皮膚付着物　357
皮膚変色　47
飛沫痕　488
びまん性脳損傷　456
病死　1, 58, 63, 66, 396
　──か外因死か　396
　──と診断された外因死
　　　　　　　　13
標準正中切開　365
標準体重　79
病的酩酊　235
表皮剥脱　99
　──，感電による　204
病理解剖　20
　──か法医解剖かの
　　　判断　20
　──と法医解剖との
　　　違い　20
ヒロポン　255
ピンク歯　336
貧困　5
ピンポンボール状骨折　443
ピンレッジ　333

── ふ ──

フェニルアミノプロパン
　　　　　　　　255
フェニルメチルアミノプロ
　　パン　255
不揮発性有機薬毒物　214
腹臥位　89
復顔法　289
腹腔開検　367
腹腔穿刺　268
腹腔臓器の単独破裂　427
腹腔臓器の摘出　369
複合レジン充填　332
複雑酩酊　235
輻射熱傷　186
フグ毒　212
服毒自殺　218
腹部　82
　──外傷　401, 427,
　　　472
　──コンパートメント
　　　症候群　478
　──大動脈損傷　477
　──の区分　92

普賢岳噴火事故　355
藤井の身長推定法　282
不自然死　396
不詳の死　66
腐食毒　214
不整脈原性右室心筋症　384
ブタノール　253
ふつうの死　1
物体検査　487
不当重量児　134
腐敗　47
　──ガス　47
　──現象　47, 54
　──水疱　47
　──の進行　48
　──網　47
部分床義歯　333
部分的合成麻薬　257
プラーネン法　494
プライバシー保護　363
ブラウン・セカール症候群　426
ブラックアイ　102
プラトー形成期　43
プランクトン検査　182
プランクトンの証明　419
フランクの成熟徴候　140
フリーフロート血栓　385
ブリッジ　333
不慮の事故死　66
古い白骨　288
ブルトン氏線　335
ブレーキ痕からの速度概算法　120
ブローカ指数　79
フローレンス法　494
ブロッカーの法則　189
プロパンガス　250
ブロムワレリル尿素　246
フロントガラス損傷　125
糞便　502
分娩　133
　──外傷　136
　──後の生存期間　146
　──前後の死因　150
　──損傷　135

── へ ──

並進加速度衝撃　439
ベックの三徴候　470
ヘパリン　245
蛇毒　212
ヘマトイジン　423
ヘマトキシリン・エオジン染色　436
ヘモグロビン　39, 101
ヘモジデリン　422
ベルチョン　322
ヘルメットの種類　130
ベルリン青染色　435
ヘロイン　258
変死者　3
変死体　3
弁状創　104
ベンゼン　253
ベンゾジアゼピン系薬　246
弁膜疾患　384

── ほ ──

法医解剖　14, 20, 72, 349
　──か病理解剖かの判断　20
　──時のX線撮影　355
　──時の検査試料　356
　──時の写真撮影　354
　──と病理解剖との違い　20
　──による観察　350
　──による検査　350
　──による診断　351
　──による報告書　351
　──の外表検査　363
　──の実際　349
　──の執刀者　351
　──の重要性　12
　──の内部検査　365
　──の流れ　350
　──の方法　363
法医学　1
　──指導医　24
　──的損傷　86
　──認定医　23
法医鑑定　24
法医生物試料からの性別判定法　322
防御創　117
暴行　86
膀胱穿刺　268
帽状腱膜下出血　136
法定相続人　50
法的脳死判定マニュアル　33, 34
泡沫臓器　47
ボクサー姿勢　194
ポスト冠　333
保存臓器の遺族への返却　359
保存臓器の管理　358
母体保護法　133, 141, 310, 313, 316, 318
　──第2条の2　316
　──第14条　316
ポックリ病　383
発疹　223
ボディアン染色　435
骨による性別判定　274
骨の異常　286
骨の形状の変化　287
ほら吹き男爵症候群　156
ポリメラーゼ連鎖反応　338
ホルツァー染色　435
ホルツァーの水疱　84, 221, 223, 227
ホルマリン　431
　──固定　358
ホルマリン法　250
ホルムアルデヒド　431

── ま ──

マーガリン化　49
マーチン徴候　173
マイクロサテライトDNA　338
摩擦性表皮剥脱　99
麻酔事故　234
末梢静脈穿刺　267
マッソン・トリクローム染色　434
マホービン効果　152
麻薬　257
　──, 合成　257
　──, 天然　257

―, 部分的合成 257
マラソン 260
マリファナ 259
マルゲーヌ骨折 479
マルチローカス法 338
マロリー・ワイス症候群
　　　　162, 181, 244, 389, 476
慢性アルコール性肝障害
　　　　　　　　　　389
慢性胃炎 244
慢性中毒 217, 245

――― み ―――

ミイラ（化） 48
　　―, 一次性 48
　　―, 二次性 48
　　―, 局所的 49
　　―, 人工的 49
ミオグロビン染色 234
未呼吸児 144
未熟児 134, 140
ミトコンドリア DNA 337
ミトコンドリア活性酵素
　　　　　　　　　　233
ミニサテライト DNA 338
ミュンヒハウゼン症候群,
　　代理人による 156
ミルクアレルギー 62
民法第32条 291

――― む ―――

無呼吸発作 62
無酸素性窒息 156
むし歯 331
　　――の進行程度 332
無症候性心筋虚血 383
無診察治療等の禁止 4,
　　296
無髄歯 333
むち打ち損傷 127, 462
ムチカルミン染色 434
無縫冠 333

――― め ―――

酩酊 235
　　―, 複雑 235
　　――者 161
　　――度の個体差 238

眼鏡様出血 81
メコン小体 502
メセナミン銀染色 435
メタル・インレー 332
メタンフェタミン 255
　　――濃度と重症度 257
メチルパラチオン剤 260
メチレン青単染色 435
メチレンジオキシアンフェ
　　タミン 255
メチレンジオキシメタン
　　フェタミン 255
メッキ現象 204
メッセラー骨折 122, 401
メトヘモグロビンの色調
　　　　　　　　　　39
眼の死後変化 45
免疫血清学的方法 490
免疫組織化学的染色 436
面状創 104

――― も ―――

盲管射創 111
毛細血管の拡張 40
毛髪 497
　　――検査 497
　　――の構造 498
　　――の損傷 499
　　――の病気や異常 498
モルヒネ 232, 258
　　――中毒 46
モロ反応 503

――― や ―――

扼頸 164, 169
扼痕 170
扼死 165
薬事法による医薬品の毒性
　　基準 213
薬毒物 211
　　――による医療事故 234
　　――による死因の種類
　　　　の鑑別 234
　　――による事故・災害
　　　　　　　　　　218
　　――による自殺 218
　　――による他殺 219
　　――による病理形態学

　　　的変化 234
　　――による臨床症状 219
　　――の運命 217
　　――の証明 227
　　――の推定致死量 215
　　――の摂取経路 213
　　――の分類 213
薬毒物分析 227
　　――法 230, 232
薬物ショック 234
火傷 186
ヤコビ反応 503
柳田の統計 13

――― ゆ ―――

有機リン剤 260
　　――中毒 46, 261
有床義歯 333
有刃器 400
有髄歯 333
有尖刺器 400
輸血 346

――― よ ―――

幼児期 132
羊水塞栓症 389, 413
腰髄損傷 426
羊水斑 503
腰椎穿刺 268
杙創 105
吉川線 171
吉野らの身長推定式 285
四環系抗うつ薬 247
四類感染症 377

――― ら ―――

雷撃死 201, 206
ライフル銃 110
雷紋 207
落雷 206
　　――後の内部所見 207
　　――による着衣の変化
　　　　　　　　　　207
　　――による熱傷 207
　　――のエネルギー 206
　　――の人体への影響 206
乱用薬物の分類 258

─── り ───

リストカット 84
リドカイン塩酸塩 245
利尿薬 7
流下痕 488
硫化水素中毒 253
硫化ヘモグロビンの色調
      40
流動性血液 40
両側死斑 39
緑色調の死斑 40
緑内障 46
リン 234
 ── 中毒 42
臨床的死 32, 35

リンタングステン酸・ヘマトキシリン染色 434

─── る ───

ルクソール・ファスト青染色 434
ルフォールの分類 459
ルンゲス反応 114

─── れ ───

レアギン抗体 410
轢過創 123
レスピレータ脳 371, 433
レゾルシン・フクシン染色 434
裂創 103

─── ろ ───

老老介護 5
ロキタンスキー式 433
録音 359
路上死体 118
肋骨骨折 465
肋骨の剪断 367
路面創 123

─── わ ───

ワーファリン 69, 245
ワイゲルト染色 434
ワイドラー徴候 181, 419
ワン・ギーソン染色 434

外国語索引

A

ADH アイソザイム　242
AIS スコア　483
ALDH アイソザイム　242
Apgar のスコア　150
ARDS（acute respiratory distress syndrome）　406
autotransfusion　416

B

BMI　79
Bolustod　163
Burking　161
butterfly 骨折　479

C

café coronary　163
cardiac inhibition　163, 176
cardiopulmonary arrest on arrival　1
Casper の法則　48, 182, 287
CO　233
　――Hb 濃度と臨床症状　250
　―― -Hb 輪　115
　――含有ガス　249
　――濃度と死亡までの時間　250
CO 中毒　39, 248, 234
　――後遺症　250
contrecoup 損傷　401, 452, 454
coup 損傷　401, 452, 454
CPAOA（cardiopulmonary arrest on arrival）　1, 50
Curling 潰瘍　191, 389, 396, 410
Cushing 潰瘍　389, 410, 440

D

DDVP　260
DeBakey 分類　384
DIC（disseminated intra vascular coagulation）　40, 411
DNA シークエンス法　339
DNA 多型の検査法　338
DNA 多型の種類　337
DNA プローブ　338
DNA 分析　337
　――, 白骨死体の　289
　――による親子鑑定　339, 344
　――による個人識別　343
　――による人獣鑑別　342
　――による性別判定　343
　――の試料の採取　340
　――の法医学的応用　340
　――の問題点　344
Döbeln の統計　13
domestic violence　152
DV（domestic violence）　152

E～G

entrapment　395
EPN 剤　260
EPS　260
facedown　160, 394
flail chest　174
GC（gas chromatography）　232
　――法　231
GC/MS　232
GC/MS/MS　232
GC/MS 法　231

H

H₂S 中毒　253
Haase の式　138
Henssge 法　53
HE 染色　423, 434
HLA 型　345
Holzer の水疱　84, 223, 227
Hoppe-Seyler　249
HPLC（high performance liquid chromatography）　232
HPLC/MS　232
HPLC/MS/MS　232
Hyrtl の法則　274

I

ICD（International Statistical Classification of Diseases and Related Health Problems）　57
IgE 抗体　410
ISS スコア　483

J～L

Jefferson 骨折　401, 461
Kernohan notch　458, 459
Kunkel　250
LBW 児　134
LC（liquid chromatography）　232
LDH アイソザイム検査　495
Leipzig の統計　12
Liebmann　250
locus Kiesselbachii　81
LPG 中毒　250
LSD　259

M

Malgaigne 骨折　479

外国語索引　521

Mallory-Weiss syndrome 162, 181, 244, 389, 476
MDA 255
MDMA 255
MEP (Fenitrothion) 260
Messerer 骨折 122, 401
Moorleiche 37
MS (mass spectrometry) 232
Münchhausen syndrome by proxy 156

───── O ─────

O_2^- 263
open book 型骨折 479
overlying 394

───── P〜R ─────

Paltauf 斑 181
PAM 染色 434
PAS 染色 434
PTAH 染色 434
PCR-RFLP 法 339
PCR-SSCP 法 339
PCR-直接シークエンス法 339
PCR 法 338
PTSD (posttraumatic stress disorder) 294
RFLP (restriction fragment length polymorphism) 338

───── S ─────

SFD (small for date) 児 134
shaken baby syndrome 155
SIDS (sudden infant death syndrome) 61, 393
── 診断の法医学的原則 393
── の注意事項 393
── の問題点 393
Simon の出血 174, 401
SIRS (systemic inflammatory response syndrome) 409
SM 試験 495
sniffing 259
SNP (single nucleotide polymorphism) 338
Stanford 分類 384
STR (short tandem repeat) 338

───── T ─────

tache noir 45
Tardieu 斑 181
TEPP 剤 260
thanatology 31
TLC (thin-layer chromatography) 232
── 法 231
toxic shock syndrome 391
traumatic asphyxia 464

───── U, V ─────

UV 法 232
U 字型切開 365
VNTR (variable numbers of tandem repeats) 338
── 型多型の検査 338
V 字型切開 365

───── W ─────

warm shock 477
Waterhouse-Friderichsen syndrome 223, 391
wedging 394
Wischnewski 斑 200
Wydler 徴候 181, 419

───── X ─────

X クロマチン 323
── の陽性細胞出現率 323
X 線撮影 355
──, 白骨死体の 289
──, 法医解剖時の 355

───── Y, Z ─────

Y クロマチン 323
── の陽性細胞出現率 323
Y 字型切開 365
Zsakó の反射 36

検死ハンドブック　　　　　Ⓒ 2016
定価（本体 8,500 円＋税）

1996 年 12 月 10 日　1 版 1 刷
2009 年 5 月 1 日　　2 版 1 刷
2013 年 8 月 5 日　　　　2 刷
2016 年 5 月 1 日　　3 版 1 刷

著　者　高津　光洋
発行者　株式会社　南山堂
代表者　鈴木　肇

〒 113-0034　東京都文京区湯島 4 丁目 1-11
TEL 編集(03)5689-7850・営業(03)5689-7855
振替口座　00110-5-6338

ISBN 978-4-525-19003-3　　Printed in Japan

本書を無断で複写複製することは，著作者および出版社の権利の侵害となります．
JCOPY ＜（社）出版者著作権管理機構　委託出版物＞
本書の無断複写は著作権法上での例外を除き禁じられています．複写される場合は，そのつど事前に，（社）出版者著作権管理機構（電話 03-3513-6969，FAX 03-3513-6979，e-mail: info@jcopy.or.jp）の許諾を得てください．

スキャン，デジタルデータ化などの複製行為を無断で行うことは，著作権法上での限られた例外（私的使用のための複製など）を除き禁じられています．業務目的での複製行為が内部的であっても違法となり，また私的使用のためであっても代行業者等の第三者に依頼して複製行為を行うことは違法となります．